U0222924

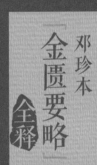

邓珍本《金匮要略》全释

主　审　钱超尘

主　编　李宇航

副主编　郑丰杰　钟相根　禄　颖

编　委　（按姓氏笔画排序）

王　坦　王　敏　王　毅　王培利
刘　妙　刘玉超　刘晓辉　孙　燕
杨　红　杨佳敏　张玉苹　张冬梅
周　璐　祝　捷　黄　颖　谌子诺

人民卫生出版社
·北京·

图书在版编目（CIP）数据

邓珍本《金匮要略》全释 / 李宇航主编 . —北京：
人民卫生出版社，2022.7
ISBN 978-7-117-33314-6

Ⅰ. ①邓…　Ⅱ. ①李…　Ⅲ. ①《金匮要略方论》- 研
究　Ⅳ. ①R222.39

中国版本图书馆 CIP 数据核字（2022）第 110903 号

人卫智网	www.ipmph.com	医学教育、学术、考试、健康，购书智慧智能综合服务平台
人卫官网	www.pmph.com	人卫官方资讯发布平台

邓珍本《金匮要略》全释
Dengzhenben《Jingui Yaolüe》Quanshi

主　　编：李宇航
出版发行：人民卫生出版社（中继线 010-59780011）
地　　址：北京市朝阳区潘家园南里 19 号
邮　　编：100021
E - mail：pmph @ pmph.com
购书热线：010-59787592　010-59787584　010-65264830
印　　刷：保定市中画美凯印刷有限公司
经　　销：新华书店
开　　本：710×1000　1/16　　印张：25.5　　插页：1
字　　数：444 千字
版　　次：2022 年 7 月第 1 版
印　　次：2022 年 8 月第 1 次印刷
标准书号：ISBN 978-7-117-33314-6
定　　价：86.00 元

打击盗版举报电话：**010-59787491**　E-mail：**WQ @ pmph.com**
质量问题联系电话：**010-59787234**　E-mail：**zhiliang @ pmph.com**
数字融合服务电话：**4001118166**　E-mail：**zengzhi @ pmph.com**

内 容 提 要

《金匮要略》是汉代张仲景所著《伤寒杂病论》中的杂病部分，也是我国现存最早的一部论治杂病的中医经典著作。该书融理、法、方、药于一体，理论与临床相结合，辨病与辨证相结合，为历代习医者必读之书。《金匮要略》流传至今，现存主要版本有元代邓珍《新编金匮方论》、明代赵开美《金匮要略方论》、明代无名氏《新编金匮要略方论》、明代徐镕《金匮玉函要略方论》、明代俞桥《金匮要略方论》等，其中邓珍本系现存最早的孤本、珍善本，最大限度保留了宋版原貌。

本书以元代邓珍仿宋刻本为底本，按照邓珍本顺序，对全书25篇640条原文逐一注释，故名《邓珍本〈金匮要略〉全释》。每篇前有"提要"，钩玄全篇宏旨大义；各条设"校注"，对原文进行必要的校勘和注释；设"释义"，阐释医理，解析方证，博采历代注家之长，突出理、法、方、药逻辑关系。又依原文情况，或设"按语"，对原文探微索奥，解释新义；书末附有《金匮要略》版本传承、《金匮要略》262方一览表等内容。

本书既最大限度保持了邓珍本《金匮要略》全貌，又体现了现代学者研究《金匮要略》的新成果，考证翔实，文献丰富，对学习研究《金匮要略》具有重要参考价值。

钱　序

东汉末张仲景撰《伤寒杂病论》，成书不久即散乱于世。魏晋太医令王叔和将其"伤寒"部分，编次为《张仲景方十五卷》，得以流传。北宋王洙在宫藏旧书中得其"杂病"部分，乃编勒成《金匮要略方论》，后世习称《金匮要略》，简称《金匮》，但原版已佚。

《金匮要略》现存最早的刊本为元代邓珍复刻宋本，名为《新编金匮方论》（简称"邓珍本"），是明代赵开美《仲景全书·金匮要略方论》（简称"赵开美本"）、明代《古今医统正脉全书·金匮玉函要略方论》（简称"医统本"或"徐镕本"）、明代无名氏仿宋本《新编金匮要略方论》（简称"明仿宋本"）、明嘉靖年间俞桥《金匮要略方论》（简称"俞桥本"）的祖本。

邓珍，字玉佩，元代后至元时期人。邓珍《新编金匮方论》序云："后至元庚辰岁七夕日，樵川玉佩邓珍敬序。"后至元庚辰岁当为公元1340年。邓珍于此年将《新编金匮方论》3卷刊行面世。

这是一件在中华民族文化史及中国医学史上具有重大意义的事件。如果没有邓珍将仲景《金匮要略》刊行，很有可能这部伟大的医学经典著作就逐渐失传了，这使人想起宋本《伤寒论》的继承与传播。明万历二十七年（1599）赵开美将世上仅存的一部北宋元祐三年（1088）小字本《伤寒论》翻刻，从而使《伤寒论》未曾失传。但是人们对"邓珍本"的研究与认识远远不能与赵氏翻刻宋本相提并论，原因是邓珍本的发掘面世远远迟于赵开美本《伤寒论》（习称"宋本《伤寒论》"）。

邓珍本原藏北京大学图书馆，孤本。20世纪80年代浙江中医药大学何任教授主编的《金匮要略校注》以赵开美本为底本，以北京大学所藏邓珍本详校之，20世纪90年代由人民卫生出版社出版。20世纪80年代日本留学生从北京大学复印之，1988年日本燎原出版社影印出版，这是邓珍本以影印形式出版的较早版本。

2005年国家图书馆以北京大学图书馆所藏邓珍本为底本影印，并将其收入《中华再造善本》系列丛书中。2009年北京中医药大学梁永宣教授以影印邓珍本为底本校注的《元邓珍本〈新编金匮方论〉校注》，收有若干书影。2014年湖南科学技术出版社《中医古籍珍本集成》将邓珍本影印收入丛书。

2015 年我本人编著《校勘元本影印明本〈金匮要略〉集》，以俞桥本、徐镕本、赵开美本与邓珍本互校，即将 4 部书的讹字异文皆加校雠，收有 12 幅邓珍本书影，并影印俞桥本、徐镕本。这是近年收录《金匮要略》资料较为全面之书。

2016 年，北京中医药大学李宇航教授组织中医"四大经典"国家级教学团队、"北京中医药大学经方临床应用创新团队"的学术骨干及部分在校或已经毕业的伤寒专业博士研究生，以刘渡舟《伤寒论校注》为蓝本，对宋本《伤寒论》逐条释义，名为《宋本〈伤寒论〉全释》。此项工作完成之后，该团队希望能选择最佳的版本，开展对《金匮要略》的注释。最终选定以我编著并校勘的《校勘元本影印明本〈金匮要略〉集》中邓珍本《新编金匮方论》为蓝本，并希望能够得到我的支持。

该书编写将按邓珍本《金匮要略》原书顺序依次逐条校注、释义。在原文解析时，注重对经方理、法、方、药之间逻辑关系进行分析，以启迪读者对"方证对应"的深度思考。这是历史上第一次以邓珍本为底本的最完整的逐条校注与释义，对继承和发扬仲景学术具有重要的意义。因此，我很高兴能够为此项工作提供一切应有的帮助，并欣然为本书作序。

八十五叟　钱超尘

2020 年 6 月于北京

前　言

《金匮要略》是东汉张仲景所著《伤寒杂病论》中的杂病部分，也是我国现存最早的一部论治杂病的专著。由于其融理、法、方、药于一体，理论与临床相结合，辨病与辨证相结合，是仲景辨证论治体系的重要组成部分，对后世临床医学的发展产生了深远的影响，所以古今医家对此书推崇备至，誉其为治疗杂病之典范、中医四大经典著作之一。

《伤寒杂病论》成书于东汉末年（约公元 200—219 年）。因当时战争连年不断，成书不久，便遭战乱洗劫，以致原书散失不全。后经魏晋太医令王叔和搜集仲景旧论，将原书的"伤寒部分"整理成册，名为《张仲景方十五卷》（后流传整理名为《伤寒论》）；原书的"杂病部分"则已散失，但其部分文字可见于《脉经》《针灸甲乙经》《小品方》《诸病源候论》《备急千金要方》《千金翼方》《外台秘要》等文献。

北宋年间，国家设置校正医书局，林亿、孙奇、高保衡等奉诏整理校正医书。治平二年（1065），以节度使高继冲进献本为底本，校订刊行了张仲景《伤寒杂病论》的伤寒部分，名为《伤寒论》。在《伤寒论》刊行于世后，有翰林学士王洙在翰林院所存的残旧书籍中，发现《金匮玉函要略方》3 卷：上卷论伤寒、中卷论杂病、下卷载其方，并疗妇人。判定此书内容源于仲景《伤寒杂病论》，于是宋廷召集林亿等人对其进行校订。因《伤寒论》已刊行于世，便把上卷删去，只保留中、下卷。为了临床方便，又把下卷的方剂分别列在原文病证之下，仍编为上、中、下 3 卷。此外，还采集各家方书如《千金方》《外台秘要》等转载仲景治疗杂病的医方及后世一些医家的良方，分类附在每篇之末。如此，王洙发现的《金匮玉函要略方》3 卷，经林亿等大幅度改订后，于治平三年（1066）刊行于世，名为《金匮方论》。至此，仲景《伤寒杂病论》的杂病部分得以流传。

北宋校正医书局校勘的《金匮方论》，治平三年（1066）初刊为大字本，后自绍圣元年（1094）起数年内又刊行有小字本，但《金匮要略》大字本、小字本，其宋版现均未发现流传于世。《金匮要略》流传至今，现存的主要版本有以下几种：

元·邓珍本。为福建南平邓珍从位于邻地的江西抚州丘氏处得到了当时久未通行的《金匮方论》，该本为元代后至元六年（1340）序刊，明嘉靖年间修刻重印。历经辗转，今藏于北京大学图书馆。邓珍版书名前冠有"新编"二字，无"要略"二字，名为《新编金匮方论》（亦称邓珍本）。邓珍本系现存最早的孤本、珍善本，系《金匮要略》大字本的一种传本，最大限度保留了宋版原貌，此后《金匮要略》的各种主要传本，如俞桥本、无名氏本、徐镕本、赵开美本等，皆无出邓珍刊本之藩篱。

　　明·无名氏本。存于中国科学院图书馆（刻本）及台北"故宫博物院"（影抄本），名《新编金匮要略方论》，为"明代仿宋本"，成书于约明嘉靖年间（1522—1566），因刊者不详，故称其为明·无名氏本。

　　明·俞桥本。此本有俞桥刊行识语，名《金匮要略方论》（亦称俞桥本），但未记年代。俞桥另撰有《广嗣要语》，刊行跋文为嘉靖丙申（1536）。俞桥本1929年由上海商务印书馆《四部丛刊初编》影印收录。

　　明·徐镕本。此本于明万历十三年（1585）由徐镕校合古本和新本而成（故称徐镕本），1598年经吴勉学校刊，1601年校刊《古今医统正脉全书》时编入《金匮玉函要略方论》（亦称《医统正脉》本）。后者所收书籍多次重印、修刻出版单行本，故多有现存。近代影印本收入上海商务印书馆1935年所刊《四部丛刊正编》。另有1954年商务印书馆排印本，1964年人民卫生出版社排印本等。

　　明·赵开美本。赵开美《金匮要略方论》3卷，于万历二十七年（1599）编刊于《仲景全书》（亦称赵开美本），此版是明版中唯一附有邓珍序者。1956年及1982年，人民卫生出版社两次影印赵开美本《金匮要略方论》。1997年，中医古籍出版社影印出版了中国中医科学院所藏《仲景全书》。

　　明·洪武抄本。此本为明洪武二十八年（1395）由吴迁据祝均实所藏古本抄写而成，名《金匮要略方》（简称"洪武抄本"或"明抄本"）。2007年，日本学者真柳城据沈津书籍中提供的线索，在上海图书馆发现此本。上海中医药大学段逸山教授等经考证著有《明洪武钞本〈金匮要略方〉》，提出明抄本属于北宋绍圣元年刊行的小字本系统。

　　北宋王洙发现《金匮玉函要略方》经林亿等于治平三年（1066）修订刊行后，在传承过程中有《金匮方论》《新编金匮方论》《新编金匮要略方论》《金匮要略方论》等书名，后人通称《金匮要略》（简称《金匮》），故本书亦采用通称。《金匮要略》全书3卷，共25篇。1~10篇为卷上，11~19篇为卷中，20~25篇为卷下。第1篇《脏腑经络先后病脉证》相当于全书的总论；第2篇《痉湿暍病脉证治》至第17篇《呕吐哕下利病脉证治》为内科范畴的疾病;第18篇《疮痈肠痈浸淫病脉证并治》属于外科疾病;第19篇《趺蹶手指臂肿转筋阴狐疝蛔虫病脉证治》论述了几种不便归纳的病证;第20篇至第22篇论述了妇科的疾病;最后3篇论述了《杂疗方》和《禽兽鱼虫禁忌并治》《果实菜谷禁忌并治》。

"金匮"二字的含义,从《尚书》《史记》《汉书》的记载来看,是保存书籍或物品之处,而且多属于贵重物品,常应用于皇室机构。《素问》有《金匮真言论》篇,篇名为"金匮",亦言其重要、珍贵之意。"玉函"与"金匮"之义相近,因此常常两者并称。"要略"有简明扼要之意。历代史书中可见含有"要略"之名者如《老子要略》《尚书要略》《三史要略》《兵书要略》等,其卷数大多较少,可见其言"要略"者,多属主要内容之概要、纲领之意。但也有医家把"略"解释为韬略、治略等。

我国著名的中医训诂学家和中医文献学家钱超尘教授,于2015年编著《校勘元本影印明本〈金匮要略〉集》,以俞桥本、徐镕本、赵开美本与邓珍本互校,即将4部书的讹字异文皆加校雠,收有12幅邓珍本书影,并影印俞桥本、徐镕本。这是近年收录《金匮要略》资料较为全面之书,钱老在该集题记中说道:"元·邓珍本据北宋校正医书局《金匮要略》重立版式刊行,为医林孤本,一灯独传,千灯绩焰,存亡继绝,价值独高。明·俞桥本、明·徐镕本、明·赵开美本皆从邓本出。今据俞、徐、赵本详校邓本……于振兴中医,大有裨益。"钱超尘教授校注的元邓珍本《金匮要略》(简称"钱校本"),是当今读者学习《金匮要略》的重要版本。

本书以钱校邓珍本《金匮要略》为蓝本,按照邓珍本顺序,逐条注释原文,以阐释医理,解析方证。阐释医理博采历代注家之长,以融会贯通、语言精练、平正公允为原则;解析方证则重在对"病机、主症、治法、方药"的梳理,以突出理、法、方、药之间的逻辑关系;在进行方解时,则力求对方剂结构及"方 - 证要素对应"关系的探索,以启迪读者对"方证对应"的深度思考。

在本书撰写过程中,钱超尘教授耄耋高龄,还时常亲自指导,提出详细的修改意见。在此对钱老的大力支持表示由衷的敬佩和诚挚的谢意。本书得到北京中医药大学梁永宣教授的支持,特此表示感谢!

以邓珍本为底本,对《金匮要略》全文释义尚属首次,难免有错漏之处,希望读者提出宝贵意见,以便再版时修订或补充。

编者

2022 年 6 月

校 释 说 明

一、关于书名

自北宋王洙《金匮玉函要略方》蛀简始,《金匮要略》书名几经增删,如北宋校定成书时命名为《金匮方论》,邓珍本名《新编金匮方论》,俞桥本及徐镕本增"要略"二字,赵开美本删除"新编"二字。各版本虽书名不同,但皆指一书,后人通称《金匮要略》,简称《金匮》。

《金匮要略》的流传版本,除明无名氏仿刻宋本外,明俞桥本、明徐镕本、明赵开美本等皆以元邓珍本为祖本,研究《金匮要略》当从此本始。清末杨守敬亲笔批语云:"《金匮要略》以明赵开美仿宋本为最佳,次则俞桥本,然皆流传绝少。医统本则夺误至多。此元刻本与赵本悉合,尤为稀有之籍。"元邓珍仿刻宋本,传承王洙蛀简本,据目前所知在世间仅存一部,堪称孤本,具有极高的文献价值。

2015 年,著名文献学家钱超尘教授编著《校勘元本影印明本〈金匮要略〉集》,以俞桥本、徐镕本、赵开美本与邓珍本互校,即将 4 部书的讹字异文皆加校雠,收有 12 幅邓珍本书影,并影印俞桥本、徐镕本。我们这次整理研究,以钱校元邓珍本为蓝本,按照邓珍本顺序,对《金匮要略》3 卷 25 篇 640 条原文,逐条注释,以阐释医理,解析方证,故书名《邓珍本〈金匮要略〉全释》。

二、校释原则与方法

元邓珍本非北宋翻刻本,而是自立版式,其目录不全,错漏残缺明显,有许多俗体字,亦有讹字,如序"以其伤寒文多节略,故所自杂病以下","所"字讹,当作"断"。在校注整理过程中,采取的措施简要说明如下:

1. 目录 底本目录脱漏较多,如《痉湿暍病脉证治第二》缺"麻黄杏仁薏苡甘草汤""防己黄芪汤",《痰饮咳嗽病脉证并治第十二》缺"茯苓桂枝白术甘草汤""苓甘五味姜辛汤"等,均据正文逐一补正。

2. 底本中的"〇"符号 底本各篇篇名、部分条文前或条文中有"〇"符号,为保持原貌,均予以保留。"〇"有以下四种作用:①提示篇名:"〇"在各篇篇名之前,如"〇痉湿暍病脉证治第二"。②提示条文独立成条,"〇"在条文之首,如《痉湿暍病脉证治第二》篇中"〇太阳病,发汗太多,因致痉。"③示人问答之语:多见于"问曰""师曰"句式中,如《脏腑经络先后病脉证第一》篇第1条"问曰:上工治未病,何也?〇师曰:夫治未病者,见肝之病,知肝传脾,当先实脾……"④示人加减之法:多见于方药煎服法后,如《疟病脉证并治第四》篇"蜀漆散方"后"〇温疟加蜀漆半分,临发服一钱匕"。

3. 条文编号 本书在编写时,将《金匮要略》全书原文按篇独立分别编号,如第1篇第17条的条文号码用"1-17"表示,第25篇第1条号码用"25-01"表示。全书25篇共计640条原文,为方便查询,将条文编号置于各条原文前。

4. 关于异体字、俗体字、讹字等 邓珍本多异体字、俗体字,与现行简体字多同,是以底本中繁体字中杂有一些简体字。本书《金匮要略》原文统一为繁体字。底本中明显的错字、别字及一般笔画小误等均予迳改,如"小便巳""右为细末""侯酒尽"均改为"已""末""候"。原文中方药剂量单位有"一""乙""壹"、"二""贰""式""、"三""叁"混合使用的情况,均按照现代剂量单位统一分别修改为"一""二""三",不一一出校说明。底本与校本有异文者,底本无讹,不改动,不出校;底本显系脱漏、衍文者,出校说明据某本改、补、删。底本与各校本不一,而各校本相同,且言之有据者,保持原貌,但出校说明。

三、行文顺序与校释特色

1. 行文顺序 凡《金匮要略》原文,均采用繁体字(目录、正文篇名除外)。"原文"下按【校注】【释义】【按语】顺序行文。【校注】包括必要的校勘和注释。既吸取近年相关研究成果,又力求简明扼要,以服务于释义为宗旨。【释义】包括提要、原文解析和方解;博采历代注家之长,阐释医理,以融会贯通、语言精练、平正公允为原则。【按语】则据"当按则按"的原则,旨在评述得失、训释歧义、解析疑难。

2. 校释特色

(1)精选校释,简明扼要。与《金匮要略校注》不同,本书校勘略去了不影响释义实质含义的部分。如《痉湿暍病脉证治第二》第18条"风湿相抟,一身尽疼痛,法当汗出而解,值阴雨天不止,医云此可发汗……"《金匮要略校注》校勘为:"《脉经》卷八'风'上有'问曰'二字,'医'《脉经》卷八作'师'"。由于本条在"风湿"字前多"问曰","医"改为"师"均不影响释义实质含义,故予省略。如此,本书校勘略去比例约占《金匮要略校注》原有校勘比例的70%左右,同时注释力求精练,体现了本书简明的特点。

(2)对载有方药的条文予以重点释义。在原文释义时,要注意对该方证病机、主症、治法、方药的梳理,以突出理、法、方、药之间的逻辑关系;在方解时,则力求对方剂结构及"方 - 证要素对应"关系的探索,以启迪读者对"方证对应"的深度思考。

（3）阐释杂疗和食物禁忌 3 篇。《金匮要略》后 3 篇,前人对此研究较少。本书遵循中医药学传统理论认识,结合原文所载药食四气五味、有毒无毒、配伍禁忌及现今生活宜忌,阐释医理,以期对养生保健、防病治病有所启迪和参考。

（4）列元代邓珍原序、宋代林亿等序于前。每篇篇首列"提要",概述其主要内容。书末附关于邓珍本篇目下"论""脉证""方"统计、《金匮要略》版本传承一览表、《金匮要略》262 方一览表、主要参考书目等于后,可作为工具书检索之用。

《新編金匱要略方論》序[1]

　　聖人設醫道以濟夭枉,俾天下萬世,人盡天年,博施濟眾,仁不可加矣。其後繼聖開學,造極精妙,著於時,名於後者,和緩扁倉[2]之外,亦不多見,信斯道之難明也與!

　　漢長沙太守張仲景,以穎特之資,徑造閫奧[3],於是採摭[4]群書,作《傷寒卒病論方》,合十六卷,以淑[5]後學。遵而用之,困甦[6]廢起,莫不應效若神。迹其功在天下,猶水火穀粟然,是其書可有而不可無者也。惜乎後之傳者,止得十卷,而六卷則亡之。宋翰林學士王洙偶得《雜病方》三卷於蠹簡[7]中,名曰《金匱方論》,即其書也。豐城之劍[8],不終埋沒,何其幸耶!林億等奉旨校正,併板行於世,今之傳者,復失三卷,豈非世無和氏而至寶妄倫[9]於荊石與!僕[10]幼嗜醫書,旁索群隱,乃獲於旴[11]之丘氏,遂得與前十卷,表裏相資,學之者動免掣肘,嗚呼! 張茂先[12]嘗言,神物終當有合,是書也。安知不有所待,而合顯於今也。故不敢秘,特勒諸梓[13],與四方共之。由是張氏之學不遺,軒岐之道昭著。林林總總,壽域同躋,豈曰小補之哉。

　　後至元[14]庚辰歲七夕日樵川[15]玉佩鄧珍敬序。

【校注】

[1]《新编金匮要略方论》序:此九字新增,原文无。

[2]和缓扁仓:和缓,春秋时秦国良医和与缓的并称。扁仓,指扁鹊、仓公。

[3]阃(kǔn 捆)奥:比喻学问或事理的精微深奥所在。

[4]摭(zhí 直):拾取,选取。

[5]淑:清湛、清澈。

[6]甦(sū 苏):苏之异体字。复活、苏醒。

[7]蠹(dù 度)简:蠹,蛀蚀器物的虫子。蠹简指被蠹虫蛀蚀过的书简。

[8]丰城之剑:古代剑名。即龙泉、太阿剑。因其剑掘得于丰城而得名。

[9]伦:通"沦",埋没。

[10]仆:古时男子对自己的谦称。

[11] 盱[xū 需]:盱水,在我国江西省东部,北出赣江,南流临川、南城、南丰、广丰、宁都等地。

[12] 张茂先:张华(232—300),字茂先。范阳方城(今河北固安)人。西晋政治家、文学家、藏书家。

[13] 梓:雕刻印刷用的木版。

[14] 后至元:中国元朝有两个"至元",第一个是元世祖忽必烈的纪年(1264—1294),第二个是元惠宗的纪年(1335—1340);顾炎武《日知录》卷二十"后至元"条云:"元顺帝至元元年重用世祖之号,后人追记之,则曰'后至元元年'。"后至元庚辰年,即公元 1340 年。

[15] 樵川:古福建邵武别名,至今仍沿用。现属福建南平市。

新編金匱方論序[1]

張仲景爲《傷寒卒病論》合十六卷，今世但傳《傷寒論》十卷，《雜病》未見其書，或於諸家方中載其一二矣。翰林學士王洙在館閣日，於蠹簡中得仲景《金匱玉函要略方》三卷，上則辨傷寒，中則論雜病，下則載其方，并療婦人，乃錄而傳之士流，才數家耳。嘗以對方證對[2]者，施之於人，其效若神。然而或有證而無方，或有方而無證，救疾治病，其有未備。國家詔儒臣校正醫書，臣奇先校定《傷寒論》，次校定《金匱玉函經》，今又校成此書，仍以逐方次於證候之下，使倉卒之際，便於檢用也。又採散在諸家之方，附於逐篇之末，以廣其法。以其《傷寒》文多節略，故所[3]自《雜病》以下，終於飲食禁忌，凡二十五篇，除重復，合二百六十二方，勒成上、中、下三卷，依舊名曰《金匱方論》。臣奇嘗讀《魏志·華佗傳》云，出書一卷，曰此書可以活人[4]。每觀華佗凡所療病，多尚奇怪，不合聖人之經。臣奇謂活人者，必仲景之書也。大哉，炎農聖法，屬我盛旦！恭惟。

主上丕承[5]大統，撫育元元，頒行方書，拯濟疾苦，使和氣盈溢，而萬物莫不盡和矣。

太子右贊善大夫臣高保衡、尚書都官員外郎臣孫奇、尚書司封郎中充秘閣校理臣林億等傳上[6]。

仲景《金匱》，錄岐黃《素》《難》之方，近將千卷，患其混雜煩重，有求難得，故周流華裔九州之內，收合奇異，捃[7]拾遺逸[8]，揀選諸經筋髓，以爲《方論》一編。其諸救療暴病，使知其次第。凡此藥石者，是諸仙之所造，服之將之，固無夭橫，或治療不早，或被師誤，幸具詳焉[9]。

金匱方論序。

【校注】
[1]新编金匮方论序：赵开美本为"金匮要略方论序"。
[2]对方证对：明抄本作"方证对病"。当是。

〔3〕所：字误。俞桥本、明抄本作"取"。徐镕本作"斷"之俗体"断"，与"所"略近，当为"断"讹。

〔4〕臣奇尝读《魏志·华佗传》云，出书一卷，曰此书可以活人：《三国志·魏志·方技传》："佗临死，出一卷书与狱吏，曰：此可以活人。"

〔5〕丕承（pī chéng 批成）：很好地继承。旧谓帝王承天受命，常曰"丕承"。

〔6〕传上：明抄本作"谨上"。当是。

〔7〕捃（jùn 峻）：拾，捡。

〔8〕逸（yì 义）：散失，亡失。

〔9〕……幸具详焉：此附记及序皆成于孙奇。明代俞桥本、赵开美本载附记，徐镕本未载。

目　录

新编金匮方论卷上^[1]

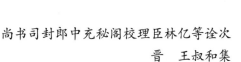

尚书司封郎中充秘阁校理臣林亿等诠次
晋　王叔和集
汉　张仲景述^[2]

【校注】

[1] 新编金匮方论卷上：宋林亿等序云"又采散在诸家之方，附于逐篇之末，以广其法。以其《伤寒》文多节略，故断自《杂病》以下，终于饮食禁忌，凡二十五篇，除重复，合二百六十二方，勒成上、中、下三卷，依旧名曰《金匮方论》"，故名"新编《金匮方论》"。后书名有异。俞桥本名"金匮要略方论"，徐镕本名"金匮玉函要略方论"，明无名氏本名"新编金匮要略方论"，赵开美本名"金匮要略方论"，删"新编"二字。卷中、卷下同此。

[2] 尚书司封郎中充秘阁校理臣林亿等诠次，晋王叔和集，汉张仲景述：俞桥本同。徐镕本作"汉张仲景述，晋太医令王叔和集，宋尚书司封郎中充秘阁校理臣林亿诠次。大明新安吴勉学阅，应天徐镕校"，赵开美本作"汉长沙太守张仲景述，晋王叔和集，宋尚书司封郎中充秘阁校理臣林亿诠次，明虞山人赵开美校刻"，卷中、卷下同此。俞桥本署名样式，与明代无名氏仿宋刻本同。日本涩江全善、森立之《经籍访古志补遗》之《新编金匮要略方论三卷》版本考证云："栎窗先生跋曰：是书未知何氏所刊，曰宋臣序中'国家''主上'字皆抬头书，开卷首《金匮要略》上冠'新编'二字，考林亿等言其有'新编'字，当是宋版之旧。且'诠次'诸臣名位署于前，而叔和、仲景名氏却在后，此古人修书经进体式，流传诸本，未见如此者。俞桥本与此略同。俞桥本中卷末阙排脓汤以下四方，而此书从排脓汤下至中卷末全阙焉，且讹字颇多。"俞桥本与明无名氏仿宋本或有传承关系，当考，故讹字亦颇多。俞桥本"金匮要略方论序""国家"二字上未抬头，"主上"二字上抬头；卷中之末俞桥本、无名氏本皆有阙文，而俞桥本略少，此小异也。

· 1 ·

○脏腑经络先后病脉证第一

提要:本篇原文共计17条,用方1首(注:猪苓汤,无方药组成)。论人体脏腑经络先后发病的预防、病因、病机、诊法、辨证、治疗等,属于全书的概论,具有纲领性意义。

关于疾病的预防,是本篇一大特色。首条便提出了"治未病"的学术思想。并根据疾病发展规律,提出了"见肝之病,知肝传脾,当先实脾"等治病法则。

在病因、病机方面,本篇主要从正邪两方面来阐述,认为人与自然息息相关,不正常的气候会成为邪气侵袭人体的诱因,但主要还是决定于正气的强弱,即"若五脏元真通畅,人即安和",病则无由入其腠理。"千般疢难,不越三条"是对发病途径的归纳,为后世病因学说奠定了基础。而经络受邪,深入脏腑的疾病,必有内在因素,故提出"经络受邪,入脏腑,为内所因也"。提示杂病的形成与人体经络与经络之间、脏腑与脏腑之间、脏腑与经络之间的相互传变密切相关,故脏腑经络病有先后,本篇由此得名。

在诊法、辨证方面,对望色泽、闻语声、视呼吸、问病情、察脉象等都做了示范性的论述,并注重四时相应,四诊合参。指出病在表为浅,入里为深;在腑易治,入脏难愈;即所谓"入脏即死,入腑即愈"及"病在外者可治,入里者即死"。同时,还论述了病证的分类方法及"风、寒、湿、雾、饮食"五邪中人的一般规律。

在治疗方面,提出"虚虚实实,补不足,损有余",强调虚实详辨,当须异治;表里同病,当分缓急;痼疾卒病,当分先后;调五脏,从其所欲。本篇最后一条提出"欲攻之,当随其所得而攻之"的治疗原则,与《伤寒论》"观其脉证,知犯何逆,随证治之"的辨证论治精神相互呼应。

1-01 问曰:上工[1]治未病[2],何也?○师曰:夫治未病者,见肝之病,知肝传脾,当先實脾[3],四季脾王[4]不受邪,即勿補之。中工不曉相傳,見肝之病,不解實脾,惟治肝也。夫肝之病,補用酸[5],助用焦苦,益用甘味之藥調之。酸入肝,焦苦入心,甘入脾。脾能傷[6]腎,腎氣微弱[7],則水不行;水不行,則心火氣盛,則傷肺;肺被傷,則金氣不行;金氣不行,則肝氣盛,則肝自愈。此治肝補脾之要妙也。肝虛則用此法,實則不在用之。《經》曰:"虛虛實實[8],補不足,損有餘。"是其義也。餘藏準此。

【校注】

[1] 上工：工指医生，古时把医生分为上、中、下三级，技术高超、治愈率最高的医生称为上工。《灵枢·邪气脏腑病形》："能参合而行之者，可以为上工，上工十全九。行二者为中工，中工十全七。行一者为下工，下工十全六。"

[2] 治未病：有狭义、广义之分。狭义指治疗未病的脏腑，以防止病邪的传变，如本条所言。广义指在人体还没有发病以前进行预防，如《素问·四气调神大论》所云："不治已病治未病。"

[3] 实脾：即调补脾脏之意。

[4] 四季脾王："王"音义通"旺"。脾属土，土寄旺于四季，故云四季脾旺。《素问·太阴阳明论》："脾者土也，治中央，常以四时长四脏，各十八日寄治，不得独主于时也。"即农历三、六、九、十二各月之末十八天，为脾土当旺之时。

[5] 酸：底本作"醋"。明抄本、赵开美本俱作"酸"。是。据改。

[6] 伤：《三因极一病证方论》作"制"，可从。意思是脾能制约肾，使其不偏盛。

[7] 肾气微弱：指肾中阴寒水气不亢而害。此处"肾气"与本书《水气病脉证并治第十四》篇第20条"肾气上冲"意同。

[8] 虚虚实实：据王冰引《灵枢》为"无实实，无虚虚"，告诫治虚证不可用泻法，治实证不可用补法，以免犯虚其虚、实其实的错误。

【释义】用问答形式，以五行相制、举肝病为例来阐述治未病的医学观。

本条首先以五行相制、举肝病传脾为例，来说明一脏有病，可以影响他脏。提示在治疗时应着眼于治未病，治其未病的脏腑，以防止疾病的传变。如见肝之病，应该认识到肝病最易传脾，在治肝的同时，当先调补脾脏，就是治未病。其目的在于使脾脏正气充实，不受邪侵，防止肝病蔓延。如脾脏本气旺盛，则可不必实脾。反之，见肝之病，不解实脾，惟治其肝，这是未着眼于治未病的治疗方法，自然非上工所为。此乃仲景基于《难经·七十七难》中"经言上工治未病，中工治已病者，何谓也？然：所谓治未病者，见肝之病，则知肝当传之与脾，故先实其脾气，无令得受肝之邪，故曰治未病焉。中工者，见肝之病，不晓相传，但一心治肝，故曰治已病也"之精神，以阐发性论述作为篇首，提出杂病应重视治未病的医学观。

其次，指出治病当分虚实，仍举肝病为例说明。肝病，补用酸，助用焦苦，益用甘味之药调之，这是肝虚的正治法。《素问·阴阳应象大论》"酸生肝"；《难经·七十四难》"喜酸者，肝也"，酸入肝，肝虚当补之以本味，故补用酸；焦苦入心，心为肝之子，子能令母实，故助用焦苦；甘味之药调和中气，《难经·十四难》

"损其肝者缓其中",故益用甘味之药。肝木既虚,肺金必然会乘其所胜,故须用酸味药补肝之本体,用焦苦味药以助心火;用甘味药调补脾土,补土制水,肾的阴寒水气不亢,则水不凌心,心的少火之气旺盛,则能制约肺金,肺金不致乘侮肝木,则肝气自盛。至于肝实病证,便须泻肝实脾,上法就不适用,即《素问·阴阳应象大论》"其实者散而泻之"。《金匮要略心典》云:"故治肝实者,先实脾土,以杜滋蔓之祸;治肝虚者,直补本官,以防外侮之端,此仲景虚实并举之要旨也。"

最后引用经文,对虚实异治作出结论。"虚虚实实,补不足,损有余"源自《素问·五常政大论》原文"无盛盛,无虚虚"。虚证如用泻药,则虚者更虚;实证如用补法,则实者愈实。虚则补之,实则泻之,补其不足,损其有余,才是正治。肝病如此,心、肺、脾、肾等脏,可以类推,故云"余脏准此"。

【按语】

1. "酸入肝……此治肝补脾之要妙也"一段文字,历来注家多有歧义。争论焦点有二。其一,"伤"字的解读;《说文解字段注》云"《山海经》谓木束为伤",乃管束、制约之意。《三因极一病证方论》引《金匮要略》本条原文"伤"皆作"制",可从。其二,以五行相制,而非以五行相生来阐释肝虚病用酸甘焦苦治法的意义。这是因为五行相生学说形成,要晚于五行相克学说,因此以当时盛行的五行相制来阐述治未病。

2. 有关脏腑虚实补泻理论,《素问·脏气法时论》有"肝苦急,急食甘以缓之""肝欲散,急食辛以散之,用辛补之,酸泻之"等。后世医家对此多有发挥,如《中藏经》《备急千金要方》《医学启源》等,都对脏腑虚实、寒热补泻等做了详细论述。明代李中梓以为"夫五脏之苦欲补泻,乃用药第一义也。不明乎此,不足以言医",可见其重要性。而杂病治法以脏腑经络为主,或缓或急,或散或收,或坚或软,或补或泻等,须知五脏苦欲之不同。应该说明的是:《素问·脏气法时论》所说的"补"与"泻"的含义,是就五脏所"欲"而言的一组相对概念,与通常所说的脏腑"虚则补之,实则泻之"的概念有所不同。即从其所"欲"之治为"补";逆其所"欲"之治为"泻"。临证还要结合具体病机而论。

3. 夫天布五行,以运万类;人禀五常,以有五脏,因风气而生长。五常者,仁义礼智信,五行之常理也。木性仁,风气通于肝,故仲景独举肝病为例阐述治未病的医学观。

本条所论,在临床运用上很有指导意义。临床上遇到肝病往往先见头昏、胁痛、胸闷、脉弦,后饮食减少、乏力、便溏、舌苔白腻等脾脏相关症状相继出现。对于肝实证,脾虚时固然应该实脾,就是脾不虚在泻肝时也应照顾脾脏。

遇肝实病证，往往先见头昏头痛、胁痛、目赤、脉弦等症状，此时若苦寒泻肝太过，损伤脾气，则饮食减少、乏力、腹胀、便溏、舌苔白腻等脾虚症状相继出现，治疗时如能兼顾脾脏，有助于收到满意疗效。如后世疏肝解郁的逍遥散，方中所用白术、茯苓、炙甘草等，即是顾脾之法。对于肝虚证，尤需顾脾，培土可以荣木。肝虚用酸甘焦苦之法，已为后世医家所习用，如酸入肝之白芍、五味子、山茱萸、酸枣仁等品，焦苦入心之丹参、生地黄、当归等品，甘入脾之炙甘草、大枣、白术、浮小麦等品，治疗头目眩晕、视力减退、失眠多梦、舌光红、脉弦细等肝虚证，确有良效，此即补肝顾脾之法。

肝病无论虚实，总与脾脏有关，故治肝实证，当先实脾以防传变；治肝虚证益用甘味，培土荣木。即治未病的医学观应贯穿始终。

1-02　夫人禀五常[1]，因风氣[2]而生長，風氣雖能生萬物，亦能害萬物，如水能浮舟，亦能覆舟。若五臟元真[3]通暢，人即安和。客氣邪風[4]，中人多死。千般疢難[5]，不越三條；一者，經絡受邪入臟腑，爲内所因也；二者，四肢九竅，血脉相傳，壅塞不通，爲外皮膚所中也；三者，房室、金刃、蟲獸所傷。以此詳之，病由都盡。若人能養慎[6]，不令邪風干忤[7]經絡，適中經絡，未流傳腑臟，即醫治之，四肢才覺重滯，即導引[8]、吐納[9]、鍼灸、膏摩[10]，勿令九竅閉塞；更能無犯王法、禽獸災傷；房室勿令竭乏，服食[11]節其冷、熱、苦、酸、辛、甘，不遺[12]形體有衰，病則無由入其腠理。腠者，是三焦通會元真之處，爲血氣所注；理者，是皮膚臟腑之文理也。

【校注】

[1]人禀五常：禀，受的意思。五常，即五行木、火、土、金、水，谓五行政令之常。《礼记》："合生气之和，道五常之行。"

[2]风气：此处泛指自然界之气候。

[3]元真：指元气或真气。

[4]客气邪风：外至曰客，不正曰邪，指能够致病的不正常的气候。

[5]疢（chèn 衬）难：《广雅·释诂》曰"疢，病也"，疢难即疾病。

[6]养慎：即慎养。养生之意。慎于饮食起居，勿汗出当风或贪凉饮冷等。

[7]干忤（wǔ 午）：干，《说文解字·干部》曰："干，犯也"。忤，本作牾，《说文解字·午部》曰："牾，逆也"。干忤，即侵犯，侵袭之意。

[8]导引：《一切经音义》云："凡人自摩自捏，伸缩手足，除劳去烦，名为导引；若使别人握搦身体，或摩或捏，即名按摩也。"

［9］吐纳：是通过调整呼吸以养生却病的一种方法。

［10］膏摩：膏，药膏。摩，按摩。膏摩，用膏药涂抹或敷贴并加以按摩。

［11］服食：即衣服、饮食。《灵枢·师传》："食饮衣服，亦欲适寒温。"

［12］不遗：赵开美本同。俞桥本、徐镕本"遗"字作"遗"。

【释义】从人与自然密切相关的角度出发，论疾病病因，提出预防疾病及早期治疗的重要性。可分为三段：

"夫人禀五常……客气邪风，中人多死"为第一段，说明人与自然关系密切。自然界正常的气候，能生长万物；反常的气候，却伤害万物。譬如"水能浮舟，亦能覆舟"。人在自然界，如不能适应反常气候，就容易发病。如果五脏元真之气充实，出入有序，升降相因，形体不衰，则人能精神内守，安和无病。亦如《素问·上古天真论》所言"恬淡虚无，真气从之，精神内守，病安从来？"若人体正气不足，邪气乘虚而入，引发疾病，危害人体，由浅入深，甚至造成死亡。

"千般疢难……以此详之，病由都尽"为第二段，阐述疾病发生的途径。尽管有"千般疢难"，但其发病或传变，归纳起来，不外三条：其一，是脏腑正气不足，邪气乘虚侵袭人体，由经络传入脏腑，邪气沿袭脏腑空疏亏虚之处侵入，故称"为内所因也"。其二，四肢九窍，肌表受邪，邪气仅在血脉传注，气血流通不畅，甚至壅滞闭塞，四肢九窍不利，故称"为外皮肤所中也"，是外部疾病发生的原因，即为外所因也。其三是房劳太过，不知节欲；或与人斗殴，伤于兵刃；或被虫兽咬伤等，为不内外因也。大凡致病因素，皆此范围之内。

"若人能养慎……病则无由入其腠理"为第三段，论述了预防疾病及早期治疗等治未病理念，并提出了具体措施。若人能谨慎养生，未病先防，则邪气就不致侵犯经络；如一时不慎，外邪入中经络，即应在邪气未传入脏腑之前，及早施治，因为病浅易治，病深难除。如邪气中于四肢，四肢刚刚觉得有些沉重不适，即用导引、吐纳、针灸、膏摩等方法疏通气血，祛除邪气，勿使传注血脉，而令九窍闭塞不通。如果又能做到遵纪守法，避开禽兽攻击，严防灾伤危害，房室有节，食饮有度，起居有常，衣着适体，寒温得宜，五味调和，酸咸适度等；这样人体形气俱盛，邪气就不会侵入人体腠理。腠理为三焦所主，与皮肤、脏腑相连，它既是元真相会之处，又是血气流注的地方，若人体正气衰退，腠理不固，则邪气便可乘虚而入。

【按语】

1. 本条所述"五脏元真通畅，人即安和"为仲景医学的哲学观，即仲景医学是以"通"为"和"的医学体系。着眼于元真之气的充实、出入有序、升降相因、形体不衰，则人能精神内守，安和无病，这是仲景医学的核心思想内容之一。

2. 本条是对疾病病因的分类,主要着眼于对疾病病位和病势的论述,由经络入脏腑,由皮肤传注血脉,病势由浅入深,由表入里。脏腑经络而言,脏腑属内、属里、属阴,经络属外、属表、属阳。结合本篇第9条以脉辨表里,第13条疾病分为阳病、阴病两大类等,可见仲景诊治杂病首要辨表里。从全书来看,所论疾病自"痉湿暍"至"血痹",凡十病皆"为皮肤所中",为表病,属阳病;而"虚劳"则为"房室"所致;自"肺痿肺痈咳嗽上气"至"妇人杂病",凡二十余病皆"为内所因",为里病,属阴病。故仲景所论是从疾病的形成和病势的发展对疾病来分类,而这种分类正是从杂病本身的发病和传变特点着眼的,与篇名脏腑经络先后病相应,故为全书论治杂病的纲领。在此基础上,后世陈无择提出"三因学说",即以六淫外感为外因,情志所伤为内因,房室金刃等为不内外因,是对仲景学术的继承与发展。

1-03　问曰:病人有氣色見[1]於面部,願聞其說。師曰:鼻頭色青,腹中痛,苦冷者死。一云腹中冷,苦痛者死。鼻頭色微黑色者,有水氣。色黄者,胸上有寒。色白者,亡血也。設微赤,非時[2]者,死。其目正圓者,痙[3],不治。又色青爲痛,色黑爲勞,色赤爲風,色黄者便難,色鮮明者有留飲。

【校注】

［1］见:通"现",显露之意。

［2］非时:时,指四时,即所现面色与时不符。如亡血者其色当白而反赤,又非夏季之时,故曰色赤非时。

［3］痙:赵开美本同。俞桥本、徐镕本作"痓",当作"痙"。详见《痉湿暍病脉证治第二》篇。

【释义】论面部望诊的临床应用。

人体脏腑之精气,藏于内为气,露于外为色,因此观察面部气色在诊断上有重要意义。望诊辨色,是以五行学说为基础,即以五脏所主五色及五行相制为依据。肝属木,其色青;心属火,其色赤;脾属土,其色黄;肺属金,其色白;肾属水,其色黑。以鼻为例,鼻为"面王",内应于脾,故首先以鼻代表面部的望诊。鼻部其色当黄,如出现青色,青为肝之色,症又见为腹中痛,为肝乘脾;如再见极度怕冷,则属阳气衰败,为难治。如鼻部色现微黑,黑为水之色,土克水,此属肾水反侮脾土之象,所以主有水气。

色黄是指面色黄,不单指鼻部。黄为脾之色,多系脾病不能散精四布,因而水饮停于胸膈之间,所以"色黄者,胸上有寒",寒指水饮而言。

面色白是血色不能上荣于面,失血过多之征,所以"色白者,亡血也"。亡血之人面色当白,若反现微赤,又非气候炎热之时,此为血去阴伤,阴不涵阳,虚阳上浮之象,为难治。五脏六腑之精气皆上注于目,目正圆,指两眼圆睁,目睛直视不能转动,多见于痉病,此为热邪伤阴,脏腑精气竭绝,不能上注,病情危急难治。

　　"色青为痛"以下一段,仍论面部望诊。青为血脉凝滞之色,所以主痛。黑为肾之色,虚劳则肾精不藏,其色外露,所以主劳。风为阳邪,多从火化,火色赤,热极而生风,故曰"色赤为风"。黄为脾之色,若其色鲜明,则为湿热蕴结。湿邪阻滞,则大便黏滞不爽而难。面色鲜明为体内水饮停积,上泛于面,可见面目浮肿,所以反见明亮光润之色。

　　【按语】《素问·脉要精微论》云:"夫精明五色者,气之华也。赤欲如白裹朱,不欲如赭;白欲如鹅羽,不欲如盐;青欲如苍璧之泽,不欲如蓝;黄欲如罗裹雄黄,不欲如黄土;黑欲如重漆色,不欲如地苍。五色精微象见矣,其寿不久也。"五脏六腑之精气,皆上注于目而荣于面。故患者有气色见于面部,而望色可知脏腑的盛衰,气血之有余或不足。《素问·刺热》和《灵枢·五色》亦有相关论述。可结合临床具体病情,深入领会。

　　1-04　師曰:病人語聲寂然[1]喜驚呼者,骨節間病;語聲喑喑然不徹[2]者,心膈間病;語聲啾啾然[3]細而長者,頭中病。一作痛。

　　【校注】

　　[1] 语声寂然:寂,与静同义,指患者安静无语声。

　　[2] 喑喑(yīn 因)然不彻:形容声音低微而不清澈。

　　[3] 啾啾(jiū 纠)然:啾啾,《说文解字》训:"小儿声也。"形容声音细小而长。

　　【释义】论闻诊在临床的应用。

　　骨节间病,指关节疼痛一类病症,如风湿历节、关节损伤等。由于病在关节,屈伸不利,动则作痛,不动则不痛,故患者常喜安静,但偶一转动,其痛甚剧,故突然惊呼。心膈间病,指结胸、心下痞、膈间支饮等病证。由于邪气阻滞,气道不畅,所以声音低微而不清澈。头中病,指头痛一类病症,痛在头中,如作大声则震动头部,其痛愈甚,故声不敢扬,但胸膈气道正常,所以声音细小而能长。

　　1-05　師曰:息搖肩[1]者,心中堅[2];息引胸中上氣者,咳;息張口短氣者,肺痿[3]唾沫。

【校注】

[1]息摇肩:即呼吸时两肩耸动。

[2]心中坚:心中,指胸中。心中坚,即胸中坚满,多因实邪阻滞所致。

[3]肺痿:病名,见《肺痿肺痈咳嗽上气病脉证治第七》篇。

【释义】论观呼吸、望形态之诊病方法。

息,指呼吸。息摇肩,是指呼吸困难,两肩上耸的状态,在病情上有虚实之别。条文所言"心中坚"当是实证。由于实邪壅塞在胸,阻塞气道,而致呼吸困难,常伴有鼻翼扇动,胸闷咳喘等症,多属痰热实邪内蕴、肺气不能宣降所致,故曰"心中坚"。但也有因肾不纳气,元气耗散于上所导致的"息摇肩",则不一定有"心中坚",以资鉴别。"息引胸中上气者",为胸中有邪气,阻塞气道,以致肺失肃降,呼吸时气上逆而为咳。"息张口短气者,肺痿唾沫",是肺脏痿弱,不能司呼吸,故不得不张口呼吸,尽管如此,但吸气仍感不足,所以形成张口短气状态。咳吐涎沫是肺痿主症。由于肺气痿虚不振,不能敷布津液,津液停聚而为涎沫,涎沫阻塞气道,故肺气上逆咳而沫出,因其肺叶痿弱不用,故名肺痿。

1-06　师曰:吸而微数,其病在中焦,實[1]也,当下之即愈,虚[2]者不治。在上焦者,其吸促[3];在下焦者,其吸远[4]。此皆难治。呼吸动摇振振[5]者,不治。

【校注】

[1]实:指有形之邪。

[2]虚:指无形之邪。

[3]吸促:指吸气浅短急促。

[4]吸远:指吸气深长而困难。

[5]振振:形容全身颤动。

【释义】论望呼吸浅深以辨别病位,并判断其预后。

吸而微数,即吸气浅而短促。如病由中焦有形之邪壅塞,即实也,影响肺气肃降,治当下其有形之实邪;实邪得去,气机通利,肺气得降,呼吸自能恢复正常,故云"当下之即愈"。若中焦无有形之邪,而出现吸气短促,为难治,即"虚者不治"。"在上焦者"主要指病在胸肺,气入而随即外出,故吸气短促,是肺气大虚、吸气乏力所致。"在下焦者"主要指病在肾,病在下焦,气欲下达而不能至,故吸气深长,此多因元气衰竭,肾不纳气,吸气无权所致。如呼吸时全身振振动摇,是虚弱已甚,形气不能相保的危重证候,故曰"不治"。

1-07　師曰：寸口脉動者，因其王時^[1]而動。假令肝王色青，四時各隨其色^[2]。肝色青而反色白，非其時色脉，皆當病。

【校注】

[1] 王时：即当令之时，如肝旺于春。

[2] 四时各随其色：指春青、夏赤、秋白、冬黑。

【释义】论述脉象与四时五色相参合的诊病方法。

四时季节改变，脉象和色泽也随之发生变动。如《黄帝内经》所说，春脉弦，夏脉洪，秋脉毛而冬脉石，此四时之主脉。又面部气色等也会因季节不同而有相应变化，如春时肝旺，其色当微青，夏色微赤，秋色微白，冬色微黑。但有正常与异常之不同。如春时肝旺，脉弦、色青是为正常。假春时色反白（秋色）、脉反毛（秋脉），是为非其时而有其色脉，即属异常。所以色脉皆当与四时相应，若不应，则当病，故曰："非其时色脉，皆当病。"本条从天人相应的整体观角度，论述四时气候的变化可以影响人体的生理功能，表现于色脉。临证之时，须领会其精神而不能过于拘泥。

1-08　問曰：有未至而至^[1]，有至而不至，有至而不去，有至而太過，何謂也？○師曰：冬至^[2]之後，甲子^[3]夜半少陽起，少陰^[4]之時陽始生，天得溫和。以未得甲子，天因溫和，此爲未至而至也；以得甲子而天未溫和，此爲至而不至也；以得甲子而天大寒不解，此爲至而不去也；以得甲子而天溫如盛夏五六月時，此爲至而太過也。

【校注】

[1] 未至而至：前一个"至"是指时令到，后一个"至"是指气候到。后文同。

[2] 冬至：二十四节气之一，与夏至相对，是阴阳转化的关键节气。

[3] 甲子：是古代用天干、地支配合起来计算年月日的方法。

[4] 少阴：赵开美本同。俞桥本、徐镕本作"少阳"。据上句"甲子夜半少阳起"，此"少阴"当以"少阳"为是。指阳气初生。这里代指阳气初生的时令。

【释义】论述节令与气候不相适应，则有太过或不及。

节令与气候变化，本当相应，如春温、夏热、秋凉、冬寒，是正常的自然规律，有利于万物生长。本条所说"冬至之后，甲子夜半"，此时阳气开始从地面生发，故称"少阳之时，阳始生"，气候逐渐转为温和，这是正常的规律；如节气未到而气候提早变暖，这是时令未到，气候已到，称为"未至而至"；或节气已到而天气还未温和，这是时令已到，而气候未到，属"至而不至"；或节气已到，气候仍然很冷，这是时令已到，而严寒气候还在，属"至而不去"；或节气已到，气候却像盛夏那样炎热，这是"至而太过"。总之，凡未至而至、至而不至、至而不去、至而太过，都是异常气候，属于致病因素，必须警惕，注意调摄，以防疾病发生。

【按语】有关气候与时令的关系及其对人体的影响，古代医家经过长期的医疗实践和天文观察中总结出了一系列的变化规律，形成了一套相应的理论知识；《黄帝内经·素问》中有《天元纪大论》《五运行大论》《六微旨大论》《气交变大论》《五常政大论》《六元正纪大论》《至真要大论》七篇大论专门论述运气学说，指导着中医的临床实践。所以作为"上工"必须深入了解和掌握这些，即所谓治病"必先岁气，无伐天和"。

1-09　师曰：病人脉浮者在前[1]，其病在表；浮者在後[2]，其病在裏，腰痛背强不能行，必短氣而極[3]也。

【校注】

［1］前：指关前寸脉。

［2］后：指关后尺脉。

［3］极：疲乏。

【释义】论述同一脉象，因部位不同，主病亦不同，以脉辨表里。

关前寸脉，属阳主表，故寸脉浮，是病邪在表的反映；关后尺部，属阴主里，浮脉见于尺部，是病在于里，多为肾阴不足，虚阳外浮之象。尺脉候肾，肾藏精主骨，腰为肾之外府，其脉贯脊。肾虚精髓不充，腰脊失养，故腰痛、背强、骨痿不能行走，甚则不能纳气归源，呼吸短促，疲惫困乏，乃濒于危笃之候。本条举一浮脉之在前在后，以辨病之在表在里，有虚有实，提示医者切不可见浮脉即断为表病，更重要的是要结合患者全身症状，四诊合参，不可偏执一端。

1-10　問曰：《經》云[1]：厥陽獨行，何謂也？○師曰：此爲有陽無陰，故稱厥陽[2]。

【校注】

［1］《经》云：经，指古代医经，具体书名未详。

［2］厥阳：厥者，逆也。厥阳指孤阳之气。

【释义】论厥阳病机。

人体阴阳，相互资生，相互消长，处于相对平衡协调状态，而且阳是以阴为依附的。假如阴气虚衰，不能涵养阳气，阳性主升主动，则阳失所藏，独行于上，故称"厥阳独行"。所以"厥阳独行"，是由阴气虚衰，阳失所附，阴虚阳亢所致。

如临床上肝肾阴虚,肝阳上亢,症见面赤、眩晕、耳鸣,甚至跌仆等,即属这类病证。可见,这里"有""无"二字,是相对之词,并非绝对,"有阳无阴"是指阴气不足,阳气偏亢,阴阳不协调状态。

1-11 問曰:寸脉沉大而滑,沉則爲實,滑則爲氣,實氣[1]相搏[2],血氣入臟即死,入腑即愈,此爲卒厥[3],何謂也? ○師曰:脣口青,身冷,爲入臟,即死;知身和[4],汗自出,爲入腑,即愈。

【校注】

[1] 实气:实,指血实。气,指气实。实气,是指邪气实于气血,而非正常之气血充实。

[2] 相抟:邓珍本、徐镕本、赵开美本均作俗体"搏",俞桥本讹作"搏",当作"搏",集聚、结合之意。后世《金匮要略》作"搏"字者皆为"搏"字形讹,当正之。

[3] 卒厥:卒同"猝"。卒厥,是突然昏倒的一种病证。

[4] 身和:《脉经》卷八"和"上有"温"字,是。即身体温和。

【释义】论卒厥的病机及预后。

"寸脉沉大而滑,沉则为实,滑则为气,实气相抟",是从脉象阐述卒厥的病机。脉沉为血实,脉大为邪盛,脉滑为气实。邪在于血则血实,邪在于气则气实。故寸脉沉大而滑,说明邪气充斥,气血俱病。"实气相抟",指血实与气实相并,可以引起血气并走于上的"卒厥"。这与《素问·调经论》所云"血之与气,并走于上,则为大厥,厥则暴死;气复反则生,不反则死"的意义相同。

但入脏入腑,预后不同。五脏藏而不泻,六腑泻而不藏,病邪入腑尚有出路,故云"即愈";入脏则病邪无从外泄,故云"即死"。患者猝然昏倒之后,如伴有唇口青,身冷,是血行凝滞,阳气涣散之内闭外脱的证候,此为入脏,病情严重;如伴有身温和,汗自出,是营卫运行,阳气外达,邪气有外泄之机,此为入腑,病情好转。故云"血气入脏即死,入腑即愈"。这里入脏、入腑属假设之词,犹言在里、在外。即死、即愈也是相对而言。本条从脉象推测病机,并结合入脏、入腑来判断疾病的轻重和预后,临证须脉证合参,结合具体病情加以分析。

1-12 問曰:脉脱[1],入臟即死,入腑即愈,何謂也? ○師曰:非爲一病,百病皆然。譬如浸淫瘡[2],從口起流向四肢者,可治;從四肢流來入口者,不可治。病在外者可治,入裏者即死。

【校注】

[1] 脉脱:指脉沉伏不见。是因邪实阻遏,气血一时不通所致。

［2］浸淫疮:是一种皮肤病,能从局部遍及全身。见《疮痈肠痈浸淫病脉证并治第十八》篇。

【释义】承上条续论邪气入脏与入腑的病机及转归。

卒厥,其脉有见沉大而滑者,亦有脉乍伏而不见者,但入脏即死,入腑即愈的病机则相同,故设为问答以明之。

本条重申,病在脏,病情重;病在腑,病情轻。病由外传内者难治;由内出外者易治。这是一般规律,所以说"非为一病,百病皆然"。如浸淫疮,如果疮疡从四肢逐渐向躯干中心蔓延,则病情加重而难治,经过治疗,疮疡由内向外,即由胸腹向四肢,逐渐减少,则为病邪向外,有外出之机,其病可治。此与《素问·阳明脉解》"厥逆连脏则死,连经则生"及《难经·五十四难》"脏病难治,腑病易治"的精神是一致的,是指导临床判断预后转归的基本原则。对其中的"脏"与"腑"当活看,多是表明疾病位置的浅深,并非指某一脏腑的实质病变。

以上两条,从脉证判断预后吉凶。同一疾病,可以出现不同脉象;同一脉象,可以见于不同疾病。即使皮肤疾病,也不能掉以轻心,轻病可以转重,病浅可能入深。体现了中医判断疾病走向的大局观念。

1-13　問曰:陽病[1]十八,何謂也? 師曰:頭痛、項、腰、脊、臂、脚掣痛。陰病[2]十八,何謂也? 師曰:咳、上氣、喘、噦、咽[3]、腸鳴、脹滿、心痛、拘急。五臟病各有十八,合爲九十病;人又有六微,微有十八病,合爲一百八病。五勞[4]、七傷[5]、六極[6]、婦人三十六病[7],不在其中。清邪居上,濁邪居下。大邪[8]中表,小邪[9]中裏。馨飪[10]之邪,從口入者,宿食也。五邪[11]中人,各有法度,風中於前[12],寒中於暮,濕傷於下,霧傷於上,風令脉浮,寒令脉急,霧傷皮腠,濕流關節,食傷脾胃,極寒傷經,極熱傷絡。

【校注】

［1］阳病:指在上、在表、在四肢、在经络的病证。

［2］阴病:指在下、在里、在脏腑的病证。

［3］咽(yè 页):同"噎",指咽中阻塞。

［4］五劳:即久视伤血,久卧伤气,久坐伤肉,久立伤骨,久行伤筋。见《素问·宣明五气》。又指心劳、肺劳、脾劳、肾劳、肝劳叫五脏劳伤。

［5］七伤:《诸病源候论》以大饱伤脾,大怒气逆伤肝,强力举重、久坐湿地伤肾,形寒寒饮伤肺,忧愁思虑伤心,风雨寒暑伤形,大恐惧不节伤志为七伤。《金匮要略·血痹虚劳病脉证并治第六》篇有"食伤、忧伤、饮伤、房室伤、饥伤、

劳伤、经络营卫气伤"七种。

[6]六极:极,有极度劳损之意。《诸病源候论》有气极、血极、筋极、骨极、肌极、精极,为六极。《备急千金要方》有气极、脉极、筋极、肉极、骨极、精极为六极。

[7]妇人三十六病:《备急千金要方》所载十二瘕、九痛、七害、五伤、三痼,合为三十六病,均是妇科杂病。

[8][9]大邪、小邪:《医宗金鉴》曰:"六淫天邪,故名大邪";"七情人邪,故名小邪"可参。

[10]糵(gǔ 谷)饪(rèn 任):糵音义同"榖",即"谷"。饪,熟食也。糵饪,泛指饮食。饮食不节,则为病邪。

[11]五邪:指风、寒、湿、雾、饮食五种病邪。

[12]前:指午前。

【释义】论病证的分类方法,以及邪气伤人的规律。可分为两段:

"问曰:阳病十八,何谓也……妇人三十六病,不在其中"为第一段,论疾病分类方法。阳病是指外表经络的病证,包括头、项、腰、脊、臂、脚等六个部位,每个部位又有营病、卫病、营卫交病三种性质,三乘六得一十八,故曰"阳病十八"。阴病是指内部脏腑的病证,包括咳、上气、喘、哕、咽、肠鸣、胀满、心痛、拘急等九种病,每个病又分虚、实两种,二乘九得一十八,故曰"阴病十八"。"五脏病各有十八",故五乘十八"合为九十病";人又有"六微",六微指六腑病,每一腑有十八病,则六乘十八,"合为一百零八病"。尚有五劳、七伤、六极以及妇人三十六病等,尚未计入上述五脏六腑病证之列,故曰"不在其中"。

"清邪居上……极热伤络。"为第二段:论邪气伤人的规律。清邪为雾露之邪,故居于上;浊邪为水湿之邪,故居于下。天人相对而言,天为大,人为小。六淫为天邪,故名大邪,六淫伤外,故曰"中表";七情为人邪,故名小邪,七情伤内,故曰"中里"。糵饪者,饮食也。饮食之邪,从口而入,食伤隔夜不化,故名曰"宿食也"。五邪中人各有一定规律可循。如风为阳邪,午前属阳,故多中于午前,而令脉浮缓;寒为阴邪,午后属阴,故多中于日暮,而脉见紧急。雾为轻清之邪,故伤于上而留连皮腠;湿为重浊之邪,故伤于下而流入关节。脾主运化,故饮食不节,则伤脾胃。经脉在里为阴,络脉在外为阳;寒气归阴,所以"极寒伤经",热气归阳,故曰"极热伤络"。

1-14 问曰:病有急当救裹、救表者,何谓也? ○师曰:病,醫下之,續得下利清穀[1]不止、身體疼痛者,急當救裹;後身體疼痛,清便自調[2]者，急当救表也。

【校注】

[1]清谷：指大便完谷不化。

[2]清便自调：指大小便已恢复正常。

【释义】论表里同病时，急者先治的原则。

表里证并见之时，应判断轻重缓急，急者先治，缓者后治。如病在表，不可下，而误下之，伤其脾胃，以致表证之身体疼痛未除，而下利清谷不止，当权衡表里轻重，此时以里证为急，故应先救其里。因下利清谷不止，正气已经虚弱，恐将亡阳虚脱。若因表证未解，而先用汗法，汗出伤阳，表阳亦虚，表里阳气俱虚，则病情危笃。所以表里同病，里虚寒者，应以里证为急，先温阳救其里。待里阳恢复，泻利得止，身体疼痛等表证仍然存在时，方可解表。

【按语】本条亦见于《伤寒论》，但彼为具体治疗，故列有方治，救里用四逆汤，救表用桂枝汤；此为论述治疗原则，故未出方。一般而言，表里同病，里实者，先解表，表解后方可治里；若先攻其里，外邪易乘势内陷，造成变证。若辨证确切，把握时机，亦可表里同治，如《伤寒论》有太阳少阴两感治用麻黄附子细辛汤等。若表里同病，里虚寒者，又须先温其里，后攻其表。若先解其表，里阳未复，表阳亦衰，导致表里阳气皆虚。所以，表里证同时出现的时候，有先表后里、先里后表、表里同治三种不同治法，须根据表里双方病情的缓急轻重，因人制宜。

1-15 ○夫病痼疾[1]加以卒病，当先治其卒病[2]，后乃治其痼疾也。

【校注】

[1]痼疾：指旧病、久病。

[2]卒病：指急病、新感。

【提要】论痼疾加以卒病的先后治则。

【释义】

在痼疾和卒病同时存在时，当先治其卒病，后治其痼疾。因为痼疾日久势缓，根深难拔，不容急治，必须缓图，欲速则不达；而卒病新感势急，邪浅易除，不容缓图，必须急治，若迟则生变。先治卒病，后治痼疾，还能避免卒病深入与痼疾纠合，即《金匮要略心典》所谓"勿使新邪得助旧疾也"。

1-16 师曰：五藏病各有得[1]者愈，五藏病各有所恶[2]，各随其所不喜[3]者爲病。病者素不應食,而反暴思之,必發熱也。

【校注】

[1]得:指适合五脏的气、味、饮食、居处、时辰等。

[2]所恶:指五脏所厌恶的气、味、饮食、居处、时辰等,如心恶热,肺恶寒。

[3]所不喜:指五脏之所禁,如《素问·脏气法时论》曰:"病在肝……禁当风";"病在心……禁温食热衣";"病在脾……禁温食饱食,湿地濡衣";"病在肺……禁寒饮食、寒衣";"病在肾……禁犯焠㶼热食、温炙衣"。

【释义】论五脏喜恶及其调治护理原则。

由于五脏的生理特性不同,故当五脏发生疾病的时候,患者所表现的喜恶也不同,因而各有其适宜的治法。如肝体阴用阳,肝病阴虚则欲酸收;肝病气郁则欲辛散。又如脾恶湿,胃恶燥,脾为湿困则恶肥甘而喜辛开;胃阴不足则恶苦燥而喜凉润。在患者饮食居处等护理方面,也应如此。如心主血,心病血热,则禁热衣热食;肺主气,肺病气虚,禁寒饮食、寒衣。所以要根据五脏特性和其病情性质,近其所喜,远其所恶,适当选用药味,补偏救弊,恰当给予护理,调理饮食寒热,才能使疾病获得痊愈。故本条云"五脏病各有所得者愈"。

"病者素不应食,而反暴思之,必发热也",即患者突然想吃平素不爱吃的东西,此为邪气改变了脏气而出现的反常现象,食之则伤正气而助邪气,故令发热。如《伤寒论》厥阴病篇"伤寒始发热六日,厥反九日而利。凡厥利者,当不能食。今反能食者,恐为除中"。即是久病之人胃气虚弱,本不能食,突然暴思之,可能是胃气将脱,脏气为邪气所改变,故令发热。

本条说明,治病用药固然要适合病情,而食服居处等护理工作也是十分重要的。如不注意饮食禁忌和衣着的寒温,以及患者的饮食生活习惯和疾病的特点等,进行针对性的护理,纵然用药适宜,也难收到应有疗效。这点在杂病的治疗中尤为重要,因为杂病病程较长而呈慢性者多。故临床上在药物治疗的同时,根据五脏喜恶合理调护,具有重要意义。

1-17 ○夫諸病在藏[1],欲攻[2]之,當隨其所得[3]而攻之。如渴者,與豬苓湯。餘皆倣此。

【校注】

[1]在脏:泛指在里。

[2]攻:祛邪之法。

[3]所得:病邪与有形之邪相合,其有形之邪如痰、血、水、宿食等为其所得。

【释义】论"随其所得而攻之"的治疗原则。

诸病在脏,是泛指一切在里的疾病。病邪在里痼结不解,往往与体内病理产物如痰湿、水饮、瘀血、宿食等相结合,医者当随其所得予以恰当的治疗。如渴而小便不利的患者,审其原因,若为热与水结而阴伤所致,当与猪苓汤利水育阴,水去则热除,渴亦随之而解。其他病证依此类推,如热与胃肠糟粕互结用大、小承气汤,热与血结用桃核承气汤等,故曰:"余皆仿此。"若无"所得"之有形之邪,属于无形之邪者,则非"攻"法之所宜也。

○痉湿暍病脉证治第二暍音谒

提要：本篇原文共计 28 条，用方 11 首，论痉、湿、暍三病的证治。由于痉、湿、暍三病，均为感受风寒暑湿之邪而与太阳表证有关，故合为一篇加以论述。

痉病是以项背强急，口噤不开，甚至角弓反张为主症的病证。痉病，病在筋脉。风寒之邪，素体津亏等，均可导致筋脉失养，邪阻脉络而致痉。论其治疗，柔痉，用**栝蒌桂枝汤**；刚痉，用**葛根汤**；里实痉，则用**大承气汤**。

湿病是以发热身重，骨节疼烦为主症的病证。湿病，病在肌肉关节。由内外湿邪，或夹风、夹寒、夹热等，侵犯肌肉，流注关节所致。论其治疗，寒湿在表，用**麻黄加术汤**；风湿相合，有化热之势者，用**麻黄杏仁薏苡甘草汤**；风湿兼表虚，用**防己黄芪汤**；风寒湿邪，痹着于肌表，风气偏重者，用**桂枝附子汤**；风寒湿邪，痹着于肌表，湿邪偏重者，用**白术附子汤**；风寒湿邪，痹着于筋骨关节者，用**甘草附子汤**。

暍病，又名伤暑，是以发热身重、汗出烦渴、少气脉虚为主症的病证。暍病，为感受暑热之邪而引起的太阳病。与后世所谓烈日下远行，猝然昏倒之中暑有所不同。本篇载其治疗，伤暑热盛者，用**白虎加人参汤**；伤暑湿盛者，用**一物瓜蒂汤**。

2-01　太陽病，發熱無汗，反惡寒者，名曰剛痓。一作痙[1]，餘同。

2-02　○太陽病，發熱汗出而不惡寒[2]，名曰柔痓。

【校注】

[1] 一作痙：徐镕本同，俞桥本、赵开美本"痓"讹作"痙"。成无己《注解伤寒论》曰："痓当作痙，传写之误也。"考痓（《博雅》），恶也；痙（《说文解字》），强急也。《千金方》《金匮玉函经二注》《金匮要略心典》均作"痙"，故从之。本篇凡"痓"均作"痙"解，故曰"余同。"

[2] 不恶寒：《诸病源候论·伤寒痉候》作"恶寒"；《脉经》卷八"不恶寒"下细注"一云恶寒"。

【释义】此两条论述外邪致痉有刚痉与柔痉之分。

外邪致痉，必始于太阳，故有太阳病见症。发热恶寒无汗，兼痉病见症，即为刚痉。发热汗出不恶寒，兼痉病见症，名曰柔痉。既称为痉，必有项背强急、口噤不开、角弓反张等症，条文中未言，是省文法，"痉"字，即已概括主症。然痉分刚柔，主要依据是否汗出，至于柔痉恶寒与否，不必拘泥。

2-03　　○太陽病,發熱,脉沉而細者,名曰痓,爲難治。

【釋義】从脉象判断痓病的预后。

外邪致痓,为病在表,多见发热、恶寒等症,是属阳病,其脉当浮。今脉沉而细,此乃阴脉,表明津液亏虚,筋脉失养,拘急抽搐,发为痓病。"阳病见阴脉者死",故曰难治。即脉沉而细,正气不足,邪盛正虚,预后不良,但并非不治。

2-04　　○太陽病,發汗太多,因致痓。

2-05　　○夫風病[1]下之則痓,復發汗,必拘急。

2-06　　○瘡家[2]雖身疼痛,不可發汗,汗出則痓。

【校注】

[1]风病:一说太阳中风病证,一说风温病。皆通。

[2]疮家:久患疮疡或金刃创伤不愈之人。

【釋義】此三条论误治伤津致痓之成因。

太阳病,其病在表,理应汗解,但须微汗,不可令大汗如水流漓。因汗为津液所化生,汗出太多,必然会伤津耗液,筋脉失其濡养而挛急,便成为痓病。

风邪为病,治当疏散,如误用攻下,使津液下夺,筋脉失濡,易致痓病。如见风邪未解,再发其汗,津液重伤,筋脉失养,必致筋脉拘挛。

久患疮疡者,脓血常流,必然津血亏损;金刃所伤,失血过多,亦必阴血亏耗。虽见身体疼痛之表病,不可径予发汗,必须考虑到疮家的特点,否则必重伤津液发为痓病。

这三条所论误治成痓,虽病因不同,但伤津劫液,阴血亏损,筋脉失养而致痓的病机却是一致的。结合本篇第1、2条原文,可知痓病的成因有二:一是外感风寒,邪阻筋脉;二是汗下误治,津伤液耗。

2-07　　病者,身熱足寒,頸項强急,惡寒,時頭熱,面赤目赤,獨頭動摇,卒口噤[1],背反張[2]者,痓病也。若發其汗者,寒濕相得,其表益虚,即惡寒甚[3]。發其汗已,其脉如蛇。一云其脉浛浛。

【校注】

[1]口噤:牙关紧闭。

[2]背反张:背部筋脉拘急,出现角弓反张的症状。

[3]若发其汗者……即恶寒甚:《金匮玉函要略述义》谓"若发其汗"以下十七字,盖湿病中之文,今错在此也。可参。

【釋義】论外感痓病趋于热化的证候和痓病发汗后的转归。分为两段理解：

第一段："病者，身热足寒……痉病也"，论外感痉病趋于热化的证候。外邪侵犯太阳之表，卫气与邪相争，故身热恶寒。营卫郁遏，表气不宣，里气夹津液而上冲，气不下达故足寒，上冲头部则头热、面赤、目赤。湿热熏蒸于上，筋脉失养，则可见颈项强急、头摇口噤，背反张等。

第二段："若发其汗者……其脉如蛇"，论痉病误汗后的脉证。表邪入里化热，伤津动风，当清热生津解表，若以辛温发汗，势必过汗亡阳，更有寒湿相得则其表益虚、恶寒甚。汗出后，正虚而邪未去，则脉来屈曲如蛇形，沉伏而不利。亦有医家认为，本段有湿证脱文误列于此，故作衍文，有待进一步考证。

2-08 ○暴腹胀大者，爲欲解。脉如故，反伏弦者，痉。

【释义】以脉症判断痉病的预后。

痉病多因津伤劫液、筋脉失养导致颈项强急，其脉常见下文所述"按之紧如弦"之象。若治疗得法，表邪已解，脉紧转缓，津液得布，虽有暴腹胀大，说明邪已入腑，而六腑泻而不藏，则邪有出路，故"为欲解"，此与首篇"入腑即愈"相呼应。若脉紧弦如故，而又沉伏不出者，表明筋脉强急之势未解，其痉更重。

【按语】痉病所见"颈项强急"与西医学的"脑膜刺激征"相类似。牙关紧急，口噤不开，角弓反张，都是中枢神经系统受到损害的临床表现。痉病包括西医多种疾病，如流行性脑脊髓膜炎、流行性乙型脑炎、各种不同病因引起的脑膜炎和高热惊厥；以及破伤风、脑血管意外、脑肿瘤、脑寄生虫病等引起的抽搐等。亦有医家提出，将上述疾病引起的抽搐、角弓反张均划入痉病范畴似乎不太确切。流行性肌张力障碍综合征，病前多有恶寒、发热、头痛、流涕等上感症状与痉病的论述更吻合，亦与本篇所论外感痉病吻合。

2-09 ○夫痉脉，按之紧如[1]弦，直上下[2]行。一作筑筑而弦，《脉經》云：痉家其脉伏堅，直上下。

【校注】

[1] 如：犹"而"也。古"如"与"而"通用。

[2] 上下：指关脉之上下，即从寸部至尺部。

【释义】论痉病之主脉。

痉病发热、恶寒，津液充斥脉道，肌肉痉挛，筋脉强急失柔，故脉象强直弦劲。"按之"之"按"乃"举按寻"之按，表明其部位沉而不浮。"紧"是强劲有力，"弦"为端直之象，"直上下行"是形容脉象自寸至尺，上下三部，皆见强直而弦。

简言之,痉病主脉为沉紧弦。

2-10　○痉病有灸瘡[1],難治。

【校注】

[1]灸疮:因火灸而形成的疮疡。

【释义】论痉病有灸疮的预后。

痉病伴有灸疮,因脓液久渍,津血本亏,两病相合,势必血枯津伤,病情较重,故曰难治。

2-11　○《脉经》云:痉家其脉伏堅,直上下。

【释义】论痉病的脉象特点。

此条与2-09条小注同,引《脉经·平痉湿暍脉证第二》"痉家其脉伏坚,直上下。"论痉病脉象特点。

2-12　太陽病,其證備,身體強几几[1]然,脉反沉遲,此爲痉,栝蔞桂枝湯主之。

栝蔞桂枝湯方

栝蔞根二兩　桂枝三兩　芍藥三兩　甘草二兩　生薑三兩　大棗十二枚

上六味,以水九升,煑取三升,分温三服,取微汗。汗不出,食頃[2],啜熱粥發之。

【校注】

[1]几几:紧固拘牵不柔和貌。"几"读音同"盉"(jǐn),与"紧"(jǐn)音近而通假。此指病身体强直,俯仰转侧不能自如。

[2]食顷:指大约吃一顿饭的时间。

【释义】论述柔痉的证治。

太阳病,其证备,指头项强痛而恶寒等太阳病表证俱备。身体强,几几然,是外邪痹阻太阳筋脉,筋脉挛急所致。太阳之为病,其脉当浮,今反沉迟,提示内在津液不足,不能濡养筋脉。本证的脉沉迟,应与阴寒证鉴别,是沉迟中带有弦紧,不同于沉迟无力,为痉病中常见的脉象。所以用栝蒌根清热生津,滋养筋脉,合桂枝汤调和荣卫,以解肌祛邪。

【按语】

1. 本条虽未明言柔痉,但有医家从用桂枝汤调和营卫,解太阳卫分之邪,栝蒌根清热生津,滋养筋脉的功用来看,认为本条应有汗出的证候。

2. 本条证与《伤寒论》太阳病桂枝加葛根汤证,颇为类似,但有轻重之别。彼为项背强几几,邪盛于表,故加葛根,重在解肌;此则身体强几几,津伤于里,故加栝蒌根,重在滋养筋脉。

2-13 太陽病,無汗而小便反少,氣上衝胸,口噤不得語,欲作剛痓,葛根湯主之。

葛根湯方

葛根四兩　麻黃三兩,去節　桂二兩,去皮　芍藥二兩　甘草二兩,炙
生薑三兩　大棗十二枚

上七味,吹咀[1],以水一升[2],先煑麻黃、葛根,減二升,去沫,内[3]諸藥,煑取三升,去滓,溫服一升,覆取微似汗,不須啜粥,餘如桂枝湯法將息[4]及禁忌。

【校注】

[1] 吹咀(fǔ jǔ 府举):咀嚼,指在古代无铁器时代,人们以口将药物咬碎,便于煎服的一种原始药物加工方法。引申为将药切碎。

[2] 一升:邓珍本凡计量之"一"多作"乙"。下文言"减二升","一升"定误。赵开美本作"七升",明抄本、徐镕本作"一斗"。可参。

[3] 内(nà 那):通"纳",放入的意思。

[4] 将息:养息、调养的意思,指服药后护理之法。

【释义】论欲作刚痓的证治。

太阳病无汗多为表实,由寒束肌表,卫气闭塞所致。一般而言,有汗则小便少,无汗则小便多。今无汗而小便反少,是因外邪郁闭,表气不宣,肺失宣发肃降,不能通调水道,下输膀胱所致。表气不宣,则里气不和,必逆而上冲,故见气上冲胸。津液不能濡润筋脉,筋脉挛急故口噤不得语。此时虽未出现颈项强急、背反张等典型痓病症状,但已是发痓之先兆,故曰"欲作刚痓"。为防止麻黄汤发汗太过而致痓更重,权宜之下,着眼于治未病,故用桂枝汤发汗以解太阳表邪,但因无汗又确需发汗,恐桂枝汤发汗力不足,则加麻黄增强辛温发散之作用,以开泄太阳之邪;加葛根以升津舒筋,兼以解表。

2-14 痓爲病,一本痓字上有剛字。胸滿口噤,臥不着席[1],脚攣急,必齘齒[2],可與大承氣湯。

大承氣湯方

大黃四兩,酒洗　厚朴半斤,炙,去皮　枳實五枚[3],炙　芒硝三合

上四味,以水一斗,先煑二物,取五升,去滓,内大黄,煑取二升,去滓,内芒硝,更上火,微一二弗[4],分温再服,得下止服。

【校注】

[1]卧不着席:指手足向后伸仰,卧时腰背不能着席,亦即角弓反张的意思。

[2]齘(xiè械)齿:指上下牙齿相磨切锉有声。

[3]五枚:底本作"王枚"。形近而误,据俞桥本、徐镕本、赵开美本改。

[4]弗:俞桥本同。徐镕本、赵开美本作"沸"。是。

【释义】论述阳明实热致痉的证治。

病邪在表失治,化热入里,热盛灼筋,而致痉病。热壅气滞,故胸满。足阳明胃经起于鼻旁,环口绕唇,入齿中,上至头,下达足。邪热壅盛,耗伤津液,筋脉失于濡养而拘挛,故口噤、卧不着席、脚挛急、齘齿。治当急泄里热以救其阴,故用大承气汤釜底抽薪,急下存阴。方中大黄、芒硝泻热润燥,枳实、厚朴行气除满,燥热得除,津液得复,其痉可解。

2-15　太陽病,関節疼痛而煩,脉沉而細一作緩者,此名湿痹。《玉函》云中湿。湿痹之候,小便不利,大便反快,但當利其小便。

【释义】论湿痹的主症并提出利小便为治疗湿病之法则。

湿为六淫之一,外感湿邪,流注关节,湿邪痹着,阻遏阳气,故关节疼痛而烦扰不宁。湿为阴邪,其性濡滞重浊,影响营卫气血的运行,故脉沉而细。湿邪内阻,影响膀胱气化则小便不利,湿趋大肠而濡泄,则大便反快。若内湿不去则阳气难以外达,外湿也难以祛除,故其治法,但当利其小便,小便得利则内湿去,阳气通,外湿方得以尽除。正如《金匮要略心典》所说:"中湿者,亦必先有内湿而后感外湿,故其人平日土德不及而湿动于中,由是气化不速而湿侵于外,外内合邪……治之者必先逐内湿,而后可以除外湿,故曰当利其小便,东垣亦云:治湿不利小便,非其治也。"可见,"当其利小便"是治疗湿病的重要法则之一。王履《医经溯洄集》载治用五苓散及甘草附子汤,可参。

2-16　○濕家[1]之爲病,一身盡疼一云疼煩,發熱,身色如熏黄[2]也。

【校注】

[1]湿家:指素有湿病之人。

[2]熏黄:指黄如烟熏之色。

【释义】论湿家的主症。

长期患湿病之人，湿邪阻滞肌表，营卫气血郁而不通，故"一身尽痛"。湿为阴邪，本不发热，湿阻阳郁，日久郁而化热，湿热郁蒸不解，故见"发热"。色如"熏黄"，是黄而晦滞，如烟熏之状，属湿重于热的现象。

2-17　〇濕家，其人但頭汗出，背強，欲得被覆向火。若下之早則噦，或胸滿，小便不利—云利，舌上如胎[1]者，以丹田[2]有熱，胸上有寒，渴欲得飲而不能飲，則口燥煩也。

【校注】

[1]如胎：胎，同苔。如胎，指舌上湿润白滑，似苔非苔。

[2]丹田：穴位名，在胸腹正中线脐下三寸处。这里泛指下焦，与胸上对举。

【释义】论湿病误下的变证。

素患湿病之人，湿邪在表，阻遏阳气导致肌表失于温煦，故患者喜欢盖被烤火取暖，即所谓"欲得被覆向火"；阳气被郁，不得外达，郁而上蒸，故但头汗出；湿邪痹阻太阳经脉，经气不舒，故背强拘急。此时应温散寒湿，宣通阳气。若因湿阻气机而误用攻下，中阳损伤，胃气上逆则哕逆；气化不行，湿邪内陷，在上则胸满，在下则小便不利。所谓"丹田有热，胸上有寒"，就是指湿病误下后出现的一种寒热错杂、下热上寒的变证。下焦郁热熏蒸上焦寒湿，所以舌上湿润白滑，似苔非苔。由于此为上焦有寒，水津失布，而非津液不足，所以患者虽觉口渴欲饮水却又喝不下去，故口燥尤甚。

2-18　〇濕家下之，額上汗出，微喘，小便利—云不利。者死；若下利不止者亦死。

【释义】再论湿病误下后的变证及预后。

湿邪在表，法当微汗；湿邪在里，当利小便。若非化燥成实，切不可使用下法。且湿为阴邪，最易损伤阳气，若误下之，则里阳更伤，虚阳上越，则额上汗出，息微气喘；肾阳衰惫，阴寒内盛，小便清长而不固，此为虚阳上越而阴液下脱之征，病情危重，预后不良，故曰"死"。假如误下而出现下利不止，亦属真阳失守，阴脱于下，故曰"亦死"。

2-19　〇風濕相搏[1]，一身盡疼痛，法當汗出而解，值天陰雨不止，醫云：此可發汗。汗之病不愈者，何也？蓋發其汗，汗大出者，但風氣去，濕氣在，是故不愈也。若治風濕者，發其汗，但微微似欲出汗者,風濕俱去也。

【校注】

[1] 相抟(tuán 团):抟,集聚也。相抟,指相互聚合、相互反应。后世《金匮要略》"搏"字者皆作"搏",字形讹,当正之。

【释义】论风湿在表当用汗法及发汗的要点。

风湿相合袭于肌表,痹着于全身筋骨关节肌肉之间,阻遏气血运行,故一身尽疼痛。此时治疗当发汗解表,使邪从外出。如值天阴雨不止,外湿尤甚,疼痛加剧,更须发汗,以使体内湿气蒸发,但有汗后病仍不愈者,这是因为汗不得法。因风为阳邪,其性轻扬善行,易于表散。湿为阴邪,其性黏滞重浊,难以速去;若汗不得法而"大汗出者",则风气虽去而湿邪仍在。加之连日阴雨,空气中湿度较大,妨碍了体内湿邪的排出;汗出肌腠空疏,外湿又易乘虚而入,所以病不能愈。因此,风湿在表,使用汗法,必须掌握其要点,就是"微微似欲出汗者",才能使阳气内蒸而不随大汗而骤泄,肌肉关节得阳气温煦,而湿邪自无地可容,缓缓蒸发,即可"风湿俱去也"。

【按语】治疗风湿在表的要领是微微发汗,禁用大汗。若发汗太过,不仅不能治愈风湿,反而徒伤阳气。利小便是偏重治内湿的基本方法,若外湿内湿相合之证,则应根据外湿、内湿的孰轻孰重来决定发汗、利小便的先后缓急。利小便既可单独使用,也可同时并用发汗法。这两种方法的应用,还要结合临床上的具体情况。清代高学山认为桂枝加术汤、麻黄杏仁薏苡甘草汤、防己黄芪加桂汤寓微汗之功,可参。

2-20　〇濕家,病身疼發熱,面黄而喘,頭痛,鼻塞而煩,其脉大,自能飲食,腹中和無病,病在頭中寒濕,故鼻塞,內藥鼻中則愈。《脉經》云:病人喘而無"濕家病"以下至"而喘"十一字。

【释义】论寒湿伤于上部的证治。

外受寒湿,湿邪滞留筋骨关节肌肉,则身疼;湿阻阳郁则发热;湿郁日久不去,脾气不升则面黄;湿郁肌表,肺气失宣,故气喘;寒湿在上,清阳不升,故头痛、鼻塞而烦。邪郁在上、在表故脉大;寒湿伤于上部,清窍不利,其病在表,但肠胃调畅,里和无病,所以"自能饮食"。症以头痛、鼻塞为主,治疗宜宣泄在上之邪,可将辛香之药纳入鼻中,使寒湿宣散,肺气通利,清阳上达,诸症遂除。

【按语】纳药于鼻中,治其外而通其内。原文未出方,有注家主张用瓜蒂散搐鼻,或以棉裹塞鼻中,令出黄水以宣泄寒湿。有人用鹅不食草捣烂塞鼻;或研末搐鼻塞鼻,亦有疗效。本条后世采用辛香药物作嗅剂等,亦具有启迪意义。本证内服药可选用《严氏济生方》辛夷散(辛夷、细辛、藁本、升麻、川芎、木通、防风、羌活、炙甘草、白芷等分为细末),每服二钱,食后清茶调服。

2-21 ○濕家身煩疼,可與麻黃加术湯,發其汗爲宜,慎不可以火攻[1]之。
麻黃加术湯方
麻黃三兩,去節　桂枝二兩,去皮　甘草一兩,炙　杏仁七十个,去皮尖　白术四兩
上五味,以水九升,先煑麻黃,減二升,去上沫,内諸藥,煑取二升半,去滓,溫服八合,覆取微似汗。
【校注】
[1]火攻:指烧针、艾灸、熨、熏一类外治火疗逐邪之法。
【释义】论寒湿在表的证治。
久患湿病之人,湿犯肌表,留滞筋骨关节,湿阻阳遏,营卫运行不利,所以身体疼痛剧烈。身体疼烦,乃属体表病证,当从汗解,故选用麻黄汤发汗解表止痛。而除湿又不宜过汗,故加白术四两燥湿,并能健脾益气,防止过汗伤正。且麻黄得白术,虽发汗而不致过汗,白术得麻黄,能并行表里之湿邪,如此配伍,是湿病微汗法的具体体现。如用火攻发汗,则大汗淋漓,病必不除。且火热内攻,恐湿化热,可引起发黄或衄血等病变,故曰"慎不可以火攻之",此即湿病之治禁。

2-22 病者一身盡疼,發熱,日晡所[1]劇者,名風濕。此病傷於汗出當風,或久傷取冷[2]所致也。可與麻黃杏仁薏苡甘草湯。
麻黃杏仁薏苡甘草湯方
麻黃去節,半兩,湯泡　甘草一兩,炙　薏苡仁半兩　杏仁十个,去皮尖,炒
上銼麻豆大[3],每服四錢匕,水盞半,煑八分,去滓,溫服。有微汗,避風。
【校注】
[1]日晡(bū 逋)所:晡,申时(下午三时至五时)。所,大约。日晡所指下午三时至五时左右。
[2]久伤取冷:被长期贪凉所伤。
[3]锉麻豆大:古代的制剂法。锉,代表工具。麻豆大,约麻子仁大小。指借助工具,将药物加工成小块。

【释义】本条论述风湿在表的成因与证治。

本条所述"风湿"为病,其成因在于"汗出当风"或"久伤取冷",导致肌腠受邪,风湿在表,经脉痹阻则疼,正邪相争则发热。日晡属阳明,风与湿合,有郁而化热之势,故其发热有"日晡所剧"的表现。治宜宣肺疏风,健脾祛湿,方用麻黄杏仁薏苡甘草汤。

方中麻黄配杏仁,宣肺解表以疏散风邪;薏苡仁配炙甘草,健脾清热以祛除湿邪;四味相合,湿祛风解,营卫畅行,诸症自除。本方亦可视为麻黄汤用薏苡仁易桂枝,变辛温发散而偏于辛凉解表。

【按语】麻黄加术汤与麻黄杏仁薏苡甘草汤,虽同是治疗外湿表实证的方剂,但两者有所不同。前者麻黄三两、桂枝二两,后者无桂枝,而麻黄仅半两,可知前者表证较后者为重。《神农本草经》记载:"薏苡仁味甘,微寒,主筋急,拘挛不可屈伸,风湿痹。"以方测证可知:前者是身痛重着,不能转侧,而后者是身痛轻微,筋急拘挛,屈伸不利。再从药物与配伍方面看,麻黄配桂枝偏于温散,配薏苡仁则偏于凉散,前者适用于寒湿在表,后者适用于内有化热趋势。日晡时为阳明所主,阳明气旺,与湿邪抗争,故发热加重,加之风湿之邪易于燥化,故用薏苡仁清化,而不用桂枝之温化。

2-23　風濕,脉浮,身重,汗出惡風者,防己黃耆湯[1]主之。

防己黃耆湯方

防己一兩　甘草半兩,炒　白术七錢半　黃耆一兩一分,去蘆

上銼麻豆大,每抄五錢匕,生薑四片,大棗一枚,水盞半,煎八分,去滓溫服,良久再服。○喘者,加麻黄半兩;○胃中不和者,加芍藥三分;○氣上衝者,加桂枝三分;○下有陳寒[2]者,加細辛三分。○服後當如蟲行皮中[3],從腰下如冰,後坐被上,又以一被繞腰以下,溫令微汗,差[4]。

【校注】

[1]防己黄芪汤:《金匮玉函经》《脉经》名"防己汤",《备急千金要方·风痹》载"治风湿脉浮身重,汗出恶风方"为"汉防己四两,甘草二两,黄芪五两,生姜、白术各三两,大枣十二枚。上六味,㕮咀,以水六升,煮取三升,分三服,服了,坐被中,欲解,如虫行皮中,卧取汗。"唯方后无加减法,当是《金匮要略》原方。

[2]下有陈寒:指患者下焦寒伤已久。

[3]虫行皮中:指服药后患者皮肤出现痒如有虫爬一样的感觉。

[4] 差：通"瘥"，指病愈。

【释义】论风湿表虚的证治。

"脉浮"主表，"身重"主湿，脉浮与身重并见，说明"风湿"伤于肌表。此"汗出恶风"的病机有两个特点：一是表虚不固，汗出卫阳更伤；二是风性疏泄，风易行而湿黏滞，故汗出湿邪未解。证属风湿在表，表虚不固，治宜益气固表除湿，方用防己黄芪汤。

方中黄芪益气固表除湿，防己、白术祛风除湿，且黄芪与白术、防己相配，能加强祛除肌表之湿的功效；甘草、生姜、大枣共用，调和营卫以助微汗。兼喘者，加麻黄以宣肺平喘；兼胃中不和者，加芍药以柔肝和胃；若气上冲者，加桂枝以平冲逆；若腰冷肢凉而下有陈寒者，加细辛以散寒通阳。"服后当如虫行皮中"及"从腰下如冰"，乃卫阳振奋，祛风邪外出、逐湿邪下行，为欲解之征。服药的同时要注意护理，强调"坐被上"，"又以一被绕腰以下"，旨在外助以温，远之以寒，配合药物使微微汗出，则风湿之邪可除。

【按语】防己黄芪汤治表虚风湿，麻黄加术汤治表实寒湿，故表虚主以黄芪益气，表实主以麻黄解表。前者以身重，汗出，恶风，脉浮为主症，故治用防己黄芪汤益气化湿，调和营卫；后者以一身烦疼，无汗，脉浮紧为主症，则治用麻黄加术汤辛温散寒，微汗祛湿。

2-24　傷寒八九日，風濕相搏[1]，身體疼煩[2]，不能自轉側，不嘔不渴，脉浮虚而濇者，桂枝附子湯主之。若大便堅，小便自利者，去桂加白术湯主之。

桂枝附子湯方

桂枝四兩，去皮　生薑三兩，切　附子三枚，炮，去皮，破八片　甘草二兩，炙
大棗十二枚，擘

上五味，以水六升，煑取二升，去滓，分温三服。

白术附子湯[3]方

白术二兩　附子一枚半，炮去皮　甘草一兩，炙　生薑一兩半，切　大棗
六枚

上五味，以水三升，煑取一升，去滓，分温三服。一服覺身痹[4]，半日許再服。三服都盡，其人如冒狀[5]，勿怪，即是术、附併走皮中，逐水氣，未得除故耳[6]。

【校注】

[1] 相搏(tuán 团)：搏，集聚也。相搏，指相互聚合、相互反应。邓珍本、

徐镕本、赵开美本均作"搏",俞桥本讹作"搏"。后世《金匮要略》作"搏"字者皆作"搏"字形讹,当正之。

　　[2]身体疼烦:烦,剧也。身体疼烦,指全身疼痛剧烈难忍。

　　[3]白术附子汤:明抄本作"术附子汤",方药剂量是邓珍本二倍,即"附子三枚,炮,去皮,破八片、白术四两、生姜三两,切、甘草二两,炙、大枣十二枚,擘"可参。

　　[4]身痹:指服药后虽有汗出而不畅,肌肤有麻木之感。

　　[5]冒状:指头目眩晕。乃形容服药后的一种反应。

　　[6]故耳:此句后明抄本有"此本一方二法:以大便坚,小便自利,故去桂也;以大便不坚,小便不利,当加桂。附子三枚恐多也,虚弱家及产妇宜减服之"。可参。

　　【释义】论风寒湿邪痹着于肌表的证治。本条可分两段理解:

　　"伤寒八九日,风湿相抟……桂枝附子汤主之"为第一段,论风寒湿邪,痹着肌表的证治。由于风、寒、湿三气合邪,互相结聚,痹着肌表,经脉不利,故全身疼痛剧烈难忍,难以转侧。今"不呕"说明病不在少阳;"不渴"说明病不在阳明;"脉浮"为病在表,虚则阳气不足,涩为邪气阻滞,气血运行不畅。证属风寒湿邪痹着肌表,气血运行不畅,治当祛风散寒,除湿止痛,方用桂枝附子汤。

　　"若大便坚,小便自利者,去桂加白术汤主之"为第二段,论风去湿存,阳气已通,脾虚不运的证治。若其人大便硬,小便自利,是服桂枝附子汤后,表之阳气尚可宣通,但里湿较重,湿重困脾,脾不健运,津液不能还于大肠而偏走于膀胱,则见大便硬而小便自利。故于桂枝附子汤中,去走表之桂枝,加白术健脾运湿,引津液还于胃家。药后若身如痹,如冒状,为药已中病而正邪相争,欲驱邪外出之征。

　　桂枝附子汤由桂枝、附子、生姜、大枣、甘草五味组成。方中桂枝辛温,既可疏散风寒邪气,又能温经通阳;附子辛热,温经扶阳,散寒逐湿而止痹痛;生姜、甘草、大枣,辛甘发散,调和营卫,助正祛邪,使在肤表之风寒湿邪从外而解。

　　白术附子汤中白术为脾家要药,功善去湿痹而行津液,白术与附子相伍,既能温阳散寒、健脾除湿,又可并走皮内,搜逐在表之寒湿。姜、枣调营卫,促药力行于肌表。服用本方后,或可出现周身麻木不仁或昏冒等反应,此乃附子、白术并走皮内,正气得药力之助,欲逐水气而出所致,非病情恶化,故云"勿怪"。待病邪得解,则其症则消。

　　【按语】桂枝附子汤与《伤寒论》桂枝去芍药加附子汤药味相同,因桂枝、附子用量不同,主治有别。桂枝去芍药加附子汤证,属太阳中风兼胸阳不振,故去桂枝汤芍药,以解肌祛风、温通胸阳。本方主治阳气不足、风寒湿痹阻肌表,故桂枝用至四两,意在通阳化气以祛风;重用附子三枚,温经逐寒湿而止痛。

《伤寒论》"白术附子汤方"作"去桂加白术汤方",其用量皆倍于此白术附子汤。方后云:"上五味,以水六升,煮取二升,去滓,分温三服。初一服,其人身如痹,半日许复服之,三服都尽,其人如冒状,勿怪。此以附子、术并走皮内,逐水气未得除,故使之耳,法当加桂四两。此本一方二法:以大便硬,小便自利,去桂也;以大便不硬,小便不利,当加桂。附子三枚,恐多也。虚弱家及产妇,宜减服之。"白术附子汤与《伤寒论》桂枝附子汤、去桂加白术汤药味相同,但剂量有异。临床应用药量,可根据病情增减。

本条争议焦点在于"去桂加白术"的意义,有认为是风邪去,湿邪尚在者;有认为是气化已行,阳通湿减者;有认为是津液不充故去桂枝之走津液,加白术以滋大便之干也。根据"方证对应"及经方"方-证要素对应"组方原理分析本证,当以前者为是。

2-25　風濕相搏,骨節疼煩,掣痛[1]不得屈伸,近之則痛劇,汗出,短氣,小便不利,惡風不欲去衣,或身微腫者,甘草附子湯主之。

甘草附子湯方

甘草二兩,炙　附子二枚,炮,去皮　白術二兩　桂枝四兩,去皮

上四味,以水六升,煮取三升,去滓,溫服一升,日三服。初服得微汗則解,能食。汗出復煩者,服五合,恐一升多者,服六七合爲妙。

【校注】

[1]掣痛:疼痛而有牵引拘急之感。

【释义】论风寒湿邪,痹着于关节、筋骨的证治。

"风湿相搏"此指风、寒、湿三气互相搏结。寒性凝滞、主收引,致使气血痹阻,经脉不通,故疼痛剧烈。湿性黏腻滞着,留注关节而不行,筋脉拘挛,则肢体关节牵引疼痛,甚至难以屈伸,触摸而痛甚;风胜于肌表,营卫不和,卫阳不固,故而汗出;汗出肌疏,不耐风邪,故不欲去衣。湿邪内阻,三焦气化不利,上焦肺气不利则呼吸短促,下焦膀胱气化不及则小便不利,湿邪泛溢肌肤则身微肿。证属阳气虚衰,风寒湿邪留注关节,治用甘草附子汤温经散寒,祛风除湿。

甘草附子汤由甘草、附子、白术、桂枝组成。方用附子温经扶阳,散寒除湿;白术苦温,健脾运湿行水;桂枝辛温与术、附同用,既能祛风通络,又能通阳化气。每次服药仅六七合,而不欲尽剂,意在缓而行之,徐徐救治。这是因为,风寒湿邪留注关节,风邪易去,而湿邪难除,用峻药缓行之法,可使风湿之邪并去

而不留,本方以甘草名方,亦有此意。

【按语】桂枝附子汤、白术附子汤、甘草附子汤三方都有附子,都用治风湿阳虚的病证,但各有特点。桂枝附子汤、白术附子汤用治表阳虚的风湿病证,但桂枝附子汤证,风重于湿,故用桂枝而无白术;白术附子汤证,湿重于风,故用白术而无桂枝。甘草附子汤用于表里阳虚的风湿病证,特点是表里阳气皆虚,风与湿并重,故桂枝、白术、附子并用,且君甘草缓其药力兼和其里。《素问·痹论》曰:"风寒湿三气杂至,合而为痹也。"故治疗风湿痹症,主要针对风、寒、湿三种邪气,如此体会仲景组方用药,真可谓是泾渭分明。

2-26　太陽中暍[1],發熱惡寒,身重而疼痛,其脉弦細芤遲。小便已,洒洒然[2]毛聳,手足逆冷,小有勞,身即熱,口前開,板齒燥[3]。若發其汗,則其惡寒甚;加溫鍼,則發熱甚;數下之,則淋甚。

【校注】

[1] 中暍(yē 椰):《说文解字》:"伤暑也。"《玉篇》:"中热也。"

[2] 洒洒(xiǎn 显)然:很冷的样子。

[3] 口前开,板齿燥:《伤寒论·辨痉湿暍脉证第四》作"口开,前板齿燥"。口开,指暑热内扰,气逆张口作喘之状;板齿燥,即气津两伤,门牙干燥。

【释义】论中暍的脉证及误治后的变证。

暑为六淫之一,所以暑邪伤人,亦始于肌表而表现出"恶寒发热"等太阳症状。暑多夹湿,湿郁肌腠,故"身重而疼痛"。暑为夏季炎热之气,易致汗出,多汗则耗伤气阴,故其脉或见"弦细",或见"芤迟",皆气阴两伤之象。太阳内合膀胱,外应皮毛,小便之后,一时阳气下降,所以感洒渐形寒而毛聳。阳气被郁,不能达于四末则"手足逆冷"。里气已虚,故稍动小劳,则阳气外浮而身热,口开气喘。阴津内耗口齿失润则前板齿燥。此证虽属外感,但虚实夹杂,治应兼顾,如因见有表证,而贸然"发其汗",必更伤阳气而恶寒加重;若以为表寒而误"加温针",则更助暑邪,使发热加剧;如误认为口开、齿燥是内有燥热而数用攻下法,则更伤其阴;津液内竭,热邪内陷,致使小便频数短少如"淋甚"。如此种种,皆属误治之变。本条所述中暍,未出治法,有医家认为可参考选用王孟英清暑益气汤(西洋参,石斛,麦冬,黄连,竹叶,荷梗,知母,甘草,粳米,西瓜翠衣),清暑益气,养阴生津。

2-27　太陽中熱者,暍是也。汗出惡寒,身熱而渴,白虎加人參湯主之。

白虎人参汤方

知母六两　　石膏一斤,碎　　甘草二两　　粳米六合　　人参三两

上五味,以水一斗,煮米熟汤成,去滓,温服一升,日三服。

【释义】论暍病热盛伤津的证治。

"太阳中热"即太阳中暍,故曰"暍是也"乃暑热邪气侵犯太阳肌表。暑为阳邪,暑热熏蒸,迫津外泄,故见汗出;汗出腠理空疏,故汗出恶寒,此乃汗出在先,因汗出而恶寒,与外寒束表,卫阳被郁,或里阳不足,失于温煦而致恶寒(畏寒)均不同。暑热炽盛,充实内外,耗伤阴津,故见身热而渴,此渴的特征为"渴欲饮水数升"。临床还可见心烦、尿赤、口舌干燥、倦怠少气、脉虚等症。病属暑热炽盛,气津两虚,故用白虎加人参汤清热解暑,益气生津,此暑病正治法。方中以石膏之辛寒,清内蕴之热;知母之苦寒,滋内耗之阴;加人参益气生津,阴阳兼顾;甘草、粳米补脾和胃,补中焦生化之源,兼防知母滑肠;五药相合,共奏清热祛暑,生津益气之功。

2-28　太阳中暍,身热疼重而脉微弱,此以夏月伤冷水,水行皮中所致也。一物苽蒂汤主之。

一物苽蒂汤方

苽蒂二七个[1]

上锉,以水一升,煮取五合,去滓,顿服。

【校注】

[1] 二七个:徐镕本同。赵开美本作"二十个"、俞桥本"七"讹为"匕"。

【释义】论暍病夹湿的证治。

暑邪伤人,自表而入,故称"太阳中暍"。暑热郁蒸肌表,所以身热;伤暑夹湿,湿郁肌腠,阻遏卫阳,故身体疼痛且沉重;湿盛遏阳,故脉微弱。此证多由夏月贪凉饮冷,或汗出入冷水,水湿邪气侵入肌腠,郁遏阳气所致。治疗用一物瓜蒂汤去湿散水清热。

瓜蒂味苦性寒,《神农本草经》载其"主大水,身面四肢浮肿,下水……皆吐下之"。本证以水湿偏盛身体疼重为主,故用瓜蒂逐散皮肤水气,水气去则暑无所依,而暍病可除。

【按语】

关于本方是否能治暑夹湿邪之中暍,有的注家提出异议,如陆渊雷认为"主一物瓜蒂汤,药不对症"(《金匮要略今释》),丹波元简亦谓"此方与证不对,恐是错出"(《金匮要略辑义》)。但据仲景原文,本病以身热疼重为主症,"夏

月伤冷水"为病因,"水行皮中"为病机,显然属于暑病夹湿,湿遏暑伏。此用瓜蒂宣泄湿邪,实为暑热夹湿之证立一治法。正如唐宗海《金匮要略浅注补正》所云:"其瓜蒂汤则又单利湿之一法,玩仲景言外之旨,明明示人清热利湿之两端,从此两法推广,而暑之变证、兼证,皆可识矣。"但因瓜蒂苦寒有毒,目前临床上用一物瓜蒂汤治疗暑病者较少,《医宗金鉴》提出:"此时即以香薷饮(香薷、厚朴、扁豆)、大顺散(甘草、干姜、杏仁、肉桂)汗之,可立愈也。"可供参考。

○百合狐惑阴阳毒病脉证治第三[1]

【校注】

[1]百合狐惑阴阳毒病脉证治第三:狐惑,惑与"蜮"篆文相似,《公羊传》谓"惑之犹言蜮也"。故《金匮要略心典》谓:"狐惑,虫病。"为保持版本原貌,不改"惑"为"蜮"。

提要:本篇共计原文15条,用方12首,论述百合、狐惑、阴阳毒三种病的辨证论治。由于这三种疾病,皆由热病传变而来,其症状表现有类似之处,如百合病的"常默然"与狐惑病的"默默欲眠";狐惑病的"蚀于喉"与阴阳毒的"咽喉痛"等证相似。所以三病合于一篇讨论,以资鉴别分析。

百合病既可发生在伤寒热病之后,余热未尽,邪热耗伤心肺阴液而引起;亦可由于情志不遂,郁而化火,灼伤肺阴所形成。故原文曰:"百脉一宗,悉致其病也。"其临床表现以精神恍惚,饮食和行动失常,口苦,尿赤,脉微数等为其特征。论其治疗,心肺阴虚,内有燥热者,用**百合知母汤**;若心肺阴虚,下后津伤,胃气上逆者,用**滑石代赭汤**;若心肺阴虚,吐后伤胃,胃气不和者,用**百合鸡子汤**;若心肺阴虚内热者,用**百合地黄汤**,此为治疗百合病的代表方;若病情迁延而渴者,用**百合洗方**;若百合病渴不解者,用**栝蒌牡蛎散**;若百合病变发热者,用**百合滑石散**。

狐惑病是由于感受湿热,湿蕴化毒,侵蚀上下所致,所谓"蚀于喉为惑,蚀于阴为狐。"其临床表现以目赤、咽喉及前后二阴之蚀烂为特征。其治疗,证属湿热日久,湿蕴化毒,正气渐虚者,用**甘草泻心汤**;若湿热下注,前阴蚀烂者,用**苦参汤**;湿热下注,后阴溃烂,用**雄黄熏方**;若湿热酿脓目赤者,用**赤小豆当归散**。

阴阳毒是阴毒病和阳毒病的总称,一般认为是受染疫毒,侵入血分而成。其临床表现以发斑、咽喉痛为特征,有一定传染性。其治疗,热毒上攻,发为阳毒者,用**升麻鳖甲汤**;若毒侵脉络,瘀血凝滞,发为阴毒者,治用升麻鳖甲汤去雄黄、蜀椒。

3-01 論曰:百合病者,百脉一宗[1],悉致其病也。意欲食,復不能食,常默默[2],欲卧不能卧,欲行不能行,饮食或有美时,或有不用聞食臭[3]時,如寒無寒,如熱無熱,口苦,小便赤,諸藥不能治,得藥則劇吐利,如有神靈者,身形如和,其脉微數。每溺時頭痛者,六十日乃愈;若溺^[4]時頭不痛,淅然者^[5],四十日愈;若溺快然^[6],但頭眩者,二十日愈。其證或未病而預見^[7],或病四五日而出,或病二十日,或一月微^[8]見者,各隨證治之。

【校注】

[1] 百脉一宗:百脉,泛指全身的血脉。"宗",《广雅·释诂》卷三下曰"聚也","本也",即归聚、本源之意。百脉一宗,谓全身的血脉分之为众,合之则同出一源,皆归心肺所主。

[2] 默默:默,静也,寂也,谓患者精神不振,寂然不语。

[3] 臭(xiù 绣):气味也。

[4] 溺(niào 尿):同"尿",即小便。

[5] 淅(xī 息)然者:怕风,寒栗之状。

[6] 快然:意为排尿通利,无任何不适。

[7] 未病而预见:在发伤寒病之前,预先出现百合病的症状。

[8] 微:《四部备要·金匮要略》作"后",《外台秘要》卷三作"复"。

【释义】论百合病的病因病机、脉证、预后和治则。本条是百合病的总纲,可分四段理解。

第一段:"论曰:百合病者……悉致其病也",论百合病的病位与脉证特点。心主血脉,肺主治节而朝百脉,心肺气血充足,全身血脉皆得其养。如心肺一病,则全身血脉不和,症状百出,变幻不定。《医宗金鉴》认为百合病得之于热病之后,余热未解,或情志不遂、郁热伤阴,导致心肺阴虚内热,百脉失养。病之根源乃心肺阴虚内热,故称"百脉一宗,悉致其病也"。

第二段:"意欲食复不能食……其脉微数",论百合病的脉证特点。百合病当责之于心肺阴虚,心神失养,肺失治节,百脉失和,心神不安,神志恍惚,而现语言、行动、睡眠、饮食、感觉异常;阴虚内热,则口苦、小便黄赤、脉微数等。

第三段:"每溺时头痛者……二十日愈",论百合病的预后。判断百合病的预后,原文以小便是否畅利,以及解小便时伴随的头部、全身感觉为依据。因本病为心肺阴虚内热,而肺主通调水道,能将津液下输膀胱,膀胱经脉循行于背部,上行至头,外达于表。阴虚内热严重,津伤液耗,则由肺累及膀胱,故小便时头痛。至于原文所述六十日、四十日、二十日之愈期,仅说明病情有轻重之分,愈期有先后之别,并非定数。

第四段:"其证或未病而预见……各随证治之",论百合病的治疗大法。百合病多发于热病之后,为心肺阴液被热耗损,或因情志不遂,日久郁结化火消铄阴液而成。养心润肺、益阴清热是治疗百合病的基本原则。但是,不同原因所致的百合病和不同体质患者所患的百合病,其证候互有差别。若始于情志不遂,郁火伤阴的,可在伤寒热病之前出现百合病诸症。若继发于伤寒热病之后,余热伤阴者,则"病四五日而出,或病二十日,或一月"才表现出来,故应因人制宜,"随证治之"。

【按语】关于百合病的命名,有三种解释。其一,认为中药百合能治愈本病,故以之命名,如清代医家魏荔彤。其二,认为是以病位命名。因人体百脉同出一源,源病则百脉皆病,如清代医家徐彬曰:"百合病,谓周身百脉皆病。"黄树曾云:"百脉一宗,悉致其病,故命曰百合病。"其三,以百合之形态比喻百脉的源流,如清代医家吴谦。百合病与神经衰弱、癔症等神经官能症以及某些感染性精神疾病相类似,以上诸病辨证符合心肺阴虚内热者,可参考施治。

3-02 百合病,發汗後者,百合知母湯主之。

百合知母湯方

百合七枚,擘　知母三兩,切

上先以水洗百合,漬[1]一宿,當白沫出,去其水,更以泉水二升,煎取一升,去滓;別以泉水二升煎知母,取一升,去滓;後合和,煎取一升五合,分溫再服。

【校注】

[1] 漬:将药物浸入水中之炮制方法。

【释义】论百合病误汗后的治疗。

百合病本属心肺阴虚内热,不应径用汗法。若医者将"如寒无寒,如热无热"误认为表证而施辛温发汗,汗后更伤阴津,燥热尤甚。因其症除前条所述外,尚可出现心烦、少寐、口燥等症,治宜养阴清热、润燥除烦,方用百合知母汤。

方中百合甘平,润肺清热、养心安神;知母养阴清热,除烦润燥;并以甘凉之泉水煎药助其养阴清热之功,且利小便引热下行。全方共奏清热养阴、润燥生津之功。

3-03 百合病,下之後者,滑石代赭湯[1]主之。

滑石代赭湯方

百合七枚,擘　滑石三兩,碎,綿裹　代赭石如彈丸大一枚[2],碎,綿裹

上先以水洗百合,漬一宿,當白沫出,去其水,更以泉水二升,煎取一升,去滓;別以泉水二升煎滑石、代赭,取一升,去滓;後合和重

煎,取一升五合,分温服。

【校注】

[1]滑石代赭汤:《外台秘要》卷二、《千金方》卷十均作"百合滑石代赭汤"。

[2]如弹丸大一枚:《千金方》卷十作"一两"。

【释义】论百合病误下后的治疗。

百合病本为阴虚内热,治宜清润,不可妄施攻下。若医者将"意欲食,复不能食"误作邪热入里的实证,予以攻下,势必导致阴液下夺,加重阴虚内热,故应见小便短赤不利之症;或损伤胃气,致使胃失和降而上逆,故可见呕逆。治当养阴泄热,和胃降逆,方用滑石代赭石汤。

方中百合润养心肺顾其本;滑石清热利尿,引热下行;代赭石重镇降逆和胃;仍取泉水煎药,助百合清润心肺,协滑石清热利小便。如此,则心肺得以清润,胃气得以和降,使阴液复、虚热退、胃气和,以收标本同治之功。

3-04 百合病,吐之後者,百合雞子湯主之。

百合雞子湯方

百合七枚,擘　雞子黃一枚

上先以水洗百合,漬一宿,當白沫出,去其水,更以泉水二升,煎取一升,去滓,內雞子黃[1],攪勻,煎五分[2],溫服。

【校注】

[1]内鸡子黄:鸡子黄即新鲜鸡蛋的卵黄,意为煎好的百合汁中加入新鲜鸡蛋的卵黄。

[2]五分:分,成数;五分,即五成。意为鸡子黄煎五成熟即可,有滋阴清热养血安神之功。

【释义】论百合病误吐后的治疗。

百合病本属阴虚内热,不能用吐法。若误将"饮食或有美时,或有不用闻食臭时"认为是痰涎壅滞或宿食在上而用吐法,以实治虚,必然重亡津液,心肺阴津愈亏、燥热愈重,可见心悸、虚烦难寐等症。吐逆之后,胃气失和,又可现胃脘嘈杂、干呕等症。治宜滋养阴液、安神和胃,方用百合鸡子汤。方中百合养阴清热,润养心肺;配以血肉有情之鸡子黄,既能养阴润燥宁神,又可补中和胃。如此,则阴复胃和,诸症可除。

【按语】以上三条论百合病误治后的变证治法,原文不言汗吐下后之症状,乃省文笔法。误治之后,因百合病仍在,其治仍以本病为主,兼顾变证,故均以百合为主药,再加入救误之品以应变,正是"百脉一宗"而"知犯何逆,随证治之"的体现。

3-05　百合[1]病,不經吐、下、發汗,病形如初者,百合地黃湯主之。

百合地黃湯方

百合七枚,擘　生地黃汁一升

上以水洗百合,漬一宿,當白沫出,去其水,更以泉水二升,煎取一升,去滓,内地黃汁,煎取一升五合,分温再服。中病,勿更服。大便當如漆[2]。

【校注】

[1] 百合:《千金方》卷十下有"始"字。

[2] 大便當如漆:指大便色黑,如同黑漆一樣。《千金方》卷十作"大便常出恶沫"。

【释义】论百合病的正治法。

百合病未经吐、下、发汗等误治,日虽久而病情如初,仍见首条所述症状,其病机仍属心肺阴虚内热,治宜益阴清热、润养心肺,此为百合病正治之法,方用百合地黄汤。方中百合甘寒,润养心肺,清气分之虚热;地黄汁甘润,滋养心阴,清血分之虚热。取泉水煎药,以清热助阴,引热从小便下行。诸药合用,心肺得养,气血同治,阴复热清,百脉调和,诸症自除。其服法谓"中病,勿更服",旨在告诫医者不仅要对症下药,还要详察服药之反应,"中病即止"。

3-06　百合病,一月[1]不解,變成渴者,百合洗方主之。

百合洗方

上以百合一升,以水一斗,漬之一宿,以洗身。洗已,食煑餅[2],勿以鹽豉[3]也。

【校注】

[1] 一月:《千金方》卷十作"经月"。

[2] 煮饼:《千金方》卷十作"白汤饼"。《伤寒总病论》谓煮饼为"煮饼是切面条,汤煮水淘过,热汤渍食之"。《类证活人书》:"煮饼,即淡煮面条也。"

[3] 盐豉:即咸的豆豉。

【释义】论百合病经久变渴的外治法。

百合病本无口渴之症,但经一个月之久而不愈,增加口渴的变症,说明阴虚内热较甚,此时单纯用百合地黄汤内服则药力不够,如过用清解,又会损伤脾胃,故在内服的同时,兼以外洗。因皮毛与肺相通,百合浸汤外洗,可达到"洗其外,所以通其内",起清热生津补液的作用。"洗已,食煮饼",意在借小麦益胃生津。咸味能伤津增渴,故"勿以盐豉"。

3-07　百合病,渴不差者,栝蒌牡蠣散主之。

栝蒌牡蠣散方

栝蒌根　牡蠣熬,等分

上爲細末,飮服方寸匕,日三服。

【释义】论百合病渴不差的治疗。

本篇第6、7两条,《千金方》卷十、《外台秘要》卷二均合为一条,故当前后连贯合参。据证与方,此两条原文系论述百合地黄汤之结合应用。即3-06条论百合病未解而见口渴者,可内服百合地黄汤,配百合汤外洗;此条言用内服外洗两法治疗后,口渴仍不解者,提示热盛津伤,药不胜病,故在前法基础上,再加用栝蒌牡蛎散治疗。方中栝蒌根清肺胃之热,生津止渴;牡蛎咸寒镇潜,引热下行,使热不上炎,热降津生。如此,则津液得生,虚热得清,口渴自解。

3-08　百合病,變發熱者一作發寒熱,百合滑石散主之。

百合滑石散方

百合一兩,炙[1]　滑石三兩

上爲散,飮服方寸匕,日三服。當微利者,止服,熱則除。

【校注】

[1] 炙:作炒、烘、晒,使焦燥易于研末用,非今之蜜炙。

【释义】论百合病变发热的治疗。

百合病"变发热",提示病情由"如寒无寒,如热无热"发展至出现明显的热征,诸如手足心热、身热、小便赤涩短少不利等。此乃百合病经久不解,虚热久郁内盛,显露于外所致。治应养阴泄热,方用百合滑石散。以百合滋养肺阴,清其上源,以润其燥;滑石清里热而利小便,导热从小便而出。然百合病本属阴亏,故不可过用清利,以免重伤津液,故曰"当微利者,止服"。

3-09　百合病,見於陰者,以陽法救之;見於陽者,以陰法救之。見陽攻陰,復發其汗,此爲逆;見陰攻陽,乃復下之,此亦爲逆。

【释义】本条前半部分论百合病的治疗原则,后半部分论误治之法。

百合病若见阴寒之证者,此为阳气衰弱,当以扶阳抑阴之法治之;百合病若见虚热之证,此为阴液不足,当以滋阴潜阳之法治之。见阳虚而"复发其汗"

攻伐其阴,或见阴虚"乃复下之"攻伐其阳,均属错误的治疗之法,故曰"为逆"。可见,百合病日久不愈则多虚证,临证之时,调和阴阳是其大法,正如《素问·生气通天论》所云:"阴平阳秘,精神乃治,阴阳离决,精气乃绝。"

【按语】历代注家对文中"见于阴""见于阳""阳法""阴法"认识不一。概括而言,主要有以下两种认识:一是立足于百合病阴虚内热之病机,综合篇中所列诸方,阐释百合病之治则治法。如唐容川、陶保荪等从见症的偏里、偏表认识"见于阴""见于阳";徐彬、高学山从误治的不同后果及病情解析"见于阴""见于阳"。二是不拘于百合病阴虚内热的病机及本篇所列诸方,认为阴虚日久,可损及阳而见阳虚之证,将"阴法""阳法"理解为养阴清热、温阳益气,如魏荔彤、吴谦等。前者强调了治疗百合病不可背离阴虚内热之根本,后者突出了百合病可由阴虚内热,转为阳虚生寒,当随证治之。诸家理解不同,但均认为治疗百合病,不可妄施汗、吐、下等攻邪伤正之法,而应谨守病机,随证治之,调和阴阳。

3-10 狐惑之爲病,狀如傷寒,默默欲眠,目不得閉,臥起不安。蝕[1]於喉爲惑,蝕於陰[2]爲狐。不欲飲食,惡聞食臭,其面目[3]乍[4]赤、乍黑、乍白,蝕於上部[5]則聲喝[6]—作嗄,甘草瀉心湯主之。

甘草瀉心湯方

甘草四兩　黃芩　人參　乾薑各三兩　黃連一兩　大棗十二枚　半夏半升

上七味,水一斗,煮取六升,去滓再煎,溫服一升,日三服。

【校注】

[1] 蝕(shí 食):虫蛀之谓。这里是腐蚀的意思。

[2] 阴:咽喉居于上部属阳;肛门、生殖器前后二阴居下,故名曰阴。

[3] 面目:偏义复词,此处指"目"。

[4] 乍(zhà 榨):《广雅·释言》:"乍,暂也。"此引申为忽然之意。

[5] 上部:指咽喉。

[6] 声喝(yè 夜):说话声音嘶哑。

【释义】论狐惑病的证治。

狐惑病是由于湿热内蕴,导致气机壅滞,血肉腐败,以咽喉及前后二阴溃烂为特征的一种疾病。因湿热郁蒸,营卫壅滞,故发热恶寒,与伤寒类似。湿热蕴郁,扰及心神,则默默欲眠,但又不能闭目安寐,故卧起不安。湿热中阻,胃气失和,则不欲饮食,甚或恶闻食臭。湿热久郁,病及营血,热毒上蚀于面目,正邪相争,邪气来去则色泽变幻无常,忽而发红、忽而发黑、忽而发白。湿热蕴郁于上,蚀于咽喉,可致咽喉溃烂,名为"惑";若湿热流注于下,致使前后二阴溃烂者,称为"狐"。

上部咽喉被蚀,伤及声门,声音嘶哑,治以甘草泻心汤,清热燥湿,解毒扶正。方中生甘草清热解毒利咽,配以黄芩、黄连苦寒清热,燥湿解毒;干姜、半夏辛开燥湿;人参、大枣益气养血,和胃扶正;全方共奏清热燥湿,和中解毒之功。

【按语】现代医学贝赫切特综合征(又称白塞病)与狐惑病多有相似,该病由土耳其医生 Behcet 于 1937 年首次描述并报告。白塞病属于全身性免疫系统疾病,是一种原因不明的以小血管炎为病理基础的多系统受累的全身性疾病,可侵害口腔、皮肤、关节肌肉、眼睛、血管、心脏、肺和神经系统等,其中以口腔、生殖器、皮肤及眼部受累最为常见。临床典型表现为反复发作性口腔溃疡、眼色素膜炎及生殖器溃疡,即眼 - 口 - 生殖器三联症。据临床报道,白塞病若证属湿热蕴结者,以甘草泻心汤加减治疗,多有效验。

3-11　蚀於下部[1]则咽乾[2],苦参汤洗[3]之。

苦参汤方[4]

苦参一升

以水一斗,煎取七升,去滓,熏洗,日三服[5]。

【校注】

[1] 下部:据下文"蚀于肛者"推论,此下部指前阴。

[2] 咽干:《诸病源候论》卷八下有"此皆由湿毒气所为也"。

[3] 洗:《脉经》《千金方》《外台秘要》作"淹洗"。

[4] 苦参汤方:底本阙,据《四部备要·金匮要略》补。

[5] 服:以外洗而言,当无"服"字。《伤寒总病论》苦参汤为"苦参半斤、槐白皮、狼牙根各四两,上锉,以水五升煎三升半,洗之。"

【释义】承上条论狐惑病蚀于前阴的治法。

狐惑病由湿热内蕴所致。前阴乃足厥阴肝经所过之处,其经脉上循喉咙。湿热之邪浸淫肝经,流注于下,导致血肉腐败,则前阴溃烂;湿热邪气循经上冲,则咽喉干燥。因前阴蚀烂为重,故治用甘草泻心汤内服,配以苦参汤熏洗前阴患处,以清热燥湿解毒。

3-12　蚀於肛者,雄黄熏之。

雄黄熏方

雄黄[1]

上一味爲末，筒瓦二枚合之燒，向肛熏之。《脉經》云：病人或從呼吸上蝕其咽，或從下焦蝕其肛，陰蝕上爲惑，蝕下爲狐，狐惑病者，猪苓散[2]主之。

【校注】

[1] 雄黄：徐镕本、赵开美本同，俞桥本作"雄黄"下有"熏方"。

[2] 猪苓散：《证类本草》猪苓条下"《图经》引张仲景文曰：黄疸病及狐惑病并猪苓散主之。猪苓、茯苓、术各等分，杵末，每服方寸匕，与水调下。"

【释义】承上两条论狐惑病蚀于肛门的治法。

本条"蚀于肛者"，指在上两条基础上，又见肛门溃烂，此乃湿热毒邪流注于下，腐蚀肛门所致。故在内服甘草泻心汤的同时，配雄黄外熏患处，以解毒燥湿。

3-13　病者脉數，無熱微煩，默默但欲臥，汗出。初得之三四日，目赤如鳩眼[1]，七八日目四眥[2]——本此有黄字黑，若能食者，膿已成也，赤豆[3]當歸散主之。

赤豆當歸散方

赤小豆三升，浸，令芽出，曝乾　　當歸三兩[4]

上二味，杵爲散，漿水[5]服方寸匕，日三服。

【校注】

[1] 鳩(jiū 究)眼：鳩，鸟名，即斑鸠，其目色赤。

[2] 目四眥(zì)：眥，眼角；目四眥，即两眼的内角、外角。

[3] 赤豆：俞桥本、徐镕本、赵开美本作"赤小豆"。是。

[4] 三兩：底本无，据《千金方》《外台秘要》补。

[5] 浆水：《本草纲目》"浆水"释名条引嘉谟言："浆，酢也，炊粟米熟，投冷水中，浸五六日，味酢，生白花，色类浆，故名。"又曰："气味甘微温无毒，能调中引气，宣和强力，通关开胃，止渴，霍乱泄利，消宿食。"

【释义】论狐惑病蕴结成脓的证治。

狐惑病本有恶寒发热之症，故 3-10 条言"状如伤寒"，今无发热恶寒之象，提示湿热已蕴结血分。热毒入里，内扰心神，故症见"脉数""汗出""微烦""默默但欲卧"。肝主藏血，开窍于目，血分之热毒循经上炎，故目赤，状如鳩眼。日久热毒血瘀，故至七八日时，目四眥皆黑。肝与胃，互为胜负。肝经郁热，势必侵及于胃；今肝经血分之热已然成脓，则胃热从肝而得泄也，故曰"若能食者,脓已成也"。治当清热渗湿,化瘀排脓,方用赤小豆当归散。方中赤小豆利湿清热,解毒排脓;当归祛瘀生新;浆水服药以助清热解毒之功。尤怡谓其为"排脓血除湿之良剂也",《惊悸吐衄下血胸满瘀血病脉证治第十六》并用本方治疗热毒流于大肠,先血后便之近血。

3-14　陽毒之爲病[1],面赤斑斑如錦文[2],咽喉痛,唾膿血,五日可治,七日不可治[3],升麻鱉甲湯[4]主之。

3-15　陰毒之爲病[5],面目青,身痛如被杖[6],咽喉痛,五日可治,七日不可治[7],升麻鱉甲湯去雄黃、蜀椒主之。

升麻鱉甲湯方

升麻二兩　當歸一兩　蜀椒炒去汗[8],一兩　甘草二兩　鱉甲手指大一片,炙　雄黃半兩,研

上六味,以水四升,煮取一升,頓服之,老小再服,取汗。《肘後》《千金方》陽毒用升麻湯,無鱉甲,有桂;陰毒用甘草湯,無雄黃[9]。

【校注】

[1]阳毒之为病:《脉经》卷八下有"身重,腰背痛,烦闷不安,狂言,或走,或见鬼,或吐血下利,其脉浮大数"二十六字。

[2]锦文:"文"通"纹";锦文,丝织品上的彩色花纹或条纹,此处指患者的脸部有赤色的斑纹,如同锦纹一样。

[3]治:《脉经》卷八下有"也,有伤寒一二日,便成阳毒,或服药吐下后变成阳毒"二十一字。

[4]升麻鳖甲汤:《脉经》卷八无"鳖甲"二字。

[5]阴毒之为病:《脉经》卷八下有"身重,背强,腹中绞痛,咽喉不利,毒气攻心,心下坚强,短气不得息,呕逆,唇青面黑,四肢厥冷,其脉沉细紧数,身如被打"四十五字。

[6]身痛如被杖:杖,泛指棍;古有杖刑,一种用荆条、大竹板或棍棒拷打臀、腿或背的刑罚。句意为身体疼痛,如同受过杖刑一样疼痛难忍。

[7]不可治:《脉经》卷八下有"也,或伤寒初病一二日便结成阴毒,或服药六七日以上至十日变成阴毒者,甘草汤主之"三十五字。

[8]去汗:指蜀椒经炒去水、去油。

[9]《肘後》《千金方》阳毒用升麻汤,无鳖甲有桂;阴毒用甘草汤,无雄黄:考《肘后备急方》阴毒、阳毒均无升麻鳖甲汤化裁,阳毒无鳖甲有桂;阴毒无雄黄,除鳖甲用至一两外,全药俱在一二分之间。

【释义】以上两条,论阳毒、阴毒的证治及预后。

阴阳毒发病与感染疫疠之气有关,其辨证则依据病邪的深浅、面部颜色鲜明或晦黯。阳毒者,疫疠之邪伤及营分,热迫营血外达,故而出现面部赤色斑块,犹如华丽的花纹。疫毒聚于咽喉,灼伤脉络,日久热壅腐灼,肉腐成脓,故咽喉痛、吐脓血,治用升麻鳖甲汤。方中用升麻、生甘草清热解毒,以祛疫疠之邪;鳖甲、当归滋阴行血,以散血中之瘀;雄黄、蜀椒,其性辛散,可引疫毒之邪外透。诸药合用清热解毒,活血散瘀。

阴毒者,乃疫疠之邪侵及血分,血脉瘀滞不畅,故面目出现青黯色斑块,全身如同被拷打过一样疼痛难忍。疫毒结于咽喉,则咽喉痛。主方仍用升麻鳖甲汤解毒散瘀,因疫毒之邪已深入血分,故去蜀椒、雄黄,以免辛散耗血,伤及阴血。

阴阳毒乃疫毒为病,病及营血分,故而应当早期治疗,如此方使疫毒有透达之机,故曰"五日可治",此寓有易于治疗之意。若迁延日久,病邪深入,邪盛正衰,则难于治疗,故曰"七日不可治"。当然,对于文中所言"五日""七日"的具体日数,当不必拘泥,而应领会其提倡早期治疗之精神。

【按语】

1. 阴毒、阳毒之"阴""阳"二字的具体内涵,注家认识不一,如曹颖甫从病性的寒热分阴阳,尤怡从证候表现的偏里偏表与隐晦分阴阳,魏荔彤从病位的深浅分阴阳,当结合临床实践,具体分析。

2. 后世医家多认为升麻鳖甲汤是治疗温毒疫疠之祖方。阴阳毒具体为何病,对比其临床表现,与现代医学之斑疹伤寒、猩红热、咽部化脓性感染继发败血症、红斑狼疮、流行性出血热、登革热,或某些免疫系统疾病在其发病的某一阶段、急性弥散性血管内凝血的部分表现等多有相似,临床可辨证加减应用。

○疟病脉证并治第四

提要:本篇共计原文8条,用方6首,其中附方3首,专论疟病。在《素问·疟论》及《素问·刺疟》论疟的理论基础上,论述了疟病的脉象、症状、病机、分类与治法等,为后世疟病辨证论治奠定了基础。本篇所论疟病应包含现代医学中因感染疟原虫引起的疟疾,但范围更为广泛。

疟,原有暴虐之意。如姚止庵《素问经注节解》曰:"疟者,邪正分争之病,邪乘正虚,寒热交攻,止而复作,最为暴虐,故病名疟也。"本篇根据脉症、寒热的多少等,将疟病分为瘅疟、温疟、牝疟,并指出若疟病日久不愈,则可结为癥痕,成为疟母。

在治疗上,疟病日久,血痰聚于胁下结为癥痕,成疟母者,用**鳖甲煎丸**;若里热炽盛,表邪未解,发为温疟者,用**白虎加桂枝汤**;若痰湿阻遏,阳气不伸,发为牝疟者,用**蜀漆散**;若牝疟兼表寒者,可与**牡蛎汤**;若疟病发渴,或劳疟者,用**柴胡去半夏加栝蒌汤**;若疟病寒多微有热者,用**柴胡桂姜汤**。

疟病寒热交替出现与少阳病有相似之处,但疟病往往夹有伏邪为病,故与一般的少阳病证有本质的不同,所以治疗也不一样。如一般的少阳病,则禁用汗吐下三法,而疟疾的治疗可以用汗吐下三法治疗。

4-01　師曰:瘧[1]脉自弦,弦數者多熱,弦遲者多寒。弦小緊[2]者,下之差[3];弦遲者,可溫之;弦緊者,可發汗、鍼灸也;浮大者,可吐之;弦數者,風發[4]也,以飲食消息止之[5]。

【校注】

［1］疟:《说文解字》云:"寒热休作。"疟病是感受疟邪,以寒战壮热、休作有时为发病特征的疾病。

［2］小紧:指脉不舒散而牵转。

［3］差:同"瘥",病愈之意。

［4］风发:《外台秘要》卷五"发"作"疾"。脉弦而数多为热盛,热盛而生风,故言"风发",故为病机之谓。

［5］以饮食消息止之:消息,斟酌。指以适当的饮食调理。

【释义】论疟病的主脉,并凭脉以辨证论治。

疟病以寒战壮热,休作有时为特征。弦为疟病之主脉,故曰"疟脉自弦"。但因受邪轻重、患者体质、病位上下、病程轻浅而见证各异,故常见兼脉。如热盛者多见弦数,寒盛者多见弦迟。如弦小而紧,为邪结于里,可酌用下法,以祛除实邪。脉弦迟者,为里有寒,可用温法。脉弦紧者,为邪在表,可用汗法或针灸治疗,以发散表寒。脉浮而大者,为邪结于上,可用吐法。弦而兼数者,属里热炽盛,热盛而能生风,故称"风发"。热盛易伤胃津,故除药物治疗外,还可酌情配合甘寒饮食,如甘蔗汁、梨汁等适当调理,以生津清热,加强药物功效。

【按语】疟病与少阳病虽均见弦脉,但两者治法不尽相同,少阳病有汗、吐、下之禁,而疟病可用汗、吐、下、温、清等法。但在临床实践中又需脉症合参,辨证施治,如脉浮大者,病在上,兼有宿食痰涎停胃,泛泛欲吐之症可吐之。若脉仅见浮大,而无可吐之证,则不可吐。

4-02 病瘧,以月一日發,當以十五日愈[1]。設不差,當月盡解[2]。如其不差,當如何? 師曰:此結爲癥瘕,名曰瘧母[3],急治之,宜鱉甲煎丸。

鱉甲煎丸方

鱉甲十二分,炙 烏扇三分,燒 黃芩三分 柴胡六分 鼠婦三分,熬 乾薑三分 大黃三分 芍藥五分 桂枝三分 葶藶一分,熬 石韋三分,去毛 厚朴三分 牡丹五分,去心 瞿麥二分 紫葳三分 半夏一分 人參一分 䗪蟲五分,熬 阿膠[4]三分,炙 蜂窠四分,炙 赤消十二分 蜣蜋六分,熬 桃仁二分

上二十三味,爲末,取鍛竈下灰一斗,清酒一斛五斗,浸灰,候酒盡一半,着鱉甲於中,煑令泛爛如膠漆,絞取汁,内諸藥,煎爲丸,如梧子大,空心服七丸,日三服。《千金方》用鱉甲十二片,又有海藻三分、大戟一分、䗪蟲五分,無鼠婦、赤消二味,以鱉甲煎和諸藥爲丸。

【校注】

[1]十五日愈:农历以五日为一候,三候为一气,即十五日。人体气化与节气相应,人身之气随天气更移,更气胜则正胜邪却而病可愈。

[2]当月尽解:指十五日不解,当又要更一旺气,即再过十五日,共三十日,疟疾又有可解除之机。

[3]疟母:疟久不解,胁下结成块,按之坚而痛,为疟母。

[4]阿胶:底本作"附胶",形近之误,据赵开美本改。

【释义】论疟病的预后,疟母的形成和治法。

疟病的预后与人体正气的强弱有关。病疟者,往往半月或一月而愈,盖人之正气复而邪气衰也,故其病可自愈。然则十五日、一月为期之说,不可拘泥,

示人当重视正气,及时治疗。若两次更气之后,病仍不解,病邪深入血络,结于胁下而成癥瘕疟母。疟母是疟疾持久不愈之结果,属正虚邪实,若不及时治疗,疟邪与痰瘀癥结难解,正气日损,则疟病终不可愈,故云"急治之"。据《素问·至真要大论》"坚者削之"及首篇"随其所得而攻之"之宗旨,治宜鳖甲煎丸,破瘀化痰,扶正消癥。

鳖甲煎丸方中,鳖甲软坚散结消癥瘕,滋阴潜阳;柴胡、黄芩、桂枝、芍药、人参、阿胶、干姜、半夏扶正祛邪,调和营卫,取法小柴胡汤、桂枝汤二汤之法也。乌扇(即射干)、桃仁、牡丹皮、紫葳(即凌霄)、大黄、赤硝,活血祛瘀;鼠妇(即地虱)、䗪虫、蜂窠、蜣螂,消坚杀虫治疟;葶苈、石韦、瞿麦,通利水道、除湿热;煅灶下灰、清酒,引诸药入血,加强活血消积之功。全方寒热并用,攻补兼施,具有破瘀消癥、和解表里、平调寒热、通利上下之功。本方不独专用于治疟母一病,其他原因引起癥瘕积聚属于正虚邪着日久不解者,亦可据证选用。

【按语】《金匮要略》载鳖甲煎丸治疗疟母,但现代临床资料显示,鳖甲煎丸在临床应用中可用于治疗慢性肝病、高血脂、心绞痛、血管性痴呆等疾病;实验研究提示鳖甲煎丸具有良好的抗肝、肺、肾脏纤维化作用,部分研究证明对肝癌肿瘤有较好的抑制作用,在诱导肿瘤细胞凋亡、调节免疫功能、抑制肿瘤血管生成等方面研究均取得了阶段性成果。

4-03　师曰:陰氣孤絕,陽氣獨發[1],則熱而少氣煩冤[2],手足熱而欲嘔,名曰癉瘧[3]。若但熱不寒者,邪氣內藏於心,外舍分肉之間,令人消鑠[4]脫肉[5]。

【校注】

[1]阴气孤绝,阳气独发:源自《素问·疟论》。阴气指津液言,阳气指邪热。说明癉疟的成因与阴津亏虚、阳热亢盛有关。

[2]烦冤:心中烦闷不舒。

[3]曰癉(dān 单)疟:邓珍本此三字蚀,据俞桥本、赵开美本、徐镕本补。《广韵》"癉,火起貌",通"燀",炽热之意。癉疟指邪热炽盛,但热不寒的一种疟病。

[4]消铄(shuò 硕):消损之意。

[5]脱肉:明抄本当行天头主笔附笺:"'消铄脱肉','脱'字误,当作'肌'。"医统本亦作"肌肉"。可参。

【释义】论癉疟的病因病机和症状。

癉疟是指里热炽盛,但热不寒的疟病,成因与阴津亏虚、邪热亢盛有关。

邪热炽盛,壮火食气,故而少气。邪热内扰胸中,则心中烦闷不舒。手足为诸阳之本,阳热亢盛,故手足发热。邪热犯胃,胃气上逆,故欲作呕吐。病系里热,故但热不寒;邪热内蕴于心,外达于肌肉之间,亢热熏蒸内外,日久则消损人体肌肉。瘅疟之治,原文未出方治。据其邪热炽盛、耗伤气阴的病机,后世注家主张用白虎加人参汤、竹叶石膏汤等化裁,可参。

4-04 溫瘧[1]者,其脉如平,身無寒,但熱,骨節疼煩,時嘔,白虎加桂枝湯主之。

白虎加桂枝湯方

知母六兩　甘草二兩,炙　石膏一斤　粳米二合　桂去皮,三兩

上銼,每五錢,水一盞半,煎至八分,去滓,溫服,汗出愈。

【校注】

[1] 温疟:出于《素问·疟论》"此先伤于风,而后伤于寒,故先热而后寒也,亦以时作,名曰温疟。"本条是言其脉症和治疗,当相互参考。

【释义】论温疟的证治。

温疟为疟病的一种,临床特征以热为主。首条"疟脉自弦","弦数者多热"等论述,已言疟病脉象之特点。"其脉如平"是指温疟的脉象和平时常见的疟脉一样,多见弦数。身无寒但热,强调温疟内热偏盛。骨节疼烦,此为表邪未解。邪热犯胃,胃气失和,则时时作呕。病系里热炽盛,表邪未解。治用白虎汤清热生津、止呕,加桂枝以解表邪。

【按语】瘅疟、温疟均属疟病热盛证型,不同的是瘅疟病机是阴气孤绝,阳气独发,症见但热不寒,手足热,欲呕,少气烦冤。温疟病机为里热盛,而表寒未解,症见身无寒但热,骨节疼烦,时呕。可见瘅疟邪热较温疟为重。

4-05 瘧多寒者,名曰牝瘧[1],蜀漆散主之。

蜀漆散方

蜀漆燒[2]去腥　雲母燒二日夜　龍骨等分

上三味,杵爲散。未發前,以漿水服半錢。○溫瘧加蜀漆半分[3],臨發時服一錢匕。一方云母作雲實。

【校注】

[1] 牝疟:《外台秘要》卷十作"仲景《伤寒论》牝疟多寒者,名牝疟,牡蛎汤主之"。《医方考》云:"牝,阴也,无阳之名,故多寒名牝疟。"牝(pìn聘),指雌性鸟兽,属阴,疟病发作时寒多亦属阴,故名为牝疟。

［2］烧:明抄本作"洗"。是。

［3］温疟加蜀漆半分:有医家认为"温疟"当作"湿疟"。如张璐曰:"稍加蜀漆则可以治太阴之湿疟,方后有云,湿疟加蜀漆半分;而坊本误作温疟,大谬。"可参。

【释义】论牝疟的证治。

疟病虽多见往来寒热,但亦可因体质等因素而寒热轻重有所不同。如素体阴虚、热盛者,可见发热重,如瘅疟、温疟者是。若素体阳虚寒盛,或兼痰饮阻遏,阳气不能外达,则恶寒重,此为牝疟。治宜祛痰通阳截疟,方用蜀漆散。

方中蜀漆(即常山苗)能祛痰截疟;云母、龙骨助阳扶正、镇惊安神,且有治疟之功。方后注云:"临发时服"颇有临床意义,即须注意在疟病未发作前 1~2 小时服药,此与《素问·刺疟》所云"凡治疟,先发如食顷,乃可以治,过之则失时也"一脉相承。

附《外臺秘要》方

4-06　牡蠣湯:治牡瘧[1]。

牡蠣四兩,熬　麻黃去節,四兩　甘草二兩　蜀漆三兩[2]

上四味,以水八升,先煮蜀漆、麻黃,去上沫,得六升,内諸藥,煮取二升,温服一升。若吐,則勿更服。

【校注】

［1］牡疟:当作牝疟。《外台秘要》卷十作"仲景《伤寒论》牝疟多寒者,名牝疟,牡蛎汤主之"。

［2］蜀漆三两:《外台秘要》卷十下有"若无,用常山代之"七字。

【释义】论牡蛎汤的主治病证。

牡蛎汤治寒偏盛之牝疟,用蜀漆祛痰截疟,牡蛎消痰散结,麻黄发越阳气,宣散外寒,甘草调和诸药,全方辛温与咸寒相配,升降共施,主治因寒、因痰而致之疟病。方后强调"若吐,则勿更服",提示中病即止,使邪去而正不伤。

4-07　柴胡去半夏加栝蔞湯:治瘧病發渴者,亦治勞瘧[1]。

柴胡八兩　人參　黃芩　甘草各三兩　栝蔞根四兩　生薑二兩　大棗十二枚

上七味,以水一斗二升,煮取六升,去滓,再煎,取三升,温服一升,日二服。

【校注】

［1］劳疟：久疟不愈，反复发作，以致气血虚弱，故称为劳疟。

【释义】论柴胡去半夏加栝蒌根汤的主治病证。

本方与《伤寒论》小柴胡汤加减法"若渴，去半夏，加人参……栝蒌根"相似，不过未加重人参用量。因疟病具有邪正分争、邪乘正虚、寒热交攻的病理特点，与少阳病正邪纷争、往来寒热等相类，故可用柴胡透少阳之邪外达、黄芩清泻少阳之里热；人参、甘草补中益气，生姜、大枣温中健脾、调和营卫。因津伤口渴，故去辛温之半夏，加栝蒌根生津润燥，则烦渴可除、疟病可愈。方中参、草、枣可补益气血，栝蒌根生津润燥，有扶正祛邪之功，故亦可用于疟久不愈、邪实正虚之劳疟。

4-08　**柴胡桂薑湯**：治瘧，寒多微有熱，或但寒不熱。服一劑如神。

柴胡半斤　桂枝三兩，去皮　乾薑二兩　栝蔞根四兩　黃芩三兩　牡蠣二兩，熬　甘草二兩，炙

上七味，以水一斗二升，煮取六升，去滓再煎，取三升，溫服一升，日三服。初服微煩，復服汗出便愈。

【释义】论柴胡桂姜汤的主治病证。

《伤寒论》中本方作柴胡桂枝干姜汤，治少阳病兼水饮内停者。本方虽为治疗寒多微有热，或但寒不热的疟病，但从方中药物的配伍来看，实为寒热平调之方剂。方用柴胡为主和解少阳，桂枝、干姜温散寒邪，黄芩、栝蒌根兼清热邪，牡蛎散少阳之结，甘草调和诸药，合为和解少阳，平调阴阳寒热之剂。

【按语】此方所治与蜀漆散所主之牝疟，均属寒多热少，但病机和治则不尽相同。相对而言，蜀漆散为祛痰湿截疟之剂；此为和解少阳，温脾化饮，平调寒热之方。

○中风历节病脉证并治第五

提要:本篇共计原文19条,用方12首,其中附方5首,主要论述中风与历节病的证治。因中风、历节病皆与风邪有关,故合为一篇。

中风病又名卒中,因外感风邪,或因发病急骤,病证多端,有风性善行而数变的特征,故称中风。症状多见突然昏倒,丧失神志,然后出现半身不遂,口眼㖞斜等。

历节病是以关节遍历疼痛,痛势剧烈,日久可致骨节变形,行动不便为主要临床表现的病证。其病机与肝肾气血不足,感受风寒湿邪,痹阻关节筋脉有关。

在治疗上,若风邪乘虚中脏腑,"大风,四肢烦重"者,用**侯氏黑散**;若热盛里实,肝阳上亢而"瘫痫"者,用**风引汤**;若血虚火盛风动,"病如狂状,妄行"者,用**防己地黄汤**;若风寒阻络,头风作痛者,外用**头风摩散**涂摩;若风寒湿邪,化热伤阴,历节"尫羸"者,用**桂枝芍药知母汤**;若寒湿历节,"不可屈伸"者,用**乌头汤**;若水湿毒邪伤于下,"脚气冲心"者,用**矾石汤**浸脚;若"风痱"偏枯,"口不能言"者,用**《古今录验》续命汤**;若卫虚中风,"手足拘急"者,用**《千金》三黄汤**;若"风虚头重眩"者,用**《近效方》术附子汤**;若肾气虚弱,"脚气上入,少腹不仁"者,用**崔氏八味丸**;若风极热变,"肉极""津脱""厉风气"者,用**《千金方》越婢加术汤**。

5-01　夫風[1]之爲病,當半身不遂[2],或但臂不遂者,此爲痹[3]。脉微而數,中風使然。

【校注】

[1]风:指中风病。

[2]半身不遂:即一侧肢体不能听从意志运动。

[3]痹:《素问·痹论》"风寒湿三气杂至合而为痹也",此指感受风寒湿邪,肢体关节出现疼痛麻木,甚则活动不利之证。

【释义】论中风的脉证病机以及与痹证的区别。

中风病是以卒然突现身体一侧肢体不能随意志运动为主要症状,这是气血亏虚、瘀血阻络所致;而痹证则表现为某一侧上臂(或下肢)不能随意运动,多为局部病变,这是因为风寒湿痹阻经脉而发病。"脉微"示气血不足,"脉数"乃邪有余,可见中风病的来由是正虚感受外邪,风为百病之长,故曰"中风使然"，治当扶正祛邪。

5-02 ○寸口脉浮而紧，紧则爲寒，浮则爲虚，寒虚相搏，邪在皮膚[1]。浮者血虚，絡脈空虚，賊邪不瀉[2]，或左或右。邪氣反緩，正氣即急，正氣引邪，喎僻不遂[3]。邪在於絡，肌膚不仁。邪在於經，即重不勝[4]。邪入於府，即不識人。邪入於藏，舌即難言，口吐涎。

【校注】

[1]皮肤：与络脉同义，犹言受邪病位浅表。

[2]贼邪不泻：贼邪，外邪也。《素问·上古天真论》"虚邪贼风，避之有时"。贼邪不泻，指外邪稽留于经络，留滞不去。

[3]喎僻不遂：喎，同㖞。《说文解字·口部》"㖞，口戾不正也"。僻，《说文解字·人部》："辟也，一曰从旁牵也。"喎僻不遂，即口眼歪斜，不能随意运动。

[4]重不胜：重，重着。胜，担任、承受。重不胜，即肢体重着，不易举动。

【释义】论中风的病因病机以及中风病位深浅的辨证。本条可分两段理解。

第一段："寸口脉浮而紧……喎僻不遂"，从脉象论中风及喎僻不遂的病机。寸口脉浮而紧，浮为气血不足，紧为寒邪外束，贼邪乘虚入中经络，故云"寒虚相抟，邪在皮肤"。说明气血虚于内，络脉空虚，卫外不固，风寒外邪乘虚侵袭，经脉痹阻是中风病的基本病机。络脉营血亏虚，邪随虚处而留着而不得外出，无论病邪侵犯肢体左侧还是右侧，均可引起络脉气血瘀滞，导致筋脉肌肉失去正常功能，呈现弛缓状态，故曰"邪气反缓"。未病的一侧，经络气血运行正常，筋脉肌肉功能发挥正常，相对于病侧，表现为紧张状态，故曰"正气即急"。紧张有力的一侧牵引弛缓的病侧肢体，故口眼歪斜，倾向于未病的一侧，即"正气引邪，喎僻不遂"。

第二段："邪在于络……口吐涎"，论中风自浅入深传变规律和在络、在经、在腑、在脏之主症。络脉细小而表浅，布于肌肤，邪中于络，络脉痹阻，则肌肤失去营卫气血的濡养而麻木不仁。经脉较粗大而在里，连于筋骨，邪中于经，经脉痹阻，筋骨肌肉皆失所养，故肢体沉重不能自如地活动。中风重证，即"邪入于腑"，邪气深入而累及胃腑，胃络通于心，邪实阻滞胃腑，通降失司，浊气上干，蒙蔽心神，故出现神志昏迷，不识人。"邪入于脏"，主要指邪气直犯于脏，攻及于心，致心失所主，其窍不利，故见言语困难；津液失摄，则口吐涎沫。本条将中风病分为中络、中经、入腑、入脏四种证型，反映出邪在经络，病浅证轻；病入脏腑，病情深重。中风病四阶段分法，为后世对中风分为中经络、中脏腑奠定了基础。

【按语】历代医家对中风病的病因病机及其治法论述颇多,大体分为两个阶段:唐宋以前多以"内虚邪中"立论,如本篇所论中风致病为络脉空虚、风邪入中,治疗主张补益气血、驱散风邪。唐宋以后,尤其是金元时期,多以"内风"立论,可谓中风病因学说上的一大转折。如刘河间力主"心火暴甚";李东垣认为"正气自虚";朱丹溪主张"湿痰生热";张景岳更有《非风论》一篇,倡导"非风"之说,提出"内伤积损"的论点。以上注家所述,为现代认为的中风病之风、火、痰、虚、瘀病机学说奠定了基础,临床宜参合认识、分清主次、抓住关键、辨证论治。无论哪种观点,都提示预防中风与平时的摄生调养关系密切,着眼于"内因",发现阴阳失衡,当尽早调理,加强预防至关重要。正如《素问·四气调神大论》曰:"夫病已成而后药之,乱已成而后治之,譬犹渴而穿井,斗而铸锥,不亦晚乎?"

5-03 侯氏黑散:治大風[1],四肢煩重,心中惡寒不足者。《外臺》治風癲。

菊花四十分　白术十分　細辛三分　茯苓三分　牡蠣三分　桔梗八分　防風十分　人參三分　礬石[2]三分　黃芩[3]五分　當歸三分　乾薑三分　芎藭三分　桂枝三分

上十四味,杵爲散,酒服方寸匕,日一服,初服二十日,溫酒調服,禁一切魚肉大蒜,常宜冷食,六十日止。即藥積在腹中不下也,熱食即下矣,冷食自能助藥力。

【校注】

[1] 大风:属中风之类,指风邪直侵脏腑。一说指今之麻风病。

[2] 矾石:白矾也。《神农本草经》作涅石,谓"味酸寒,主寒热泄利,白沃阴蚀,恶创,目痛,坚筋骨齿,炼饵服之轻身不老,增年。"

[3] 芩:底本作"苓",形近而误。据赵开美本改。

【释义】论侯氏黑散的主治证候。

侯氏黑散治风邪直中脏腑,传变迅速之大风病。由于正气亏虚,气血不足,外邪则易乘虚而内陷。邪阻经络,气血运行受阻,筋骨、肌肉失却温养,故四肢沉重。正气不足以抵御外邪,邪气直趋于内,有凌心之势,故心中恶寒不足。

方中菊花、防风、桂枝、桔梗、细辛,疏风解表,以祛外邪;人参、白术、茯苓、干姜健脾温中益气;川芎、当归养血活络;黄芩清泻内热;牡蛎、矾石消痰利气;诸药共奏祛风解表、补养气血、消痰活络之功,故适于气血不足,风邪外袭,兼中阳不足,痰浊内停之中风证。

本证风邪直入,湿邪阻滞,病程缠绵难以速愈,故用散剂,以方便长期治疗,每次用酒送服方寸匕,每日一次,以六十日为期。前二十日用温酒调服,以助扶正祛邪,通络开痹,并忌鱼肉、大蒜等辛、腥、膻、油腻之品,以免滋腻碍邪。二十日之后,药已中病,病已衰其大半,治宜缓图,服药时宜冷食禁热食,酒亦不宜加热,直至六十日为止。因热食易使药力耗散而下走,而冷服能使药积于腹中缓缓发挥作用,即"冷食自能助药力"之意。

【按语】此条文法"方名在前,述证于后",与本书惯用体例有别,故后世注家对此条文有歧义:如尤怡认为此乃宋·孙奇所附;《经方直解》《医宗金鉴》等书则删节不载;丹波元简认为此条实为隋唐医家作为仲景方而附录的。下文风引汤、防己地黄汤、头风摩散与之相类。

尽管侯氏黑散出处尚有争议,但其主治病证确与中风之气血不足、风邪湿痰乘虚而入之病因病机相对,后世人参再造丸、活络丹均据侯氏黑散所衍化。现今临床脑卒中(俗称中风,包括脑出血、脑栓塞、中风后遗症),或高血压等病,证属气血内虚,风痰内壅,中经络,阻滞脏腑气机者,可辨证选用。

5-04 寸口脉遲而緩,遲則爲寒,緩則爲虛。榮緩則爲亡血[1],衛緩[2]則爲中風。邪氣中經,則身痒而癮疹[3];心氣不足[4],邪氣入中[5],則胸滿而短氣。

【校注】

[1]亡血:指血虚。

[2]卫缓:《脉经》卷八作"卫迟"。

[3]癮疹:即风疹块,表现为皮肤上出现麻粒或豆瓣大小疹块,时隐时现,瘙痒难忍。

[4]心气不足:指心胸正气不足。

[5]入中:指外邪不泄而内传。

【释义】论营卫气血不足是中风和瘾疹发病之内因。

寸口脉"迟而缓",迟脉属寒,为风寒外袭,缓为正气不足。迟缓均是虚寒的脉象,但有营与卫的区别。营行脉中,脉缓在营则多见血虚;卫行脉外,脉缓在卫则多见表虚。荣卫气血不足,肌表不固,故易感受风寒外邪,病重的可发为中风,其病机与上条相同,为"内虚邪中";若病轻者,邪气郁于皮腠,可引起瘾疹而瘙痒。如心胸正气不足,外邪乘虚内传,壅遏胸阳,气机郁滞,则可出现胸闷、短气等症。

5-05　**風引湯**[1]:除熱癱癇。

大黃　乾薑　龍骨各四兩　桂枝[2]三兩　甘草[3]　牡蠣各二兩[4]
寒水石　滑石　赤石脂　白石脂　紫石英　石膏各六兩[5]

上十二味,杵,麤篩,以韋囊[6]盛之,取三指撮,井花水[7]三升,
煑三沸,溫服一升[8]。治大人風引,少小驚癇瘛瘲[9],日數十發,醫所不療,除熱方。
巢[10]氏云:腳氣宜風引湯。

【校注】

[1]风引汤:《千金方》卷十四作"紫石煮散",《外台秘要》卷十五作"紫石
汤方"。风引,即风痫掣引,俗称抽搐。

[2]桂枝:《千金方》《外台秘要》作"桂心"。

[3]甘草:《外台秘要》作"炙甘草"。

[4]二两:《千金方》作"三两",《外台秘要》下有"熬"字。

[5]六两:《外台秘要》作"八两"。

[6]韦囊:指古时用皮革制成的药囊。

[7]井花水:"花"通"华",井华水指清晨最先汲取之井水也。冬暖夏凉、
清纯甘洌。

[8]煮三沸,温服一升:《千金方》卷十四作"煮取一升二合,大人顿服,未
百日儿服一合……热多者日四五服,以意消息之。"

[9]惊痫瘛瘲:惊痫,即惊风或癫痫之疾。瘛为筋脉拘急,瘲为筋脉弛缓,
瘛瘲指动风抽搐。

[10]巢:邓珍本"巢"字下有两个空格,俞桥本、徐镕本、赵开美本作"氏
云",据补。

【释义】论风引汤的主治证候。

风引汤主治热盛癱痫之证。热盛里实,肝阳亢盛,肝风内动则发为中风之
证。阳热亢盛,气血逆行,炼液成痰,故见惊风癫痫;风邪内动可见风引抽搐;
热盛风动,风邪入中经络则可见瘫痪,半身不遂等症。

风引汤用大黄泻血分邪热,导热下行,使热泄谷道;滑石清气分利小便,
使热降水道;加之石膏、寒水石咸寒以泻风化之火;紫石英、赤石脂、白石脂
重镇潜阳,平肝息风,除热利湿;龙骨、牡蛎镇惊安神,潜阳息风;桂枝、干姜
辛温运脾,反佐以制诸石之寒;甘草、井花水,能和中益气,调和诸药以顾护
脾胃之气。诸药共奏清热泻火、平肝息风之功,主治热性的瘫证与痫证,故名
风引汤。

5-06　**防己地黄汤**：治病如狂状[1]，妄行[2]独语不休，无寒热，其脉浮。

防己一分　桂枝三分　防风三分　甘草二分[3]

上四味，以酒一杯，渍之一宿，绞取汁，生地黄二斤吹咀，蒸之如斗米饭久，以铜器盛其汁，更绞地黄汁，和，分再服。

【校注】

［1］状：底本为"犬"。据赵开美本改。

［2］妄行：即行为反常。

［3］甘草二分：本分四味药的剂量皆为"分"，俞桥本、徐镕本、赵开美本作"钱"字。

【释义】论防己地黄汤的主治证候。

素有心肝阴血亏虚，不能潜镇风阳，而致肝风上扰，引动心火，故见病者如狂状、妄行、独语不休。无寒热、脉浮表明并无外感，而是血虚脉络空虚、阳气外浮之象。治当用防己地黄汤滋阴涵阳，清热祛风。防己地黄汤生地黄用量重至二斤，取其滋阴养血、凉血息风之意。防风、防己疏风、祛湿、散热；桂枝、甘草温通血脉；四药用量显著少于地黄，寓祛风药于养血之中，含养血以息风之意，并有辛散通利、滋中有行之特点。

【按语】防己地黄汤为主治属虚如狂的精神病类疾病的代表方剂，结合百合地黄汤分析，可知除桂枝甘草温通心阳外，重用生地黄养血滋阴亦是仲景治疗神志异常或精神类疾患的特色。

5-07　**头风摩散方**

大附子一枚[1]，炮　盐等分

上二味为散，沐了，以方寸匕，已摩疢[2]上，令药力行。

【校注】

［1］一枚：底本缺"一"字，据赵开美本补。

［2］疢：徐镕本同，俞桥本、赵开美本作"疾"。

【释义】论头风摩散的主治证候。

头风摩散亦见于《千金方·头面风门》及《外台秘要·头风头痛门》。头风病，多因风寒外袭、经脉痹阻所致，以发作性的头痛、头眩，遇风寒加剧为特点，故当祛风散寒止痛。头风摩散取附子辛热，祛风散寒止痛；因病情反复发作，久病入络，故用盐之咸寒，引药入血分而通经脉。因病在局部，故用外治法，取其效捷而无辛热升火助风之弊。

5-08 寸口脉沉而弱,沉即主骨,弱即主筋,沉即爲肾,弱即爲肝。汗出入水中,如水傷心[1],歷節黄汗出[2],故曰歷節。

【校注】

[1] 如水伤心:心主血脉,如水伤心,犹言水湿内侵伤及血脉。

[2] 历节黄汗出:历节,病名,因疼痛遍历关节而得名。黄汗亦病名,汗出沾衣如黄柏汁。但此指关节痛处溢出如汗样黄水,是历节病中的并发症状。与黄汗病的汗出色黄,遍及全身者不同。

【释义】论历节病的病因病机。

"寸口脉沉而弱",提示里虚不足之象。然虚在何脏呢?"沉即主骨,弱即主筋,沉即为肾,弱即为肝",可见此为肝肾不足。因肾藏精,在体主骨,肝藏血,在体为筋,脉沉而弱,表明肝肾精血亏虚,不能充养筋骨,为历节病之内因,为病之本。肝肾精血不足,营卫空疏,汗出腠理开泄,更因汗出入于冷水中,或冒雨涉水,或寝处湿地等,使得水湿之邪乘虚内浸,伤及血脉,浸淫筋骨,留滞关节,气血运行不畅,关节渐致肿大疼痛。寒湿郁久化热,湿热熏蒸于骨节之间,则关节疼痛的局部伴有黄汗溢出。

【按语】肝肾不足、筋骨虚弱为历节病之内因,风寒湿邪外侵为历节病之外因,故其治既要注重补益气血、调补肝肾之本,又应注重祛风除湿、通阳宣痹治其标,方如《千金》独活寄生汤(独活、桑寄生、杜仲、牛膝、细辛、秦艽、茯苓、肉桂心、防风、川芎、人参、甘草、当归、芍、干地黄)、《妇人大全良方》三痹汤(川续断、杜仲、防风、桂心、细辛、人参、白茯苓、当归、白芍、甘草、秦艽、生地黄、川芎、川独活、黄芪、川牛膝、生姜、大枣)等,可参。

5-09 跌陽脉[1]浮而滑,滑則穀氣實,浮則汗自出。

【校注】

[1] 趺阳脉:为胃脉,在足背上五寸骨间动脉处,即足阳明经的冲阳穴。

【释义】论胃有蕴热,易于汗出的历节病。

趺阳脉主候胃气,趺阳脉滑为胃有实热,故曰"滑则谷气实"。趺阳脉浮,为里热外越之象,胃热熏蒸,津液外泄,故"浮则汗自出"。如值此汗出腠理空疏之时,当风或汗出入水中,感受风邪或冒雨涉水,则内热与外邪相搏,亦可发为历节病。

5-10 少陰脉[1]浮而弱,弱則血不足,浮則爲風,風血相搏,即疼痛如掣。盛人[2]脉濇小,短氣,自汗出,歷節疼,不可屈伸,此皆飲酒汗出當風所致。

【校注】

［1］少阴脉:指足少阴太溪脉,在足内踝后五分陷中。一说是手少阴神门脉,位于腕掌侧横纹尺侧端,尺侧腕屈肌腱的桡侧凹陷处。

［2］盛人:指身体虚弱而形体肥胖的人。

【释义】论历节病的病因病机。本条可分两节理解。

第一节:"少阴脉浮而弱……即疼痛如掣",论肾虚血弱,感受风邪可致历节病。少阴脉主候肾,肾主藏精。少阴脉弱,表明肾精气血不足,故云"弱则血不足";脉浮提示感受风邪,故曰"浮则为风"。由于阴血先虚,风邪乘虚而入,侵及血脉,导致经脉痹阻,气血瘀滞,筋骨失养,故关节疼痛如掣,不能屈伸。本证虽未提出治法,但根据其病机,治疗以养血为主,兼以祛风。正如李中梓《医宗必读·痹》所说:"治风先治血,血行风自灭。"

第二节:"盛人脉涩小……此皆饮酒汗出当风所致",论形盛气衰、酒后汗出当风可致历节病。身体肥胖之人多形盛而气虚,外有余而内不足,故其脉涩小。气虚不足,腠理不固,故而汗出、短气。卫虚汗出,腠理空虚,易致外风侵袭。况盛人湿本有余,又因饮酒当风,则风与湿内外相搏,痹阻经脉关节,遂致历节疼痛,不能屈伸。

本篇第8~10条皆论历节的成因,虽各有所偏,但多以里虚不足(包括肝肾亏血、气虚等)为内因,汗出腠理空疏为条件,风寒湿侵为外因。

5-11　諸肢節疼痛,身體魁瘰[1],腳腫如脫[2],頭眩短氣,溫溫[3]欲吐,桂枝芍藥知母湯主之。

桂枝芍藥知母湯方

桂枝四兩　芍藥三兩　甘草二兩　麻黃二兩　生薑五兩　白术五兩　知母四兩　防風四兩　附子二兩[4],炮

上九味,以水七升,煮取二升,溫服七合,日三服。

【校注】

［1］魁瘰:俞桥本、徐镕本、赵开美本作"魁羸"。魁,《博雅》"大也";羸,《说文解字》"瘦也"。魁羸连用,指身体消瘦,骨关节肿大变形。

［2］脚肿如脱:形容两小腿肿胀,且麻木不仁,不能随意活动,似乎和身体脱离一样。

［3］温温:温温,作蕴蕴解,指心中郁郁不舒。

［4］二两:赵开美本作"二枚"。

【释义】论历节病的证治。

历节之病,多由肝肾精血亏虚,营卫气血不足,汗出腠理空疏,外受风寒湿所致。风寒湿侵,留滞于关节,故肢节疼痛或肿大变形;风湿日久,郁而化热,耗气伤阴,消铄肌肉,故身体瘦弱。水湿下注则关节肿大、脚肿如脱;水湿内蕴,清阳不升,气机升降失常,则头晕、短气;水湿中阻,胃失和降,则温温欲吐。证属风寒湿蕴,郁久化热伤阴,筋脉痹阻之证。治当祛风除湿,通阳宣痹,兼以清热养阴,方用桂枝芍药知母汤。

方中桂枝、附子温经散寒、通阳宣痹,麻黄、防风,祛风散表之寒湿;白术健脾燥里湿;知母、芍药益阴清热,生姜降逆止呕,甘草和胃调中。诸药相配,既有麻黄、桂枝、附子祛风散寒,防风、白术并除表里之湿,又有寒凉之知母、芍药扶正益阴,如此则使得辛温诸品无化燥伤阴之痹,寒凉之药物无助邪伤阳之虞。可见,本方更适合于风湿相搏,郁遏日久,化热伤阴,阳气因风湿痹阻而不通,筋脉失养而关节不利的患者。

5-12　味酸則傷筋,筋傷則緩,名曰泄[1];鹹則傷骨,骨傷則痿,名曰枯[2]。枯泄相搏,名曰斷泄[3]。榮氣不通,衛不獨行,榮衛俱微,三焦無所御[4],四屬斷絕[5],身體羸瘦,獨足腫大,黃汗出,脛冷。假令發熱,便爲歷節也。

【校注】

[1] 泄:肝主筋,味过酸则伤筋,筋伤则弛缓不收,称为泄。

[2] 枯:肾主骨,味过咸则伤肾,肾伤则痿弱不仁,称为枯。

[3] 断泄:即断绝。

[4] 御:作"统驭""统治"解。

[5] 四属断绝:指四肢得不到气血营养。

【释义】论过食酸咸,内伤肝肾导致历节的病机,并与黄汗病鉴别。

五味养人,须调和适当,若偏嗜太过,则足以伤人。如酸味本能补肝,过食酸却反伤肝。肝主筋而藏血,肝伤则血泄不藏,筋脉失养而弛缓不用,称为"泄"。咸味本能益肾,过食咸却反伤肾。肾主骨而生髓,肾伤则骨伤髓枯,骨伤则痿弱不能行立,此谓之"枯"。总而言之,偏食酸咸,势必损伤肝肾,精血虚亏,筋骨失养而痿软不用,此即"枯泄相抟,名曰断泄"。肝为藏血之脏,肾为元气之根,肝肾俱虚,气血亦因之而衰微,营卫俱虚,四肢机体失却濡养,故而身体日渐消瘦。三焦气化失司,决渎失职,以致湿浊不去,反而下注,故唯独两脚肿大。此时若胫冷,关节无发热,遍身出黄汗而无痛楚,则为黄汗病;若胫不冷,发热,关节痛,即使有黄汗,亦仅在关节痛处,是属历节病,两者当须鉴别。

5-13 病歷節,不可屈伸,疼痛,烏頭湯主之。

烏頭湯方:治脚氣疼痛,不可屈伸[1]。

麻黄 芍藥 黄耆各三兩 甘草三兩[2],炙 川烏五枚,㕮咀,以蜜二升,煎取一升,即出烏頭

上五味,㕮咀四味,以水三升,煮取一升,去滓,内蜜煎中,更煎之,服七合。不知,盡服之。

【校注】

[1]治脚气疼痛,不可屈伸:疑后人所附。脚气,病证名。《备急千金要方》云:"然此病发,初得先从脚起,因即胫肿,时人号为脚气。"《类证活人书·脚气》"脚气之病,始得不觉,因他病乃知,毒气入心则少腹顽痹不仁,令人呕吐,死在朝夕矣。"

[2]三两:底本无。据《金匮要略论注》《金匮要略心典》补。

【释义】论寒湿历节的证治。

寒湿俱盛,留滞关节,痹阻阳气,筋脉气血运行不畅,则关节剧烈疼痛,甚至屈伸不利。临床尚可见关节冷痛剧烈,痛处固定,得热则减,伴有阳虚畏寒症状。治当温经散寒,除湿宣痹止痛,方用乌头汤。方中乌头温经散寒止痛,麻黄宣散风寒,芍药、甘草酸甘柔筋,缓急止痛;黄芪温分肉,益气固卫行湿;煎药纳入蜜,既能缓解乌头毒性,又协甘草缓诸药之燥。如此配合,祛除风寒湿邪,宣通阳气,则关节疼痛可除。

【按语】乌头辛热为峻猛有毒之品,适于寒湿历节、阴寒腹痛等沉寒痼冷病证,但应掌握恰当的剂量与服用方法。其用量要因人而异,并宜从小量开始,逐渐加量。煎煮时应先煎、久煎或与蜜同煎,待其麻味去后,方可加入其他药同煎。服药后若唇、舌、肢体麻木,甚至昏眩吐泻,但脉搏、呼吸、神志等方面无较大变化,则为"瞑眩"反应;如服后见到呼吸、心跳加快,脉搏有间歇现象,甚至神志昏迷者,则为中毒反应,急当抢救。

5-14 **礬石湯**:治脚氣衝心。

礬石二兩

上一味,以漿水一斗五升,煎三五沸,浸脚良。

【释义】论矾石汤的主治病证。

脚气病,指水湿之邪下注所致的腿脚肿胀重痛之病。以脚腿肿胀重痛,或

软弱无力,麻木不仁为特点,严重者可出现心悸、气喘、胸闷、呕吐等症,因湿气上冲心肺引起,故称脚气冲心。考脚气病名,自隋唐后方见,故矾石汤实为后人所附。矾石即明矾,味酸性燥,能祛水除湿解毒;以浆水煎煮,温洗浸脚,有清热解毒、利湿止痒之功。清代医家陈修园治脚气冲心重证,内服乌头汤,外用矾石汤,可参。

5-15 《古今錄驗》續命湯[1]:治中風痱[2],身體不能自收,口不能言,冒昧[3]不知痛處[4],或拘急不得轉側[5]。姚云:與大續命同,兼治婦人產後去血者及老人小兒。

麻黃 桂枝 當歸 人參 石膏 乾薑 甘草各三兩 芎藭一兩[6]
杏仁四十枚

上九味,以水一斗,煑取四升,溫服一升,當小汗,薄覆脊[7],憑几[8]坐,汗出則愈,不汗更服。無所禁,勿當風。併治但伏不得臥,咳逆上氣,面目浮腫[9]。

【校注】

[1]《古今录验》续命汤:《千金方》卷八作"西州续命汤",《外台秘要》卷十五作"续命汤"。《古今录验》,书名。《中国医籍考》云:原作者甄权,隋唐时代人。

[2]风痱:《千金方》卷八下有小注"一作入脏"四字。痱,《说文解字·疒部》"风病也"。《诸病源候论》卷一"身体无痛,四肢不收,神智不乱,一臂不遂者,风痱也。时能言可治,不能言者不可治"。

[3]冒昧:冒,昏闷也;昧,昏乱。

[4]不知痛处:《千金方》卷八作"不识人"。

[5]或拘急不得转侧:《千金方》卷八无"或"。"拘急"下有"背痛"二字。

[6]一两:底本无。据《千金方》《外台秘要》补。

[7]薄覆脊:稍加衣被覆盖背部。

[8]几:《说文解字·几部》:"凥几也。"段注:"凥,处也;处,止也",即安体凭倚之具也。

[9]面目浮肿:《外台秘要》"浮"作"洪","肿"下有"忌海藻、菘菜、生姜。范汪方主病及用水升数,煮取多少并同。汪云:是仲景方,本欠两味,出第八卷中"三十八字。

【释义】论《古今录验》续命汤的主治病证。

《灵枢·热病》云:"痱之为病也,身无痛者,四肢不收,智乱不甚,其言微知,可治;甚则不能言,不可治也。"中风痱,即指中风偏枯之证。因气血虚衰,风邪入中脏腑,窒塞清窍,故口不能言语,冒昧不知痛处;风邪入中,痹阻经脉,气血不通,故身体不能自收持,或拘急不得转侧。治宜祛风散寒,益气养血,方用《古今录验》续命汤。方中麻黄汤祛风散寒,通阳行痹;石膏清泄内热;人参、干姜益气温中;当归、川芎养血通络;诸药共使风寒之邪外散,营卫通调,则风痱可愈。

5-16 **《千金》三黃湯**[1]:治中風,手足拘急,百節疼痛,煩熱心亂,惡寒,經日不欲飲食。

麻黃五分　獨活四分　細辛二分　黃耆二分　黃芩三分[2]

上五味,以水六升,煑取二升,分溫三服,一服小汗,二服大汗。心熱[3],加大黃二分;腹滿,加枳實一枚;氣逆,加人參三分;悸,加牡蠣三分;渴,加栝蔞根三分;先有寒,加附子一枚。

【校注】

[1]《千金》三黄汤:《千金方》卷八作"仲景三黄汤"。

[2]分:邓珍本三黄汤剂量及服法皆作"分"("分温三服"之"分"字非为剂量),计九个"分"字。徐镕本、赵开美本同,俞桥本改为"钱",并脱"分温三服"之"分"字。

[3]心热:指胃肠实热积滞。

【释义】论《千金》三黄汤的主治病证。

卫气不足,风邪外中,经脉痹阻,则恶寒、手足拘急、肢节疼痛;风邪化热,内扰心神,则烦热心乱;热伤于脾,脾失运化,故不欲饮食。治当疏散外邪,清热益气,方用三黄汤。方中麻黄、独活、细辛祛风散寒,通络止痛;黄芪益气固表;黄芩清泄里热。若胃肠积热加大黄以通腑泄热;腹满加枳实,以行气除胀;虚气上逆加人参以补中益气;悸者加牡蛎以潜阳安神;口渴者加天花粉养阴生津;素有寒者,加附子一枚以温阳散寒。方后指出,分温三服,一服小汗,二服大汗,说明服本方后应有汗出,使风邪得以外泄。

5-17 **《近效方》术附子湯**:治風虛頭重眩,苦極,不知食味,暖肌補中,益精氣。

白术二兩　附子一枚半,炮,去皮　甘草一兩,炙

上三味,銼,每五錢匕,薑五片,棗一枚,水盞半,煎七分,去滓,溫服。

【释义】论《近效方》术附子汤的主治病证。

脾肾阳虚,水湿不化,清阳不升,浊阴不降,外受风寒,故见畏风寒,头重昏眩,痛苦之极;寒湿内盛,脾阳被困,运化失职,故饮食乏味。治宜暖肌补中、益精气,方用术附汤。方中附子温肾阳、暖肌表、益精气,白术、甘草健脾除湿,补中益气;生姜、大枣调和阴阳,调和脾胃。临床适合治疗脾肾阳虚、寒湿阻滞之病证。

5-18　崔氏八味丸:治脚氣上入,少腹不仁。

乾地黃八兩　　山茱萸　　薯蕷各四兩　　澤瀉　　茯苓　　牡丹皮各三兩
桂枝　　附子炮,各一兩

上八味,末之,煉蜜和丸梧子大,酒下十五丸,日再服。

【释义】论崔氏八味丸的主治病证。

以方测证,主治之脚气病证,当属肾阳虚衰,水湿内停。盖肾主化气行水,其脉起于足而入腹,属肾络膀胱。肾气不足,气化失职,水湿内停,必有小便不利;湿浊下注,则腿脚肿胀,发为脚气。水湿内聚,循经上逆,故少腹不仁,拘急不舒。病虽因寒湿作祟,实由肾气不足,气化无权所致。治用崔氏八味丸温补肾气、化气行水。

崔氏八味丸用地黄、山茱萸、山药养血填精,以滋补肝肾之阴;茯苓、泽泻健脾利湿,以化湿浊,使前药滋而不腻;牡丹皮养血行血兼清虚热。桂枝、附子温补肾阳,以助气化,取阴中求阳之义。

【按语】本篇崔氏八味丸异名有:肾气丸(《金匮要略·痰饮咳嗽病脉证并治第十二》及《金匮要略·妇人杂病脉证并治第二十二》)、八味肾气丸(《金匮要略·血痹虚劳病脉证并治第六》)、《金匮》肾气丸(《内科摘要》卷下)、桂附八味丸(《医方集解》)、桂附地黄丸(《医宗金鉴》卷四十三)等。

5-19　《千金方》越婢加术湯:治肉極[1],熱則身體津脱,腠理開,汗大泄,厲風氣[2]下焦脚弱。

麻黃六兩　　石膏半斤　　生薑三兩　　甘草二兩　　白术四兩　　大棗十五枚
上六味,以水六升,先煮麻黃,去上沫,内諸藥,煮取三升,分温三服。○惡風,加附子一枚,炮[3]。

【校注】

[1] 肉极:指肌肉极端消瘦。

[2] 厉风气:厉,《广韵·祭》"烈也,猛也"。厉风气,指剧烈之风病。

［3］恶风,加附子一枚,炮:《千金方》卷七作小字注云"胡洽方只五味。若恶风加附子一枚,多痰水者加白术四两"。

【释义】论《千金方》越婢加术汤的主治病证。

以方测证,知本方所治肉极之病因病机,在内脾虚不运、水谷不能化为精微;在外又有风寒湿邪侵袭。病久湿郁化热,迫津外泄,津伤液脱,久则肌肉消灼,形体消瘦,下肢软弱;汗出不止,腠理开泄,又易招感风邪,而伤为"厉风气"者。治用《千金》越婢加术汤,疏风除湿,兼清郁热。

本方即《水气病脉证并治第十四》篇越婢加术汤,但其主治系后人据《千金方》肉极门所载补入。方中麻黄宣散风寒湿邪,白术健脾除湿,两者相伍,相得益彰,并行表里之湿;石膏清解郁热;生姜、大枣、甘草调和营卫而益脾胃。诸药相伍,具有散寒除湿,清解郁热之功。

○血痹虚劳病脉证并治第六

提要:本篇共计原文21条,用方11首,其中附方2首,论血痹和虚劳两病的辨证论治。由于两病皆因气血虚损而致,故合为一篇论述,但重点在于论述虚劳病。

血痹以肢体局部麻木为主症,多因气血不足,感受外邪所引起。血痹与痹证有所不同,后者以肢体筋骨疼痛为主症,因风、寒、湿三气杂感而致。关于血痹的治疗,证属气虚血滞,营卫不和,肌肤不仁者,用**黄芪桂枝五物汤**。

虚劳范围相当广泛,凡劳伤所致的慢性衰弱疾患,皆称为虚劳,包括气虚、血虚、阴虚、阳虚和阴阳两虚等。虚劳多因五脏气血阴阳虚损而发病,故以补益脾肾为主要治法。若虚劳失精,阴阳失调者,用**桂枝加龙骨牡蛎汤**;脾肾阳虚,不能摄阴而失精者,用**天雄散**;虚劳里急,脾胃阴阳两虚者,用**小建中汤**;虚劳里急,诸不足,脾气虚衰者,用**黄芪建中汤**;肾气不足,虚劳腰痛者,用**八味肾气丸**;虚劳诸不足,风气百疾者,用**薯蓣丸**;虚劳虚烦,心肝血虚不得眠者,用**酸枣仁汤**;五劳极虚,内有干血者,用**大黄䗪虫丸**;虚劳不足,脉结心悸者,**《千金翼》炙甘草汤**;冷劳鬼疰者,用**《肘后》獭肝散**。

6-01　問曰:血痹[1]病[2]從何得之? 師曰:夫尊榮人[3],骨弱肌膚盛[4],重[5]因疲勞汗出,臥[6]不時動搖,加[7]被微風,遂得之[8]。但以脉自微濇在寸口,関上小緊,宜鍼引陽氣[9],令脉和,緊去則愈。

【校注】

[1] 血痹:病名,因风邪侵入血分,致血滞于肌表,不得畅行,产生顽痹不仁等症状的一种疾病。

[2] 病:《脉经》卷八无。

[3] 尊荣人:指好逸恶劳,养尊处优的人。

[4] 骨弱肌肤盛:筋骨脆弱而外表肌肤丰满。

[5] 重(chóng 虫):又、再。《广雅》曰:"重,再也。"

[6] 卧:《脉经》卷八作"起卧"。

[7] 加:《脉经》卷八作"如"。

[8] 之:《脉经》卷八下有"形如风状"四字。

[9] 针引阳气:阳气指卫气,指用针刺方法以引动其卫外作用,使正气得伸,而祛邪外出。

【释义】论血痹的病因病机,脉象和治法。本条可分两段理解:

第一段:"血痹病从何得之……遂得之",论血痹病的成因。平素养尊处优之人,常饮食肥甘,好逸恶劳,却又安居少动,故而肌肉虽然丰盛,实则精气亏虚,肌腠疏松、筋骨柔弱,抵抗外邪的能力不足。此类外强中干之人,稍事劳动则疲劳汗出,腠理开泄,极易感受风邪;或由于睡眠辗转动摇,衣被不严,虽受微风,亦可导致血痹的发生。

第二段:"但以脉自微涩……令脉和,紧去则愈",论血痹的脉象、病机与治法。脉微为阳微,涩为血滞,紧则邪之征也。血痹病脉见"微涩在寸口,关上小紧",可知其病机乃气血亏虚于内,外受风寒之邪,致使阳气痹阻不通,血行不畅而发病。但其关键在于阳气,因阳气虚而受邪,阳气痹而血滞。故治当针刺引动阳气,气行则血行,阳气行则外邪去,气血调和,血痹可愈。由此可知,血分受邪,不当独治其血分,行气亦可,此即"气行则血行"之意。此外,风邪诱发,气血不畅之病,不宜独治邪气,而应以通行气血为要,对临床实践具有指导意义。

6-02　血痹,陰陽俱微[1],寸口関上微,尺中小緊,外證身體不仁[2],如風痹[3]狀,黃耆桂枝五物湯主之。

黃耆桂枝五物湯方

黃耆三兩　芍藥三兩　桂枝三兩　生薑六兩　大棗十二枚

上五味,以水六升,煮取二升,溫服七合,日三服。一方有人參。

【校注】

[1]阴阳俱微:指营卫气血俱虚。

[2]身体不仁:指肌肤知觉迟钝,麻木不觉痛痒。

[3]风痹:痹证的一种,以肢肉麻木和疼痛为主症。

【释义】论血痹病重证的证治。

血痹病乃气血亏虚于内,外受风寒之邪,致使阳气痹阻不通,血行不畅而为病,然本条谓"寸口关上微,尺中小紧",较上条"脉自微涩在寸口,关上小紧"为重,故云"阴阳俱微"。阳气痹阻,血行不畅,肌肤失荣,故感觉肌肤麻木不仁,或兼有轻微疼痛感。此与风痹病身体麻木相类,但后者以疼痛为著,故云"如风痹状"。血痹重证,若仅治以针引阳气,则恐力有不及,故治用黄芪桂枝五物汤,益气和营,通阳行痹,此即《灵枢·邪气脏腑病形》篇所云"阴阳形气俱不足,勿取以针,而调以甘药也"之意。

黄芪桂枝五物汤即桂枝汤去甘草,倍生姜,加黄芪组成。方中黄芪甘温益气,桂枝温通经脉;重用生姜以助桂枝走表散邪,兼通脉络;芍药和营理血;大枣协黄芪甘温益气养血,与生姜相伍可调和营卫。五味相伍,温补通行并用,共奏益气养血,通阳行痹之功。《医宗金鉴·杂病心法要诀》云本方:"治因虚召风,中人经络而病半身不遂者……此方屡试屡效者,其功力专于补外,所以不用人参补内、甘草补中也。"可谓深得要旨。

【按语】本条论血痹曰"如风痹状",说明风痹与血痹不同。风痹又称"行痹",临床以肢体酸痛,痛而游走无定处为特点。其病因病机如《素问·痹论》所说:"风寒湿三气杂至合而为痹也。其风气胜者,为行痹。"李中梓《医宗必读·痹》指出了风痹的治疗原则:"治行痹者,散风为主,御寒利湿仍不可废,大抵参以补血之剂,盖治风先治血,血行风自灭也。"对临床颇有启发。

6-03　夫男子平人[1],脉大[2]爲勞,極虛亦爲勞。

【校注】

[1]平人:指外形如常,内脏气血虚损之人。亦即《难经》所云"脉病形不病"者。

[2]脉大:指脉形阔大,但按之无力。

【释义】论虚劳病的主脉。

此言"男子",即寓房劳过度,内伤精血之意,但并非指虚劳病唯男子独有。"平人"是指从外形看来好像无病,实则内脏气血已亏。大脉有虚实之分,脉阔大而有力属实,如《伤寒论·辨阳明病脉证并治》云"伤寒三日,阳明脉大。"若脉大而无力,则属虚,此乃阴精亏损,不能潜阳,阳气外浮所致。"极虚"脉是轻取觉软,重按无力,且脉来迟缓,乃精气内损之脉。大脉与极虚脉虽然形态有别,但皆是阴精阳气虚衰之候,均属虚劳病之脉象,故"极虚脉"与"大脉"可视为虚劳病的两大纲脉。

6-04　○男子面色薄[1]者,主渴及亡血,卒喘悸[2]。脉浮者,裏虛也。

【校注】

[1]面色薄:指面色淡白而无华。

[2]卒喘悸:"卒"同"猝"。卒喘悸,指患者稍一动作即气喘心悸。

【释义】论阴血不足的虚劳脉症。

《素问·五脏生成》谓:"心之合脉也,其荣色也。"阴血虚少,不能上荣于面,故面色淡白无华。津血同源,血亏则津少,故口渴;肾气虚不能纳气,心血少不能养心,稍一活动则气喘心悸。阴血不足,阳气外越,气散于外,故脉浮而无力,故云"脉浮者,里虚也。"此与《脏腑经络先后病脉证第一》篇中所云"浮者在后(尺),其病在里"及《中风历节病脉证并治第五》篇中所云"浮则为虚"有相似之处,可互参。

6-05 ○男子脉虚沉弦[1],無寒熱[2],短氣裏急[3],小便不利,面色白,時目瞑[4]兼衄,少腹滿,此爲勞使之然。

【校注】

[1]脉虚沉弦:指沉取带涩,虚软无力之脉,为气血两虚之脉象。

[2]无寒热:指不兼有外感之发热恶寒。

[3]短气里急:指呼吸气短,腹中拘急。

[4]目瞑:瞑,《集韵》"目不明也"。目瞑,谓视物不清而昏昏然。

【释义】论气血两虚的虚劳脉证。

虚劳病见到沉取虚软并带弦而无力的脉象,又无外感寒热的症状,是气血两虚的征象。肾气虚不能纳气,故而短气;肾气不足,膀胱气化不利,水湿蓄于下焦,则小便不利,少腹胀满,拘急不适;血亏不荣,则面色苍白;肝血不足,目失濡养,故时时视物不清;气虚不能摄血则衄。凡此脉症,皆因劳损所致,故曰"此为劳使之然"。

6-06 ○勞[1]之爲病,其脉浮大,手足煩[2],春夏劇,秋冬瘥[3]。陰寒[4]精自出,酸削[5]不能行[6]。

【校注】

[1]劳:《脉经》卷八上有"男子"二字。

[2]手足烦:指手足烦热。

[3]瘥(chài 差):西汉扬雄《方言》:"南楚疾愈,或谓之瘥,或谓之了。"

[4]阴寒:阴,指前阴。阴寒即前阴寒冷,引申为肾功能衰退。

[5]酸削:指两腿酸痛消瘦。

[6]行:《脉经》卷八下有"少阴虚满"四字。

【释义】论阴损及阳之虚劳脉证。

虚劳病见脉浮大,必重按无力,乃真阴不足,虚阳外浮之象。阴虚生内热故手足烦热。证本阴虚阳亢,春夏为阳,木火旺盛,阳气外浮则阴愈虚,故病加重;秋冬为阴,金水相生,阴长阳消,阳气内藏,故病减轻。阴虚不能内守,若阴损及阳,以致肾阳虚弱,不能温煦,精关不固,则前阴寒凉而滑精。肾藏精主骨,肾精亏耗,火不暖土,不能充养骨髓肌肉,故两腿肌肉消瘦,酸痛无力,行走困难。

6-07　○男子脉浮[1]弱而濇,爲無子,精氣清冷。一作冷。

【校注】

[1] 浮:《脉经》《诸病源候论》作"微"。

【释义】论肾虚无子的脉症。

脉浮弱,即浮取无力,为真阳不足之象;脉涩是往来不利,主精血衰少。男子见脉浮弱而涩,则为精血衰少,真阳亏虚,所以肾精不充,精液清冷,不能授胎,故曰"无子"。此证《金匮发微》主张用当归生姜羊肉汤加生附子一枚治疗,可参。

6-08　○夫失精家[1],少腹弦急[2],陰頭寒[3],目眩一作目眶痛,髮落,脉極虚芤遲,爲清穀[4]、亡血、失精。脉[5]得諸芤動微緊,男子失精,女子夢交[6],桂枝[7]龍骨牡蠣湯主之。

桂枝加龍骨牡蠣湯方:《小品》云:虚羸浮熱汗出者,除桂,加白薇、附子各三分,故曰二加龍骨湯。

桂枝　芍藥　生薑各三兩　甘草二兩　大棗十二枚　龍骨　牡蠣[8]

上七味,以水七升,煑取三升,分温三服。

【词解】

[1] 失精家:经常梦遗或滑精之人。

[2] 少腹弦急:指少腹部拘急不适。

[3] 阴头寒:指前阴寒冷。

[4] 清谷:指泻下清冷、完谷不化。

[5] 脉:《脉经》卷八下另作一条。

[6] 梦交:指梦中性交。

[7] 桂枝:《脉经》卷八下有"加"字。

[8] 龙骨　牡蛎:底本、赵开美本此下俱无分量,医统本有"各三两"三字。

【释义】论虚劳失精家的证治。

素有遗精的患者,多阴虚内热,相火妄动,扰动精室,故经常遗精。阴精亏损日久,势必损及肾阳,肾阳亏虚,失于温煦,故少腹弦急、阴头寒。精血损耗,不能上荣,故目眩、发落。脉极虚谓脉极虚弱无力,脉芤谓浮大中空无根,脉迟谓迟缓无神,三者皆属"极虚亦为劳"之类的虚劳脉象,不仅见于失精家,亦见于下利清谷,或亡血的患者。

脉芤动,即脉浮大中空无力,主阴血亏虚,心神不敛;脉微紧,主阳虚里寒;两脉并举,意在说明阴阳两虚是男子失精、女子梦交的病机,并非指四种脉象一定同时出现。由于阴失阳固,走而不守,故失精;阳失阴涵,浮而不敛,则梦交。两者互文见义,治用桂枝加龙骨牡蛎汤,调和阴阳,潜镇摄纳。方取桂枝汤调和阴阳,加龙骨、牡蛎潜阳入阴、固摄止遗,使阴阳协调,阳气能固摄,阴精不外泄,标本兼治。从中,《难经》"损其心者,调其营卫"之法可见。

6-09　天雄散方

天雄三兩,炮　白术八兩　桂枝六兩　龍骨三兩

上四味,杵爲散,酒服半錢匕,日三服。不知,稍增之。

【释义】论天雄散的方药组成。

考《外台秘要·虚劳失精门》载范汪疗男子虚失精,三物天雄散方:天雄三两炮,白术八分,桂心六分。方后注云:"张仲景方有龙骨,文仲同。"据此可知此方乃仲景方。《方药考》云:"此为补阳摄阴之方,治男子失精,腰膝冷痛。"知本证属脾肾阳虚,温煦失职,不能摄阴所致,故见腰膝冷痛而失精等。治当温阳摄阴,用方中天雄补命门之火而固先天之本,配以桂枝温通血脉,鼓舞肾阳之气;白术健脾以培精气化生之源;龙骨收敛浮阳,固摄阴精以节其流;诸药共奏补阳益气,固精止遗之功,适于男子脾肾阳虚而阳痿、失精、腰膝冷痛、下利清谷、手足不温者。

6-10　男子平人,脉虚弱细微者,善[1]盗汗也。

【校注】

[1] 善:医统本作"喜"。此处指经常之意。

【释义】论虚劳盗汗的脉象。

"男子平人",与6-03条同,寓指房劳过度,内伤精血之脉病形不病者。虚脉与弱脉皆无力,前者浮大,多主阳虚;后者沉小,多主气血两虚;脉形细直如发而软曰细,脉鼓动无力似有似无曰微;此虚、弱、细、微四脉并举,意在揭示阴阳俱虚之病机。由于阳虚不固,阴虚不守,故而易发生盗汗。治可选用桂枝加龙骨牡蛎汤,或《小品方》二加龙骨汤(即桂枝加龙牡汤去桂枝,加附子、白薇)。若仅为阴虚火旺之盗汗,症见心烦、舌红、脉浮数或弦细而急,治可选用当归六黄汤。

6-11 〇人年五六十,其病脉大者,痹侠背行[1],若腸鳴、馬刀侠瘻[2]者,皆爲勞得之。

【校注】

[1] 痹侠背行:痹,麻木不仁;"侠"与"夹"同。即脊柱两侧有麻木感。

[2] 马刀侠瘻:结核生于腋下,形如马刀的名为"马刀";生于颈旁如贯珠的名为"侠瘻"。两者常相联系,俗称瘰疬。

【释义】论虚劳病的几种证候。

《素问·阴阳应象大论》曰:"年五十体重,耳目不聪明矣;年六十阴痿,气大衰,九窍不利,下虚上实,涕泣俱出矣。"指出年届五六十岁,精气渐衰,故其脉虚大无力。气血亏虚,经脉失于温养或感外邪而痹阻,则背部脊柱两侧有麻木之感;若症见肠鸣,则因脾气虚寒,运化失职所致;若见马刀侠瘻,多为阴虚内热,灼津为痰,痰火搏结所致。以上三种病证,虽有虚寒、虚热、夹痰之不同,但皆始于虚,故均可见到浮大无力之脉,故原文云"皆为劳得之"。

6-12 〇脉沉小遲,名脱氣[1],其人疾行則喘喝[2],手足逆寒,腹滿,甚則溏泄,食不消化也。

【校注】

[1] 脱气:此处指病机,即阳气虚衰之意。

[2] 喘喝(hè 贺):指气喘有声。

【释义】论虚劳病脾肾阳虚的脉症。

脉沉小迟,沉主里,小主虚,迟主寒,三者并见,提示脾肾阳虚之病机。肾阳虚惫,元气不足,不能摄纳,故快步行走或稍事活动则气喘吁吁,故曰"脱气",即阳气虚衰之证。肾阳虚衰,外不能温煦四肢,故手足逆冷;肾阳不能温暖脾土,则脾阳亦衰,脾虚水谷失运,所以腹中胀满,大便溏泄,饮食不能消化。本证治法,前人有主张用附子理中汤者,可参。

6-13 〇脉弦而大,弦則爲減,大則爲芤,減則爲寒,芤則爲虚,虚寒相搏,此名爲革。婦人則半產[1]漏下[2],男子則亡血失精。

【校注】

[1] 半产:即小产,详见《妇人妊娠病脉证并治第二十》篇第4条。

[2] 漏下:一指非经期而阴道出血,淋漓不断。一为妊娠期间的下血,也称为"胎漏"。

【释义】论虚劳革脉及其主病。

弦脉状如弓弦,按之不移;大脉波幅洪大,按之有力;而革脉浮取似弦,按之力减,故曰"弦则为减";革脉虽大,但外大中空,类似芤脉,故曰"大则为芤";虽弦但重按无力,即为虚弦,乃阳气衰减,不得温煦之征,故曰"减则为寒";革脉之象则为弦减大芤,如按鼓皮,既有精血亏损,又有阳虚不足,故曰"虚寒相抟,此名为革"。因此,临床妇人见革脉多主漏下或半产;男子见革脉为亡血或失精之患。此条亦见于《惊悸吐衄下血胸满瘀血病脉证治第十六》《妇人杂病脉证并治第二十二》,但症状不完全相同,可对比研读。

6-14　虚勞裏急[1],悸,衄,腹中痛,夢失精,四肢痠疼,手足煩熱,咽乾口燥,小建中湯主之。

小建中湯方

桂枝三兩,去皮　甘草三兩,炙　大棗十二枚　芍藥六兩　生薑二兩　膠飴一升

上六味,以水七升,煑取三升,去滓,内膠飴,更上微火,消解,溫服一升,日三服。嘔家不可用建中湯,以甜故也。

《千金》療男女,因積冷氣滯,或大病後不復常,苦四肢沉重,骨肉痠疼,吸吸少氣,行動喘乏,胸滿氣急,腰背強痛,心中虛悸,咽乾脣燥,面體少色,或飲食無味,脅肋腹脹,頭重不舉,多臥少起,甚者積年,輕者百日,漸致瘦弱。五藏氣竭,則難可復常,六脉俱不足,虛寒乏氣,少腹拘急,羸瘠百病,名曰黃耆建中湯,又有人參二兩。

【校注】

[1] 里急:腹中拘急不舒。

【释义】论虚劳里急之小建中汤证。

脾胃为营卫气血生化之源,若脾胃虚衰,势必造成气血亏虚,进而发展成阴阳两虚。阴虚有热则见衄血、手足烦热、咽干口燥;阳虚有寒则见里急、腹痛;血不养心则心悸;阴不内守,则梦交失精;气血不能温养四肢,则酸痛。此皆脾胃虚损,气血不足之象,故治用小建中汤,温补脾胃以化生气血。

小建中汤由桂枝汤倍芍药加饴糖组成。方以桂枝汤调和营卫,调和气血,调和脾胃;倍芍药滋养脾营,缓急止痛;加入胶饴甘温益气,养血建中。共奏调和阴阳,温补脾胃之功,使化源充盛,则虚劳可愈。《灵枢·终始》篇曰:"阴阳俱不足,补阳则阴竭,泻阴则阳脱,如是者可将以甘药,不可饮以至剂(注:即峻猛之剂)。"即本条立法处方之所本也。

6-15　虚勞裏急,諸不足[1],**黃耆建中湯**主之。於小建中湯内加黃耆一

两半[2],餘依上法。○氣短胸滿者加[3]生薑,腹滿者去棗,加茯苓一两半[4],及療肺虛損不足,補氣加半夏三两[5]。

【校注】

［1］诸不足:指气血阴阳皆不足。

［2］于小建中汤内加黄芪一两半:《千金方》卷十九无此十二字。

［3］气短胸满者加:《千金方》卷十九作"呕者倍"。

［4］一两半:《千金方》卷十九作"四两"。

［5］及疗肺虚损不足,补气加半夏三两:《千金方》卷十九无此十四字。

【释义】论虚劳里急诸不足之黄芪建中汤证。

"虚劳里急",概指上条"里急、悸、衄、腹中痛、梦失精,四肢酸疼,手足烦热,咽干口燥"诸症。诸不足,指阴阳气血俱不足,概括了本证之病机。从其治疗用小建中汤加黄芪来看,本条所论治证,当以气虚为甚,临床可见少气懒言、自汗、身体倦怠、恶风、脉虚而大等症。

6-16　虚勞[1]腰痛,少腹拘急,小便不利者,**八味腎氣丸**主之。方见脚氣中[2]。

【校注】

［1］虚劳:《千金方》卷十九下有"不足,大渴欲饮水"七字。

［2］方见脚气中:指《中风历节病脉证并治第五》之治脚气的崔氏八味丸。

【释义】论肾气不足,虚劳腰痛的证治。

腰为肾之外府,肾病外应于腰。此既言虚劳腰痛,说明此属肾虚之证。《素问·灵兰秘典论》曰:"膀胱者,州都之官,津液藏焉,气化则能出矣。"肾虚而气化失常,故少腹拘急,小便不利。证属肾气不足之虚劳病,治用八味肾气丸,温阳化气。

八味肾气丸由六味地黄加附子、桂枝组成。盖肾为先天之本,元气之根,内寄元阴元阳。肾气丸取六味地黄丸补肾阴,滋化源;加附子、桂枝振奋肾阳,意在"微微生火,以生肾气",此配伍方法取"阴中求阳"及"少火生气"之理。《医宗金鉴·删补名医方论》引柯琴言:"此肾气丸纳桂、附于滋阴剂中十倍之一,意不在补火,而在微微生火,即生肾气也。故不曰温肾,而名肾气。"

【按语】肾气丸为补肾的祖方,凡肾气不足之病证,以及其他诸脏久病及肾,或肾虚日久累及他脏所致病变,均可以本方加减变通治之。后世在其基础上发展出两类补肾制剂:一类温补肾阳如右归丸、右归饮等方剂,注重从阴中求阳;一类以滋补肾阴为主,如六味地黄丸、左归丸、左归饮,以及杞菊地黄丸、知柏地黄丸、七味都气丸、麦味地黄丸、耳聋左慈丸、滋水清肝饮等。后世六味地黄丸或名地黄丸(《小儿药证直诀》),即是《金匮要略》八味肾气丸减桂、附而成。

6-17　虛勞諸不足[1],風氣[2]百疾,薯蕷丸主之。

薯蕷丸方

薯蕷三十分　當歸　桂枝　麴　乾地黃　豆黃卷各十分　甘草二十八分　人參七分　芎藭　芍藥　白术　麥門冬　杏仁各六分　柴胡桔梗　茯苓各五分　阿膠七分　乾薑三分　白斂二分　防風六分　大棗百枚爲膏

上二十一味,末之,煉蜜和丸,如彈子大,空腹酒服一丸,一百丸爲劑。

【校注】

[1] 诸不足:泛指多种虚损证候,如五劳七伤等而言。

[2] 风气:泛指外邪。

【释义】论虚劳诸不足之薯蕷丸证。

"虚劳诸不足",指气血阴阳俱不足。"风气百疾",指兼夹外邪。虚劳之人气血虚损,抗病能力不足,易被病邪所袭而发病。此等正虚夹邪之证,既不能独补其虚,亦不可单纯祛邪,因为纯补则有滞邪之弊,祛邪更有伤正之虞,所以应当采用扶正祛邪之法,寓祛邪于扶正之中,方用薯蕷丸。

因营卫气血的化生有赖于脾胃之健运,欲使气血营卫生化有源,就必须调补脾胃。薯蕷丸中重用薯蕷(即山药)健脾益气生津;配以人参、白术、茯苓、甘草,加姜、枣佐薯蕷健脾益气;配当归、川芎、干地黄、白芍,加麦冬、阿胶养血滋阴;配以柴胡、桂枝、防风祛风散邪;桔梗、杏仁、白蔹利肺开郁;神曲、豆黄卷开胃运脾,有补而不腻之功。全方不寒不热,不燥不滑,扶正不助邪,炼蜜为丸,久服缓缓发挥疗效,酒服可助药势。

【按语】四君子汤与四物汤均见于宋代《太平惠民和剂局方》(四物汤最早出现于唐代蔺道人著的《仙授理伤续断秘方》),两者分别取自薯蕷丸中"益气健脾"的方剂要素(人参、白术、茯苓、甘草)以及"补血养血活血"的方剂要素(当归、川芎、干地黄、白芍)。仲景之方对后世的影响可见一斑。

6-18　虛勞虛煩不得眠,酸棗湯主之。

酸棗湯方

酸棗仁二升　甘草一兩　知母二兩　茯苓二兩　芎藭二兩　○《深師》

有生薑二两。

上五味,以水八升,煮酸棗仁,得六升,内諸藥,煮取三升,分温三服。

【释义】论虚劳不得眠之酸枣仁汤证。

肝之阴血亏虚,血不养心,心血不足,阴虚内热,心神不安,故不得眠;夜不得眠则心中烦扰,或心悸、眩晕、口干等。治宜酸枣仁汤养阴清热除烦,宁心安神。酸枣仁汤体现了仲景"补用酸,助用焦苦,益用甘味之药调之"之肝虚证治则,用酸枣仁甘酸性平,酸入肝,养肝阴益心血;茯苓安神宁心;川芎味辛以调肝气,知母苦寒清热除烦,甘草调和诸药,全方共奏补肝养血,安神宁心之功。酸枣仁重用并先煎,以便更好地发挥其宁心安神,养肝除烦之功。

6-19 五勞[1],虚極羸瘦[2],腹滿不能飲食,食傷、憂傷、飲傷、房室傷、飢傷、勞傷、經絡榮衛氣傷,内有乾血[3],肌膚甲錯[4],兩目黯黑,緩中補虚,大黄䗪蟲丸主之。

大黄䗪蟲丸方

大黄十分,蒸　黄芩二兩　甘草三兩　桃仁一升　杏仁一升　芍藥四兩
乾地黄十兩　乾漆一兩　蝱蟲一升　水蛭百枚　蠐螬一升　䗪蟲半升

上十二味,末之,煉蜜和丸,小豆大,酒飲服五丸,日三服。

【校注】

［1］五劳:即《素问·宣明五气》"久视伤血,久卧伤气,久坐伤肉,久立伤骨,久行伤筋"。

［2］虚极羸瘦:指因劳而正气虚极,身体消瘦。

［3］干血:指瘀血日久者,多是因虚致瘀。

［4］肌肤甲错:形容皮肤粗糙干枯,如鳞甲形状。

【释义】论虚劳内有干血之大黄䗪虫丸证。

由于"五劳"过度、饮食失节、情志失度、房室不节、劳倦太过、饥饱不均等,导致脏腑亏虚,故"虚极羸瘦,腹满不能饮食"。"七伤"中,食伤、忧伤、饮伤、房室伤、饥伤、劳伤属因,经络营卫气伤是结果。脏腑虚损,功能必然失调,以致营卫气血不足,经络气血运行受阻,从而产生瘀血,瘀血日久者即所谓"干血"。瘀血内停,新血不生,肌肤失养,故粗糙如鳞甲状;精血不荣于目,故两目黯黑。以上诸症因虚致瘀,瘀阻致虚,瘀血不除,新血不生。治以大黄䗪虫丸,缓中补虚、祛瘀生新。

方中大黄、䗪虫、桃仁、虻虫、水蛭、蛴螬、干漆活血化瘀以攻邪;芍药、地黄

养血补虚润燥;杏仁利气;黄芩清热;甘草,白蜜益气和中。本方虽有大队破血逐瘀之品,但配伍有补益阴血之品,兼有补虚之功,更以蜜和丸,峻药缓用,使瘀血去,新血生,气血渐复,故曰"缓中补虚"。酒饮服,取其温通活血活络之功。临床有"血凝于隧络,非虫类搜剔难除"之说,本方集多种虫类药于一炉,对后世虫类药应用有一定启发。

6-20　附[1]《千金翼》炙甘草湯:一云復脉湯。

治虚勞不足,汗出而悶,脉結悸,行動如常,不出百日,危急者十一日死。

甘草四兩,炙　桂枝　生薑各三兩　麥門冬半升　麻仁半升　人參　阿膠各二兩　大棗三十枚　生地黄一斤

上九味,以酒七升,水八升,先煮八味,取三升,去滓,内膠消盡,温服一升,日三服。

【校注】

[1] 附:邓珍本目录作"附方"二字,独占一行。赵开美刻本为"附方"

【释义】论炙甘草汤的主治病证。

本方载于《千金翼方》卷十五,名复脉汤;亦见于《伤寒论·辨太阳病脉证并治下第七》,主治"伤寒,脉结代,心动悸"。虚劳不足指气血阴阳俱虚之证,阳虚不能固表,阴津失于内守,故汗出;心气虚而不振,故胸闷。气虚血少,心失所养,故脉结而心悸。此时虽行动尚能维持,但毕竟气血阴阳已衰,若不及时救治,必将危及性命,故曰:"行动如常,不出百日,危急者十一日死。"治用炙甘草汤滋阴养血,通阳复脉。

方中炙甘草补中益气,使气血生化有源,以复脉之本;生地黄、麦冬、阿胶、麻仁益阴养血;人参、大枣补气滋液;桂枝振奋心阳,配生姜温通血脉;药用清酒煎煮,疏通经络血脉。诸药相伍,共奏养血补气,通阳复脉之功。叶天士在评价本方与建中汤治虚劳时云"理阳气当推建中,顾阴液须投复脉。"临证凡频发期前收缩、心绞痛、心肌炎等,证属气血两虚,脉律不整者,可酌用本方加减治疗。

6-21　《肘後》獺[1]肝散:治冷勞[2],又主鬼疰,一門相染[3]。

獺肝一具

炙乾末之,水服方寸匕,日三服。

【校注】

[1] 獭(tǎ塔):即水獭。

[2] 冷劳:指寒性虚劳证。

[3] 鬼疰,一门相染:疰,同注,病邪交相染易,一人病死,一人复得,因此病隐匿难见,似鬼神作祟,故名"鬼疰"。属传染性疾病,即今之所谓"肺结核"之类。

【释义】论獭肝散的主治病证。

獭肝,甘、咸、平,《名医别录》谓"止久嗽";《药性论》载"治上气咳嗽,劳损疾";可见獭肝具有补养、宁嗽之功,故可治寒性虚劳病,兼治鬼注。

○肺痿肺痈咳嗽上气病脉证治第七

　　提要:本篇共计原文 21 条,用方 16 首,其中附方 6 首,论肺痿、肺痈、咳嗽上气的辨证论治。三种病证,都关系于肺,且病理变化也存在着相互联系和相互转化的关系,故合为一篇论述。

　　肺痿是肺脏气津不足,肺叶枯萎的病变。有寒热之分,热性肺痿是肺热气燥,津伤不布所致;寒性肺痿是肺寒津凝,气不布津而成。肺痿的主要临床表现为咳嗽、咳吐涎沫等。在治疗上,脾肺虚寒,发为肺痿者,用**甘草干姜汤**;肺胃津伤,虚热肺痿者,用**麦门冬汤**;气阴两伤,肺痿涎唾者,用《外台》**炙甘草汤**;虚热肺痿轻证者,用《千金》**甘草汤**;虚寒肺痿,涎沫不止者,用《千金》**生姜甘草汤**;虚寒肺痿,涎沫壅阻者,用《千金》**桂枝去芍药加皂荚汤**。

　　肺痈是风热壅肺,毒热蕴结,腐血败肉,发为痈脓的病变。其主要证候为咳嗽胸痛,吐脓液浊痰等。在治疗上,肺痈初期,邪实壅滞,喘不得卧者,用**葶苈大枣泻肺汤**;肺痈脓成,咳吐脓血者,用**桔梗汤**;肺痈脓成,重证者,用《外台》**桔梗白散**;肺痈成脓,痰热阻肺者,用《千金》**苇茎汤**。

　　咳嗽上气是指咳嗽、气喘等肺气不降的病证。既可见于肺痿、肺痈病中,亦可单独出现。寒饮射肺,咳而上气者,用**射干麻黄汤**;痰浊壅肺,咳逆上气者,用**皂荚丸**;寒饮夹热上迫,病邪偏表脉浮者,用**厚朴麻黄汤**;寒饮夹热上迫,病邪偏里脉沉者,用**泽漆汤**;水饮与热相合,咳而上气肺胀者,用**越婢加半夏汤**;外寒内饮夹热,肺胀咳而上气者,用**小青龙加石膏汤**。

　　7-01　　问曰:热在上焦者,因咳爲肺痿[1]。肺痿之病,何従[2]得之? 師曰:或従汗出;或従嘔吐;或従消渴[3],小便利數;或従便難,又被快藥[4]下利,重亡津液,故得之。曰[5]:寸口脉數,其人咳,口中反有濁唾涎沫[6]者何? 師曰:爲肺痿之病。若口中辟辟[7]燥,咳即胸中隱隱痛,脉反滑數,此爲肺癰,咳唾膿血。脉數虛者,爲肺痿,數實者,爲肺癰。

　　【校注】

　　[1]肺痿:病名。指肺脏干枯痿弱,如草木之萎而不荣的病变。

　　[2]何从:医统本作"从何"。宜从。

　　[3]消渴:一指热病过程中的症状,即口渴不已,饮水即消。二是泛指以多饮、多食、多尿症状为特点的病证,即上消、中消、下消。详见本书《消渴小便

利淋病脉证并治第十三》篇。

[4] 快药：指峻下药。如《梁书》姚僧垣曰："大黄快药。"

[5] 曰：《脉经》卷八上作"问曰"。

[6] 浊唾涎沫：浊唾指稠痰，涎沫指稀痰。

[7] 辟辟："辟"同"僻"，象声词，形容干燥。

【释义】论肺痿的成因，肺痿和肺痈的脉症与鉴别。本条可分三段理解：

第一段："问曰：热在上焦者……故得之"，论肺痿的病因。肺痿是肺脏干枯痿弱，如草木之萎而不荣的病变，证有虚热、虚寒之分，且以虚热为多见。肺为娇脏，喜润恶燥。或汗出过多，或呕吐频繁，或消渴小便频数，或大便燥结而峻猛攻下等，均可导致津液亏虚，津伤则阴虚生内热，热在上焦，灼伤肺津，使其宣降失常，气逆而咳，日久不愈，肺气痿弱不振，而形成肺痿。由此可见，热在上焦与肺气阴两伤是肺痿的核心病机。

第二段："曰：寸口脉数……咳唾脓血"，论肺痿和肺痈的脉症。寸口候上焦，数脉主热；寸口脉数，反映了"热在上焦"的病理变化。热在上焦，虚热灼肺，肺气上逆，因而作咳。阴虚有热，肺叶枯萎，理应干咳无痰，而反咳吐浊唾涎沫，这是因为肺气痿弱，通调失司，津液不得敷布，停蓄在肺，又被热邪熏灼，变成稠痰白浊，随肺气上逆而咳出，此乃虚热肺痿之特征。若口中感觉辟辟干燥，咳嗽时胸中隐隐作痛，咳吐脓血，脉象滑数者，则为肺痈。这是因为邪热壅肺，气道不利，气血败坏，结聚成痈之候。

第三段："脉数虚者为肺痿，数实者为肺痈"句，论肺痿、肺痈的鉴别诊断。肺痿与肺痈之病变均在肺，性质均属热，但病情有虚实不同。肺痿是阴虚有热，枯萎不荣，其脉数而虚；肺痈是实热邪盛，壅塞不通，其脉数而实。条文将肺痿、肺痈两病对举，意在鉴别。

7-02 ○問曰：病咳逆，脉之[1]，何以知此爲肺癰？當有膿血，吐之則死，其脉何類？師曰：寸口脉微[2]而數，微則爲風，數則爲熱；微則汗出，數則惡寒。風中於衛，呼氣不入[3]；熱過於榮，吸而不出[4]。風傷皮毛，熱傷血脉[5]。風舍[6]於肺，其人則咳，口乾喘滿，咽燥不渴，時[7]唾濁沫，時時振寒。熱之所過，血爲之凝滯，畜結癰膿，吐如米粥。始萌[8]可捄[9]，膿成則死。

【校注】

[1] 脉之："脉"作动词，"脉之"即诊脉。

[2] 微：可作"浮缓"理解。《医宗金鉴》云："脉微之三微字，当是三浮字。"

可参。

［3］风中于卫,呼气不入:指风邪伤于肺卫,若风邪轻浅,则能随呼气排出。

［4］热过于荣,吸而不出:过,作"至"或"入"解。指热邪伤于荣,邪深则随吸气而深入内部。

［5］热伤血脉:底本作"肺"。误。据明抄本、医统本、《脉经》卷八、《千金方》卷十七皆作"脉"。据改。

［6］舍:底本作"含",误。俞桥本、徐镕本、明抄本《脉经》卷八《千金方》卷十七俱作"舍"。据改。

［7］时:医统本作"多"。

［8］始萌:指疾病的开始阶段。

［9］捄:音义同"救",援助、拯救。

【释义】论肺痈的病因、病机、脉症和预后。本条可分为四段:

第一段:"问曰:病咳逆……其脉何类?"论肺痈禁用吐法及早期脉诊的意义。病有"咳逆",若为肺痈,则"当有脓血",虽有咳吐脓血之症状,亦不可用催吐之法,吐之则更伤正气,预后不良。因此,肺痈的早期脉诊,早期诊断治疗具有重要意义。因此,设问"其脉何类?"肺痈的病变过程,大致可分为以下三个阶段,即表证期、酿脓期和溃脓期。

第二段:"师曰:寸口脉微而数……热伤血脉",论肺痈表证期,即"风伤皮毛"阶段。"寸口脉微而数"是感受风热之征,后面九句均为自注句并采用了"互文见义"的写作手法,"微则为风,数则为热"乃是以脉揭示病邪的性质为风热;"微则汗出,热则恶寒"则是以脉来揭示症状,风热伤营卫,营阴外泄则汗出,卫气损伤则恶寒;此时尚在肺卫阶段,病位轻浅,病邪易于外驱;久则热入于营,病邪深入,则难以祛除,故曰"风中于卫,呼气不入;热过于荣,吸而不出";文中"风伤皮毛,热伤血脉"则提示风热之邪外袭,初在肺卫,久则热入营血。

第三段:"风舍于肺……时时振寒",论肺痈酿脓期,即"风舍于肺"阶段。"风舍于肺"即风热壅肺,肺气上逆则咳,肺气不宣则喘;热入营血,则口干、咽燥而不渴;津液不布,痰涎内结,故多唾浊沫;热毒盛于肺,正气与之相争,肺卫失司,则时时振寒。由此可见,酿脓期邪正相争剧烈,处于肺痈病变发展的转折阶段。

第四段:"热之所过……脓成即死",论肺痈溃脓期,即"吐如米粥"阶段。"热之所过,血为之凝滞,蓄结痈脓"描述了肺痈痈脓形成的过程,即邪热入肺,所犯之处,壅结而不散,血脉凝滞,腐溃气血,酿为痈脓。"吐如米粥"为肺痈溃脓期的主要表现,症见咳吐脓血,形如米粥,腥臭异常,脉滑数等。文中"脓成则死"不可拘泥,结合"始萌可救"可知,其意旨在启示医者对肺痈应及早治疗,待到脓成再治,则比较困难,而且预后也差。

【按语】肺痈病因外感风热之邪,病变初期见发热恶寒、汗出脉浮等症,虽与太阳表证相类,但两者感邪有寒热之分,切不可以治风寒之辛温解表剂,用于治疗肺痈初起,以免加重病情。正如叶天士所云"温邪上受,首先犯肺,逆传心包。肺主气属卫,心主血属营,辨营卫气血虽与伤寒同,若论治法则与伤寒大异也。"至于肺痈初期之治疗方药,本篇未载,可据证选用后世温病学派所创之银翘散等诸方加减,如伴内热咳痰黄稠,口渴者,酌加石膏、黄芩、鱼腥草等;痰热蕴肺,咳甚痰多者,加浙贝母、冬瓜仁等;伴有胸痛胸闷者,加全栝蒌、郁金等。

肺痈属内痈之一,是内科较为常见的疾病。中医认为,肺痈是由于热毒瘀结于肺,以致肺叶生疮,肉败血腐,形成脓疡。其以发热、咳嗽、胸痛、咯吐腥臭浊痰,甚则咯吐脓血痰为主要临床表现。西医所指的多种原因引起的肺组织化脓症的临床表现与肺痈接近,如肺脓肿、化脓性肺炎、肺坏疽、炎性假瘤以及支气管扩张继发感染等疾病,伴发热、咳嗽、胸痛、咯腥臭脓痰或痰与脓血相兼等。

7-03 ○上氣[1]面浮腫,肩息[2],其脈浮大,不治。又加利尤甚。

7-04 ○上氣喘而躁[3]者,屬肺脹[4],欲作風水[5],發汗則愈。

【校注】

[1]上气:既指气机上逆之病机,又指症状气急、喘逆。《周礼》郑玄注:"逆,喘也。"

[2]肩息:指气喘而抬肩呼吸,示呼吸极端困难,亦称"息高"或"息贲"。

[3]喘而躁:《脉经》卷八作"躁而喘"。

[4]肺胀:病名。《灵枢·胀论》:"肺胀者,虚满而喘咳。"

[5]风水:病名。详见本书《水气病脉证并治第十四》篇。

【释义】上两条论上气证有虚实两种病情。

前条论上气虚证及预后。病久气逆喘急,阳虚气浮,渐至肺肾气虚。肺虚津液不布,肾虚水湿不化,水气外溢则浮肿;肺虚呼吸不利,肾虚不能摄纳,故呼吸困难,以致张口抬肩。虚阳外越,则脉来浮大无根。若再见下利,则为阴竭于下,阳脱于上,阴阳有离决之势,肺脾肾三脏俱衰败,故病情险恶。文中"不治"即难治之意,若抢救及时得当,亦有转危为安者。

后条论上气实证及其治法。因风寒外束,水饮内停,肺失宣肃,邪气内闭,气闭化热,故烦躁气喘,而发为"肺胀"。盖肺为水之上源,主通调水道,下输膀胱。今肺气壅闭,不能通调水道,下输膀胱,风遏水阻,以致水气溢于肌表,可转为风水。证属表实水气壅阻,治当发汗,可酌情选用如越婢汤、小青龙加石膏汤或麻黄加术汤等,既能使外寒从汗而解,又可使肺气得以宣降,水道通调,饮有去路,则肿可消、烦躁喘逆得除。条文虽未言脉,从上气诸条来看,应是脉浮或浮大有力。以上两条,虚实对举,加强辨证,以免犯虚虚实实之戒。

7-05 肺痿吐涎沫而不咳者,其人不渴,必遗尿[1],小便數。所以然者,以上虛[2]不能制下故也。此爲肺中冷[3],必眩,多涎唾,甘草乾薑湯以温之[4]。若服湯已渴者,属消渴。

甘草乾薑湯方

甘草四兩,炙　乾薑二兩,炮

上㕮咀,以水三升,煑取一升五合,去滓,分温再服。

【校注】

[1] 遗尿:即小便自遗,此作小便失禁讲。

[2] 上虚:指肺气虚寒。

[3] 肺中冷:指肺虚有寒。

[4] 以温之:《脉经》卷八作"以温其脏",后无"若服汤已渴者,属消渴"九字。《千金方》卷十七作"以温其脏,服汤已,小温覆之,若渴者,属消渴法"。

【释义】论虚寒肺痿的证治。

本篇首条已论肺痿之病,多属"上焦有热",然亦有肺中虚冷而痿者,其病机可由素体阳虚,病从寒化,或虚热肺痿迁延不愈,阴损及阳所致。由于上焦阳虚,气虚不能布津,又不能摄津,津液停滞于肺,故频吐涎沫,口不渴;肺气虚寒,无力上逆,故不咳。遗尿或小便频数乃"上虚不能制下故也",即上焦虚冷,治节失常,导致水液下趋。"此为肺中冷"则是进一步强调本证病机属于虚寒。肺气虚寒,清阳不升,故头眩;气不化津则多涎唾;证属上焦虚寒,治当温阳益气,方用甘草干姜汤温之。药后若出现口渴,表明虽然肺寒得温,但气化不利,津液未行,出现类似太阳蓄水之"消渴"证,当以法治之,可与五苓散温阳、化气、行水。

甘草干姜汤由炙甘草、干姜两药组成,炙甘草甘温补中益气,干姜辛温散寒,辛甘合用,重在温脾阳以复肺气,即培土生金,此乃虚则补其母之法。本方取理中汤之半,虽主治虚寒肺痿,其源亦由胃阳虚乏,与《伤寒论》"大病差后,喜唾"主以理中丸之义略同,合参则其理愈明。

7-06　咳而上氣，喉中水雞聲[1]，射干麻黃湯主之。

射干麻黃湯方

射干十三枚，一法三兩　麻黃四兩　生薑四兩　細辛　紫菀　款冬花各三兩　五味子半升　大棗七枚　半夏大者，洗，八枚。一法半升

上九味，以水一斗二升，先煮麻黃兩沸，去上沫，内諸藥，煮取三升，分溫三服。

【校注】

［1］水鸡声：水鸡即田鸡，俗称蛙。水鸡声：形容喉间痰鸣声连连不断，好像田鸡的叫声。

【释义】论寒饮郁肺之射干麻黄汤证。

寒饮郁肺，肺失宣降，故咳嗽、喘急；寒痰水饮随逆气上壅喉间，呼吸出入之气与之相搏，由于痰阻气道，气触其痰，痰气相击，故喉中痰鸣如水鸡声。证属寒饮郁肺，治当散寒宣肺，降逆化痰，方用射干麻黄汤。方中射干消痰开结、降逆止咳下气，麻黄宣肺平喘，生姜、细辛散寒行水，款冬、紫菀、半夏，降逆止咳、下气化痰；五味子收敛肺气，与麻、辛、姜、夏诸辛散之品同用，使散中有收，不致耗散正气，更助以大枣安中，调和诸药，使邪去而正不伤，适用于肺胀咳逆上气而寒痰饮多者。但本方为治标之法，待寒散饮除，又宜扶脾或温肾治其本，故而有"在上治肺，在下治肾；发时治上，平时治下"之治疗原则，对分清虚实，辨别标本而治哮喘，具有指导意义。

7-07　咳逆上氣，時時唾濁[1]，但坐不得眠[2]，皂莢丸主之。

皂莢丸方

皂莢八兩，刮去皮，用酥[3]炙

上一味，末之，蜜丸梧子大，以棗膏和湯服三丸，日三夜一服。

【校注】

［1］唾浊：赵开美本作"吐浊"。唾浊，即吐出黏稠之浊痰。

［2］眠：《备急千金要方》卷十八作"卧"。

［3］酥：牛或羊奶所制之油，皂荚经酥炙，缓和其峻烈之性，且脆而易于研末。

【释义】论痰浊壅肺之皂荚丸证。

浊痰壅塞于肺，气道不利，故咳嗽气喘；肺中稠痰，随上气而出，故频频吐浊。由于痰浊壅盛，虽时时吐出，但咳逆喘满不减，卧则气逆更甚，故但坐不得眠。从"咳逆上气""时时吐唾浊""但坐不得眠"提示本证气逆之甚，痰量之多，

且咳吐不利,此时若不速除痰浊,通利气道,恐有痰壅气闭之危险,故用除痰峻猛的皂荚丸主治,痰去气道通利则喘咳自止。方中皂荚辛咸,能宣壅导滞,利窍涤痰。因其药力峻猛,故酥炙蜜丸,和枣膏调服,既能缓和其峻烈之性,又兼顾脾胃。每服梧子大三丸,寓峻药缓攻之意。

7-08 咳而[1]脉浮者,厚朴麻黄湯主之。

厚朴麻黄湯方

厚朴五兩　麻黄四兩　石膏如雞子大[2]　杏仁半升　半夏半升　乾薑二兩　細辛二兩　小麥一升　五味子半升

上九味,以水一斗二升,先煑小麥熟,去滓,内諸藥,煑取三升,温服一升,日三服。

7-09 脉[3]沉者,澤漆湯主之。

澤漆湯方

半夏半升　紫參五兩,一作紫菀　澤漆三斤,以東流水五斗,煑取一斗五升　生姜五兩　白前五兩　甘草　黄芩　人參　桂枝各三兩

上九味,㕮咀,内澤漆汁中,煑取五升,温[4]服五合,至夜盡[5]。

【校注】

[1]而:《千金方》卷十八下有"大逆上气,胸满,喉中不利如水鸡声,其"十五字。

[2]如鸡子大:《千金方》卷十八作"三两"。

[3]脉:《千金方》卷十八上有"夫上气其"四字。

[4]温:《千金方》卷十八作"一"。

[5]至夜尽:《千金方》卷十八作"日三夜一"。

【释义】此两条论咳喘之两种异治。

以上两条叙证简略,仅从脉象的浮沉上确定治法。一般来说,脉浮主表,脉沉主里,咳而脉浮是病近于表,治用厚朴麻黄汤,使病从外解。咳而脉沉是病近于里,治用泽漆汤,使病从里解。治法虽异,但大要治水,且皆为因势利导之法也。

厚朴麻黄汤用厚朴宽胸利气消满除胀,麻黄、杏仁宣降肺气而止咳平喘,如此则升降相因,以复肺之宣降,亦寓有肺病治肠之义。细辛、干姜温化寒饮,半夏降逆化痰。五味子收敛肺气,与麻黄、细辛相伍,一散一收,祛邪而不伤正,亦可监制细辛、半夏、干姜之燥。石膏辛凉宣泄肺中郁热以除烦;小麦养正安中;诸药共奏散饮降逆,止咳平喘之功,主治咳喘偏表、偏上者,临床

可见咳嗽喘逆、胸满烦躁、咽喉不利、痰声辘辘、倚息不能平卧、脉浮苔滑等症。此方乃小青龙加石膏汤之变方,以厚朴、杏仁、小麦易桂枝、芍药、甘草。因无表邪,故去解表和营之桂枝、芍药;里有饮邪,症见胸满,故去甘草以避甘而满中。

泽漆汤用泽漆味苦性寒,主大腹水气、四肢面目浮肿、利大小肠,具有消痰逐水之功;紫参,《本草纲目》谓"入足厥阴之经,肝藏血分药也,故治诸血病",有活血止血通利作用,二药为主,可活血逐水消肿;生姜、半夏、桂枝散水降逆,白前平喘止咳,并用人参、甘草益气扶正,培土生金;水饮久留,郁而化热,故用黄芩之苦寒以燥湿清热。诸药共奏逐水通阳,止咳平喘之功,主治咳喘偏里、偏下者,临床可见咳嗽、喘逆、胸中有水气引胁痛,脉沉苔滑等症。

7-10　大[1]逆上氣,咽喉不利,止逆下氣者,麥門冬湯主之。

麥門冬湯方

麥門冬七升　半夏一升　人參二兩[2]　甘草二兩　粳米三合　大棗十二枚

上六味,以水一斗二升,煑取六升,温服一升,日三夜一服。

【校注】

[1] 大:《金匮要略论注》《医宗金鉴》《金匮悬解》等俱作"火"字。

[2] 二两:赵开美本作"三两"。

【释义】论虚热咳逆的证治。

本证由肺胃阴津虚衰,虚火上炎所致。肺胃津枯,阴虚火旺,致使肺气上逆则咳喘,胃气上逆而呃逆;肺胃津伤,津不上承,虚热熏灼,故咽喉干燥,痰黏咳吐不爽。此外,据证还当有口干欲得凉润,舌红少苔,脉象虚数等症。治当养阴清热,止逆下气,方用麦门冬汤。

本方重用麦门冬,滋阴润肺,清降虚火;半夏下气化痰,虽性温,但用量很轻,且与大量清润药物相伍(麦冬:半夏=7:1),有"去性存用"之意。盖虚火上炎非麦冬不清,胃气上逆非半夏不降,凉润与辛燥相伍,麦冬得半夏润而不腻,半夏得麦冬降而不燥。胃气者,肺之母气也,故以人参、粳米、甘草、大枣健脾益气,培土生金。诸药相伍,化源得充,津液得滋,虚火自敛,适用肺胃津伤,虚火上炎所致的咳嗽上气证治。但据《肘后备急方》载"麦门冬汤治肺痿,咳唾涎沫不止,咽燥而渴。"可见麦门冬汤亦为虚热肺痿之正治方。体现了"病机相符,则可异病同治"的原则。

7-11　肺癰,喘不得卧,葶藶大棗瀉肺湯主之。

葶藶大棗瀉肺湯方

葶藶[1]熬令黄色,搗丸如彈丸大　大棗十二枚

上先以水三升,煮棗取二升,去棗,内葶藶,煮取一升,頓服。

【校注】

[1] 葶苈:《千金方》卷十七下无"熬令黄色,搗丸如弹丸大"十字,有"三两末之"四字。

【释义】述肺痈实证喘甚的证治。

文以"肺痈"冠首,可知当有"口中辟辟燥,咳即胸中隐隐痛,脉反滑数"等症。病因邪热壅塞于肺,灼津为痰,痰浊壅遏,肺气壅滞,故气喘不能平卧。参7-21条葶苈大枣泻肺汤证,还可见"咳逆上气,喘鸣迫塞"等实邪壅肺之证。故治宜急泻肺中邪实,方用葶苈大枣泻肺汤。方中葶苈子苦寒,其性滑利,善开肺气之壅闭而止喘。正如《素问·脏气法时论》曰:"肺苦气上逆,急食苦以泄之。"又恐其峻猛而伤正气,故以大枣甘温补中,缓和药性。

7-12　咳而胸滿,振寒脉數,咽乾不渴,時出濁唾腥臭[1],久久吐膿如米粥者,爲肺癰,桔梗湯主之。

桔梗湯方亦治血痹[2]

桔梗一兩　甘草二兩

上二味,以水三升,煮取一升,分溫再服,則吐膿血也[3]。

【校注】

[1] 浊唾腥臭:指吐出有腥臭气味脓痰。

[2] 亦治血痹:《千金方》卷十七、《外台秘要》卷十无此四字。

[3] 则吐脓血也:《外台秘要》卷十作"朝暮吐脓血则差"。

【释义】论肺痈脓成咳吐脓血之桔梗汤证。

本条当与7-02条合参,前者论肺痈之病机与病理过程,此条补充肺痈溃脓期之治法方药。肺痈邪热壅肺,肺气不利,故咳而胸满。热邪内盛则脉数,肺气郁遏不得外出,卫外失司则振寒;热伤津液则咽干,热入营血故而不渴。热毒蕴蓄,腐血败肉酿成痈脓,则时出浊唾腥臭,吐如米粥之状。"久久"二字,一者提示病程较长,缠绵不愈;二者提示病势可能逐渐转虚。治当清热解毒、祛痰排脓,方用桔梗汤。方中桔梗开提肺气、祛痰排脓;生甘草清热解毒,益气生肌。

【按语】肺痈一旦化脓,排脓解毒是其主要的治疗原则,此时切不可应用

止咳药物,以防闭门留寇,延误病情。桔梗汤为肺痈脓溃的主治方,但原方药少力薄,临床常与本篇所载《千金》苇茎汤合用,或加败酱草、鱼腥草、栝蒌、薏苡仁、金银花等清热解毒排脓之品,疗效更佳。桔梗汤亦见于《伤寒论》治疗少阴客热咽痛证。

7-13　咳而上氣,此爲肺脹,其人喘,目如脫狀[1],脉浮大者[2],越婢加半夏湯主之。

越婢加半夏湯方

麻黃六兩　石膏半斤　生薑三兩　大棗十五枚　甘草二兩　半夏半升

上六味,以水六升,先煑麻黃,去上沫,内諸藥,煑取三升,分温三服。

【校注】

[1]目如脱状:形容两眼胀突,犹如脱出之状。

[2]者:《外台秘要》卷十引张仲景《伤寒论》此上十九字作"肺胀者,病人喘,目如脱状,脉浮大也;肺胀而咳"。

【释义】论饮热郁肺的肺胀病证治。

本条所论肺胀,因心下素有水饮宿疾,外感风寒而诱发。外邪引动内饮,水饮射肺,壅塞于肺,肺失宣降,故咳嗽、气喘、胸中胀闷。肺气不宣,饮热迫肺,鼓窍欲出,故目睛胀突,犹如脱出之状。浮脉主病在表,邪在上;脉大主热,亦主邪实;证属寒闭于表,饮热内壅而上逆。治宜越婢加半夏汤宣肺泄热,降逆平喘。方中麻黄宣肺平喘、石膏辛寒以散郁热,半夏降逆化痰除饮;生姜既助麻黄宣散,又助半夏降逆;甘草、大枣安中以调和诸药。

7-14　肺脹,咳而上氣,煩躁而喘,脉浮者,心下有水[1],小青龍加石膏湯[2]主之。

小青龍加石膏湯方:《千金》證治同,《外臺》更加脇下痛引缺盆。

麻黃　芍藥　桂枝　細辛　甘草　乾薑各三兩　五味子　半夏各半升　石膏二兩

上九味,以水一斗,先煑麻黃,去上沫,内諸藥,煑取三升。强人服一升,羸者减之,日三服,小兒服四合。

【校注】

[1]水:以上十七字《千金方》卷十八作"咳而上气,肺胀,其脉浮,心下有水气,胁下痛引缺盆,设若有实者必躁,其人常倚伏"。

〔2〕汤:底本无,据赵开美本补。

【释义】论外寒内饮而夹热的肺胀证治。

脉浮是有表证;心下有水,即胃中有水饮。外邪内饮,相互搏结,水饮渍肺,肺气上逆则作咳,肺气不宣则作喘。饮邪郁而化热故而烦躁。由此可知本条病机是由外感风寒,内有饮邪郁热。治宜解表化饮,清热除烦,方用小青龙加石膏汤。小青龙汤本为逐饮解表之剂,治表有风寒内夹水饮之证,本条具有小青龙汤证而兼有烦躁,故加石膏以清里热。

【按语】肺胀咳喘之证,原因甚多,但本篇所论,则以水饮为主,且多为内外合邪。如射干麻黄汤是寒饮郁肺,厚朴麻黄汤是饮邪上迫,越婢加半夏汤是饮热互结、热甚于饮,小青龙加石膏汤是外寒内饮,饮甚于热。以上四方,均用麻黄,取其发泄肺中郁饮,以治咳喘,协石膏则散热,协桂枝则发表。然《伤寒论》载小青龙汤证,又有喘者去麻黄、加杏仁之变,不可不知。

附[1]:

7-15 《外臺》炙甘草湯:治肺痿涎唾多,心中温温液液[2]者。方见虚勞[3]。

【校注】

〔1〕附:俞桥本、赵开美本、徐镕本、无名氏本皆作"附方"。

〔2〕温温液液:泛泛欲吐之意。

〔3〕方见虚劳:此原注是指《血痹虚劳病脉证并治第六》篇附方《千金翼》炙甘草汤,但《外台秘要》卷十炙甘草汤分量稍有出入,作桂心二两、大麻子仁半升、阿胶三两炙、大枣四十枚,余分量相同。

【释义】论《外台》炙甘草汤证治。

肺痿之病,证属肺气阴两伤。肺阴虚则内生虚热;肺气伤则津液不布,停聚而生涎沫;虚热与涎沫为患,扰动于胃,故泛泛欲吐。炙甘草汤为桂枝汤去芍药加人参、地黄、阿胶、麻仁、麦冬而成,功以生津润燥为主,兼益气养阴,故可治虚热津伤之肺痿。

7-16 《千金》甘草湯

甘草

上一味,以水三升,煮减半,分温三服。

【释义】论《千金》甘草汤之组成。

《备急千金要方》卷十七肺痿门载此方,"治肺痿涎唾多,出血,心中温温液液"，甘草用二两。甘草生用，可清热解毒、下气止咳、益气润燥，故可用于治疗虚热肺痿之轻证。

7-17　《千金》生薑甘草湯：治肺痿，咳唾涎沫不止，咽燥而渴。

生薑五兩　人參三兩　甘草四兩　大棗十五枚

上四味，以水七升，煮取三升，分溫三服。

【释义】论虚寒肺痿之生姜甘草汤证。

虚寒肺痿得之于"肺中冷"。因肺气虚寒，通调失司，津液不摄不布，聚而成涎，故咳唾涎沫不止，咽喉干燥，但不口渴引饮。治用生姜甘草汤温复肺气，培土生金。方中甘草、人参、大枣补脾益气，化生津液；生姜温化寒饮。

7-18　《千金》桂枝去芍藥加皂莢湯：治肺痿，吐涎沫。

桂枝　生薑各三兩　甘草二兩　大棗十枚　皂莢一枚，去皮子，炙焦

上五味，以水七升，微微火煮，取三升，分溫三服。

【释义】论虚寒肺痿之桂枝去芍药加皂荚汤证。

桂枝去芍药加皂荚汤以桂枝、甘草辛甘化阳，振奋阳气；生姜温肺化饮；大枣补脾益气；加皂荚峻祛痰涎。本方药性偏温，故适宜虚寒肺痿，症见吐涎沫不止，因肺中虚冷所致，即所谓《金匮要略·水气病脉证并治第十四》曰"上焦有寒，其口多涎"。

7-19　《外臺》桔梗白散：治咳而胸滿，振寒，脈數，咽乾不渴，時出濁唾腥臭，久久吐膿如米粥者，爲肺癰。

桔梗　貝母各三分　巴豆一分，去皮，熬，研如脂

上三味，爲散，強人飲服半錢匕，羸者減之。病在膈上者吐膿血；膈下者瀉出；若下多不止，飲冷水一杯則定。

【释义】论肺痈脓成咳吐脓血之桔梗白散证。

本条主治与7-12条桔梗汤均为肺痈成脓，述证相同，方即《伤寒论》太阳病篇三物白散。方中桔梗开肺排脓，贝母清热化痰散结，巴豆峻猛攻下，泻肺排脓。较之桔梗汤，本方药性峻猛，故适用于肺痈脓成而正气能支者，属肺痈重证，而桔梗汤治肺痈轻证。

7-20　《千金》葦莖湯：治咳有微熱，煩滿，胸中甲錯，是爲肺癰。

葦莖二升　薏苡仁半升　桃仁五十枚　瓜瓣半升

上四味,以水一斗[1],先煑葶茎,得五升,去滓,内諸藥,煑取二升,服一升,再服,當吐如膿。

【校注】

[1] 斗:底本作"升"。误。据赵开美本、明抄本改。

【释义】论肺痈成脓之苇茎汤证。

肺痈痰热壅肺,宣降失司,症见咳嗽、微热、烦满;瘀血内结,肌肤失濡,令心胸部皮肤粗糙如鳞甲。治以《千金》苇茎汤清肺化痰、活血排脓。方中苇茎清肺泄热;薏苡仁、冬瓜仁下气排脓,善消内痈;桃仁活血祛瘀。本方治疗肺痈,疗效确切,脓已成或未成均可服用。脓将成者,可加入鱼腥草、蒲公英、紫花地丁、金银花、连翘等以增强清热解毒之功、促其消散;脓已成者,加桔梗、甘草、贝母等以增强化痰排脓之效。

7-21 肺癰[1],胸滿脹,一身面目浮腫,鼻塞清涕出,不聞香臭酸辛,咳逆上氣,喘鳴迫塞,葶藶大棗瀉肺湯主之。方見上,三日一劑,可至三四劑,此先服小青龍湯一劑,乃進。小青龍方見咳嗽門中。

【校注】

[1] 痈:同"壅",壅塞之意。

【释义】再论葶苈大枣泻肺汤证治。

肺气壅塞,气机不利,则胸满而胀;气滞痰壅,肺失宣降,通调失职,水气泛溢,故一身面目浮肿;肺窍不利则鼻塞流清涕,不闻香臭酸辛;肺失肃降,故咳逆上气,喘鸣迫塞。证属邪实气闭于肺,故用葶苈大枣泻肺汤泻肺逐邪,开泄肺气。

【按语】本条所载症状,与肺痈相去甚远;用辛温之小青龙汤,治风热犯肺所致肺痈病,亦于理不合。故有注家认为不可因"痈"字,而言其必属肺痈病。《素问·大奇论》载:"肺之雍,喘而两胠满。""雍"同"壅",《针灸甲乙经》《黄帝内经太素》均作"痈",可见"痈"字,作"壅"解为妥,即壅塞之义。方后云:先服小青龙汤一剂,再进葶苈大枣泻肺汤,目的在于先解其表,后下其水饮。参《痰饮咳嗽病脉证并治第十二》篇载葶苈大枣泻肺汤治支饮不得息,可知本方不独用于肺痈,亦可用于外寒内饮,症见面目浮肿、胸满胀、咳逆上气、喘鸣迫塞之实证。

○奔豚气病脉证治第八

提要:本篇共计原文4条,用方3首,论奔豚气病的辨证论治。奔豚气是指气从少腹上冲咽喉的一种突然发作性疾病。其发作,多与情志因素有关,原文称"皆从惊恐得之",病变主要涉及心、肾、肝、胆。其证候,以"从少腹起,上冲咽喉,发作欲死,复还止"为其临床特征。其治疗,肝胆郁火,气逆上冲者,用**奔豚汤**;心阳不足,下焦水寒乘逆者,用**桂枝加桂汤**;汗伤心阳,欲作奔豚者,用**茯苓桂枝甘草大枣汤**。奔豚气与冲疝、肾积奔豚等的气从少腹上冲相比较,证形相似而实有不同:冲疝是以疝痛为主;肾积奔豚,有积的特点;而本证在于"气",故应区别对待。本病与西医神经官能症、癔症等有相似之处。

8-01　師曰:病有奔豚[1],有吐膿,有驚怖,有火邪[2],此四部病,皆從驚發得之。師曰:奔豚病,從少腹起[3],上衝咽喉,發作欲死,復還止,皆從驚恐得之。

【校注】

[1] 奔豚:病名。奔,同贲,意为奔跑;豚,同豕,意为小猪。奔豚,又称奔豚气病,以其气冲如豚之奔突故名。

[2] 火邪:指误用烧针、艾灸、火熏等法所致病变。

[3] 从少腹起:《外台秘要》卷十二作"气从少腹起"。

【释义】论奔豚气病的病因和症状。

奔豚、吐脓、惊怖、火邪的发病多与受到惊吓有关,故曰"此四部病,皆从惊发得之"。

"惊"泛指精神刺激,情绪波动。《素问·举痛论》:"惊则气乱……惊则心无所倚,神无所归,虑无所定,故气乱矣。"若惊发气乱,气血乖张,气逆奔突,则发为"奔豚"。肺痈患者,肺失清肃之职,因惊气逆,则可引发"吐脓"。惊怖,即因惊而恐怖。若猝然受惊,伤及心肾,则发为"惊怖"。惊则气乱,气乱而郁,气郁化火,故易与火逆合邪,而诱发"火邪"为病。可见,本条前半段所言"皆从惊得之"的"惊",不单指惊吓,还包括恐惧。本条最后一句"皆从惊恐得之",对此进行了概括,两者互文见义。

奔豚气病发作时,患者自觉有气从少腹开始,上冲至心胸咽喉,异常痛苦,有濒死的感觉。发作过后,冲气复还,诸症皆除,如同常人,故曰"发作欲死,复还止"。奔豚气病上冲之理与冲脉有关,冲脉起于下焦,上循咽喉。《素问·骨空论》篇云"冲脉为病,逆气里急"。除惊恐恼怒等情志刺激,可致肝气郁结而循冲脉上逆外,心阳不足,下焦寒气随冲气上逆,亦可发为奔豚。

8-02　奔豚,氣上衝胸,腹痛,往來寒熱,奔豚湯主之。

奔豚湯方

甘草　芎藭　當歸各二兩　半夏四兩　黃芩二兩　生葛五兩　芍藥二兩　生薑四兩　甘李根白皮一升

上九味,以水二斗,煮取五升,溫服一升,日三夜一服。

【释义】论肝郁奔豚的证治。

本证由情志刺激而致肝气郁结化热,随冲气上逆而发气上冲胸。脘腹是脾胃所居之处,肝郁气滞,肝木乘土则脘腹疼痛;肝与胆互为表里,肝郁热扰,则少阳之气不和,故见往来寒热。证属肝郁气结,化热上冲。治以奔豚汤疏肝清热,降逆平冲。

方中甘李根白皮,即李子树根的白皮,味苦性寒,入足厥阴肝经,有清热降逆之功,《名医别录》谓其主消渴、止心烦、逆奔气。《外台秘要》载治奔豚方十三首,用李根白皮者八首,可见其为治疗奔豚气病之要药。当归、川芎、芍药养血柔肝,行血止痛;黄芩清肝胆之郁热;半夏、生姜和胃降逆;葛根生津清热;芍药与甘草相伍缓急止痛。全方药性偏寒,故适于热性奔豚气病。

8-03　發汗後,燒鍼[1]令其汗,鍼處被寒,核起而赤者,必發賁豚,氣從小腹上至心,灸其核上各一壯[2],與桂枝加桂湯主之[3]。

桂枝加桂湯方

桂枝五兩　芍藥三兩　甘草二兩,炙　生薑三兩　大棗十二枚

上五味,以水七升,微火煮取三升,去滓,溫服一升。

【校注】

[1]烧针:是古人取汗的一种治法,以棉花外裹粗针,蘸油烧之,待针红去棉而刺入。

[2]一壮:把艾绒制成艾炷,灸完一个艾炷为一壮。

[3]与桂枝加桂汤主之:本条亦见于《伤寒论·辨太阳病脉证并治中第六》,原文作"烧针令其汗,针处被寒,核起而赤者,必发奔豚,气从少腹上冲心者,灸其核上各一壮,与桂枝加桂汤,更加桂二两也。"

【释义】论烧针引发奔豚的证治。

烧针迫汗外出,腠理开泄,风寒之邪乘虚而入,针孔被寒邪所袭不得疏散,

故局部见红肿如核。因火劫发汗,心阳损伤,水寒之气上逆心胸,而发奔豚。证属心阳虚而水寒上乘,治则内外兼施,外用艾灸温散寒凝,内用桂枝加桂汤温通心阳,平冲降逆。

桂枝加桂汤为桂枝汤再加桂枝二两而成。据《神农本草经》记载,桂枝可降逆气、散结气、补中益气。本方重用桂枝,旨在加强补心、通阳、下气之功,配以炙甘草,佐以姜枣,辛甘合化,温通心阳,平冲降逆。对于本方之"加桂",亦有医家认为是肉桂。根据原文"更加桂二两"而论,当是指加桂枝而言,但就临床应用来看,加肉桂亦可取效,可据证酌情选用。

8-04　發汗後,臍下悸者,欲作賁豚,茯苓桂枝甘草大棗湯主之[1]。

茯苓桂枝甘草大棗湯方

茯苓半斤　甘草二兩,炙　大棗十五枚　桂枝四兩

上四味,以甘爛水一斗,先煑茯苓,減二升,内諸藥,煑取三升,去滓,溫服一升,日三服。甘爛水法:取水二斗,置大盆内,以杓揚之,水上有珠子五六千顆相逐,取用之。

【校注】

[1] 茯苓桂枝甘草大枣汤主之:本条亦见于《伤寒论·辨太阳病脉证并治中第六》,原文作"发汗后,其人脐下悸者,欲作奔豚,茯苓桂枝甘草大枣汤主之。"方中甘草作三两、大枣十五枚下有"擘"字、桂枝四两下有"去皮"二字。"甘烂水法……取用之"三十字作方后注正文。

【释义】论过汗心阳虚,欲作奔豚的证治。

心为五脏六腑之主,坐镇于上,普照于下,使下焦水气安伏不动。脾为中土,运化水湿,如堤坝居中,可护心阳不被下焦水寒之气所犯。若过汗损伤心脾,下焦水寒之气蠢蠢欲动,犹如奔豚之状,故见脐下筑筑然跳动不安。如此,可用茯苓桂枝甘草大枣汤,温通心阳,化气利水。

本方重用茯苓先煎,甘淡健脾利水,以制水于下,并有安神定魄之功;桂枝、甘草辛甘合化以补心阳之虚;大枣健脾补中,合炙甘草培土制水。如此则心阳复,脾土健,水邪去,而悸动止。甘烂水,亦名"甘澜水",始见于《灵枢·邪客》半夏秫米汤,"以流水千里以外者八升,扬之万遍,取其清五升煮之",后世又称"千里水"或"长流水"。柯韵伯:"甘澜水状似奔豚,而性则柔弱,故又名劳水。"李中梓曰:"用甘澜水者,取其动而不已,理停滞之水也。"其意是将水扬数遍,可去水寒之性而不助水邪。

○胸痹心痛短气病脉证治第九

提要：本篇共计原文 10 条，用方 10 首，其中附方 1 首，论胸痹、心痛的辨证论治。胸痹和心痛两病，均有疼痛症状，发病部位相邻近，且病因、病机亦可相互影响；而短气又是胸痹和心痛病的常见伴发症状之一，故三者合为一篇。

胸痹既是证候名，又是对病位和病机的概括，以胸痛掣背为特点。多为阳气微弱，阴寒内盛，引起胸中阳气闭塞不通所致。在治疗方面，属上焦阳虚，痰饮上乘者，用**栝蒌薤白白酒汤**，此为治疗胸痹之主方；若痰浊壅盛，胸阳痹阻者，用**栝蒌薤白半夏汤**；若胸阳不振，痰气郁闭，累及胁胃，偏于实者，用**枳实薤白桂枝汤**；而胸阳不振，痰气郁闭，累及胁胃，偏于虚者，用**人参汤**；若胸痹轻证，饮停气滞，偏于饮邪，饮停胸膈者，用**茯苓杏仁甘草汤**；而胸痹轻证，饮停气滞，偏于气滞，饮停于胃者，用**橘枳姜汤**；若胸痹急症，寒湿痹阻胸阳者，用**薏苡附子散**。

心痛病泛指以心前区及胃脘部疼痛为主的病证。《备急千金要方》记载有虫、疰、风、悸、食、饮、冷、热、来去九种心痛，从本篇所描述的心痛来看，主要为饮心痛和冷心痛。在治疗方面，证属饮阻气逆，心悬痛者，用**桂枝生姜枳实汤**；阴寒痼结，心背彻痛者，用**乌头赤石脂丸**；寒实痰饮积聚，或血结虫注者，可与《千金方》**九痛丸**。

9-01　師曰：夫脉当取太过不及[1]，陽微陰弦[2]，即胸痹而痛，所以然者，責其極虛[3]也。今陽虚知在上焦，所以胸痹、心痛者，以其陰弦故也。

【校注】

[1] 太过不及：指脉象改变，盛过于正常的为太过，如浮、大、弦、滑、数等，主邪气盛；不足于正常的为不及，如沉、迟、微、弱、涩等，主正气虚。

[2] 阳微阴弦：关前寸脉为阳，关后迟脉为阴。阳微指寸脉微；阴弦指尺脉弦（与寸脉相对而言，亦可兼指关脉弦）。亦有注家认为浮取微、沉取弦，左手脉微、右手脉弦，可供参考。

[3] 极虚：指阳气虚疲。此指胸中阳气虚弱。扬雄《方言》："极，疲也。"

【释义】从脉象上论胸痹、心痛的病因病机。

太过与不及均属病脉，脉之太过为病邪有余，不及为正气不足。寸脉属阳，候上焦胸中；尺脉属阴，主下焦腹部。"阳微"即寸脉微，为上焦阳气不足，胸阳不振之征;"阴弦"即尺脉弦,为下焦阴寒太盛,水饮内停之象。"阳微"与"阴弦"并见,则上焦阳虚,阴邪上乘,邪正相搏,壅塞于胸,阳气不通,气滞血瘀,则胸痹心痛,故"阳微"与"阴弦"是胸痹心痛不可缺一之病机,而上焦阳虚为胸痹心痛之本,故云"所以然者,责其极虚也",此即《素问·评热病论》"邪之所凑,其气必虚"之谓也。

9-02　○平人[1]無寒熱,短氣不足以息[2]者,實也。

【校注】

[1]平人:指外形如常,内脏气血虚损之人,亦即《难经》所云"脉病形不病"者。

[2]短气不足以息:即呼吸不利,胸中憋闷不畅。

【释义】承上条论短气里实证。

平人指外形如常,内脏气血虚损之人,自以为无疾,亦未见发热恶寒等外感表证,突然出现胸膈憋闷痞塞,气息短促,甚至呼吸困难,这是平日蕴伏体内的痰饮宿食等有形实邪阻遏气机升降出入所致,故曰"实也"。

上条言本虚标实之胸痹心痛证,本条言猝发短气之里实证。因在证候上与胸痹心痛相似之处,故列于此,以示医者当分辨虚实,审因察病。至于其治法,后世提出如因痰食停饮阻于上脘,而温温欲吐者,可顺其势而吐之,如瓜蒂散;若阻于中脘而腹部胀满者,可用消导豁痰法,如保和丸、平胃散等;如积在下脘,又宜攻下之法,如枳实导滞丸、承气汤等。

9-03　胸痹之病,喘息咳唾,胸背痛,短氣,寸口脉沉而遲,関上小緊數,栝蔞薤白白酒湯主之。

栝蔞薤白白酒湯方

栝蔞實一枚,搗　薤白半升　白酒七升

上三味,同煮,取二升,分温再服。

【释义】论胸痹的典型证治。

"胸痹之病",这种行文方式提示此为胸痹病的典型证治。上焦阳虚,痰饮阴寒之邪上乘阳位,肺失清肃,则"喘息咳唾""短气";阴浊滞塞于胸,致使胸背气血不得交相贯通,故而疼痛;气机闭阻,呼吸不利而见短气。"寸口脉沉而迟"是寸口脉沉而迟滞不前,主上焦阳虚,胸阳不振;"关上小紧数"指关脉细小紧急而躁动不宁,乃痰浊水饮、阴寒水气循中焦上乘阳位之象;"寸口脉沉而迟,关上小紧数"为首条"阳微阴弦"脉象的具体化,也是胸痹的主脉。证属胸阳痹阻,痰留气逆,治宜通阳散结、豁痰下气,方用栝蒌薤白白酒汤。

栝蒌薤白白酒汤为治胸痹病之基础方。方中栝蒌,苦寒滑润,开胸中痰结,《本草正义》曰:"盖蒌实能通胸膈之痹塞"。薤白辛温通阳散结,豁痰下气;白酒辛温通阳,调达气血,轻扬善行以助药势。三药相辅相成,使阴浊消散,胸阳畅通,则胸痹可愈。痰去结散,阳气宣通,则诸证可愈。

【按语】

1.《备急千金要方》卷十三载"胸痹之病,令人心中坚,满痞急痛,肌中苦痹,绞急如刺,不得俯仰,其胸前皮皆痛,手不得犯,胸中愊愊(bì bì,郁结貌)而满,短气,咳唾引痛,咽塞不利,习习如痒,喉中干燥,时欲呕吐,烦闷,白汗出或彻引背痛,不治之数日杀人。"可供临床参考。

2. 有注家指出"关上小紧数"之脉,引《腹满寒疝宿食病脉证治第十》篇"脉数而紧乃弦",认为此处即关脉弦之意,主中焦停饮,阴寒内盛。可参。

3. 关于方中白酒,历代医家认识不一,有高粱酒(烧酒)、黄酒、米酒、米醋之说。《周礼·天官冢宰·酒正》载:"辨三酒之物,一曰事酒,二曰昔酒,三曰清酒。"《礼记·内则》载:"酒:清、白。"郑玄注:"白酒,事酒、昔酒也。"事酒乃"有事而饮也","有事而饮者,谓于祭祀之时,乃至卑贱执事之人,祭末亦得饮之";昔酒,"无事而饮也","无事而于祭末,群臣陪位不得行事者并得饮者";"清酒,今中山冬酿接夏而成。"可见,事酒、昔酒、清酒是古人对性状、用途不同酒之称谓,皆是以果粮蒸煮,加曲发酵,或沉淀或压榨而成的非蒸馏酒。现今临床可酌选米酒、黄酒等,皆有温通之效。

9-04 胸痹不得卧,心痛彻[1]背者,栝蒌薤白半夏汤主之。

栝蒌薤白半夏汤方

栝蒌实一枚　薤白三两　半夏半斤[2]　白酒一斗

上四味,同煮,取四升,温服一升,日三服。

【校注】

[1] 彻:《广韵》:"达也。"有牵引之意。心痛彻背,即心痛牵引到背部。

[2] 半斤:赵开美本作"半升"。

【释义】论痰饮上逆更甚的胸痹证治。

本条首冠"胸痹",必然具备胸痹的典型脉证。背为胸之府,心之俞在背,言"胸痹不得卧者,心痛彻背",乃痰涎壅盛,闭塞于胸,阳气痹阻不能布达于背部,脉络不通之候。因胸痹与心痛并见,痰饮浊邪较上条为重,故于栝蒌薤白白酒汤中加半夏,以祛痰开结、逐饮降逆。

【按语】栝蒌薤白半夏汤是治疗痰浊壅盛,闭塞心脉,胸阳痹阻的一首有效方剂,因痰浊阻塞气机,可引起气滞血瘀的病变,此时宜酌加香附、丹参、赤芍、川芎、红花、檀香等行气活血化瘀之品,疗效更佳。

9-05　胸痹,心中痞[1],留氣結在胸[2],胸滿,脇下逆搶心[3],枳實薤白桂枝湯主之;人參湯亦主之。

枳實薤白桂枝湯方

枳實四枚　厚朴四兩　薤白半斤　桂枝一兩　栝蔞實一枚,搗

上五味,以水五升,先煮枳實、厚朴,取二升,去滓,內諸藥,煮數沸,分溫三服。

人參湯方

人參　甘草　乾薑　白术各三兩

上四味,以水八升,煮取三升,溫服一升,日三服

【校注】

[1]心中痞:即胃脘部痞塞不通。医统本下有"气"字。

[2]留气结在胸:是胸中寒饮停留,阻滞气机,留结成痞。

[3]胁下逆抢心:《外台秘要》卷十二作"胁下逆气抢心"。指胁下气逆上冲心胸。

【释义】论胸痹的虚实异治。

胸痹本为阳气虚、阴寒盛的虚实夹杂证,临床上应虚实异治。"心中痞",即心胸干及胃脘满闷痞塞不通;"留气结在胸",即寒饮留滞于胸中而不去;"胁下逆抢心",指阴寒饮邪乘势上逆抢心。胸阳不振,阴邪乘之,但有偏实偏虚之分,即以上诸症可以由阴寒痰浊等实邪阻闭气机所致,也可以由阳气亏虚、运行无力导致,故当辨证施治。

若为阴寒痰饮之实证,治当通阳开结、下气除满,方用枳实薤白桂枝汤。本方即栝蒌薤白白酒汤去白酒加枳实、厚朴、桂枝组成。用栝蒌、薤白豁痰开结;枳实、厚朴泄胸中、胁下之气滞;桂枝既可宣通心阳,又兼降逆之功,使阴寒邪气不致上逆。诸药同用,则痞结之气可开,痰浊之邪得去,胸胃之阳可复,此为祛邪以扶正,亦即"实者泻之"之法。

若胸中阳微,中气虚寒,则除上述症状外,尚有四肢不温,倦怠少气,语声低微,舌淡脉弱等,治当温补中阳,方用人参汤(即理中汤)。方中人参、白术、炙甘草补益中气,干姜温中助阳;诸药同用,补中助阳以治其本,待阳气振奋,阴寒自消。此为扶正以祛邪,亦即"塞因塞用"之法。

【按语】对栝蒌薤白白酒汤、栝蒌薤白半夏汤、枳实薤白桂枝汤三方之证治,唐容川《金匮要略浅注补正》云:"用药之法,全凭乎证,添一证则添一药,易一证则易一药,观仲景此节用药,便知义例严密,不得含糊也……故但解胸痛,则用栝蒌薤白白酒;下节添出不得卧,是添出水饮上冲也,则添用半夏一味以降水饮;再下一节又添出胸痞满,则加枳实以泄胸中之气,胁下之气亦逆抢心,则加厚朴以泄胁下之气。仲景凡胸满,均加枳实;凡腹满,均加厚朴。此条有胸满、胁下逆抢心证,故加此二味,与上两方又不同矣。"可谓深得仲景心法,正合《伤寒论》所云"病皆与方相应者,乃服之"。

9-06　胸痹,胸中氣塞,短氣,茯苓杏仁甘草湯主之;橘枳薑湯亦主之。

茯苓杏仁甘草湯方

茯苓三兩　杏仁五十个　甘草一兩

上三味,以水一斗,煑取五升,溫服一升,日三服。不差更服。

橘枳薑湯方

橘皮一斤　枳實三兩　生薑半斤

上三味,以水五升,煑取二升,分溫再服。《肘後》《千金》云:治胸痹,胸中福福[1]如滿,噎塞習習如癢,喉中濇,唾燥沫。

【校注】

[1] 福福:邓珍本作"福福",形讹之字。俞桥本讹作"福海"。徐镕本、赵开美本作"愊愊(bì 必)",郁结貌,是。

【释义】论饮阻气滞胸痹轻证的不同治法。

条文虽以"胸痹"贯首,但其症不见胸痛,仅言"胸中气塞""短气",可知此证胸痛轻微,或不痛,而以气塞或短气为著。胸为气海,肺主气而为清虚之脏,乃呼吸出入之道路。若胸阳不振,阴邪上干,饮停而气机阻滞,则见胸中气塞短气。气塞、短气虽同由饮阻气滞所致,但有偏于饮邪或气滞之异,故宜遵循"同病异治"之原则,辨证施治。

若饮阻甚于气滞,治当利水宣肺,水行则气通,方用茯苓杏仁甘草汤。以茯苓利水化饮,杏仁宣利肺气,甘草调中和脾。此方服后,小便当多,此为淡渗行水之法。如气滞偏盛而水饮停蓄,以致胃气不降者,治宜行气化饮,和胃降逆,方用橘枳姜汤。以橘皮、枳实宣通气机、行气以散饮,生姜辛温化饮、和胃降逆,三药同用,使上、中二焦气行饮除,此为心胃同治,辛温苦泄治法。

9-07　胸痹[1]缓急[2]者,薏苡仁附子散主之[3]。

薏苡附子散方

薏苡仁十五两　大附子十枚,炮

上二味,杵爲散,服方寸匕,日三服。

【校注】

［1］胸痹:《外台》卷十二引《古今录验》下有"偏"字。

［2］缓急:古汉语作偏义复词,重在"急",即困危、情势急迫。如《史记·扁鹊仓公列传》曰:"生子不生男,缓急无可使者。"

［3］薏苡仁附子散主之:徐镕本"仁"作"人",宋前古方剂坚果之"仁"皆作"人",参见段玉裁《说文解字》卷八"人"字注。赵开美本无"仁"字,此句俞桥本作"用后方主之"五字。

【释义】论胸痹属寒湿急证的治法。

既云胸痹,可知应有喘息咳唾、胸背疼痛,或心痛彻背等症。又言"缓急"寓指胸痹病突然发作,情势危急之状,仲景指出当用薏苡附子散治疗。本方用炮附子温阳散寒止痛,薏苡仁除湿解痹,缓解筋脉拘挛。两药合用,通阳宣痹,使寒湿下行,则痛痹可解。

【按语】历来注家对文中"缓急"之义,多有阐发:如黄坤载等认为指胸痹疼痛的时缓时急,尤怡认为是胸痹病波及筋脉拘急的或缓或急,周扬俊则谓是胸痹疼痛的危急证,《金匮要略诠解》认为其中"缓"字指治法,即缓解胸痹急剧疼痛;以上诸说,均可参考。

9-08　心中痞,諸逆[1],心懸痛[2],桂枝生薑枳實湯主之。

桂薑枳實湯方

桂枝　生薑各三兩　枳實五枚

上三味,以水六升,煑取三升,分温三服。

【校注】

［1］诸逆:谓停留在心下之水饮或寒邪向上冲逆。

［2］心悬痛:悬,《说文解字》释为"系也""一曰维"。故"悬"的本义,指用线绳维系以束缚之。心悬痛,即形容心中有如物维系束缚过甚之窒痛感,与现代所谓"压榨性""窒息状"疼痛相类。

【释义】论阴寒水饮上逆,邪客心脉的心痛证治。

"心中痞"指心胸痞塞不通,乃阴寒水饮痞结胸膈,上逆心胸所致,与心、胃阳气不振有关。胃阳不足,饮停不化,阴寒水饮乘心阳不足,而逆客心脉。阴寒邪气留滞心脉,寒邪收引,经脉聚集而不畅,使人心中如有物相系约束,气息欲窒而疼痛。治用桂枝生姜枳实汤,通阳化饮,降逆消痞。

方中桂枝温复心阳,平饮气之上冲;生姜温胃化饮,降逆和胃,辛温开散,能通阳化饮,和胃降逆;枳实苦泄消痞,开降气结。三药合用,振奋胸阳,除客邪气逆,则心中痞与心痛可除。

【按语】本方与9-06条之橘枳姜汤只一味之差。橘枳姜汤证,胸中气塞较甚,故以橘皮配生姜、枳实,专于理气散结。本方所治以气逆心痛为著,故以桂枝易橘皮,是加强通阳降逆之功;配姜、枳实辛开苦降,故平冲止痛之力尤佳。

9-09 心痛彻背,背痛彻心,乌头赤石脂丸主之。

赤石脂丸方[1]

蜀椒一两,一法二分　乌头一分,炮　附子半两,炮,一法一分　乾薑一两,一法一分　赤石脂一两,一法二分

上五味,末之,蜜丸如梧子大,先食服一丸,日三服。不知,稍加服[2]。

【校注】

[1] 赤石脂丸方:据原文方名当作"乌头赤石脂丸方"。

[2] 不知,稍加服:医统本为正文大字。

【释义】论阴寒痼结、阳气衰微之心痛重证的治疗。

《素问·举痛论》云:"寒气客于背俞之脉,则脉泣,脉泣则血虚,血虚则痛,其俞注于心,故相引而痛。"本条"心痛彻背,背痛彻心"是心窝部疼痛牵引到背,背部疼痛又牵引到心窝,形成心背互相牵引的疼痛症状,病情较上心悬痛及心痛彻背为重,其机制乃阴寒痼结攻冲心背,阳气衰微,治当温阳散寒,峻逐阴邪,方用乌头赤石脂丸。以药测证,本证尚应有四肢厥冷、脉象沉紧等。

本方以乌头、附子、川椒、干姜一派大辛大热之品,协同配伍,峻逐阴寒而止痛。乌头与附子同用者,盖乌头长于起沉寒痼冷,温经散祛风散寒;附子则长于治在脏之寒湿,使之得以温化。由于本证阴寒邪气病及心背内外脏腑经络,故乌、附同用,更配干姜、蜀椒以振奋衰微之阳气,驱散寒邪。然恐方中辛温之品,辛散太过,反耗正气,故加赤石脂以温涩调中,收敛阳气。以蜜为丸,既可缓药力之峻猛,有解乌头、附子之毒。方后嘱"先食服一丸,日三服。不知,稍加服",正合《素问·至真要大论》"补上治上,治以缓"之义,俾药力停留病所,尽其逐阴寒邪气之能事而不伤正气,使阴邪可散,阳气能得渐复,攻冲可平,心痛可止。

附方[1]:

9-10　**九痛丸**:治九種心痛[2]。

附子三兩,炮　生狼牙一兩,炙香　巴豆一兩,去皮心,熬,研如脂　人參
乾薑　吳茱萸各一兩

上六味,末之,煉蜜丸如梧[3]子大,酒下。強人初服三丸,日三服;
弱者二丸。○兼治卒中惡[4],腹脹痛,口不能言;又治連年積冷,流注,
心胸痛[5],并冷腫[6]上氣,落馬、墜車、血疾等,皆主之。忌口如常法。

【校注】

[1]附方:原脱,据本书体例补。

[2]九种心痛:《千金方·心腹痛门》:"一虫心痛,二注心痛,三风心痛,四
悸心痛,五食心痛,六饮心痛,七冷心痛,八热心痛,九来去心痛。"

[3]梧:赵开美本作"桐"。义长。

[4]卒中恶:指感受外来邪气而突然发作的疾病。

[5]流注,心胸痛:"流"是移动,"注"是集中,是指心胸部疼痛,或较散漫
面积大,或集中一点而痛。

[6]肿:医统本、《千金方》卷十三作"冲"。是。

【释义】论九痛丸的方药组成、服法及适应病证。

所谓九种心痛,是泛指心胸胃脘部的疼痛病证而言,其病因不外寒凉、痰
饮、虫注、血结、积聚等,其证多属阴寒,故九痛丸组成多为大辛大热之品。方
中附子、干姜、吴茱萸温阳散寒,开郁止痛,善祛沉寒冷积;巴豆温通,攻下食、
饮、痰、寒、水之结聚;狼牙,又名狼牙草、牙子,《神农本草经》载:"牙子,味苦
寒,主邪气热气,疥搔,恶疡,创痔,去白虫。"故本方用其杀虫破积,除寒热水
气;人参补脾胃,扶正气,寓祛邪而不伤正之意。诸药共成破阴逐寒、温通杀虫、
扶正祛邪之剂,适合于心痛证属阴寒者。

○腹满寒疝宿食病脉证治第十

提要:本篇共计原文 29 条,用方 15 首,其中附方 3 首,论腹满、寒疝、宿食病的辨证论治。三者多属腹部病变,故合为一篇论述。

腹满是以腹部胀满为主要症状,可以出现于多种不同的病变过程中,病机较为复杂。大体可以分为实热证、虚寒证两类。实热证的病变多与胃肠有关,多用攻下;虚寒证多与脾肾有关,或涉及于肝,多用温补。具体治疗,里实腹满,兼太阳表证者,用**厚朴七物汤**;脾胃虚寒,水湿内停,寒气横逆者,**附子粳米汤**;若里实气滞,胀重于积,痛而闭者,用**厚朴三物汤**;阳明里实,兼少阳者,用**大柴胡汤**;阳明腑实,积胀俱重者,用**大承气汤**;脾胃虚寒,大寒痛者,用**大建中汤**;寒实内结,胁下偏痛者,用**大黄附子汤**;寒饮厥逆腹痛者,方用**赤丸**。

寒疝是以腹中拘急疼痛为主要症状,多因寒邪凝滞所致。正如王冰注《素问·大奇论》云:"疝者,寒气结聚之所为也。"可见,《金匮要略》所论寒疝的概念,比后人所说的睾丸阴囊疝气病范围更加广泛。在治疗上,寒疝,绕脐痛,白汗出者,用**乌头煎**;血虚里寒,寒疝腹痛,胁痛里急者,用**当归生姜羊肉汤**;寒疝腹痛,兼表证者,用**乌头桂枝汤**;寒疝阴缩,腹中绞痛者,用《**外台**》**乌头汤**;卒感外邪,心腹疼痛者,用《**外台**》**柴胡桂枝汤**;秽毒壅塞,肠胃寒实,中恶心痛,腹胀便秘者,用《**外台**》**走马汤**。

宿食是指胃肠中有凝结的食物,停滞不消,经宿不化。古人叫"宿食",现多称为"伤食"或"食积"。多由脾胃功能失常所致。其治疗,宿食在下者,当下之,宜大承气汤;宿食在上脘者,当吐之,宜**瓜蒂散**。

10-01 趺陽脈微弦,法當腹滿,不滿者必[1]便難,兩胠[2]疼痛,此虛寒從下上也,當以溫藥服之。

【校注】

[1] 必:《脉经》卷八、《千金方》卷十六下有"下有闭塞大"五字。

[2] 胠(qū 区):《说文解字》:"亦(古腋字)下也。"《广雅》:"胁也。"即胸胁两旁当臂之处。

【释义】论虚寒腹满的脉症与治法。

趺阳脉候脾胃;其脉微弦,微主中阳不足;弦脉主寒主痛;脾主大腹,脾胃虚衰,中气痞塞,以致腹满。若不腹满,因中气不足,脾失升降之枢,气滞而大便难。阳虚生内寒,寒邪从下向上攻冲,气滞两胁则疼痛;证属脾胃虚寒,治当温补,故云"当以温药服之"。此条可与《伤寒论》第273条"太阴之为病,腹满而吐,食不下,自利益甚,时腹痛"及279条"本太阳病,医反下之,因尔腹满时痛者,属太阴也"合参。

【按语】后世注家对本条脉症反映之病机认识不一。如唐容川谓:"脉弦属肝,两胠是肝之部位,虚寒欲从下而上者,肝气之逆也。"认为两胠疼痛是中焦虚寒,肝气循经上冲所致,证属土虚木贼。尤怡则云:"其寒不从外入而从下上,则病自内生,所谓肾虚则寒动于中也。"提出肾阳虚衰而寒邪动于中之说;以上观点可参,同时也提示临床当注意脏腑间病理联系,进而考虑确切的治法。

10-02 ○病者腹满,按之不痛爲虚,痛者爲實[1],可下之。舌黄未下者,下之黄自去。

【校注】

[1] 痛者为实:底本作"实者为实",形近而误。据徐镕本、赵开美本、俞桥本改。

【释义】论腹满证属虚实的诊治。

腹满之治,首辨虚实。按之不痛,多为虚证或无形气滞所致,故按之濡软。按之疼痛多是有形实邪积结于胃肠所致。舌白为寒,舌黄为热,腹满而舌黄,知其邪实而热盛,若未经攻下,治可攻下。下之实邪得去,苔黄可除。若已经攻下,苔黄不解,病重药轻者,仍可再下;若兼湿热或正气不足,则不可迳下。故而"舌黄未下者,下之黄自去"为辨证的关键。

【按语】本条从腹诊和舌诊两方面提出了腹满虚实辨证的一般性原则,但临床具体运用时又当灵活变通。如按之痛为实可下,而本篇大建中汤证,腹痛不可触近,证属虚寒,自不可攻下。又如舌黄多内热燥结,治云可攻下;但桃仁承气汤证、下瘀血汤证、抵当汤证、十枣汤证、大陷胸汤证等舌苔大多不黄,仍可攻下。可见,临床必须四诊合参,方不致误。

10-03 ○腹满時减,復如故,此爲寒,當與温藥。

【释义】论虚寒腹满的辨证与治法。上条言辨腹满证虚实之法,此为辨腹满寒热之法,以前后呼应。

患者腹部胀满有时减轻,旋即又胀满,此乃虚寒之证。脾胃虚寒,运化失司,气机痞塞则胃腹满,故《素问·异法方宜论》云"脏寒生满病"。若腹中寒气,得温通暂开则腹满时减,浊寒时有复胜而又满,此为阴阳消长之常也。证属中阳不足,寒凝气滞,故当以温补之品为治,方如厚朴生姜半夏甘草人参汤、理中汤、附子理中汤之属。

10-04 ○病者痿黄[1],躁而不渴,胸中寒實,而利不止者,死。

【校注】

[1]痿黄:"痿"同"萎"。萎黄,指肤色黄枯黄,黯淡无泽。

【释义】论寒实内结,里阳衰竭之危候。

患者肤色枯黄,黯淡无泽,为脾气衰败之象。躁而不渴,知其非热邪所致,而属阳气欲绝,阴寒凝滞胸中,阴盛阳微。若再兼下利不止,则中阳败绝,脏气下脱,正虚邪实,如攻其实则正气不支,补其虚则邪实更甚,是为危候,故曰"死"。本条阴躁之证,可与《伤寒论》第298条"不烦而躁者,死"互参。

10-05 ○寸口脉弦者,即脇下拘急而痛,其人嗇嗇[1]惡寒也。

【校注】

[1]嗇嗇:形容瑟缩畏寒的状态。

【释义】论表里皆寒的脉症。

寸口主表,弦脉主寒主痛。寸口脉弦,是寒邪在表,卫阳之气为寒邪所结而不行,故嗇嗇恶寒。胁者肝之府,弦脉又属肝,肝气夹寒邪为病,故胁下拘急而痛。证属表里皆寒,余无言《图表注释金匮要略新义》载,可用柴胡桂枝汤去黄芩增芍药治疗,可参。

【按语】本篇第1条与本条均见胁下疼痛,但前者趺阳脉微弦,肢痛兼大便难,为脾胃虚寒,运化失职,重在内寒。本条寸口脉弦,肢痛兼恶寒,为寒邪外束,肝经气滞寒盛,表里皆寒,两者有别,宜审证诊脉以明辨之。

10-06 ○夫中寒家[1]喜欠[2],其人清涕出,發熱色和者,善嚏。

【校注】

[1]中寒家:即素体中焦虚寒之人。

[2]欠:即哈欠。

【释义】论素体虚寒之人,外感寒邪的病证。

《素问·宣明五气》:"五气所病,心为噫,肺为咳,肝为语,脾为吞,肾为欠为嚏。"《灵枢·口问》:"阳者主上,阴者主下。故阴气积于下,阳气未尽,阳引而上,阴引而下,阴阳相引,故数欠。"素体中焦虚寒内盛之人,日久病及少阴,下焦阳气虚乏,郁而不伸,不能上走阳明,胃气因之不舒而频频呵欠。若复外感风寒,肺窍不利,则鼻流清涕;寒邪郁遏卫阳,故而发热,然邪气尚浅,化热未甚,故面色如常。正虚不甚,欲祛邪外出,则经常打喷嚏。本条论素体虚寒之人,感受寒邪之证,对判断疾病预后有一定意义。

10-07 ○中寒,其人下利,以裏虚也,欲嚏不能,此人肚中寒[1]一云痛。

【校注】

[1]肚中寒:《千金方》卷十六作"腹中痛"。

【释义】论里虚感寒的病证。

若里阳素虚,卫外不固,易感受寒邪,以致清阳下陷而成里虚泄泻。阳虚无力抗御外邪,虽外触风寒,但作嚏不得,此乃里阳虚衰,腹中寒邪凝滞,导致气机不利所致,故曰"此人肚中寒"。

以上两条同为感受寒邪,因体质差异,见证不一,辨证之关键为里阳之盛衰:前条里阳虽虚不甚,寒邪外束于表,正气尚能驱邪外出,而善嚏;本条里阳素虚,寒邪入里,侵犯脾胃,无力抗邪,故欲嚏不能。

10-08 ○夫瘦人繞臍痛,必有風冷[1],穀氣不行[2],而反下之,其氣必衝。不衝者,心下則痞。

【校注】

[1]风冷:感受风寒或贪食生冷。

[2]谷气不行:即大便不通。

【释义】论虚寒证误下的变证。

"绕脐痛"有虚有实。如《伤寒论》第239条谓"病人不大便五六日,绕脐痛,烦躁,发作有时者,此有燥屎",此乃实证。本条谓形体虚弱消瘦,脾胃虚寒之人,感受风冷,而绕脐痛,大便艰涩不通,是体虚脏寒,寒邪阻滞肠道所致,证属虚寒,"当与温药",方如温脾汤等。若医者误诊为里热实证而用攻下,虽大便得通,但风冷未除而阳气更伤。若阳虚不能制伏阴寒之邪,必然上冲。若阴寒之气不上冲,凝聚胃脘,故"心下则痞"。

10-09 病腹滿,發熱十日,脉浮而數,飲食如故,厚朴七物湯主之。

厚朴七物湯方

厚朴半斤 甘草 大黃各三兩 大棗十枚 枳實五枚 桂枝二兩 生薑五兩

上七味,以水一斗,煮取四升,温服八合,日三服。○呕者,加半夏五合;○下利,去大黄;○寒多者,加生姜至半斤。

【释义】论腹满兼表证的证治。

患者腹部胀满,然发热已十日,此乃外感风寒化热,十余日不解,故脉浮而数。热邪入里,津亏便结,故而腹满。此太阳表邪未解,又见阳明腑实之证。表里俱病,一般而言,应先表后里,以防外邪内陷;但若里证急时,又当先里后表。则当乘其胃气未病而攻之。此虽表里同病,然饮食如故,可见病情尚未发展到里证急之势,故乘其胃气未病时,行表里双解之法,方用厚朴七物汤。

厚朴七物汤即桂枝汤去芍药减桂枝一两加生姜二两合厚朴三物汤而成。桂枝汤解肌发表,因腹满不痛故去芍药;厚朴三物汤行气除满,泻里实热。共奏表里兼治之功。若呕是胃气上逆,故加半夏降逆止呕;若下利是脾气不足,去大黄以防泻下伤中;寒多更增生姜至半斤以温胃散寒解表。

10-10 腹中寒氣[1],雷鳴[2]切痛[3],胸脇逆滿,嘔吐,附子粳米[4]湯主之。

附子粳米湯方

附子一枚,炮　半夏半升　甘草一兩　大棗十枚　粳米半升

上五味,以水八升,煮米熟湯成,去滓,温服一升,三日服。

【校注】

[1] 寒气:《千金方》卷十六下有"胀满"二字。

[2] 雷鸣:《千金方》卷十六作"肠鸣"。

[3] 切痛:形容腹痛甚剧。

[4] 粳(jīng精)米:大米的一种,味甘,性平。能益脾胃,除烦渴。《千金方》记载:粳米能养胃气,长肌肉。

【释义】论寒性腹痛的证治。

"腹中寒气",即脾胃阳气虚衰而阴寒之气内盛。寒气水湿,流于肠胃,故肠鸣痛剧。浊寒上犯胸胁则胸胁逆满;影响于胃,胃失和降则呕吐。本条所论腹满证属脾胃虚寒,水湿不化,攻走肠间,寒凝气滞所致,结合临床尚应有畏寒肢冷、脉沉紧、苔白滑等虚寒见症。治用附子粳米汤散寒降逆,温中止痛。

附子粳米汤由炮附子、半夏、甘草、大枣、粳米组成,方中附子大辛大热,温阳散寒以止腹痛,半夏燥湿降逆止呕,粳米、甘草、大枣补益脾胃,助运化以缓急迫。如虚寒较甚者,还可加蜀椒、干姜逐寒降逆。需要指出的是,本方附子与半夏同用,属十八反之禁,临证应用当慎。

【按语】乌头反半夏的记载由来已久,附子为川乌的子根,据此《中华人民共和国药典》将其列入"乌头类"配伍禁忌。然而,自仲景《金匮要略》至今,临证附子与半夏同用者又多不胜举。例如,近年来有学者收集中国知识资源总库(CNKI)、万方医学期刊全文库、维普中文科技期刊全文数据库中附子、半夏同方配伍应用的文献,建立数据库,纳入文献千余篇,涉及患者3万余例。对"附子、半夏同方应用规律开展文献研究",结果表明:文献中附子、半夏反药同方配伍多治疗咳喘、慢性胃炎、胸痹等呼吸、消化系统及心血管疾病,其同方应用时多与补气、健脾、温中等药物配伍;另有3篇文献报道附子、半夏同方配伍有不良反应,提示两者配伍,还须谨慎使用。(李筠,范欣生,钱大玮,等.附子、半夏同方应用规律文献研究[J].中医杂志,2015,56(22):1961-1964.)

10-11　痛而闭[1]者,厚朴三物汤主之。

厚朴三物湯方

厚朴八兩　大黄四兩　枳實五枚

上三味,以水一斗二升,先煮二味,取五升,内大黄,煮取三升,温分[2]一升,以利爲度[3]。

【校注】

[1]痛而闭:《脉经》卷八作"腹满痛"。闭,指大便不通。

[2]温分:明抄本、赵开美本作"温服"。宜从。

[3]以利为度:《千金方》卷十六作"腹中转动者勿服,不动者更服"。

【释义】论腹满胀重于积的证治。

腹部胀满疼痛而大便不通,乃里热壅滞,气滞不行,且气滞重于积滞,治当行气导滞,通便泻热,方用厚朴三物汤。本方与小承气汤药物组成虽相同,但小承气汤重用大黄,重在攻下泻热。本方重用厚朴、枳实且先煎,取其行气止痛以除胀满;大黄后下以泻热导滞,故适用于热壅气滞之证。

10-12　按之心下满痛者,此爲實也,當下之,宜大柴胡湯。

大柴胡湯方

柴胡半斤　黄芩三兩　芍藥三兩　半夏半升,洗　枳實四枚,炙　大黄二兩　大棗十二枚　生薑五兩

上八味,以水一斗二升,煮取六升,去滓再煎,温服一升,日三服。

【释义】论心下满痛的证治。

"按之心下满痛",是辨证之关键。所谓心下,即胃脘部连及两胁。黄元御《金匮悬解》云:"心下满痛者,少阳之经,郁迫阳明之府也。"心下痞满,且又按之作痛,可知内有实邪,实者当下,但由于病位较高,邪属少阳兼阳明,故不宜大承气而宜大柴胡汤和解少阳,攻下阳明。与《伤寒论》大柴胡汤证合看,除心下满痛外,尚可见呕不止,心下急,郁郁微烦,往来寒热,胸胁苦满,舌苔黄,脉弦有力等症。

大柴胡汤由小柴胡汤去人参、甘草加大黄、枳实、芍药而成。方中柴胡、黄芩和解少阳;大黄、枳实犹如半个承气汤,泻阳明之实热;芍药破坚积止痛,大枣安中;生姜用量较小柴胡汤为大,一因生姜辛散,配半夏能散结去饮止呕;二因本证邪热聚结在心下,病位偏上,故重用生姜上行和胃,借以牵制大黄峻猛速下之力,具有"载药上行"之功而达到调和胃气之目的。

10-13　腹滿不減,減不足言,當須下之,宜大承氣湯。

大承氣湯方

大黃四兩,酒洗　厚朴半斤,去皮,炙　枳實五枚,炙　芒硝三合

上四味,以水一斗,先煮二物,取五升,去滓,内大黃,煮取二升,内芒硝,更上火,微一二沸,分温再服。得下,餘勿服。

【释义】论积、胀俱重之里实证治。

"腹满不减",指腹部胀满没有减轻之时,乃有形之积滞所致腹满里实证,因气滞与燥屎内结所致。"减不足言"一句是插笔,目的在于加强辨证,说明腹满有时减轻的即非实证,如10-03条"腹满时减,复如故,此为寒,当与温药"所言,即属虚证。"不足言"是否定词,与前一句"不减"的肯定词对举,强调腹痛不减,加强实证的辨证。既是实证,则当用大承气汤攻下里实。结合《伤寒论》所论大承气汤证,可知其腹满痛多绕脐部,且胀和积俱重。而且在辨证上除腹诊外,还须四诊合参,全面考虑。

10-14　心胸中大寒痛,嘔不能飲食,腹中寒,上衝皮起[1],出見有頭足,上下痛而不可觸近,大建中湯主之。

大建中湯方

蜀椒二合,汗[2]　乾薑四兩　人參二兩

上三味,以水四升,煮取二升,去滓,内膠飴一升,微火煎取一升半,分温再服;如一炊頃[3],可飲粥二升,後更服,當一日食糜[4],温覆之。

【校注】

〔1〕上冲皮起,出见有头足:形容腹中寒气攻冲,腹皮突起如头足样的有形之物上下冲动。

〔2〕汗:赵开美本作"去汗"。义长。

〔3〕如一炊顷:约烧一餐饭的时间。

〔4〕食糜:即吃粥。

【释义】论虚寒性腹满痛的证治。

心胸中大寒痛,言其痛势剧烈,部位广泛,由腹部到心胸,由脏腑到经络,为寒气冲逆所致。寒气夹胃气上冲,故呕吐不能饮食、腹中寒。寒气冲逆时,则腹部下冲皮起,似有头足之状,上下攻冲作痛,且不可以手触近,此乃阳气大虚,阴寒之气充斥于腹腔之内,脏腑经络闭塞,阴寒凝聚所致。病由脾胃阳衰,中焦虚寒,阴寒之气横逆攻冲引起,治用大建中汤温补建中,散寒止痛。方中胶饴缓中补虚,人参补中益气;蜀椒、干姜温中散寒降逆;诸药合用,大建中气,使中阳得运,阴寒得散。

【按语】关于"上冲皮起,出见有头足,上下痛而不可触近",尤怡认为与蛔虫有关。《金匮要略心典》曰:"心腹寒痛,呕不能食者,阴寒气盛,而中土无权也。上冲皮起,出见有头足,上下痛而不可触近者,阴凝成象,腹中虫物乘之而动也。是宜大建中脏之阳,以胜上逆之阴。故以蜀椒、干姜温胃下虫。人参、饴糖安中益气也。"参乌梅丸,方中蜀椒也是下虫的主要药物之一。临床确有蛔虫性肠梗阻,脐腹绞痛,腹部肿块如绳团状,服大建中汤后排出大量蛔虫而病愈的案例。

10-15　胁下偏痛,發熱[1],其脉緊弦,此寒也,以溫藥下之,宜大黄附子湯。

大黄附子湯方

大黄三兩　附子三枚,炮　細辛二兩

上三味,以水五升,煮取二升,分溫三服。若強人煮取二升半,分溫三服。服後如人行四五里,進一服。

【校注】

〔1〕发热:《脉经》无此二字。

【释义】论寒实内结的胁下偏痛证治。

"胁下"包括两胁及腹部,胁下偏痛,谓左胁下或右胁下痛,而非两胁下俱痛。脉紧弦主寒主痛;"此寒也,以温药下之",可知证属寒实内结,阳气不运,积滞内停。寒实内结,阳气被郁,浮越于外,故而发热,但非必见。治疗本证,非温不能散其寒,非下不能去其实。治用大黄附子汤,温阳散寒,通便止痛。

　　大黄附子汤用大黄泻下通便以祛里实,附子、细辛温经散寒,并能止痛。本方为温下法之祖方,《备急千金要方》温脾汤即本方去细辛,加干姜、人参、甘草而成,具有温补脾阳,泻下冷积功效,主治脾阳不足,冷积内停之证。

　　10-16　寒氣厥逆[1],赤丸主之。

赤丸方

茯苓四兩　　半夏四兩,洗,一方用桂　　烏頭二兩,炮　　細辛一兩。《千金》作人參

　　上四[2]味,末之,内真朱[3]爲色,煉蜜丸如麻子大,先食酒飮下三丸[4],日再夜一服;不知稍增之,以知爲度。

　　【校注】

　　[1] 厥逆:既指病机,又言症状。《伤寒论·辨厥阴脉证并治第十二》云:"凡厥者,阴阳气不相顺接便为厥。厥者,手足逆冷者是也。"

　　[2] 四:底本为"六",据赵开美本改。

　　[3] 真朱:即朱砂。

　　[4] 先食酒饮下三丸:《千金方》卷十六作"空腹酒服一丸"。

　　【释义】论寒饮厥逆的证治。

　　本条叙证精简,仅有四肢厥冷一症,当以方测证。赤丸方用乌头、细辛散陈寒痼冷,茯苓、半夏健脾化饮、降逆止呕,用朱砂为衣,取其重镇降逆;诸药合用,功善散寒止痛、化饮降逆,其主治之厥逆由脾肾虚寒,水饮内盛,寒气夹水饮上逆所致,除四肢逆冷外,还可伴见腹痛呕吐、心动悸等症。

　　朱砂为朱红色粉末,故又名赤丹、真朱,本方四药为末,"内真朱为色"故名赤丸。本方以蜜制丸,意在缓图,服时当少量递增,以知为度,中病即止。方中乌头为剧毒之品,须经炮制方可入药,其与半夏配伍,取其相反相成,则散寒逐饮之力更宏;但终属十八反之禁例,临床应用须慎重。

　　【按语】本条所述赤丸证,较为精简,而均属寒厥,曹家达《金匮发微》阐释了本证与四逆汤证的不同之处:"寒气厥逆,此四逆汤证也。然则仲师何以不用四逆汤而用赤丸,知此意者,方可与论赤丸功用。盖汤剂过而不留,可治新病,不可以治痼疾。且同一厥逆,四逆汤证脉必微细,赤丸证脉必沉弦。所以然者,伤寒为太阴、少阴,不必有水气,而寒气厥逆,即从水气得之。肾虚于下,寒水迫于上,因病腹满。阳气不达四肢,乃一变而为厥逆……"

10-17　腹痛[1]，脉弦而緊，弦則衛氣不行，即惡寒[2]，緊則不欲食，邪正相搏，即爲寒疝。寒疝遶[3]臍痛，若發則白汗[4]出，手足厥冷，其脉沉弦者，大烏頭煎主之。

烏頭煎方

烏頭大者五枚，熬去皮，不㕮咀

上以水三升，煑取一升，去滓，内蜜二升，煎令水氣盡，取二升，強人服七合，弱人服五合。不差，明日更服，不可一日再服。

【校注】

［１］腹痛：《脉经》卷八、《千金方》卷十六作"寸口"。

［２］即恶寒：《脉经》卷八、《千金方》卷十六前有"卫气不行"四字。

［３］绕："遶"为其异体字。《脉经》卷八、《千金方》卷十六作"繞"。

［４］白汗：见《素问·经脉别论》，指因剧痛而出白冷汗。

【释义】论寒疝的病因、脉证和治疗。本条可分两段理解：

第一段："腹痛，脉弦而紧……即为寒疝"，论寒疝的病机。腹痛脉弦而紧，主寒邪凝结。阳虚寒凝，卫气不行，温煦失职，故恶寒；阳虚寒凝，脾胃失运，故不欲食。里阳虚衰、寒邪外袭，发为寒疝。

第二段："寒疝绕脐痛……大乌头煎主之"，论寒疝的证治。里阳虚衰、寒邪外袭，凝滞三阴经脉所过之脐部，经脉挛急则绕脐痛；寒疝发作之时，腹痛剧烈，冷汗自出，手足逆冷，脉象由弦紧转为沉紧，示人寒邪与正气相搏，里阳大伤。证属阴寒内结、寒气极盛，治用大乌头煎破积散寒止痛。

大乌头煎用大辛大热之乌头，治沉寒痼冷；蜜煎、令水气尽则已成膏状，如此则既能制乌头之毒，又可缓中补虚。方后云"强人服七合，弱人服五合，不差，明日更服，不可一日再服"，是告诫我们本方药力峻猛，应因人制宜，用时宜慎。《外台秘要》载解急蜀椒汤（蜀椒、附子、干姜、半夏、粳米、甘草、大枣）主治与大乌头煎同，而药性较平和，可参。

【按语】《金匮要略》温阳有用附子、乌头、天雄，三者本是同根生，但所取部位不同，功效有别。张锡纯《医学衷中参西录》说："附子味辛，性大热。为补助元阳之主药，其力能升能降，能内达能外散，凡凝寒锢冷之结于脏腑、着于筋骨、痹于经络血脉者，皆能开之通之……种附子于地，其当年旁生者为附子，其原种之附子则成乌头矣。乌头之热力减于附子，而宣通之力较优……若种后不旁生附子，惟原种之本长大，若蒜之独头无瓣者，名谓天雄，为其力不旁溢，故其温补力更大而独能称雄也……附子、乌头、天雄，皆反半夏。"

10-18　寒疝,腹中痛,及胁痛裹急[1]者,当归生薑羊肉汤主之。

当归生薑羊肉汤方

当归三两　生薑五两　羊肉一斤

上三味,以水八升,煑取三升,温服七合,日三服。若寒多者,加生薑成一斤;痛多而嘔者,加橘皮二两、白术一两。加生薑者,亦加水五升,煑取三升二合,服之。

【校注】

[1] 及胁痛裹急:《外台秘要》作"引胁痛及腹里急"。

【释义】论寒疝属血虚里寒的证治。

寒疝多由寒盛而起,本条寒疝则因于血虚,血虚气亦虚,血气不足则寒内生。寒邪凝滞则腹痛。虚寒从下而上,则胁痛里急。两胁属肝,肝主藏血。血虚不能养肝,肝脉失养,故胁肋拘急疼痛。证属血虚里寒,治宜温阳散寒止痛。故用当归生姜羊肉汤养血散寒,方中当归入肝、心、脾经,能养血通络,行血中之滞;生姜温散寒邪;羊肉为血肉有情之品,可补益气血,与当归、生姜同用,养血散寒,行气止痛。

【按语】《素问·阴阳应象大论》谓:"形不足者,温之以气;精不足者,补之以味。"据此,当归生姜羊肉汤为形、精兼顾之方。不独寒疝,凡见血虚有寒之证如妇人产后腹痛之因血亏者,皆可运用本方加减治疗。

10-19　寒[1]疝,腹中痛,逆冷,手足不仁,若身疼痛[2],灸刺诸藥不能治,抵当[3]乌頭桂枝汤主之。

乌頭桂枝汤方

乌頭

上一味,以蜜二斤,煎减半,去滓,以桂枝汤五合解之[4],令得一升,後初服二合;不知,即服三合;又不知,復加至五合。其知者,如醉狀,得吐者,爲中病。

桂枝汤方

桂枝三两,去皮　芍藥三两　甘草二两,炙　生薑三两　大棗十二枚

上五味,銼,以水七升,微火煑取三升,去滓。

【校注】

[1] 寒:《千金方》卷十六上有"大"字。

[2] 身疼痛:《千金方》卷十六作"一身尽痛"。

[3] 抵当:《千金方》卷十六无此二字。

[4]解之:解,稀释。用纯蜜煎乌头,药汁浓稠,需用桂枝汤稀释。

【释义】论寒疝内外皆寒、表里俱病的证治。

病寒疝,阳气大衰、阴寒内盛,凝滞不通则腹痛;阳气虚衰,不能温煦四肢,故四肢厥冷;阳虚鼓动无力,阴寒痹于四末,血脉涩滞,故手足麻木不仁。阳虚抗邪无力,寒邪痹阻肌表,营卫不和则身疼痛。证属内外皆寒、表里俱病,则非单用解表或温里或灸刺所能奏效,治用乌头桂枝汤两解表里之寒邪。

乌头桂枝汤,乌头用蜜,取大乌头煎之意,辛甘缓急,祛痼结之沉寒,缓中止痛,和桂枝汤调和营卫,解肌表之寒邪,如此则表里同治。本条未言乌头用量,按《千金方》云:"秋干乌头实中者五枚,除去角。"又《外台秘要》云:"秋乌头实中大者十枚。"《医心方》亦作五枚。然乌头性极猛烈,似以五枚为妥当。尤须注意煎服方法;以知为度,即药后如醉状或呕吐,是药已中病之"瞑眩"反应;如见喘急、头痛、心悸、脉促者,则恐为中毒现象,应速解毒。

【按语】寒疝是疝气的一种。疝气通常是指人体内某个脏器或组织离开其正常解剖位置,通过先天或后天形成的薄弱点、缺损或孔隙进入另一部位。医学上把疝气称作"疝",常见的疝有腹股沟直疝、腹股沟斜疝、白线疝、脐疝,股疝等,而绝大部分疝为腹股沟疝(包括直疝、斜疝),因其病多在肠,所以老百姓俗称疝为"小肠串气"或"小肠气"。

中医认为,寒主收引,其性凝滞,因此疝痛的发作多与感寒或阳气不足有关,又因临床以寒疝多发,故《金匮要略》记载,以"寒疝"最为详尽。可见,寒疝可以涉及上述各种类型的疝气。正如《素问·长刺节论》曰:"病在少腹,腹痛不得大小便,病名曰疝,得之寒。"《诸病源候论》亦云:"寒疝者,阳气积于内,则卫气不行,卫气不行则寒气盛也。故令恶寒、不欲食,手足厥冷,绕脐痛,自汗出,遇寒即发,故云寒疝也。"

应该指出的是"寒疝"为病,若病在腹中,寒凝肝脉,亦会伴有牵引阴囊睾丸而痛的症状,当与"阴狐疝"相鉴别。阴狐疝是指男性患者阴囊偏大偏小,时上时下,时痛时止,疝气变化不可测,如狐之出入无定,故称为"狐疝"。张景岳谓:"狐之昼伏夜出,阴兽也。"故"狐疝"亦称为"阴狐疝"。相当于西医的腹股沟斜疝,因腹腔内容物,行立则外出少腹滑入阴囊,卧则复入少腹,导致阴囊时大时小。可见,"阴狐疝"与"寒疝"虽然都属于疝气,亦均可有感寒而发作及牵引睾丸作痛的症状,但两者的定义角度不同。举例而言,因寒而发的阴狐疝痛属寒疝范畴,而因气郁而发的阴狐疝痛则不属于寒疝范畴。因此,在《金匮要略》中,将两者分列于不同的篇章论述。

10-20 其脉數[1]而緊乃弦,狀如弓弦,按之不移。脉數弦者,當下其寒[2];脉緊大[3]而遲者,必心下堅;脉大而緊者,陽中有陰,可下之。

【校注】

[1] 数:《脉经》卷八作"浮"。

[2] 其脉数……当下其寒:此二十三字《脉经》卷八接大黄附子汤条之上。

[3] 脉紧大:《脉经》卷八作"脉双弦",且此起另作一条。

【释义】论寒实可下证的脉象与治法。

"脉数而紧乃弦",数则为热,紧则为寒,弦则为阴寒凝滞,故其状如弓弦,按之不移。数弦并见,表明寒中有伏热,寒热夹杂以寒为主,治当温下其寒,寒去热散,其病可愈,可与大黄附子细辛汤。"脉紧大而迟",紧迟为寒,属阴;大为邪盛,属阳,故云"阳中有阴",是阴寒结于胸膈而致心下坚满疼痛,故亦当用温下,以逐其寒。

【按语】对于文中"其脉数而紧乃弦",有注家提出"数"非至数,指脉象急迫;紧者,有力之谓。紧数相合则其状如弓弦,按之不移,故曰"乃弦",注阴寒内结肠胃。数主邪盛,弦主寒实内结,故治当温下其寒。此说可参。

附[1]:

10-21 《外臺》烏頭湯:治[2]寒疝腹中絞痛,賊風入[3]攻五臟,拘急不得轉側,發[4]作有時,使人陰縮,手足厥逆。方見上。

【校注】

[1] 附:俞桥本、徐镕本、赵开美本皆作"附方"二字。

[2] 治:《千金方》卷八、《外台秘要》卷十四均作"主"。

[3] 入:《千金方》卷八、《外台秘要》卷十四下均有"腹"字。

[4] 发:《千金方》卷八、《外台秘要》卷十四均有"叫呼"二字。

【释义】论《外台》乌头汤主治病证。

《外台》乌头汤,主治寒疝病,素有里寒,复感风寒之邪,直入五脏,内外合邪,寒凝于中,故腹中绞痛拘急,不能转侧;由于正气未复,故发作有时,寒凝肝脉,阴囊内缩,阳气不达四末,故手足逆冷。此为一派阴寒内盛之象,治以乌头汤温里散寒,通阳止痛。本方从《千金方》《外台秘要》而来,与乌头桂枝汤药味相同,但药量稍有出入。《外台秘要》原方为乌头十五枚、桂心六两、芍药四两、甘草二两、生姜一斤、大枣十枚,本方用量较10-19条乌头桂枝汤为大,其主治病证亦更为危重。

10-22 《外臺》柴胡桂枝湯方：治心腹卒中痛者。

柴胡四兩　黄芩　人參　芍藥　桂枝　生薑各一兩半　甘草一兩
半夏二合半　大棗六枚

上九味，以水六升，煮取三升，温服一升，日三服。

【释义】论《外台》柴胡桂枝汤主治病证。

本方并见于《伤寒论》第146条，由小柴胡汤、桂枝汤二方各取半量组成，治太阳表邪未解，邪结少阳，症见发热恶寒、支节烦疼、微呕、心下支结等。《外台秘要》谓其治心腹卒中疼痛，是突然感受外邪而致心腹疼痛。沈明宗《金匮要略编注》云："心腹卒中痛者，由风邪乘侮脾胃者多，而风气通于肝，故用柴胡、桂枝，提肝木之气，驱邪外出；白芍以疏土中之木；甘草、人参调养脾胃之气；以半夏消痰，黄芩能清风化之热；姜、枣宣通营卫，俾微汗出而病即愈。予以此方每于四时加减，治胃脘心腹疼痛，功效如神。"可参。

10-23 《外臺》走馬湯[1]：治中恶，心痛腹脹，大便不通。

巴豆二枚，去皮心，熬　杏仁二枚

上二味，以綿纏，搥令碎，熱湯二合，捻取白汁飲之，當下[2]。老小量之。通治飛尸[3]鬼擊[4]病。

【校注】

[1]《外台》走马汤：《外台秘要》卷七卒疝门及卷十三飞尸门与此所列主治不同，《千金方》卷十三心腹痛门与此方主治及药味分量基本相同，此方《外台》应作《千金》为是。

[2]以绵缠……当下：此十八字《千金方》卷十三作"绵裹，捣令细，以热汤二合，著小杯中，以两指搦取白汁令尽，顿服，一食顷下去即愈"。

[3]飞尸：《诸病源候论》卷二十三谓："飞尸者，发无由渐，忽然而至，若飞走之急疾，故谓之飞尸。其状心腹刺痛，气息喘急胀满，上冲心胸者是也。"

[4]鬼击：《诸病源候论》卷二十三："鬼击者，谓鬼厉之气击着于人也。得之无渐，卒着，如人以刀矛刺状，胸胁腹内绞急切痛，不可抑按，或吐血，或鼻中出血，或下血。"

【释义】论《外台》走马汤证治。

中恶，即感受臭秽恶毒之气，从口鼻而入于心肺气血不行，肠胃脏腑被寒浊秽毒壅塞，而致胸胁腹内绞急切痛，大便不通，为寒实内结急证。

走马汤取峻烈温通的巴豆破积攻坚，开通闭塞为主，佐苦温之杏仁，宣利肺与大肠之气机，使秽毒邪气从下而泄。两药合用，通行壅塞腑气，泻下肠胃沉寒痼结。中恶、飞尸、鬼击病,均发作急剧,以心胸腹部剧烈疼痛为主症,故均可用走马汤治疗,方名"走马"者,是言其泻下通利之功效甚速,能使秽毒邪从后阴一扫而除,有如走马之势。

10-24　問曰:人病有宿食,何以別之?師曰:寸口脉浮而大,按之反濇,尺中亦微而濇,故知有宿食,大承氣湯主之。

10-25　○脉數而滑者,實也,此有宿食,下之愈,宜大承氣湯。

【释义】论宿食的脉症与治法。

宿食病,多因饮食不节,食谷经宿不化所致。由于宿食内结,气机不畅,气壅于上,故寸口脉浮大有力。积滞日久,气血滞塞不通,则寸口脉按之反见涩滞不利之象;糟粕停于大肠,下焦气血不得宣通,故尺脉亦见微涩之象。此为宿食,当下之,与大承气汤荡涤胃肠,下其宿食。

若宿食新停,壅滞未甚,病情较浅,亦可见滑利之脉;此时虽然可下,但并非一定要用大承气汤,云"宜大承气汤"者,示人尚有斟酌之余地。两条合看,滑与涩相反,均可主宿食。食积较久,胃肠气滞不通,病根较深,则脉象涩滞。积滞已久,不得延误,速与"大承气汤主之"荡涤宿食。然大承气汤毕竟为攻下峻剂,当结合《伤寒论》阳明病篇有关条文,四诊合参,恰当应用。

10-26　○下利不飲[1]食者,有宿食也,當下之,宜大承氣湯。

大承氣湯方见前痉病中

【校注】

[1] 饮:医统本作"欲"。是。

【释义】论宿食下利的治法。

病宿食而下利,积滞下达,理应胃纳恢复,当能食。现虽下利,而仍不欲进食,可知宿食尚未悉去,食滞胃肠,腑气不通则不欲饮食甚或不能食,可再用下法,使积滞从下全部排出,即《素问·至真要大论》所谓"通因通用"之法。言"当下之,宜大承气汤",有斟酌之意。如黄树曾云:"此节之证具,如病人色脉形质不宜下者,即难遽(jù,急也)投大承气汤,学者宜注意。"

10-27　宿食在上脘,當吐之,宜瓜蒂散[1]。

瓜蒂散方

瓜蒂一分,熬黄　赤小豆一分,煮

上二味,杵爲散,以香豉七合,煮取汁,和散一錢匕,温服之。不吐者,少加之,以快吐爲度而止。亡血及虚者不可与之。

【校注】

[1]宜瓜蒂散:《脉经》卷八、《备急千金要方》卷十五无此四字。

【释义】论宿食在上脘的证治。

胃脘分上、中、下三部,饮食停滞于胃,其证治有别。若宿食停滞在上脘,可见嗳腐吞酸、胸脘痞闷、泛恶欲吐等症,治宜遵《素问·阴阳应象大论》所载"其高者,因而越之"之法,用瓜蒂散因势利导而吐之。方中瓜蒂味苦,涌吐实邪;赤小豆味酸性平,能利小便,与瓜蒂相伍为酸苦涌泄之剂。佐以香豉汁以开郁结、和胃气。

瓜蒂散为实邪在上焦而设,不必限于宿食,如《伤寒论》用其治疗痰涎壅塞所引起的胸膈胀满证,然药性峻猛,易伤正气,用时宜采用渐加法,以知为度,中病即止,且亡血及虚人慎用。此外,宿食停聚,亦非只有涌吐一法;如第24~26条宿食停聚在下,治用大承气汤通腑泻下。若宿食在中,无欲吐之势,又无可下之征,可用消导法以消化宿食。

10-28 脉[1]緊如轉索無常[2]者,有宿食也。

【校注】

[1]脉:《脉经》卷八、《备急千金要方》卷十五上有"寸口"二字。

[2]转索无常:形容脉紧如绳索转动不定,此乃紧中兼见滑象。

【释义】论宿食之脉象。

紧脉不但主外感风寒,亦主宿食内停。"转索无常"是形容其紧脉乍紧乍松,犹如绳索转动之状。这是因为宿食停积于上,气机壅滞所致,与《伤寒论·辨厥阴病脉证并治第十二》所述"病人手足厥冷,脉乍紧者,邪结在胸中"机理相似。前后两条合参,论宿食停留在胃,症见脘腹痞闷,泛恶欲呕,脉乍紧乍滑,如绳索转动之状者,治可因势利导而用吐法,方如瓜蒂散。

10-29 〇脉緊[1],頭痛風寒,腹中有宿食不化也一云寸口脉紧。

【校注】

[1]脉紧:《脉经》卷八上有"寸口"二字,《备急千金要方》卷十五有"寸"字。

【释义】论紧脉有宿食和外感风寒之不同。

"脉紧,头痛风寒"是指脉紧同时伴有头痛类似外感风寒的症状。"脉紧"既可见于外感风寒,亦主宿食不化。因此,当做进一步辨别。一般来说,外感风寒凝滞脉道,紧象多较恒定,多与浮脉相兼。宿食所致脉紧,由于宿食内停,食积气壅,脉道紧束,其脉乍紧乍疏,兼有胸痞或腹痛等症状。"腹中有宿食不化也"一锤定音,指出本"脉紧"非为外感,而属于宿食。食积不化,清阳不升,浊气上乘,故可出现头痛等类似外感风寒的症状。

【按语】就本篇所论紧脉主寒、主痛,亦主宿食,而宿食病亦可见浮大、滑数、涩紧等脉。有一脉主多病者,一病见多脉者,故临床尚需要四诊合参,不可过于拘泥。

新編金匱方論卷上[1]

【校注】

〔1〕新编金匮方论卷上:徐镕本、赵开美本无此八字,赵开美本卷末有释音。

《金匱要略》以明趙開美仿宋本爲最佳,次則俞橋本。然皆流傳絕少,醫統本則奪誤至多,此元刊本與趙本悉合,尤爲稀有之籍。光緒丁酉三月得見於上海寄觀閣,因記。宜都楊守敬[1]。

【校注】

〔1〕宜都杨守敬:此段文字凡七十字,仅见于邓珍本《新编金匮方论》卷上文末空白处,为清末藏书家杨守敬于1897年(光绪丁酉年)所书。湖北宜都杨守敬(1839—1915 一作1914),字惺吾,一字星吾,书室名晦明轩(有《晦明轩稿》),于湖北黄州建邻苏园藏书楼,于武昌建观海堂藏书楼(有《观海堂藏书目》),著名藏书家、地理学家、金石家、书法家。著有《历代与地沿革险要图》《历代舆地图》《留真谱》《日本访书志》等,均为重要学术巨著。《留真谱》《日本访书志》收录中医古籍版本资料。

新编金匮方论卷中

尚书司封郎中充秘阁校理臣林亿等诠次

晋　王叔和集

汉　张仲景述

○五脏风寒积聚病脉证并治第十一

提要：本篇共计原文20条，用方3首，论五脏中风、中寒的证候以及五脏气绝真脏脉，三焦各部病证以及脏腑积聚脉证。各病变虽与脏腑经络密切相关，但均体现了以五脏为核心的辨证论治方法，故合为一篇讨论。

本篇五脏风寒部分，缺脾中寒、肾中风、肾中寒等，似有脱简。三焦各部病证亦略而不详，脏腑积聚在于指出积、聚、谷气三者之鉴别，唯对肝着、脾约、肾着三种病证的论述，有具体治疗方药。

肝着是肝经受邪而疏泄失职，其经脉气血郁滞，着而运行不畅的病证。其证可见胸胁痞闷不舒，甚或胀痛、刺痛，若以手按揉或捶打其胸部，病症可暂得减轻，故"其人常欲蹈其胸上"，治用**旋覆花汤**。

脾约是胃肠燥热，脾阴不足，脾为胃行其津液的功能受到约束，临床表现以"小便数，大便硬"为特征，治用**麻子仁丸**。

肾着为寒湿痹着于腰部所致，因腰为肾之外府，故名肾着。临床以腰部冷痛和沉重为特征，患者自觉"如坐水中"，"腹重如带五千钱"等，治用**甘草干姜茯苓白术汤**（又名肾着汤）。

11-01　肺中风者，口燥而喘，身运[1]而重，冒而肿胀。
【校注】
［1］身运：运，转也。身运，指身体动摇，不能自主。
【释义】论肺中风的证候。
肺为娇脏，不耐寒热。风为阳邪，中于肺则灼伤阴津而口燥，肺气壅滞，宣降失司,故作喘。肺气不利,不能通调水道,气滞水停,水渍筋脉则身体动摇,不能自主,而又感到沉重;水湿蒙蔽清阳,甚或逆而上行则头目昏眩,并可见身体肿胀。

11-02　○肺中寒,吐浊涕[1]。

【校注】

[1]浊涕:浊涕即黏痰。《金匮要略述义》云:"古无痰字,云唾出如涕,谓吐粘痰也。"

【释义】论肺中寒的证候。

肺中于寒,胸中阳气失布,津液凝滞不行,以致变生浊唾。肺开窍于鼻,肺中寒而肺窍不利,鼻塞不通,故黏痰不经鼻而从口中唾出。

11-03　○肺死藏[1],浮之[2]虚,按之[3]弱如葱葉,下無根[4]者,死。

【校注】

[1]死脏:即无胃、神、根的真脏脉,为脏气将绝之脉,故曰"死脏"。

[2]浮之:即浮取。

[3]按之:即沉取。

[4]下无根:即脉重按极度软弱,若有若无。

【释义】论肺死脏的脉象。

肺之平脉,如《素问·平人气象论》所云:"平脉肺来,厌厌聂聂(即安静轻小),如落榆荚(即轻薄不浮)。"今肺脉见,轻取虚弱无力,按之如葱叶一般外薄而中空,沉取极度软弱、若有若无,为肺之真脏脉见,说明肺气将绝,故谓"死脏"。《素问·平人气象论》"死肺脉来,如物之浮,如风吹毛,曰肺死",《素问·玉机真脏论》"真肺脉至,大而虚,如以毛羽中人肤",皆谓真肺脉浮虚中空下无根,在指下的感觉,仿如抛掷羽毛,落在皮肤上,毛羽质量轻而面积大,落于皮肤则大而轻浮。

【按语】《素问·玉机真脏论》云:"五脏者,皆禀气于胃,胃者五脏之本也。"可见五脏生理功能的发挥,皆赖胃气所化生的水谷精微。《素问·平人气象论》云:"人以水谷为本,故人绝水谷则死,脉无胃气亦死。所谓无胃气者,但得真脏脉不得胃气也。"提出真脏脉的病理基础,即是脉无胃气,可致真脏之衰败之象外露,谓之真脏脉。

11-04　肝中風者，頭目瞤[1]，兩脇痛，行常傴[2]，令人嗜甘。

【校注】

[1] 瞤(shùn 顺)：《说文解字》："瞤，目动也。"头目瞤，指头、眼部肌肉跳动。

[2] 行常傴(yǔ 羽)：傴，驼背。行常傴，指行走时经常驼背。

【释义】论肝中风的证候。

肝为风木之脏，其经脉布胁肋连目系，上额与督脉会于颠顶。肝中于风，风胜则动，故头目瞤动，此即"诸风掉眩，皆属于肝"之义。肝脉布于两胁，风胜则肝脉拘急，故两胁疼痛，行走时经常驼背。《素问·脏气法时论》云"肝苦急，急食甘以缓之"，又云"脾欲缓，急食甘以缓之……甘补之"，木胜乘土，甘入脾，能缓肝之急，得甘以缓之补之，故"令人嗜甘"。

11-05　○肝中寒者，兩臂不舉，舌本[1]燥，喜太息[2]，胸中痛，不得轉側，食則吐而汗出也。《脈經》《千金》云：時盜汗、咳，食已吐其汁。

【校注】

[1] 舌本：即舌根。

[2] 喜太息：即频频叹气。

【释义】论肝中寒的证候。

肝主筋而司运动，"肝中寒"者，寒邪留滞厥阴肝经，筋脉收引则两臂不举。寒滞肝脉，条达疏泄失职，三焦气机阻滞，津液不能上润于舌，且肝脉循喉咙之后，络于舌本，则舌本干燥。肝气郁结，故频频叹气以舒畅郁滞。肝脉上贯胸膈，寒邪闭郁肝气，胸阳不宣，脉络凝塞，故见胸中痛，不得转侧。肝寒犯胃，胃气上逆，故食后作吐。寒邪外袭，卫阳失固，故而汗出。

11-06　○肝死藏，浮之弱，按之如索不來[1]，或曲如蛇行[2]者，死。

【校注】

[1] 如索不来：脉象如绳索之弦急，中止而不能复来。

[2] 曲如蛇行：脉象如蛇行之状，曲折逶迤而不能畅达。

【释义】论肝死脏的脉象。

《素问·平人气象论》"平肝脉来，耎弱招招，如揭长竿末梢，曰肝平"，言肝之平脉虽弦但有胃气。今浮取软弱无力，重按如绳索弦紧，忽然中止，不能复来；或曲如蛇行，出入勉强，有委而不前，屈而难伸，此为脉无胃气，肝之真脏脉见，病情危重，多预后不良，故曰"死"。

11-07 ○肝着[1]，其人常欲蹈其胸上[2]，先未苦时[3]，但欲饮热，旋复花汤主之。臣亿等校诸本旋复花汤方皆同[4]。

【校注】

[1] 肝着(zhuó 酌)：肝脏气血郁滞，着而不行，故名肝着。

[2] 常欲蹈其胸上：蹈，原为足踏之意，此处可理解为用手推揉按压，甚则捶打胸部。

[3] 先未苦时：指疾苦未发作之前。

[4] 同：底本作"问"，形近而讹。据俞桥本、徐镕本、赵开美本改。

【释义】论肝着的证治。

肝之经脉布于两胁而络于胸，肝经受邪，疏泄失职，经脉气血郁滞，着而运行不畅，可致肝着之病，其症可见胸胁痞闷不舒，甚或胀痛、刺痛，意欲重按、揉摩甚或捶打胸部，借以舒展气机。本病初起，气机不畅，饮热可助阳散寒，使气机通利，脉络暂得宣通畅行，胸中痞结等症可暂得缓减；肝着已成，气郁及血，则经脉凝瘀，虽热饮亦不得缓解，故治以旋覆花汤，行气活血，通阳散结。

旋覆花汤方，见《妇人杂病脉证并治第二十二》篇。方中旋覆花辛咸性温，善通肝络而行气散结降逆，助以葱白，辛温通阳散结；新绛行血而散瘀。诸药合用，使气行血畅，阳通瘀化则肝着可愈。"顿服之"，意在药力集中，以获速效。

【按语】旋覆花汤为治络瘀肝着要方，受此启发，王清任《医林改错》载用血府逐瘀汤治愈"胸任重物"，叶天士擅长用辛温通络，温柔通补，辛泄通瘀诸法治胁痛皆获良效。方中新绛，《神农本草经》未载，陶弘景认为绛为茜草，新绛则为新刈之茜草；陈藏器认为是绯帛，指染成赤色丝织品的大红帽纬；唐容川认为新绛乃茜草所染。以上新绛用法，可供参考。然古今文献皆证实用茜草治肝着及妇人半产漏下有瘀血，确有实效。

11-08 心中风者，翕翕发热[1]，不能起，心中饥，食即呕吐。

【校注】

[1] 翕翕发热：翕翕，形容像鸟羽开合之状，此处指发热轻微。

【释义】论心中风的证候。

心为阳脏，风为阳邪，心中于风，风热相搏，故肌肤翕翕发热。热盛耗气伤津，正气虚乏，故身不能起。《灵枢·邪客》曰："诸邪之在于心者，皆在于心之包络。"胃之大络上通心包，火动于中，故胃中烦躁嘈杂，似觉饥饿；心胃相通，热扰于胃，胃气不降，故食即呕吐。

11-09　○心中寒者,其人苦病心如噉蒜状[1],劇者心痛徹背,背痛徹心,譬如蠱注[2]。其脉浮者,自吐乃愈。

【校注】

[1]心如噉蒜状:"噉"为"啖"的异体字,吃的意思。心如啖蒜状,形容心中辛热之感,犹如吃了生蒜一样。

[2]蛊(gǔ 古)注:病名。发作时胸闷腹痛,有如虫咬之状。

【释义】论心中寒的证候与预后。

心中寒,阳为阴遏,寒邪外束,火郁于内,轻者则胸中似痛非痛,似热非热,如食蒜之辛辣感;重者胸阳痹阻,气血不通,心痛彻背,背痛彻心,其痛楚之候,犹如蛊虫食咬之状。若脉浮者,乃病在上焦,邪未深入,心阳渐复,阴寒有外出之机。若病者自行作吐,为阳气伸而邪从上越,故曰"自吐乃愈"。

11-10　○心傷者,其人勞倦,即頭面赤而下重[1],心中痛而自煩,發熱,當臍跳,其脉弦,此爲心藏傷所致也。

【校注】

[1]下重:身体下部沉重无力。

【释义】论心伤的脉症。

"心伤"者,即心之气血损伤之谓,血虚则阳气易浮,气虚则不任劳作,故一经劳倦,即阳浮于上而头面赤,此《素问·生气通天论》所谓"阳气者,烦劳则张"是也。气盛于上,下必匮乏,上盛下虚,故下部沉重无力。心液虚耗,邪热内扰,则心中痛而自烦,发热。心气虚于上而肾气动于下,则脐处跳动不适。《素问·平人气象论》云"夫平心脉来,累累如连珠,如循琅玕,曰心平",今反见脉来长直劲急,而无圆润滑利之象,是血虚不能濡养经脉,气虚而阳气外张,故曰"此为心脏伤所致也"。

11-11　○心死藏,浮之實,如麻豆[1],按之益躁疾者,死。

【校注】

[1]如麻豆:《脉经》《备急千金要方》均作"如豆麻击手",此处形容脉之实如麻豆。

【释义】论心死脏的脉象。

心之平脉"累累如连珠,如循琅玕",今其状浮取坚实如麻豆弹指,毫无柔和圆润滑利之象;重按益见躁疾不宁,失从容和缓之感;此为心之真脏脉现,乃心血枯竭,心气涣散之兆,必预后不良,故曰"死"。

11-12　○邪哭[1]使魂魄不安者,血氣少也;血氣少者屬於心。心氣虛者,其人則畏,合目欲眠,夢遠行,而精神離散,魂魄妄行。陰氣衰者爲癲,陽氣衰者爲狂。

【校注】

[1]邪哭:患者魂魄不安,无故悲伤哭泣,有如邪鬼作祟。

【释义】论血气虚少,致使精神错乱的病证。

魂藏于肝,血虚则肝无所藏,不能随神往来而魂不安;魄藏于肺,而以气为主,气虚则肺不敛,不能并精而出入故魄不藏。血气虚少,魂魄不安,则精神错乱,有如邪鬼作祟,无故悲伤哭泣。

血虽属肝,气虽属肺,而血气之主宰,皆归于心,故曰"血气少者属于心"。心藏神,心虚则神怯,畏惧恐怖;神气不足,则合目欲眠,神不守舍,而梦远行;心神不敛,精气涣散则魂魄妄行。若病势进一步发展,阴气虚的可以转变为癫证,阳气虚的可以转变为狂证。

【按语】《难经》中有"重阳者狂,重阴者癫"的记载,其"阴"与"阳"皆是通过脉象而论病邪,阴邪太盛则为癫,阳邪太盛则为狂。本条"阴气衰者为癫,阳气衰者为狂",其"阴气"与"阳气"指正气而言,人体阴气不足,则邪易入阴而为癫,阳气不足,则邪易入阳而为狂,如《伤寒论》桂枝去芍药加蜀漆龙骨牡蛎救逆汤,温通心阳,镇惊安神,可治"亡阳,必惊狂"之证。故《难经》之癫狂从邪实言,本条之癫狂从正虚言,各有所指,临床当与区别,辨证施治。近来有学者以《说文解字》《辞海》等考证提出,本条"阳气衰""阴气衰"中的"衰"与"蓑"(suō梭)音同义同,有"重""复""叠"之意,可作"重叠"讲,则本文之"阴衰""阳衰"与《难经》之"重阴""重阳"义近相吻。

11-13　脾中風者,翕翕發熱,形如醉人,腹中煩重,皮目瞤瞤[1]而短氣。

【校注】

[1]瞤(shùn顺):跳动或颤动。

【释义】论脾中风的证候。

脾主四肢肌肉而与胃合,营卫又源于脾胃。风为阳邪,脾中于风,水谷中悍热之卫气与风邪相抟,则遍身肌肤发热,面赤而形如醉人;脾为湿土,风邪侵袭,湿郁化热,热盛则烦,湿盛故重,脾位在腹,故腹中烦重。风胜则动,上下眼睑属脾,故皮目瞤动。湿热郁滞,气机升降失常,肺气不宣,故而短气。

11-14　○脾死藏,浮之大堅,按之如覆盃潔潔[1],狀如搖者,死。

臣億等詳五藏各有中風中寒,今脾只載中風,腎中風、中寒俱不載者,以古文簡亂極多,去古既遠,無文可以補綴也。

【校注】

[1]覆盃洁洁:"盃",杯的异体字。覆盃洁洁,即倒扣的杯中空无所有。

【释义】论脾死脏的脉象。

《素问·平人气象论》曰:"平脾脉来,和柔相离,如鸡践地,曰脾平。"意指脾脉应从容和缓有神,今其脉轻取大坚而无柔和之象,重按之如将杯子翻转放置,外表坚硬而中空无物,脉来摇荡不定,乍疏乍数动摇不宁,此为脾气将散,脾之真脏脉现,必预后不良,故曰"死"。

11-15　跌陽脉浮而濇,浮則胃氣強,濇則小便數,浮濇相搏,大便則堅,其脾爲約[1],麻子仁丸主之。

麻子仁丸方

麻子仁二升　芍藥半斤　枳實一斤　大黃一斤　厚朴一尺　杏仁一升

上六味,末之,煉蜜和丸梧子大,飲服十丸,日三,漸加[2],以知爲度。

【校注】

[1]其脾为约:约者,约束也;指脾被胃热所约束而不能输布阴液。《脉经》卷八、《千金要方》卷十五下有"脾约者,其人大便坚,小便利而不渴者也"十六字。

[2]渐加:原书阙,据《伤寒论·辨阳明病脉证并治第八》补。

【释义】述脾约的证治,亦见于《伤寒论》第247条。

跌阳脉,属足阳明胃经,诊察其脉,可测知脾胃之气。胃主受纳,脾主运化。水液入胃,散布精气,上输于脾,脾得转输,为胃行其津液,则胃肠不燥。跌阳浮是举之有余,为阳脉,主胃热气盛;涩是按之滞涩,往来艰难,为阴脉,乃脾阴不足。浮涩并见,则胃有燥热,脾之转输功能为胃热所约束,既不能为胃行其津液,也不能转输水津上归于肺,因而水津不能四布,反偏渗于膀胱,故而小便频数。肠中失其濡润,故见大便干燥。治宜泻热润燥通便,方用麻子仁丸。

麻子仁丸即小承气汤加麻仁、杏仁、芍药组成,取小承气汤泻热去实,行气导滞,加麻子仁润肠滋燥,通利大便;杏仁多脂,既能润燥滑肠,又能肃降肺气,使气下行,而有益于传导之官;芍药敛阴和脾;以蜜为丸,意在甘缓润下而不伤阴。服用时"渐加,以知为度",是谓病情有轻重,禀赋有厚薄,而投量之多少,当审时度势而定,以大便变软易解为宜,勿使太过或不及。

【按语】麻子仁丸攻下之中寓有滋润之意,对后世温病学家创增液汤、增液承气汤等有启发意义。现今临床常用于燥结、微痞、腹不痛、饮食正常的习惯性便秘及老人便秘、产后便秘等。然方中小承气汤毕竟属攻下之剂,若年老体衰、久病津枯血燥、胃肠无燥热者,或孕妇等则仍需慎用。

11-16　肾着[1]之病,其人身體重,腰中冷,如坐水中,形如水狀,反不渴,小便自利,飲食如故,病屬下焦,身勞汗出,衣一作表裏冷濕,久久得之,腰以下冷痛,腹重如帶五千錢,甘薑苓术湯主之。

甘草乾薑茯苓白术湯方

甘草　白术各二兩　乾薑　茯苓各四兩

上四味,以水五升,煑取三升,分溫三服,腰中即溫。

【校注】

[1]肾着(zhuó浊):着,留滞附着也。肾着,病证名。腰为肾之外府,寒湿之邪,痹着于腰部不去,故名肾着。

【释义】论肾着的证治。本条可分两段理解:

第一段:"肾着之病……病属下焦",论肾着病的全身症状与病位。《脏腑经络先后病脉证第一》篇云"浊邪居下""湿伤于下""湿流关节""极寒伤经",若脾肾阳气不足,寒湿之邪易留着于肾之外府的腰部而为"肾着之病"。寒湿留着于肾经和腰部,阳气痹而不行,带脉经气不利,故身体重,腰中冷、如坐水中,外形如水气病之浮肿,此与《脉经》卷二所载"带之为病,苦腹满,腰溶溶若坐水中状"之状相类。若肾之本脏阳虚,气化不利,津液不能上潮于口,当见口渴和小便不利;若中焦胃气不和,饮食自当受到影响。今"反不渴,小便自利""饮食如故"故此非病在肾之本脏,而属下焦肾之外府有寒湿,其治不必温肾,只需去除在经之寒湿,则肾着可愈。

第二段:"身劳汗出……甘姜苓术汤主之",论肾着病的成因、特征与治疗。以上肾着病诸症形成的原因是劳作汗出之后,使衣里冷湿,日久失治,寒湿之邪留着肾之外府所致。腰以下冷痛者,寒邪盛也;腹重如带五千钱者,重着之甚也;突出了寒湿痹阻腰部,着而不行的病证特点。由于其病不在肾之本脏,而在肾之外府,故治法温行阳气,散寒除湿,培土制水,以去除其在经之寒湿。

甘姜苓术汤乃辛甘化阳、甘淡渗水之方,方中干姜辛温散寒而通利关节;茯苓甘淡渗湿,导水下行;二味重用,可温通阳气,散寒除湿。助以苦温之白术,健脾燥湿,炙甘草健脾益气,脾气健运则湿邪易除。方后云"腰中即温",一则指出腰冷为肾着之主症,二则表明甘姜苓术汤治肾着,其效应的发挥除干姜散寒外,茯苓利水以通阳,功不可没。

11-17 腎死藏,浮之堅,按之亂如轉丸[1],益下入尺中者,死。

【校注】

[1]乱如转丸:形容脉象如弹丸之乱转,躁动不宁。

【释义】论肾死脏的脉象。

《素问·平人气象论》云"平肾脉来,喘喘累累如钩,按之而坚曰肾平",指出肾之平脉当沉实有力,今浮取坚而失于柔和,重按之乱如转丸、躁动不安,尺部更加明显,乃真气不固而外越,元阴元阳势将外脱,反其冬石封蛰之常,故属危候而主死。

11-18 問曰:三焦竭部[1],上焦竭,善噫[2],何謂也?師曰:上焦受中焦氣[3]未和,不能消穀,故能噫耳;下焦竭,即遺溺失便,其氣不和,不能自禁制,不須治,久則愈。

【校注】

[1]三焦竭部:指三焦虚竭,不能发挥各部的功能。

[2]噫:嗳气。

[3]上焦受中焦气:指上焦受气于中焦。

【释义】论三焦虚竭的病证,其治重在中焦。

心肺居上焦,心主血以行营气,肺主气以行卫气,营卫气血又赖水谷之精气所化生,《素问·经脉别论》所谓"食气入胃,浊气归心,淫精于脉,脉气流经,经气归于肺"是也。若中焦脾胃功能衰退,不能消化水谷则无力散布精微之气,如此则上焦所受乃陈腐之浊气,食气停滞中焦、胃气上逆,故而嗳气。如《伤寒论》第161条用旋覆代赭汤,健脾和胃、化痰下气,治胃虚气逆,痰气壅塞之"心下痞硬,噫气不除"证。

肝肾属下焦,肝主疏泄,肾司闭藏而主二便。若下焦功能衰退,肾气失于闭藏,统摄无权,膀胱失约,则遗尿或大便失禁,这是下焦本部直接发生的病变,当然中焦脾气不摄,上虚不能制下,亦可引起下焦的病变。如《肺痿肺痈咳嗽上气病脉证治第七》云"肺痿吐涎沫而不咳者……遗尿,小便数,所以然者,以上虚不能治下故也",用甘草干姜汤治中焦而止遗尿。"不须治"者,其意指不须徒治其下焦,还要兼顾中焦,此即"治病必求其本"之旨。

【按语】三焦各有分部,其功能失调可发生嗳气、遗溺、失便等病变,但三焦功能相互为用、相互影响,且脾胃为后天之本,气血之源,中焦气和,升降有序,可影响上、下二焦功能正常的发挥,故本条提出三焦竭部,治以中焦为本,不必拘泥于上、下二焦。《伤寒论·平脉法第二》所云"寸口脉微而涩,微者,卫气不行,涩者,荣气不逮,营卫不能相将,三焦无所仰……三焦不归其部,上焦不归者,噫而酢吞;中焦不归者,不能消谷引食;下焦不归者,则遗溲"与此证虽有所不同,但机理则一。

11-19　師曰:熱在上焦者,因咳爲肺痿;熱在中焦者,則爲堅[1];熱在下焦者,則尿血,亦令淋秘[2]不通。大腸有寒者,多鶩溏[3];有熱者,便腸垢[4]。小腸有寒者,其人下重、便血;有熱者必痔。

【校注】

[1]坚:指大便坚硬。

[2]淋秘:淋是指小便滴沥涩痛,"秘"作"闭"字解,指小便闭塞不通。

[3]鶩(wù物)溏:鶩,即鸭。鶩溏,是说大便如鸭粪样水粪杂下。

[4]肠垢:大便时排出的腐败物质。如脓液、黏液,或腐败之物等。

【释义】论热在三焦和大、小肠有寒、有热的病证。本条可分两段理解:

第一段:"师曰:热在上焦者,因咳为肺痿……亦令淋秘不通",论热在三焦的病变。肺居上焦,热在上焦者,肺失清肃则气逆而咳,咳久气津俱伤,肺叶痿弱,可形成肺痿。脾胃同居中焦,热在中焦者,消灼脾胃之阴津,肠道失润,大便燥结坚硬。肾与膀胱同居下焦,热在下焦者,灼伤肾与膀胱络则尿血;若热结气分,气化不行,则小便淋沥涩痛或癃闭不通。

第二段:"大肠有寒者,多鶩溏……有热者必痔",论大小肠的病变宜别其寒热。大肠为传导之官,其病则为传导功能失司,但在辨证上有寒热之分,寒则水湿不化与水粪杂下而为鶩溏,热则易蒸腐气血而排出黏滞臭秽粪便。小肠为受盛之官,其病则为受盛化物功能失职,寒则阳虚气陷而不能统摄阴血,故下重便血;热则下移大肠,结于肛门,经脉郁滞,而生痔疮。

【按语】本条所指出的热在三焦和大、小肠有寒有热的病证,证之临床,肺痿、大便坚及尿血、癃闭等也有属虚寒者,下重便血也有属热者。故当辨证为治,不可拘泥。

11-20　問曰:病有積、有聚[1]、有榖氣[2],何謂也?師曰:積者,藏病也,終不移;聚者,腑病也,發作有時,展轉痛移,爲可治;榖氣者,脇下痛,按之則愈,復發爲榖氣。諸積[3]大法:脈來細而附骨者,乃積也。

寸口,积在胸中;微出寸口,积在喉中;关上,积在脐旁;上关上[4],积在心下;微下关[5],积在少腹。尺中,积在气冲[6];脉出左,积在左;脉出右,积在右;脉两出,积在中央,各以其部处之。

【校注】

[1]病有积、有聚:积聚为病名。积,五脏所生;聚,六腑所生。

[2]𮗡气:"𮗡"同"谷",即"谷";谷气,即水谷之气停积留滞之病。

[3]诸积:包括《难经·五十六难》所称五脏之积,即心积曰伏梁,肝积曰肥气,脾积曰痞气,肺积曰息贲,肾积曰奔豚,其病因皆由气、血、食、痰、虫等的积滞所引起。

[4]上关上:关上即是关部,上关上,指关脉的上部。

[5]下关:指关脉的下部。

[6]气冲:即气街,穴名,在脐腹下横骨两端,在此代指部位。

【释义】论积、聚、谷气三者的区别和积病的主要脉象。本条可分两段理解:

第一段:"问曰:病有积、有聚、有𮗡气……复发为𮗡气",论积、聚、谷气三者的主症、预后与区别。积病在脏,痛有定处,推之不移,多属血分,为阴凝所结,病位深、病情重、病程长,多难治;聚病在腑,痛无定处,发作有时,推之能移,时聚时散,为气滞所聚,多属气分,病位较浅,病程较短,病情较轻,治疗较易。谷气为谷气壅塞脾胃,升降受阻,肝失条达,气机郁结,故胁下痛,按摩之则气机得以舒通,胁痛暂可缓解,但不久气又复结而痛再作,必须消其谷气,才能根治其痛。

第二段:"诸积大法:脉来细而附骨者……各以其部处之",论积病的主脉及其在上、中、下、左、右各部的脉象。因积病多由气血痰食阴寒凝结而成,根深蒂固,气血不易外达,脉多细沉伏而不起,重按至骨方能触及,故曰"脉来细而附骨"。积病脏深病重,可通过寸关尺脉诊以确定积病在上、中、下各部的病位。寸口主候胸中疾患,若寸脉沉细,则积在胸中,如胸痹等;寸口以上(即鱼际)主胸以上疾患,若寸部近鱼际处沉细,积在喉中,病如梅核气等;关部主候脐以上疾患,若关脉沉细,则积在脐旁,如疟母、肥气之类;寸关交界处,主候心下疾患,沉细之脉见于关脉上部者,积在心下,如伏梁、心下痞之类;"微下关"指关脉稍下部位,关尺交界处,主候少腹上部疾患,此处脉见沉细者,积在少腹,如寒疝之类;"尺中"主候少腹以下疾患,沉细之脉见于尺中,则积在气冲,如妇人癥瘕、肾积奔豚之类。左、右手脉分别主候身体左部、右部疾患,故沉细脉出于左者,积在身体左侧;右手脉沉细者,积在身体右侧。"脉两出,积在中央"者,谓沉细脉左右俱见者,说明脉气分布左右均等,故积在中央。因脉出部位与积病的部位是相应的,故曰"各以其部处之"。

【按语】《难经·五十五难》曰:"病有积、有聚,何以别之?然积者,阴气也;聚者,阳气也。故阴沉而伏,阳浮而动。气之所积,名曰积;气之所聚,名曰聚。故积者,五脏所生;聚者,六腑所成也。积者,阴气也,其始发有常处,其痛不离其部,上下有所终始,左右有所穷处;聚者,阳气也,其始发无根本,上下无所留止,其痛无常处,谓之聚。故以是别知积聚也。"本条所述与《难经》的精神基本一致。积与聚,其发生、发展、变化、转归虽有区别,但在病机和治疗上亦有联系,气滞则血瘀,治血当理气,故一般常积聚并提。至于积聚的具体治法,《金匮要略》载有鳖甲煎丸、大黄䗪虫丸、桂枝茯苓丸、下瘀血汤等,体现了行气、活血、化瘀、通络、祛痰、利水、攻补兼施等治法,对后世治疗积聚有很大启发。关于谷气的治疗,后世常用越鞠丸、六郁汤,可供借鉴。对于积病的诊断,本条提出以脉出之所,定积之病位,医者不可拘泥,临床当根据积之所在部位不同,而推原其有关脏腑,随证论治。

○痰饮咳嗽病脉证并治第十二

提要:本篇共计原文42条,用方21首,其中附方1首,论痰饮病的辨证论治。因咳嗽是痰饮病过程中的常见症状,故篇名合而并称。

篇名之痰饮,为其总称,属广义,分痰饮、悬饮、溢饮、支饮四类,其中之痰饮为狭义,属四饮之一。痰饮病的形成多因脾阳不运,肺失通调,肾虚不能主水,导致水液停聚而成。由于水液停聚的部位和症状的不同,故有痰、悬、溢、支四饮之分。在肠胃者,谓痰饮(狭义);在胁下者,谓悬饮;在体表者,为溢饮;在胸膈者,谓支饮。但四饮不能截然分开,往往互相影响。此外,又有留饮、伏饮及微饮之称,乃饮邪在体内长期留伏而根深蒂固者,称为留饮和伏饮;饮之轻者,称为微饮;并非四饮之外又有三饮。

痰饮的治疗,以"温药和之"为总则,具体有温、汗、利、下等法。证属脾阳不足,痰饮内停者,用**茯苓桂枝白术甘草汤**;微饮病本在脾者,亦用苓桂术甘汤;微饮病本在肾者,用**肾气丸**;而留饮欲去,心下续坚者,用**甘遂半夏汤**;病悬饮者,用**十枣汤**;溢饮外寒里热者,用**大青龙汤**;溢饮外寒内饮者,用**小青龙汤**;膈间支饮者,用**木防己汤**;若膈间支饮,饮邪结聚不愈,用**木防己去石膏加茯苓芒硝汤**;心下支饮,苦冒眩者,用**泽泻汤**;支饮胸满者,用**厚朴大黄汤**;支饮不得息者,用**葶苈大枣泻肺汤**;支饮呕吐者,用**小半夏汤**;若支饮下流肠间,而为痰饮者,用**己椒苈黄丸**;若支饮呕吐眩悸者,用**小半夏加茯苓汤**;若下焦水饮上逆者,用**五苓散**;心胸中有停痰宿水者,用**《外台》茯苓饮**;若外寒引动支饮,服小青龙汤后,冲气上逆者,用**桂苓五味甘草汤**;若冲气已平,支饮复作者,用**苓甘五味姜辛汤**;若阳虚寒饮,胃气上逆而呕者,用**桂苓五味甘草去桂加干姜细辛半夏汤**(即苓甘五味姜辛半夏汤);若阳虚寒饮,肺气不宣形肿者,用**苓甘五味加姜辛半夏杏仁汤**;若饮邪未尽,胃热上冲者,用**苓甘五味加姜辛半杏大黄汤**。

篇中治四饮的方剂不是截然分开的。如治悬饮的十枣汤又可治支饮;治溢饮的小青龙汤又可治支饮;体现了异病同治原则。

12-01　问曰:夫饮有四,何谓也? 师曰:有痰饮[1],有悬饮,有溢饮,有支饮。

12-02　○问曰:四饮何以为异? 师曰:其人素盛今瘦[2],水走肠间,沥沥有声[3],谓之痰饮。饮后水流在胁下,咳唾引痛,谓之悬饮。饮水流行,归于四肢,当汗出而不汗出,身体疼重,谓之溢饮。咳逆倚息[4],短氣不得臥,其形如腫,謂之支飲。

【校注】

[1] 痰饮:《脉经》《千金翼方》俱作"淡饮"。"淡"通"澹",《说文解字》: "澹,水摇也。"即水饮流行澹荡,与"溢""悬""支"字皆用于描述水行之状以为别。

[2] 素盛今瘦:痰饮患者在未病之前身体盛满,既病之后身体消瘦。

[3] 沥沥有声:水饮在肠间流动时所发出的声音。

[4] 咳逆倚息:咳嗽气逆,不能平卧,须倚床呼吸。

【释义】上两条,总述痰饮病并论四饮证候,可作为全篇提纲。

《素问·经脉别论》云:"饮入于胃,游溢精气,上输于脾,脾气散精,上归于肺,通调水道,下输膀胱,水精四布,五经并行。"此乃人体水液的正常流行情况。若肺、脾、肾等功能失调,水湿停聚可形成痰饮、悬饮、溢饮和支饮四种痰饮病。然"痰饮"有广义和狭义之分,既是痰饮病的总称,又是四饮之一。

四饮鉴别主要是根据水饮停留的部位和临床表现。痰饮是水饮停留于肠胃,水走肠间,故沥沥有声;生理情况下,水谷入胃,变化精微以充肌肉,故身体盛满。若水谷不能化生精微而为痰饮,肌肤失养则形体消瘦。悬饮是水流胁下,致使厥阴肝经经气不利,肝气上逆,反侮肺金,肺气不降而咳嗽,牵引胁下疼痛。溢饮是水饮外溢四肢肌表,不能由汗而解,身体疼痛而沉重。支饮食水饮上迫胸膈,阻碍肺气宣降,以致咳逆倚息,气喘不能平卧;且肺合皮毛,气逆水亦逆,故兼见外形如肿。

【按语】本篇所论痰饮,亦名淡饮。通观《黄帝内经》无"痰"字,《脉经》《千金翼方》俱作"淡饮",《类证活人书》说:"痰,胸上水病也。"《素问·经脉别论》谓:"饮入于胃,游溢精气,上输于脾,脾气散精,上归于肺,通调水道,下输膀胱,水精四布,五经并行。"这是人身水液的正常流行情况。因此,《金匮要略译释》说:"痰饮病名,为张仲景首创。"仲景主要依据四饮停聚的部位和主症,将痰饮分为四饮。可见,《金匮要略》之"痰饮"重在"饮"病,且偏于寒饮,治以温阳行水为主。需要指出的是,四饮虽可分,亦可相兼为病;此外,四饮的病情尚与饮邪轻重、正气强弱、是否兼杂外邪之别。故临床宜根据主症,结合脏腑经络等确定停留的部位、受累的脏腑以及邪正的盛衰,以辨证论治。

12-03　○水在心[1],心下堅築[2],短氣,惡水不欲飲。

12-04　○水在肺,吐涎沫,欲飲水。

12-05　○水在脾,少氣身重。

12-06 ○水在肝,胁下支满[3],嚏而痛。

12-07 ○水在肾,心下悸。

【校注】

[1] 水在心:即心下有水饮。此处水,指饮邪。

[2] 心下坚筑(zhù 住):心下痞坚而悸动不安。《说文解字》曰:"筑,捣也。"

[3] 支满:支撑胀满。

【释义】上五条,论水饮在五脏的证候。

"水在心"即心下有水饮,则心下痞坚;水饮凌心,故而悸动不安;心阳被水饮所遏,心下坚实,呼吸不利则短气;水饮内蓄故恶水不欲饮。

"水在肺"则水饮射肺,肺气与水饮相激,清肃失司,水随气泛,故吐涎沫;气不化津上奉,故口渴欲饮水。

"水在脾"则水饮乘脾,脾精不运,则中气不足,故倦怠少气。水气停滞而肿,故身体沉重。

"水在肝"则水饮浸渍厥阴肝脉,因肝脉布于胁肋,故肝络不和则胁下支撑胀满;饮阻气滞,故嚏时牵引胸胁作痛。

"水在肾"则肾气不化,下焦水寒之气上逆凌心,故见心下悸动不安。

【按语】以上五条所论五脏之水,非五脏本身有水,而是受水饮影响,出现与各脏相关的证候而已。由四饮而推及五脏,意在表明水饮为患,不仅能留于肠间、胁下、胸膈、肢体,亦可波及五脏。此外,水侵五脏与四饮不可截然分开,如水在心、肾与痰饮,水在肺与支饮,水在脾与痰饮、溢饮,水在肝与悬饮,其证治均有一定关联。

12-08 ○夫心下有留飲,其人背寒冷如手大[1]。

【校注】

[1] 如手大:底本作"如水大",据赵开美本改。

【释义】论留饮之证候。

留饮,即指水饮之留而不去者。饮为阴邪,心下有留饮则阳气抑遏而不能展布,故见背部寒冷,其范围如手掌大。

12-09 ○留飲者,脇下痛引缺盆,咳嗽则輒已[1]一作轉甚。

【校注】

[1] 咳嗽则辄已:"辄已",《脉经》《千金翼方》作"转甚",可从。转甚即加剧,指咳嗽时痛势更加剧烈。

【释义】论留饮在胸胁之证候。

《灵枢·经脉》:"胆足少阳之脉……入缺盆……循胁里""肝足厥阴之脉……布胸胁",饮留胁下,少阳、厥阴脉络不和,气机不利故胁下痛牵引缺盆,咳时振动胁下,故而疼痛更剧。

12-10　○胸中有留飲,其人短氣而渴,四肢歷節痛,脉沉者,有留飲。

【释义】论留饮在胸中之证候。

饮留胸中,肺气不利,则呼吸短促;气不布津而致口渴。水饮泛溢四肢,痹着关节,阻遏阳气则四肢历节痛。此与风寒湿三气杂至合而为痹不同,彼因外邪所致,其脉多浮、紧、濡;此因水饮内留而入于四肢关节,故脉不浮而见沉。

【按语】以上三条均论留饮为患,盖饮邪停留部位不同,其见症亦异,但凡饮邪留积之处,必然阻遏阳气而不能输布。《水气病脉证并治第十四》谓"脉得诸沉,当责有水",水饮久留,阳气闭塞,脉自当沉,故沉脉为诊断留饮的重要依据。仲景虽未出方,但总以"温药和之"为治则,可与苓桂剂等。

12-11　○膈上病痰,滿喘咳吐,發則寒熱,背痛腰疼,目泣自出[1],其人振振身瞤劇[2],必有伏飲[3]。

【校注】

[1]目泣自出:即眼泪进出,此因喘咳剧烈所致。

[2]振振身瞤(shùn 顺)剧:瞤,指肌肉抽缩跳动。振振身瞤剧,即全身振颤很厉害。

[3]伏饮:即痰饮潜伏于内。

【释义】论膈上伏饮发作之证候。

膈上乃清空之地,伏饮盘踞膈上,肺失清肃,胸中壅塞之气随饮邪上逆,则见胸满喘咳,呕吐痰涎等症。一旦有非时之感,外邪诱发伏饮,内外合邪,其病加剧。太阳总统营卫,其经脉挟脊抵腰,邪犯太阳,营卫不和,故恶寒发热;太阳经输不利则背痛腰疼;寒束于外,饮发于内,内外交加,痰阻气壅,逼迫肺气,则喘咳剧烈,致目泣自出;水饮浸渍经脉肌肉则周身瞤动振颤。见及以上诸症者,可以诊断为外邪引动内饮的膈上伏饮证。陈修园在《金匮要略浅注》中云此证"俗为哮喘",主张表里兼治,用小青龙汤,的确契合实际。

12-12　○夫病人飲水多,必暴喘滿。凡食少飲多,水停心下,甚

者则悸,微者短氣。脉雙弦[1]者,寒也,皆大下後善虛[2]。脉偏弦[3]者,
飲也。

【校注】

[1]脉双弦:左右手皆见弦脉。

[2]善虚:邓珍本"虚"上作空格,俞桥本亦作空格。徐镕本"虚"上作"喜"
字,赵开美本作"善"字,日本内阁文库本亦作"善"字,依《伤寒论》《金匮要略》
用词习惯,当作"善"字。据补。

[3]脉偏弦:左手或右手见弦脉。

【释义】论痰饮的病因和脉症。

患者多指痰饮或脾胃虚弱之人,过多饮水,运化不及,致胃中停水,水饮上
逆,壅塞于胸膈,故突然气喘胸满;严重时水气凌心则心下悸,轻微者妨碍肺气
肃降而短气。《伤寒论》第75条"发汗后,饮水多必喘"、127条"太阳病,小便
利者,以饮水多,必心下悸",亦言饮水多可发生喘满、心悸,可参。

痰饮为病,多见弦脉,但应与虚寒的弦脉有别。因大下后全身虚寒,多
双手皆见弦脉;饮邪为患多有偏注,故脉弦往往发生在一侧,或左或右,而非
双弦。

12-13　○肺飲[1]不弦,但苦喘短氣。

【校注】

[1]肺饮:指水饮犯肺,属支饮之类。

【释义】论饮病亦可不见弦脉。

饮邪犯肺,脉象多为"偏弦",但亦有不弦者,只是出现气喘不能平卧和呼
吸短促等症,此为饮邪迫于肺,宣降失司所致。提示临床应知常达变,或舍证
从脉,或舍脉从证,不可拘泥。

12-14　○支飲亦喘而不能臥,加短氣,其脉平[1]也。

【校注】

[1]脉平:"平"同上条"不弦",即脉不弦。

【释义】论支饮的脉症。

饮病脉当弦。支饮为病,因饮邪阻肺,气道不利,故而见喘不能平卧和呼
吸短气之证。然饮邪留伏有轻重,轻则饮尚未留伏,故其脉平而不弦。

以上三条论痰饮的病因及其脉证,需要指出的是,"脉偏弦者饮也"只是言
其常,临床诊断痰饮病不可但凭脉象,而应脉症合参为是。

12-15　○病痰飲者,當以溫藥和之。

【释义】论广义痰饮病的治疗原则。

本条所论为广义痰饮,即包括了痰、悬、溢、支四饮,故"温药和之"的治疗原则适用于所有痰饮病。

饮为阴邪,得温则行,如阳能运化,则饮可消除。"温药和之","温"具有振奋阳气,开发腠理,通行水道之义;"和"指温之不可太过,如过于刚燥则易耗正,偏于温补反助邪为虐,故应以调和为原则,此实为治本之法。诚然,若痰饮既积,则又当根据病情,先行攻下逐水等法。可见,温药和之是治痰饮病总的原则,是治本的主要方法。例如,治脾以苓桂术甘汤为主方;治肾以肾气丸为主方。而在治标方面,又有行、消、开、导等诸法。行者,行其气也;消者,消其痰也;开者,开其阳也;导者,导饮邪从大、小便出也。正如魏荔彤《金匮要略方论本义》曰:"言和之则不专事温补,即有行消之品。"

12-16　心下有痰飲,胸脇支滿[1],目眩,苓桂术甘湯主之。

茯苓桂枝白术甘草湯方

茯苓四兩　桂枝　白术各三兩　甘草二兩

上四味,以水六升,煑取三升,分溫三服,小便則利。

【校注】

[1]胸胁支满:胸胁部支撑胀满。

【释义】论狭义痰饮的证治。

心下即胃之所在,胃中有停饮,阻碍三焦升降之机,旁及于胁,影响肝经输注,故胸胁支撑胀满。饮阻于中,清阳不升,故头目眩晕。治用苓桂术甘汤,温阳蠲饮,健脾利水。方中茯苓淡渗利水,桂枝辛温通阳,振奋阳气以消饮邪,两药相合可温阳化饮;白术健脾燥湿,甘草和中益气,两药相伍又能补土制水。

从方后注所云"小便则利"可知,由于饮邪上逆,气化不行,当有小便不利一症;即小便通利乃饮去之征,亦为脾之运化功能恢复之象。此外,苓桂术甘汤证亦见于《伤寒论》第67条:"伤寒若吐、若下后,心下逆满,气上冲胸,起则头眩,脉沉紧……茯苓桂枝白术甘草汤主之。"两者互参,对照互明。

12-17　夫短氣有微飲,當從小便去之,**苓桂术甘湯**主之方见上;**肾气丸**亦主之方见脚气中。

【释义】论痰饮的治法有在脾和在肾之不同。

微饮即痰饮之证轻微者,即12-12条所云"微者短气"之证。因痰饮停留,气机升降受阻故而短气。"当从小便去之"蕴本条应有小便不利,其治设有苓桂术甘汤和肾气丸两方,前者适用于脾失运化,后者适用于肾气不足。

以方测证可治,脾失运化者,可伴见胸胁支满、头晕目眩、心下逆满等;因于肾气不足者,可见腰痛、畏寒肢冷、少腹拘急等。故治疗上,一用苓桂术甘汤温阳健脾利水,一用肾气丸温肾化气利水。本条言微饮证治,并设两方,皆为"温药和之"之法,然治脾、治肾又各有所主,须辨证论治,因人制宜,或从后天脾胃,培土以制水饮,或从先天肾气以助气化蒸腾。从脾从肾皆为断其痰饮之源,充分体现了"同病异治"及"治病必求其本"的临证原则。

12-18　病者脉伏,其人欲自利[1],利反快[2],雖利,心下續堅滿,此爲留飲欲去故也,甘遂半夏湯主之。

甘遂半夏湯方

甘遂大者三枚　半夏十二枚,以水一升,煮取半升,去滓　芍藥五枚　甘草如指大一枚,炙,一本作無

上四味,以水二升,煮取半升,去滓,以蜜半升,和藥汁煎,取八合[3],頓服之。

【校注】

[1]欲自利:未经攻下而自欲下利。

[2]利反快:虽下利反感觉爽快舒适。

[3]取八合:徐镕本同,俞桥本、赵开美本作"九合"。

【释义】论留饮的证治。

水饮留而不去者,谓之留饮。持脉重按至筋骨始得,谓之伏脉。饮留于内,阳气不通,故病者脉伏。留饮脉伏,未经攻下而自下利,留饮随之而减,故病者感觉舒适爽快。虽下利但患者心下仍然痞坚胀满,此为未尽之饮,复聚心下所致。留饮虽然未尽,因有欲去之势,故以甘遂半夏汤因其势而导之。

甘遂半夏汤用甘遂攻逐水饮,半夏散结去水,两药相伍,行水散结之力峻猛。配甘草、白蜜,甘以缓之;芍药酸以收之,和血利水。诸药相伍,缓中补虚,攻逐水饮,体现了《素问·至真要大论》"结者散之,留者攻之"的治疗原则。

本方甘遂与甘草相反同用,取其激发留饮得以尽去。然无此经验者,不可轻用。《备急千金要方》卷十八载本方煎法宜"甘遂与半夏同煮,芍药与甘草同煮,最后得二汁加蜜合煮,顿服",较为安全。《类聚方广义》云:"此方之妙,在于用蜜,故若不用蜜,则不特不效,且暝眩而生变。"可资参考。

12-19　脉浮而細滑,傷飲[1]。

【校注】

［1］伤饮:被水饮所伤,意即患痰饮病。

【释义】论痰饮初期之脉象。

痰饮病脉多弦,如 12-12 条所云:"脉偏弦者饮也。"然亦有饮邪不甚或不发作是其脉不弦者,如 12-14 条云:"支饮……其脉平也。"今脉轻取即得,其形细如丝,往来流利,乃为外饮骤伤,病程尚短,饮邪尚未留伏。本条不曰有饮而曰伤饮,盖因外饮所骤伤,而非停积之水也。

12-20　○脉弦數,有寒飲,冬夏難治。

【释义】论饮病的预后与时令气候有关。

弦数之脉多热,不宜与寒饮并提,此其常也。今有寒饮而脉见弦数,为饮郁化热,寒热错杂。从时令来说,冬季严寒利于热而不利于饮,夏热利于饮而不利于热;从用药而论,以温药治饮但有伤阴助热之弊,以寒药治热则有碍温化饮邪。既言寒饮,必有正虚;脉见弦数,则为邪实,寒温难投,两者难以兼顾,故曰难治。

12-21　○脉沉而弦者,懸飲內痛。

【释义】论悬饮的脉证。

前文 12-02 条曰:"饮后水流在胁下,咳唾引痛,谓之悬饮。"则本条进一步论述其脉证。脉沉为病在里,弦脉主饮主痛。悬饮是饮邪留于胸胁之间,病位在里;肝络不和,气机升降受阻,故胸胁牵引而痛;故脉见沉弦,恰恰揭示了悬饮为饮积结在内作痛的病理特点。

12-22　○病懸飲者,十棗湯主之。

十棗湯方

芫花熬[1]　甘遂　大戟各等分

上三味,搗篩,以水一升五合,先煮肥大棗十枚,取八合,去滓,内藥末。強人服一錢匕,羸人服半錢,平旦溫服之[2]。不下者,明日更加半錢。得快下後,糜粥自養。

【校注】

［1］熬:《说文解字》谓"干煎也",此指文火干煎药物的炮制方法。

［2］平旦温服之:徐镕本、赵开美本同,俞桥本作"平旦服"三字。

【释义】承上条论悬饮的治法。

悬饮为患，饮结胸胁，法当破积逐水，方用十枣汤。方中甘遂、芫花、大戟味苦峻下，恐其伤正，故用大枣安中而调和诸药，使下不伤正。服用时当尊仲景之法，因时、因人制宜，中病即止，以免损伤正气。方以十枣命名，意在提示祛邪而不伤正也。此外，理解本条宜与《伤寒论》有关条文结合研究，如有表证，应先解表。

【按语】吴鞠通《温病条辨》载香附旋覆花汤（生香附、旋覆花、苏子霜、广皮、半夏、茯苓块、薏仁）或控涎丹（甘遂、大戟、白芥子，等分为细末，神曲糊为丸，姜汤送下）治悬饮，颇有疗效。因时令之邪于里水相搏，其根不固，可用之缓攻其饮；十枣汤证乃里水久积，故用之峻下逐水。

12-23　病溢飲者，當發其汗，大青龍湯主之；○小青龍湯亦主之。

大青龍湯方

麻黄六兩，去節　桂枝二兩，去皮　甘草二兩，炙　杏仁四十个，去皮尖　生薑三兩　大棗十二枚　石膏如雞子大，碎

上七味，以水九升，先煮麻黄，減二升，去上沫，内諸藥，煮取三升，去滓，溫服一升，取微似汗，汗多者，溫粉粉之。

小青龍湯方

麻黄去節，三兩　芍藥三兩　五味子半升　乾薑三兩　甘草三兩，炙　細辛三兩　桂枝三兩，去皮　半夏半升，湯洗

上八味，以水一斗，先煮麻黄，減二升，去上沫，内諸藥，煮取三升，去滓，溫服一升。

【释义】论述溢饮的证治。

前文12-02条云"饮水流行，归于四肢，当汗出而不汗出，身体疼重，谓之溢饮"，指出溢饮是水饮外溢于肌表，治"当发其汗"，使饮邪从汗而解，方用大青龙汤或小青龙汤。

大、小青龙汤均属表里双解之剂。大青龙汤可散寒化饮，清热除烦，参《伤寒论》第38、39两条可知，临床当见脉浮、发热恶寒、不汗出而烦躁等症，证属表寒里热。小青龙汤外散风寒，内蠲水饮，参《伤寒论》第40、41条可知，临床当见恶寒、发热、干呕、咳喘等症，证属外寒内饮。本条与12-17条"夫短气有微饮，当从小便去之，苓桂术甘汤主之，肾气丸亦主之"均系一病而设两方，再次体现了同病异治的原则。

【按语】溢饮治当发汗，但宜微发其汗，切不可令如水淋漓，以防重伤阳

气而助饮为虐,故大青龙汤方后注云:"取微似汗,汗多者,温粉粉之。"至于"温粉"之组成,仲景未明言,后世多有补充,如《千金方》用煅龙骨、煅牡蛎、生黄芪各三钱,粳米粉一两,共研细末,和匀,以稀疏绢包,缓缓扑于肌肤。《三因极一病证方论》载用白芷、藁本、白术、川芎、米粉各等分,用法同前;可资参考。

12-24　膈间支飲[1],其人喘满,心下痞堅,面色黧黑[2],其脉沉紧,得之数十日,醫吐下之不愈,木防己湯主之。虛者[3]即愈,實者三日復發,復與不愈者,宜木防己湯去石膏加茯苓芒硝湯主之。

木防己湯方

木防己三兩　石膏十二枚,如雞子大　桂枝二兩　人参四兩

上四味,以水六升,煑取二升,分温再服。

木防己加茯苓芒硝湯方

木防己　桂枝各二兩　人参　茯苓各四兩　芒硝三合

上五味,以水六升,煑取二升,去滓,内芒硝,再微煎,分温再服,微利则愈。

【校注】

[1]膈间支饮:饮邪支撑结聚于胸膈。

[2]面色黧黑:徐镕本、赵开美本同,俞桥本作"墨黑"。黧黑,即黑而晦黄。

[3]虚者:相对于心下痞坚而言,此指心下虚软。

【释义】论述支饮的证治。

饮邪停留于胸膈,上迫于肺,肺气壅塞,则其人喘气而胸膈支撑胀满。饮聚于胃,故心下痞满坚硬。饮停日久,营卫之气不能上荣于面,则面色黧黑,此与1-03条"鼻头色微黑色,有水气"同理。饮留于内,结聚不散,故脉见沉紧。发病数十日,曾经吐下诸法治疗,病仍不愈,这属支饮重证,且虚实错杂。此时宜用木防己汤,扶正通阳,逐饮散结。

木防己汤由防己、桂枝、石膏、人参组成。方中防己苦寒,清热行水;桂枝辛温通阳散结利水。防己、桂枝苦辛相合,行水散结降逆,以除心下痞坚喘满。饮聚日久,郁而化热,故用石膏辛凉以清郁热;吐下之后,定无完气,故用人参补气养阴。四药相伍,寒热并行,补利兼施,故而适宜于病程较长,实中有虚,寒饮夹热之证。

服药之后,若心下由痞坚变为虚软,是为水去气行,结聚已散,病即可愈;反之,若仍痞坚结实,是水停气阻,病情仍多反复,再用木防己汤不愈者,为药

不胜病,治宜木防己汤去石膏加茯苓芒硝汤。去石膏者,恐过于寒凉,不利于除饮;加芒硝咸寒以软坚散结;加茯苓淡渗利水,方能更合病情。

【按语】关于方中"石膏十二枚如鸡子大",其用量颇具争议。《外台秘要》载本方木防己三两,石膏鸡子大三枚,桂心二两,人参四两。《三因极一病证方论》载本方名为防己桂枝汤,汉防己三两,桂心二两,人参四两,石膏六两。可供参考。

12-25　心下有支飲,其人苦冒眩[1],澤瀉湯主之。

澤瀉湯方

澤瀉五两　白术二两

上二味,以水二升,煑取一升,分温再服。

【校注】

[1] 冒眩:即头目昏眩。

【释义】述支饮眩冒的证治。

水停心下,清阳不升,浊阴上逆,故头目昏眩,这也是痰饮常见之症状。治以泽泻汤,重用泽泻利水除饮,合白术健脾制水,药味精简,药力专一,是主治饮盛上泛,蒙闭清窍所致眩晕病的常用方剂。本条述证精炼,验之临床,多以突然发作的头晕目眩,如坐舟车,伴恶心呕吐涎沫等为主症。

12-26　支飲胸滿者,厚朴大黃湯主之。

厚朴大黃湯方

厚朴一尺　大黃六两　枳實四枚

上三味,以水五升,煑取二升,分温再服。

【释义】论述支饮胸满的证治。

饮停胸膈,肺气不降,故胸膺满闷。因肺与大肠相表里,病在上而治在下,治用厚朴大黄汤,疏导肠胃,荡涤实邪,肺气得降,水饮得除则喘息胸满自除。

本方药物组成与小承气汤、厚朴三物汤相同,而剂量有异。本方以厚朴为君,且重用大黄,故名厚朴大黄汤,重在行气除满,兼以泻热通腑。若厚朴多,则名厚朴三物汤。小承气汤以大黄为君,重在泻热除满。

12-27　支飲不得息,**葶藶大棗瀉肺湯**主之方見肺癰中。

【释义】论支饮在肺的证治。

支饮阻于胸膈,痰涎壅塞,肺气不利,故见胸闷喘咳,呼吸困难等症。急用葶苈大枣泻肺气之闭而逐水饮。方中葶苈子泻肺开结而平喘,佐大枣以健脾,并缓和葶苈峻猛之性,使驱邪而不伤正。

12-28　呕家本渴,渴者爲欲解,今反不渴,心下有支飮故也,小半夏湯主之。《千金》云:小半夏加茯苓湯。

小半夏湯方

半夏一升　生薑半斤

上二味,以水七升,煑取一升半,分温再服。

【释义】论支饮作呕的预后与治法。

呕家,指经常呕吐宿食或痰涎之人。一般来说,呕后必伤津液,故应口渴。这是痰涎或宿食已除的反应,亦可是胃阳恢复之征,故曰"渴者为欲解"。若呕后反不渴,知病邪未尽。此因呕吐虽可排除部分水饮,但胃中仍有饮邪停聚。当然,呕亦未止。治用小半夏汤,散饮降逆,和胃止呕。

小半夏汤由半夏和生姜组成。半夏味辛性燥,辛可散结,燥可蠲饮;生姜降逆止呕,又可制半夏之悍。本方被誉为止呕方之祖,临证常随证加味应用。

12-29　腹滿,口舌乾燥,此腸間有水氣,已椒藶黄丸主之。

防己椒目葶藶大黄丸[1]方

防己　椒目　葶藶熬　大黄各一兩

上四味,末之,蜜丸如梧子大,先食飲服一丸,日三服,稍增,口中有津液。渴者,加芒硝半兩。

【校注】

[1]防己椒目葶苈大黄丸:徐镕本"丸"作"圆",俞桥本作"防椒葶黄丸"、赵开美本作"己椒苈黄丸",皆一方也。

【释义】论肠间有饮热成实的证治。

水饮在肠间,阻遏气机,故而腹满;饮阻气结,水气不化,津不上承,故口干舌燥。此外,水走肠间,当见"沥沥有声"。证属肠间饮结郁热,气机壅滞之实证。治当涤饮泻热,前后分消,方用己椒苈黄丸。

方中防己、椒目、葶苈辛宣苦泄,导水从小便而出;大黄泻热荡实,从后分消。诸药合用,使饮消热去,气机通畅,津液上达,故"口中有津液",这是饮去病解之征。若服药后反加口渴,则为饮阻气结,故加芒硝以软坚破结。先食饮服,意在使药物直达下焦,导邪下出。"稍增"即逐渐加量,以防过量伤正。

12-30　卒嘔吐,心下痞,膈間有水,眩悸者,半夏加茯苓湯主之。

小半夏加茯苓湯方

半夏一升　生薑半斤　茯苓三兩,一法四兩

上三味,以七升[1],煑取一升五合,分溫再服。

【校注】

[1]以七升:俞桥本作“水七升”,徐镕本、赵开美本作“以水七升”。

【释义】论痰饮呕吐的证治。

胃以降为顺,胃气不降,上逆则为呕吐。此突然出现呕吐,且心下痞,乃因饮停于胃所致。饮邪上逆,蒙蔽清阳则头目昏眩;水上凌心则悸。凡此诸变,皆因膈间有水之故,因呕吐是其主证,治用小半夏加茯苓汤。方中半夏、生姜降逆止呕。悸则心受水凌,非小半夏汤可独治,故加茯苓淡渗利水、伐肾邪健脾安神定悸。

12-31　假令瘦人[1],臍下有悸[2],吐涎沫而癲眩[3],此水也,五苓散主之。

五苓散方

澤瀉一兩一分　豬苓三分,去皮　茯苓三分　白术三分　桂二分,去皮

上五味,爲末,白飲服方寸匕,日三服,多飲暖水,汗出愈。

【校注】

[1]瘦人:即素盛今瘦之人。

[2]脐下有悸:脐下筑筑跳动。

[3]癫眩:邓珍本漫漶难辨。俞桥本作二空格,盖因漫漶而空之。徐镕本、赵开美本作“癫眩”,据补。即“颠眩”,指头目眩晕。

【释义】论下焦水逆的证治。

瘦人本不应有水,今脐下悸动冲逆,是饮停下焦,膀胱气化不利,不得从小便而出,水动于下。水饮上逆则吐涎沫;水饮内阻,清阳不升,故而头眩。参《伤寒论》第71~74条可知,五苓散证临床尚可见口渴、小便不利、少腹满等症。证属膀胱气化不利,饮在下焦,治用五苓散通阳化气行水,使水气下行,则诸症可除。

五苓散由茯苓、猪苓、泽泻、桂枝、白术组成,方中猪苓、泽泻、茯苓淡渗利水,白术健脾制水,桂枝通阳化气。方后云“多饮暖水,汗出愈”,乃欲表里分消其水。

附方：

12-32 《外臺》茯苓飲[1]：治心胸中有停痰宿水，自吐出水後，心胸間虛，氣滿不能食。消痰氣，令能食。

茯苓　人參　白术各三兩　枳實二兩　橘皮二兩半　生薑四兩

上六味，水六升，煮取一升八合，分溫三服，如人行八九里，進之。

【校注】

[1]《外臺》茯苓飲：《外台秘要》卷八痰饮食不消及呕逆不下食门载有延年茯苓饮，主治及药物与此方同。唯"胃"字作"胸"，方中药物剂量与煎法稍异。方后注云："仲景《伤寒论》同。"据此推知，此系仲景方。

【释义】论饮病吐后气满不能食证治。

脾虚不与胃行津液，水蓄为饮，留聚于胸膈之间，满而上溢，胃失和降则呕吐；吐后脾胃更虚，故云心胸间虚。胃弱不能受纳、脾虚不能运化，故气满不能食。《外臺》茯苓饮用人参、茯苓、白术健脾益气，以复脾胃之纳化，使新饮不聚；以橘皮、枳实、生姜理气和胃，兼祛胃家未去之饮，共奏"消痰气，令能食"之功。全方消补兼施，补充了痰饮病的调理方法。

12-33　咳家[1]，其脉弦，爲有水，**十棗湯**主之方見上。

【校注】

[1]咳家：即经常咳嗽之人。

【释义】论支饮久咳的证治。

"咳家"即久咳之人。咳嗽的病因有多种，其临床见症和治法用方亦各有异。上文 12-12 条言"脉偏弦者饮也"，咳而脉弦，知为水饮射肺。治用十枣汤峻下水饮，则咳嗽可愈。需要指出的是 12-13 条言"肺饮不弦，但苦喘短气"，12-14 条言"支饮亦喘而不能卧，加短气，其脉平也"，可知饮病未必定见弦脉，临床当脉证合参为是。可与《伤寒论》十枣汤条互参。

12-34　夫有支飮家，咳煩，胸中痛者，不卒死，至一百日、一歲，宜十棗湯方見上。

【释义】论支饮咳烦胸痛的预后及治疗。

支饮为病，以"咳逆倚息，短气不得卧"为主症，今见胸中痛，乃因饮邪上凌于心。此饮阻气机，心肺俱病，有性命之忧。若不卒死而转为慢性，延续到一百天或一年，若咳烦、胸中痛的证候仍在，而正气尚耐攻伐，仍可用十枣汤攻逐水饮。

【按语】第33、34 两条均论十枣汤治支饮咳嗽,但一云"主之",一云"宜",其意有别。第33 条以咳嗽、脉弦为特点,突出水饮射肺之实,故攻邪宜峻;第34 条除咳外,尚见胸中痛,病变在心、肺,且病程已久,需提防正气之虚损,故曰"宜",寓有斟酌、审慎之意。

12-35 久咳數歲,其脉弱者,可治;實大數者,死。其脉虚者,必苦冒。其人本有支飮在胸中故也,治屬飮家。

【释义】论支饮久咳的脉症和预后。

久咳数岁,是指支饮咳嗽经久不愈,已属沉疴痼疾。久咳正气必虚,诊之于脉,若弱者,为脉症相应,尚可为治;反之,若实大数者,则为邪盛正衰,预后不良。

久咳若见虚脉,乃正邪俱衰。然饮邪仍在,浊阴之气,逆而上冲,蒙其清阳,故见头目昏眩。因病者平素胸中有支饮停留,故只有治其支饮,久咳方可得愈。

12-36 咳逆倚息不得臥,**小青龍湯**主之方見上及[1]肺癰中。

【校注】

［1］方见上及:徐镕本、赵开美本、俞桥本"及"字皆作"文"。

【释义】论外寒引动内饮的支饮证治。

"咳逆倚息不得卧"即 12-02 条所述支饮之主症。由于上焦胸膈素有停饮,肺气阻塞,卫外不固,若外感风寒之邪,引动内饮,互相搏击,发为本病。治用小青龙汤外解风寒,内蠲水饮。

方中麻黄、桂枝辛温外散风寒,宣肺平喘;半夏苦温燥湿,化痰降逆;干姜、细辛化饮散寒;芍药、五味子,敛肺止咳,顾护肝肾,以防宣散太过,甘草缓麻黄之烈性;诸药合用,以散内饮外寒,主治寒饮蕴肺、外寒束表之证。

【按语】

12-23 条谓用小青龙汤治溢饮,此条用于治支饮;又小半夏加茯苓汤亦既治"水停心下"之痰饮,又治"膈间有水"的支饮;十枣汤既能治悬饮"咳唾引痛",又治支饮"咳烦胸中痛",可见仲景虽分四饮病,但未将四饮论治机械地割裂开来,而是根据脏腑经等辨证所得,据机论治。病机不同,即使同一类饮病,治、方亦不同;虽然不是同一类饮病,病机相同,方治亦可以相同。可见,不管是同病异治、还是异病同治,务求"方证相应"则一也。

12-37 青龍湯下已,多唾,口燥,寸脉沉,尺脉微,手足厥逆,氣從小腹上衝胸咽,手足痹,其面翕熱[1]如醉狀,因復下流陰股,小便難,時復冒者;與茯苓桂枝五味子甘草湯,治其氣衝。

桂苓五味甘草湯方

茯苓四兩　桂枝四兩,去皮　甘草炙,三兩　五味子半升

上四味,以水八升,煑取三升,去滓,分三,溫服。

【校注】

[1] 其面翕热:赵开美本同,俞桥本、徐镕本作"翕然"。是。

【释义】承上条论服小青龙汤后发生冲气的证治。

咳逆倚息不得卧的支饮之证,服小青龙汤以后,痰唾多而口干燥,为寒饮将去之征,与12-28条"渴者为欲解"与病机同。但小青龙汤毕竟属于温散之剂,体虚者服之,易发越阳气而引动冲气。"寸脉沉"是寒饮盛于上,"尺脉微"乃肾阳亏于下;"手足厥逆"为真阳虚弱之候,属下虚上实之证。

此时,若只重视寒饮内盛于上的一面,忽视下焦肾阳不足之本虚,贸然应用小青龙汤这种温散之剂,寒饮虽得以暂解,但也易发越阳气,出现种种变证。虚阳随之上越,故现面部微微发热,如醉酒之状。冲气上逆,肤表营卫气血不足,则手足麻木不仁。冲气时发时止,上逆则一身之气皆逆于上,膀胱气化不利故小便难;冲气复还时则感觉下流到两腿内侧。证属水饮与冲气并作,故用桂苓五味甘草汤化水饮、降冲气。方中茯苓、桂枝,通阳化气利水、降逆平冲;五味子、甘草酸甘化阴,收敛耗散之气,使虚阳不致上浮。全方通阳和阴,待上冲气平,再议他法。

12-38　衝氣即低,而反更咳,胸滿者,用桂苓五味甘草湯去桂加乾薑、細辛,以治其咳滿。

苓甘五味薑辛湯方

茯苓四兩　甘草　乾薑　細辛各三兩　五味子半升

上五味,以水八升,煑取三升,去滓,溫服半升,日三。

【释义】承上条论冲气已平,支饮复作的证治。

服苓桂五味甘草汤后,冲气虽平,但咳嗽、胸满之证又复发作,此因支饮又发。治用桂苓五味甘草汤去桂加干姜、细辛,以蠲饮止咳。去桂枝者,因冲气已平也;加干姜、细辛者,意在温肺散寒化饮,以治咳满。

12-39　咳滿即止,而更復渴,衝氣復發者,以細辛、乾薑爲熱藥也。服之當遂渴,而渴反止者,爲支飲也。支飲者,法當冒,冒者必嘔,

嘔者復内半夏,以去其水。

桂苓五味甘草去桂加乾薑細辛半夏湯方

茯苓四兩　甘草　細辛　乾薑各二兩　五味子　半夏各半升

上六味,以水八升,煮取三升,去滓,温服半升,日三。

【释义】承上条论冲气与饮气上逆的鉴别及饮气上逆的治法。

服苓甘五味姜辛汤后,咳满即止者,是姜、辛温化水饮之功效已著。但亦有服药后见口渴,冲气复发者,这是因为姜辛温燥,动其冲气之故,此时可再酌情用桂苓五味甘草汤平其冲气。

服苓甘五味姜辛汤后,若水饮得化,温解之余,津液暂时不足,当见口渴,此与《伤寒论》第41条所云“服汤已渴者,此寒去欲解也”理同。今反不渴,是饮邪内盛,气不化津以上承,其病机与12-28条“呕家本渴,渴者为欲解,今反不渴,心下有支饮故也”。因水气有余,此时亦可出现饮邪上逆之症。饮邪上逆与冲气上逆均可时复冒,如何鉴别呢? 饮邪上逆,必有呕吐之证,以此为辨。今服苓甘五味姜辛汤不渴,反加上逆呕吐,是前药尚未能控制其发作之势,仍为饮邪为患,故在上方中再加半夏以去水、降逆、止呕。

12-40　水去嘔止,其人形腫者,加杏仁主之。其證應内麻黄,以其人遂痹,故不内之。若逆而内之者,必厥。所以然者,以其人血虚,麻黄發其陽故也。

苓甘五味加薑辛半夏杏仁湯方

茯苓四兩　甘草三兩　五味子半升　乾薑三兩　細辛三兩　半夏半升　杏仁半升,去皮尖

上七味,以水一斗,煮取三升,去滓,温服半升,日三。

【释义】承上条论水去形肿的治法。

服苓甘五味姜辛半夏汤后,胃中水饮得以温化则呕吐停止,故曰“水去呕止”。“其人形肿”与12-02条“其形如肿”相类。说明药后里气虽转和,但肺卫之气壅滞不通,余邪未尽,饮迫于肺。此时本可用麻黄宣通其壅滞,考虑到其人本有“尺脉微”“手足痹”等虚证存在,可于前方中加杏仁以利肺气,消除余邪,气化则饮消,形肿亦可随减。若不顾其虚,妄用麻黄,必犯“虚虚之戒”,使阳气更虚,而致厥逆之变。

12-41　若面熱如醉,此爲胃熱上衝,熏其面,加大黄以利之。

苓甘五味加薑辛半杏大黄湯方

茯苓_{四两}　甘草_{三两}　五味子_{半升}　乾薑_{三两}　細辛_{三两}　半夏_{半升}　杏仁_{半升}　大黄_{三两}

上八味，以水一斗，煮取三升，去滓，温服半升，日三。

【释义】承上条论支饮夹胃热上冲的证治。

"若"字承上文而言，谓支饮证，即咳嗽、胸满、眩冒、呕吐、形肿等，又兼有面热如醉的症状，则为胃热随经上冲，故于消饮方药中再加大黄以下其胃热。然前"面翕热如醉状"应与此"面热如醉"鉴别，前者为肾虚导致虚阳上浮，同时伴有冲气上逆之证，证属本虚热轻；此为水饮夹胃热随经上冲，属实热重。一者为虚，一者为实，迥不相侔。临床不能拘泥于面赤之状而别之，而应四诊合参，方为全面。

第36~41六条，采取病案形式记录了支饮咳嗽服小青龙汤后的种种变化，以及相应的治法，法随证变、药随法更，反映了辨证论治的原则性与灵活性。其精神，在于下虚上实的痰饮咳嗽证，不同于一般的痰饮病情，而痰饮又有虚寒与夹热的不同。因此，其中饮逆与冲气的对比，戴阳与胃热的鉴别，标本虚实，错综复杂，须观其脉证，随证治之。

12-42　先渴後嘔，爲水停心下，此属飲家，**小半夏茯苓湯**主之_{方见上}。

【释义】再论饮停心下作呕的证治。

一般来说，渴而饮水，渴当为水所解而愈。今"先渴"乃胃中停饮，津液不能上承所致。"后呕"因渴而饮水过多，运化不及，水停心下，胃失和降所致，故曰"此属饮家"，故治以小半夏加茯苓汤。方中小半夏汤即半夏、生姜蠲饮开结，和胃降逆；加茯苓淡渗利水，导饮下行。全方共奏利水蠲饮，和胃止呕之功。

○消渴小便利[1]淋病脉证并治第十三

【校注】

[1] 小便利:《金匮要略心典》《金匮悬解》《金匮方论衍义》《金匮要略论注》等注本均根据篇中内容改作"小便不利",可从。

提要:本篇共计原文13条,用方9首,论消渴、小便不利和淋病的辨证论治。这些疾病大都与肾和膀胱有关,多涉及口渴或小便不利等气化失常的症状,用方也有互相通用之处,故三病合篇而论。

消渴是指以渴欲饮水,水入即消而口渴不止为主要临床表现的病证。就本篇所讲内容而言,原文中所说消渴包括两种情况:一是属于疾病过程中所出现的消渴症状;二是属于杂病中的消渴病,以多饮、多尿、多食,形体消瘦的"三多一少"为特征;本书所论,两者兼而有之。小便不利是指小便量减少、排尿困难或小便完全闭塞不通等,它可以出现于很多的疾病之中,多与气化不利有关。淋病是以小便淋沥涩痛为主要表现的一种病证,多与下焦蓄热有关。

在治疗方面,全篇所载内容不多,不少注家疑有脱简。因此在学习中,重在领会其辨证论治思想。若属肾阳不足,不能蒸化津液而消渴者,用**肾气丸**;若阴虚有热而消渴者,用**文蛤散**;若肺胃热盛,气津两伤而消渴者,用**白虎加人参汤**;若膀胱气化不行,而消渴、小便不利者,用**五苓散**;若肾阳虚弱,水湿内停,下寒上燥,小便不利而渴者,用**栝蒌瞿麦丸**;若下焦湿热,兼有血瘀,小便不利、热淋、血淋者,用**蒲灰散**或**滑石白鱼散**;若脾肾两虚,湿热下注者,用**茯苓戎盐汤**;若阴虚水热互结,小便不利或热淋者,用**猪苓汤**。

13-01　厥陰之爲病,消渴[1],氣上衝心,心中疼熱,飢而不欲食,食即吐[2],下之不肯止。

【校注】

[1] 消渴:此处非指多饮多尿的消渴病,而是口渴而饮水不得解之症。

[2] 吐:医统本、《伤寒论·辨厥阴病脉证并治第十二》下有"蚘"字。

【释义】论厥阴病消渴不可用下法。

厥阴肝为风木之脏,内寄相火,主疏泄。邪入厥阴,疏泄失常,一方面气郁化火,上炎犯胃而为上热;另一方面,克伐脾土而为下寒,遂成上热下寒之证。木火燔灼,消灼津液,故见消渴。足厥阴之脉挟胃上贯于膈,肝木挟少阳相火循经上扰，故见气上冲心、心中疼热。肝火犯胃，胃热消谷则嘈杂似饥；肝木乘脾，脾虚失运，故不欲饮食；脾虚肠寒，进食亦不能得到腐熟消化，反致胃气上逆而作呕吐。若其人素有蛔虫寄生，蛔闻食臭而出，则可见食而吐蛔。此上热下寒之证，治宜清上温下。医生若只见其上热而误用苦寒清热，则更伤脾胃，使下寒更甚，故而下利不止。

【按语】本条与《伤寒论》第 326 条相似，《伤寒论》原文"气上冲心"作"撞心"，"食即吐"作"食即吐蛔"，"下之不肯止"作"下之利不止"。作为《伤寒论·辨厥阴病脉证并治第十二》首条，反映了厥阴病上热下寒、寒热错杂的病理特点，被后世认为是厥阴病的辨证纲领。

13-02　○寸口脉浮而遲，浮即爲虛，遲即爲勞；虛則衛氣不足，勞則榮氣竭。趺陽脉浮而數，浮即爲氣[1]，數即消穀而大堅[2]—作緊，氣盛則溲數，溲數即堅，堅數相搏，即爲消渴。

【校注】

[1] 浮即为气：趺阳脉浮，是胃中阳气有余，气盛外达，故曰"浮即为气"。

[2] 数即消谷而大坚：趺阳脉数，为胃热亢盛，热盛则消谷；"大坚"，《医宗金鉴》云当为"大便坚"，即胃热消谷，水分偏渗，以致小便频数而大便坚硬。

【释义】论消渴病的病机。本条可分两段理解：

第一段："寸口脉浮而迟……劳则荣气竭"，论荣卫气血不足，燥热内生形成消渴病。寸口脉候心肺，心主血属营，肺主气属卫。今寸口脉浮而迟，浮非邪气在表，而为阳虚气浮，卫气不足；迟非阳虚有寒，而是劳伤阴血，营血虚少，此与《伤寒论》第 50 条"假令尺中迟者，不可发汗。何以知然？以荣气不足，血少故也"理同。营卫两虚，燥热内生，可形成消渴病。

第二段："趺阳脉浮而数……即为消渴"，论胃热气盛形成消渴病。趺阳脉以候脾胃，脉当沉伏，今反浮而数，浮为胃气有余，数为胃热亢盛；胃热气盛，则消谷善饥；水为邪热所迫，偏渗膀胱，则小便频数，加之热盛伤津，致使肠道失润，故而大便坚硬。胃热便坚，气盛溲数，两者相互影响，因而形成消渴。

【按语】《诸病源候论》《医宗金鉴》认为本条第一段，应属于虚劳篇中而错简在此。《金匮要略心典》等认为属阴虚燥热所致上消证，可供参考。本条第二段所论，后世多视其为中消证。中消之证，因于胃热，以消谷善饥、小便数、大便坚为主症。本条着重论其病机，未提治法，后世医家提出可用白虎加人参汤、调胃承气汤、麻子仁丸等治疗，程钟龄则谓"治中消者，宜清其胃，兼滋其肾"，可参。

13-03 男子消渴,小便反多,以飲一斗,小便一斗,**腎氣丸**主之方見腳氣中。

【释义】论肾气虚衰的下消证治。

肾为水火之脏,内寓真阴真阳,宜固密而不宜耗泄。若酒色过度,以致肾气虚弱,命门火衰,既不能化气行水,蒸腾津液以上润,又不能摄水于下,故口渴饮水,小便反多,以致饮多溲多,形成渴饮无度的下消证。既是肾气虚衰,临床还可见腰腿酸软,四肢厥冷,舌淡苔白等症。治用肾气丸温补肾气。方中地黄、山药、山茱萸滋补肾阴,牡丹皮、茯苓、泽泻调理肝脾、淡渗泄湿;附子、桂枝温肾助阳,化气行水。全方补泄兼施、滋而不腻、温而不燥,既可滋阴以生气,又可助阳以化水,俾阳得阴助,肾气恢复,气化复常,则消渴可愈。

【按语】本条文以"男子"冠首,一则说明本证多见于男子,二则强调本证与房劳过度有关,但在临床实际中,本证男女均可见,不必拘泥于"男子"。肾气丸在《金匮要略》中可用于治疗虚劳腰痛、痰饮病、消渴等病证,其基本病机都是肾气不足所致。后世医家以本方加减有六味地黄丸、知柏地黄丸、杞菊地黄丸、左归饮、右归饮、补肾丸等,发展了其临床应用。

13-04 脉浮,小便不利,微熱,消渴者,宜利小便,發汗,**五苓散**主之。

【释义】论太阳病经腑同病证治。

本条亦见于《伤寒论》太阳病篇第71条和辨可发汗病脉证并治篇。脉浮、微热为太阳表邪未解;小便不利、消渴,乃表邪随经入腑,膀胱气化不利,津液无以输布所致。证属太阳表邪未尽,兼膀胱气化不利,治当利小便、发汗,方用五苓散外疏内利,表里双解。

五苓散中以茯苓、猪苓、泽泻淡渗利水;白术助脾气之转输,使水精得以四布。桂枝辛温,可通阳化气行水,兼解肌祛风。本方通阳化气以利水道,水气去而外窍得通,故云"利小便,发汗"。

13-05 渴欲飲水,水入則吐者,名曰水逆[1],五苓散主之。方見上。

【校注】

[1]水逆:太阳膀胱蓄水,气化失司,导致口渴引饮,饮入则吐的一种症状,为蓄水重证的表现。

【释义】论水逆证治。

本条亦见于《伤寒论》太阳病篇第74条。外感邪气,随经入腑,膀胱气化不利,水蓄下焦,不能化津上承于口故口渴;水饮上逆,胃失和降,故渴饮之水,拒而不纳,水入则吐,吐后仍渴,再饮再吐,名曰"水逆"。本条与13-04条,病机相同,惟病情较重,故仍治以五苓散。

【按语】13-04、13-05两条所论虽有消渴饮水之证,但属于外感热病过程中的一个症状,并非杂病中的消渴病,需加以区别。

13-06 渴欲飲水不止者,文蛤散主之。

文蛤散方

文蛤五兩

上一味,杵爲散,以沸湯五合,和服方寸匕。

【释义】论渴欲饮水不止的证治。

渴欲饮水不止者,有因阳虚水停者,有因阴虚津亏者。本条叙症不明,尚需以方测证。其所治用文蛤散仅由一味文蛤组成。文蛤,即海蛤之有纹理者,性味咸凉润下,具有生津润燥止渴之功。由此可知,此条所论渴欲饮水不止者,乃阴虚有热也,与杂病消渴不同。

【按语】文蛤散并见于《伤寒论》太阳病篇第141条,当对比互参。对于文蛤,医家认识不一,如《三因极一病证方论》卷十谓"文蛤即五倍子,最能回津"。任应秋教授认为"临床固可参考应用,但五倍子为汉以后药,本方仍以花蛤为是。"由此指导临床,可从养阴清热着手,加用咸寒生津止渴之品。

13-07 淋之爲病,小便如粟狀[1],小腹弦急[2],痛引臍中。

【校注】

[1]小便如粟狀:小便排出细小如粟状之物。粟,粟米也。

[2]弦急:即坚硬紧急。《庄子·外物》释文云:"弦,坚正也。"

【释义】论淋病的证候。

《诸病源候论》云:"诸淋者,由肾虚而膀胱热故也。"膀胱热盛,则小便赤涩疼痛;津液被灼,热壅灼炼,湿浊固结,则小便可排出粟状之物;若梗阻于尿道之中,则小腹坚硬紧急,疼痛牵引脐腹部等。

【按语】根据发病机制不同,后世将淋证分为石淋、气淋、膏淋、劳淋、血淋五种,就本条所论,当属石淋。本条有证无方,后世多用八正散、石韦散加金钱草、鸡内金、海金沙等清利湿热、利尿排石,可供参考。

13-08 ○趺陽脉數,胃中有熱,即消穀引食,大便必堅,小便即數。

【释义】接 13-02 条续论消渴的病机。

13-02 条已经论及,趺阳脉为胃脉,数则内热盛。胃热亢盛,则消谷引饮。热伤津液,大肠失其濡润则坚。热迫膀胱,故小便频数。结合 12-02 条脉症,本条所论当属中消证。

13-09　○淋家[1]不可發汗,發汗則必便血。

【校注】

[1] 淋家:淋,是指小便淋沥不尽,尿意频而尿量少,尿时作痛的一种病证。淋家,即久患淋病之人。

【释义】以淋家为例,论下焦湿热阴伤者禁汗。

本条并见于《伤寒论》太阳病篇第 84 条。淋病多因下焦湿热,阴津不足所致,故虽感外邪,亦不可径用辛温发汗。若误发其汗,则肾阴愈亏,内热愈炽,邪热灼伤膀胱血络,可有尿血之变。

13-10　小便不利者,有水氣,其人若渴[1],栝蔞瞿麥丸主之[2]。

栝蔞瞿麥丸方

栝蔞根二兩　茯苓　薯蕷各三兩　附子一枚,炮　瞿麥一兩

上五味,末之,煉蜜丸梧子大,飲服三丸,日三服。不知,增至七八丸,以小便利、腹中溫爲知[3]。

【校注】

[1] 若渴:徐镕本、赵开美本同,俞桥本作"苦渴"。

[2] 栝蒌瞿麦丸主之:"之"底本作"人"。误。据明抄本、赵开美本改。

[3] 为知:即以知为度。《方言》卷三:"差、间、知,愈也。南楚病愈者谓之差,或谓之间,或谓之知。知,通语也。"

【释义】论下寒上燥的小便不利证治。

肾主水而司气化,与膀胱相表里。《素问·灵兰秘典论》:"膀胱者,州都之官,津液藏焉,气化则能出矣。"若肾阳虚弱,则气化无权,小便不利;真阳不足,亦不能蒸化津液上承,以致上焦燥热,口渴为苦。证属上燥下寒。治宜温肾化气与润燥生津并行,方用栝蒌瞿麦丸。

方中栝蒌根、薯蓣(即山药)生津润燥以治其渴;瞿麦、茯苓淡渗利水,以利小便;炮附子温肾化气,使津液上蒸、水气下行。如此则阳气宣通,水气下行,津液上润。其服法为渐加法,即初服栝蒌瞿麦丸三丸,日三服,若小便不利,少腹不温,可增至七八丸,直至小便通利,少腹温暖,则是气化复常,寒去水行之

征,其病方愈。

【按语】本条方后所注渐加服法,与《伤寒论》第 247 条麻子仁丸证"蜜和丸如梧桐子大,饮服十丸,日三服,渐加,以知为度"及第 386 条理中丸证"腹中未热,益至三四丸"理同;与大承气汤证"得下,余勿服"及桂枝汤方后注"若一服汗出病差,停后服,不必尽剂"合看,可知此等服药方法提示临证处方用药勿不及或太过。

13-11 小便不利,蒲灰散主之,滑石白鱼散、茯苓戎鹽湯併主之。
蒲灰散方
蒲灰七分 滑石三分
上二味,杵爲散,飲服方寸匕,日三服。
滑石白魚散方
滑石二分 亂髮二分,燒 白魚二分
上三味,杵爲散,飲服半錢匕[1],日三服。
茯苓戎鹽湯方
茯苓半斤 白术二兩 戎鹽彈丸大一枚
上三味[2]。

【校注】
[1] 半钱匕:俞桥本、徐镕本同,赵开美本作"方寸匕"。
[2] 上三味:俞桥本、徐镕本、赵开美本皆无服法。明抄本载有"吹咀,以水七升,煮取三升,去滓,分温三服"。可参。

【释义】论小便不利的三种治法。因原文叙证简略,当以方测证,便于理解和运用。

蒲灰散由蒲黄、滑石两味组成。方中蒲灰,注家有认为蒲席烧灰者,有认为菖蒲灰者。邹润安《本经疏证》说"蒲黄之质,固有似于灰也",指出蒲灰即蒲黄,因其质地似灰而得名。又《备急千金要方》载蒲黄、滑石二味治"小便不利,茎中疼痛,小腹急痛",由此来看,本方中蒲灰当以蒲黄为是。蒲黄凉血、化瘀、止血、利尿;滑石利水通淋,清热祛湿,两药合方具有清热利尿、化瘀利窍泄热之功,对于内有湿热,兼有血瘀而小便短赤,淋漓涩痛、尿频尿急者较为合适。

滑石白鱼散由滑石、白鱼、乱发组成。滑石甘寒滑润,为清热利尿之良药;白鱼即书纸中蠹鱼,亦居衣帛中,故又名衣鱼。《神农本草经》云:"主妇人疝瘕,小便不利。"《名医别录》谓其"能开胃下气,利水气,疗淋堕胎"。可见本品具有化瘀行血,清热利尿之功。乱发即血余,烧灰存性,名为血余炭,《名医别录》

谓其"主五淋,大小便不通",可消瘀止血、利尿通淋。三药相伍,可凉血消瘀,清热利湿,可用于湿热瘀结膀胱血分而小便淋漓涩痛、尿血者。

茯苓戎盐汤由茯苓、白术、戎盐三药组成。茯苓淡渗利水,白术甘温健脾除湿,戎盐(即青盐),《本草纲目》谓其"性味咸寒,疗溺血、吐血,助水脏,益精气"。三药为方,可补益脾肾,渗湿利水,故可用治脾肾两虚,兼有湿热的小便不利。

以上三方均可治小便不利,其病因均与湿热、瘀血有关,然三方主治,亦有轻重虚实之异。蒲灰散、滑石白鱼散化瘀利窍泄热,利尿作用较强。茯苓戎盐汤健脾益肾渗湿,是补中兼通之剂。

13-12　渴欲飲水,口乾舌燥者,**白虎加人參湯**主之。方見中暍中。
【释义】论肺胃热盛,气津两伤的消渴证治。

口渴欲饮水,有热盛津亏者,有阳虚水停者;今治用白虎加人参汤,方以生石膏、知母清肺胃之热,甘草、粳米益胃和中,人参益气生津,诸药相伍具有清热、生津、润燥之功,故而测知本条所述渴欲饮水、口干舌燥,乃肺胃热盛、津气两伤之候,类似后世所说的"上消"证,与《素问·气厥论》中描述的"心移热于肺,传为鬲消"证相符,故治用白虎加人参汤清热止渴,益气生津。

【按语】白虎加人参汤既可治阳明热盛津气两伤的消渴症(见《伤寒论》阳明病篇第222条),又可用于肺胃热盛、津气两伤的上消或中消病,以脉数有力,舌红少苔,大热烦渴等为主症,若渴饮不止者,尚可酌加天花粉,生地黄,麦冬等。

13-13　脉浮,發熱,渴欲飲水,小便不利者,豬苓湯主之。
豬苓湯方
豬苓去皮　茯苓　阿膠　滑石　澤瀉各一兩
上五味,以水四升,先煮四味,取二升,去滓,内膠烊消[1],温服七合,日三服。
【校注】
[1]烊消:赵开美本同,俞桥本、徐镕本"烊"作"洋"。当作"烊"。
【释义】论水热互结,郁热阴伤而小便不利的证治。本条亦见于《伤寒论》阳明病篇第223条。

脉浮发热,非表邪不解,而是邪热内蕴,里热外达;水湿内停,津不上承,又兼郁热伤阴,津液不足,故渴欲饮水;水热互结,膀胱气化不行则小便不利,甚则淋漓涩痛等,证属水热互结,郁热伤阴所致小便不利。治当"随其所得而攻之",即以利水为主,方用猪苓汤。渗利水湿,兼滋阴清热。方中猪苓、茯苓、泽泻淡渗利水,使水去则热无所依;滑石清热通淋,阿胶滋养营阴,津复则口渴自止。诸药相伍,共为育阴润燥、清热利水之剂,对阴伤而水热互结小便不利者尤为适宜。

○水气病脉证并治第十四

提要:本篇共计原文32条,用方14首,其中附方1首,佚方2首,论水气病的辨证论治。水气病是以身体浮肿而重为主要临床表现的病证,又称水肿病。本篇根据水气病的病因病机、症状及部位,将水气病分为风水、皮水、正水、石水、黄汗五种类型;同时,由于五脏病变可以导致水气病证,因此又有心水、肝水、脾水、肺水、肾水即五脏水之称。此外,尚有水分、血分、气分的称谓。因水血同源,气血同源,故水、气、血三者之间可以互相影响,互相转化。关于水气病形成的机理,主要与肺、脾、肾及三焦、膀胱的功能失调有关,尤其与肾脏的功能失职关系密切。

水气病的治疗,仲景继承《黄帝内经》"开鬼门,洁净府""去宛陈莝"等学术思想,提出了"腰以下肿,当利小便;腰以上肿,当发汗乃愈"和"有水,可下之"的发汗、利小便和攻逐水邪三大法则,为后世治疗水肿病证奠定了坚实的基础。具体用方,风水表虚者,用**防己黄芪汤**;风水夹热者,用**越婢汤**;皮水湿郁化热者,用**越婢加术汤**;皮水湿停肌表,无热身肿者,用**甘草麻黄汤**;皮水脾虚者,用**防己茯苓汤**;皮水湿热夹瘀,痹阻阳气者,用**蒲灰散**;正水脉沉者,用**麻黄附子汤**;风水脉浮者,用**杏子汤**(方未见,恐是麻杏石甘汤);黄汗表虚,湿郁热伏者,用**黄芪芍药桂枝苦酒汤**;黄汗表虚,湿郁于表者,用**桂枝加黄芪汤**;若脾肾阳虚,寒饮积结气分,心下坚,大如盘者,用**桂枝去芍药加麻黄细辛附子汤**;若脾虚气滞,水气痞结心下者,用**枳术汤**;若风水表虚,湿邪偏盛者,用**《外台》防己黄芪汤**。此外,误治如**葶苈丸**下水,方未见。

14-01 師曰:病有風水,有皮水,有正水,有石水,有黄汗。風水,其脉自浮,外證骨節疼痛,惡風。皮水,其脉亦浮,外證胕腫[1],按之沒指,不惡風,其腹如鼓,不渴,當發其汗。正水,其脉沉遲,外證自喘。石水,其脉自沉,外證腹滿,不喘。黄汗,其脉沉遲,身發熱,胸滿,四肢頭面腫,久不愈,必致癰膿。

【校注】

[1]胕腫:徐镕本、赵开美本同,俞桥本"胕"讹为"腑"。《素问·水热穴论》:"上下溢于皮肤,故为胕肿,胕肿者聚水而生病也。"胕肿,即皮肤浮肿。

【释义】论风水、皮水、正水、石水、黄汗五种水气病的脉证,风水、皮水治则及黄汗病的转归。

《素问·经脉别论》云："饮入于胃,游溢精气,上输于脾,脾气散精,上归于肺,通调入道,下输膀胱。水精四布,五经并行,合于四时五脏阴阳,揆度以为常也。"论述了水在人体的正常运行与肺、脾、肾、膀胱等脏腑功能的发挥密切相关。若其中某个或某几个环节功能障碍,均可造成水湿泛滥而发生水气病。《金匮要略》根据水停部位和主要症状将水气病分为风水、皮水、正水、石水、黄汗五种类型。

风水与肺有关。肺主皮毛,风邪袭表,营卫不和,故见"其脉自浮""恶风";风邪袭肺,通调水道失职,湿邪流注关节,阳气不通,故"骨节疼痛"。总之,风水为病,乃风邪袭表,肺失宣发,水湿内停,泛溢肌表所致。

皮水与肺、脾有关。肺通调水道功能障碍,脾失健运,以致水湿停滞,水行皮中,故"其脉亦浮","外证跗肿"即身体浮肿,"按之没指"而凹陷不起;不兼风邪,故"不恶风";水湿阻滞中焦,故腹满"其腹如鼓"状。皮水初期,水湿尚未化热,津液尚可输布于上,故口暂"不渴"。风水与外邪有关,病在表偏上。皮水虽与外邪有关,但病在肌肤,脉浮而有外趋之势,故同样可用汗法,以散水湿之邪,故曰"当发其汗"。当然,皮水不独用汗法,本篇后面条文将予论及。

正水与肾有关,累及肺脾。"其脉沉迟"者,沉主病在里在下,迟主里寒,此肾阳不足,不能气化行水,水气内停之证,故可见小便不利、腹满、水肿;水气上逆,肺失肃降,故"外证自喘"。

石水亦与肾有关,累及于脾。肾阳虚不能蒸化水湿,水气凝结于少腹,故腹满如石,脉沉;水聚于下,未犯于肺,故曰"其脉自沉,外证腹满不喘"。正水与石水均为里水,以腹内积水为主症,病情日久,自可波及全身浮肿。

黄汗与脾有关,病在肌肤。因汗出入水中,毛窍闭塞,水湿内停,郁于肌肤,故"其脉沉迟";脾不能运化水湿,湿郁化热,郁蒸于肌肤,营卫失和,故"身发热""四肢头面肿";湿热郁蒸日久,热蒸湿动,汗出色黄,故名"黄汗";湿热上蒸,肺气不畅,故"胸满";若迁延日久,湿热交蒸,营血郁滞更甚,热腐肉败,可酿成痈脓,故曰"日久不愈,必发痈脓"。

14-02　○脉浮而洪,浮則爲風,洪則爲氣,風氣相搏,風強[1]則爲隱疹[2],身體爲癢,癢爲泄風[3],久爲痂癩[4],氣強[5]則爲水,難以俯仰。風氣相擊,身體洪腫,汗出乃愈,惡風則虛,此爲風水。不惡風者,小便通利,上焦有寒,其口多涎,此爲黃汗。

【校注】

[1] 风强:指风邪盛。

［2］隐疹：即瘾疹、风疹块、痞瘤，指皮肤上的小丘疹。

［3］痒为泄风：因瘾疹而身痒，为风邪外出之象，故曰泄风。

［4］痂癞：指疥疮类皮肤病，因搔抓溃烂而结痂。

［5］气强：指水气盛。

【释义】论风水的机理及与黄汗的区别。本条可分两段理解：

第一段："脉浮而洪……此为风水"，论风水的发病机制与治法。脉浮而洪，浮脉主表，风为阳邪，风邪袭表，卫气相抗故曰浮则为风。洪脉乃体大势涌，邪气强盛，乃水湿之气盛于外，气分偏实的反映。风气相搏，则风邪与水湿之邪相互搏结于肌表，故而水肿。然风邪与水湿之邪各有偏盛，故其临床表现不同。若风邪偏盛则为瘾疹，风邪外泄，则身体瘙痒不止，此为泄风。瘾疹因痒而瘙抓不已，日久则成脓结痂，甚至酿成疥、癣、癞等皮肤病。若一身之气郁而不行，肺失肃降通调，不能行水，水聚而全身肿甚，难以俯仰。以上诸证，皆在肌表，治当散风祛水，宜用汗法，使风与水邪从肌表而散。"恶风则虚，此为风水"，指风水病当有恶风，虚指卫气虚腠理疏松，故而易感风邪。

第二段："不恶风者……此为黄汗"，论风水与黄汗不同。黄汗为汗出入水中浴，湿滞肌表，郁而化热，湿热交蒸于肌表，以致汗出色黄。黄汗初起，湿热郁蒸不甚，膀胱气化尚未受到影响，故小便通利；湿郁肌表，脾气受困，湿留津聚，故其口多涎。此证非风邪为患，亦无表证，故不恶风，可与风水病鉴别。

【按语】对本条第二段的认识，历代医家见解不一，主要有两种观点：一是认为讲风水与黄汗的鉴别。二是认为此属于衍文。因为小便通利，则湿无以存，"上焦有寒，其口多涎"与"肺中冷，必眩，多涎唾"的虚寒肺痿相似，与热无关，既无湿也无热，恐非"黄汗"之证。可供参考。

14-03 ○寸口脉沉滑者，中有水氣，面目腫大，有熱，名曰風水。視人之目裹上微擁，如蠶新臥起狀[1]，其頸脉[2]動，時時咳，按其手足上陷而不起者，風水。

【校注】

［1］目里上微拥，如蚕新卧起状：《灵枢·水胀》篇："水始起也，目窠上微肿，如新卧起之状。"《脉经》卷八亦无"蚕"字。"目裹"，赵以德、尤怡等注本皆改为"目窠"，可从。目窠上微肿，如新卧起状，即两眼胞微肿，像睡眠后刚起来的样子。

［2］颈脉：指足阳明人迎脉，在喉结两旁。

【释义】续论风水的脉症。

本篇第 1 条言风水脉浮,是风水初起,卫气与风邪相争于表。本条谓寸口脉沉滑,沉主水,滑主气盛,此乃邪渐入里,水气病已然增剧。水湿滞留于头面,故面目肿大。恐因脉沉而误诊为里水,故言"有热",意在说明此乃卫气被郁而发热,仍属阳证,故谓之"风水"。

眼胞属脾,目下为胃脉所过,风水进一步发展,累及脾胃,水湿之邪遏阻脾胃经脉,故两胞微肿像睡眠后刚起来的样子,颈部人迎脉跳动明显。水渍于肺,肺气上逆,故时时咳嗽;水气泛溢于肌表较甚,则更见四肢浮肿,按之凹陷不起。以上诸症足资证明水湿之邪已波及脾胃,但仍属风水阶段,故再次重申此属"风水"。本条也提示水气病亦是可以转化的,待风水的发热等表证一除,其腹渐大,即成皮水,示人治水气病当及时如法,以防传变。

14-04　〇太陽病,脉浮而緊,法當骨節疼痛,反不疼[1],身體反重而酸,其人不渴,汗出即愈,此爲風水。惡寒者,此爲極虛,發汗得之。渴而不惡寒者,此爲皮水。身腫而冷,狀如周痹[2],胸中窒,不能食,反聚痛,暮躁不得眠,此爲黃汗,痛在骨節。咳而喘,不渴者,此爲脾脹[3],其狀如腫,發汗即愈。然諸病此者,渴而下利,小便數者,皆不可發汗。

【校注】

[1] 反不疼:徐镕本、赵开美本同,俞桥本"反"讹为"及"。

[2] 周痹:病名。痹证的一种,以周身上下游走疼痛为主症。

[3] 脾胀:后世注本多作"肺胀",宜从。

【释义】论水气病的辨证、治则及风水、皮水、黄汗、肺胀的鉴别。本条可分五段理解:

第一段:"太阳病……发汗得之",论太阳伤寒与风水的区别。太阳伤寒,法当脉浮紧、骨节疼痛;若不仅不痛,反沉重而酸、口不渴,此乃水湿浸淫肌表所致,病为风水,故当汗法治之,使风、水之邪,俱从汗出。然水气病人阳气素虚,若汗不得法,重伤阳气,卫阳益虚,故而恶寒,此与《伤寒论》第 68 条"发汗病不解,反恶寒者,虚故也"理同。

第二段:"渴而不恶寒者,此为皮水",论皮水的证候。皮水病在肺脾,因脾失健运,水湿阻滞于中;肺失通调,水湿留于肌肤所致;脾虚湿停,津液不能上承,故口渴。因皮水无表证,故不恶寒。

第三段:"身肿而冷……此为黄汗,痛在骨节",论黄汗的证候。黄汗为病,因水湿郁而化热,湿热上蒸,气机不畅,故胸中窒塞;至傍晚时阳气更难舒展,故暮躁不得眠;湿热郁蒸,汗出伤阳,故身冷;湿郁肌表,故身肿;聚而不行则痛,状如周痹;湿流关节,阳气闭阻,故痛在骨节;表气被郁,胃气失和而上逆,故不能食。

第四段:"咳而喘……发汗即愈",论肺胀的治法。肺胀指肺气胀满而言,由于邪束于外,水气在肺所致。肺失宣降,故而咳而喘促;寒水内停故口不渴;水湿郁于肌表,则其形如肿。肺胀虽有内饮,但不离外邪为患,病在上在表,故曰"发汗则愈",与《肺痿肺痈咳嗽上气病脉证治第七》篇的"上气喘而躁者,属肺胀,欲作风水,发汗则愈"同义。

第五段,"然诸病此者,渴而下利,小便数者,皆不可发汗",论阴伤者不能发汗。风水、皮水、黄汗、肺胀诸病,症状虽有不同,但病位均在肌表,故均使用汗法治疗。然若见口渴、下利、小便频数等症,此为津液已伤,此时若再发汗,恐有津枯液竭之危,故属汗法禁例,则曰:"皆不可发汗。"

14-05 ○裹水[1]者,一身面目黄腫[2],其脉沉,小便不利,故令病水。假如小便自利,此亡津液,故令渴也。越婢加术湯主之。方见下。

【校注】

[1] 里水:参《脉经》卷八注:"一云皮水,其脉沉,头面浮肿,小便不利,故令病水。假令小便自利,亡津液,故令渴也。"可知此"里水"当作"皮水"。

[2] 黄肿:当作"浮肿"。参注同"里水"。

【释义】论皮水夹热的证治。文中"越婢加术汤主之"当接"故令病水"之后,此属倒装笔法。

皮水为病,乃脾失运化渗利,肺失宣发肃降,停水外溢所致,故而一身面目浮肿,按之没指。14-01条言皮水脉浮,此脉沉,因彼轻此重,水气内盛所致;水阻气滞,气化不利、通调失职,则小便不利;水湿既不能从毛窍而外泄,又不能下行由小便而排出,日久则水郁化热,故治以越婢加术汤,发汗行水,兼清里热。

越婢加术汤方见 14-23 条下。方中麻黄、石膏发散水湿,兼清郁热。甘草、大枣、生姜调和营卫。白术补脾益气,运化水湿,与麻黄相伍不仅可行皮中之水,而且可抑制麻黄过汗,即所谓麻黄得术虽汗而不至过汗;术得麻黄,可并行表里之湿,其配伍意义与寒湿在表的麻黄加术汤相似。方后注云"恶风者加附子一枚,炮",是卫阳虚弱,腠理疏松的表现,故加附子温阳固表。

"假如小便自利,此亡津液,故令渴也"属于插笔,旨在指出越婢加术汤的禁忌证候。若小便自利而口渴,说明津液已伤,故而不可使用发汗之法。这亦是上条"渴而下利,小便数者,皆不可发汗"治则的具体体现。

14-06　○趺陽脉當伏,今反緊,本自有寒,疝瘕[1],腹中痛,醫反下之,下之即胸滿短氣。

14-07　○趺陽脉當伏,今反數,本自有熱,消穀,小便數,今反不利,此欲作水。

【校注】

[1]疝瘕:疝多指阴囊连及少腹急痛;瘕多指腹中积块时聚时散,无定形之处。《诸病源候论》卷二十:"疝者痛也,瘕者假也,其病虽有结瘕而虚假可推移,故谓之疝瘕也。由寒邪与脏腑相搏所成。其病腹内急痛,腰背相引痛,亦引小腹痛。"

【释义】上两条以趺阳脉论水气病发生的机理。

趺阳脉以候脾胃,其脉当伏。若反紧,紧主寒,乃寒盛于中之候,故可见寒疝腹痛或时聚时散的瘕证。寒者当温,而反用苦寒攻下,如此重伤阳气,导致寒水聚而不化,上逆于肺,宣降失司,故见胸满、短气。

若趺阳脉反数,数主热,乃脾胃郁热之征,热则消谷而灼津;胃热过盛,迫使津液偏渗于膀胱,理应小便频数。今反小便不利,可知此乃水与热结而不行,故将发生水气病,示人尽早防范。

14-08　○寸口脉浮而遲,浮脉則熱,遲脉則潛[1],熱潛相搏[2],名曰沉[3]。趺陽脉浮而數,浮脉即熱,數脉即止[4],熱止相搏,名曰伏[5]。沉伏相搏,名曰水。沉則絡脉虛,伏則小便難,虛難相搏,水走皮膚,即爲水矣。

【校注】

[1]潜:潜藏。

[2]抟:结合、聚集。

[3]沉:指内伏而不外达。

[4]止:热邪伏止不行。

[5]伏:热有沉伏之象而无外发之机。

【释义】论水热互结的水气病机理。

浮脉为阳主热,故浮脉则热;迟脉为阴而主潜藏,故迟脉则潜。热潜相合为热邪内伏而不能外达,故名为沉。趺阳脉主脾胃,脉浮而数指热邪留滞于内而不外达,故曰"热止相抟,名曰伏"。热邪留于内与水气相合,水与热结而停蓄于内,泛溢肌肤,形成水肿病,故曰"沉伏相抟,名曰水"。因热稽留于内,气不外行故络脉空虚;热邪伏止于中,阳不化气而小便难,水湿无出路,泛溢于络脉肌肤,即为水气病。

【按语】本条寸口、跌阳合诊,借脉象言病机,"浮迟""浮数"是言其脉象,"热潜""热止"则论其病理,"沉"与"伏"非指脉象,而是论病之机理。从阳脉之数,阴脉之沉、潜、止、伏等表现,说明水热互结而病水的关键是气化不行,是热壅气滞。这对于水气病的辨证、分型及治疗,均有启发,如后世《严氏济生方》载疏凿饮子(泽泻、赤小豆、商陆、羌活、大腹皮、椒目、木通、秦艽、槟榔、茯苓皮)开郁散结,行气逐水,治疗水热壅滞互结的水肿病等。

14-09　○寸口脉弦而紧,弦则衛氣不行,即惡寒,水不沾流[1],走於腸間。

【校注】

[1] 水不沾流:沾者,渍也、濡也,即濡润滋养之意。水不沾流,即水液不能循常道流行。

【释义】论水气病的形成与肺脏相关。

寸口脉候肺主表,弦紧脉属阴主寒。寸口脉弦而紧是寒邪外束,卫阳被郁,故而恶寒。寒邪外束,肺气失宣,通调失职,水液不能正常敷布濡养脏腑形骸,亦不能下输膀胱,反而流注于肠间,蓄积而形成水气病。此外,因卫气通于肺,肺气根于肾,故本条"恶寒"与"水不沾流"的症状与肺肾阳虚有关,水气"走于肠间"亦与脾阳不足相关。

14-10　○少陰脉緊而沉,緊則爲痛,沉則爲水,小便即難。脉得諸沉,當責有水,身體腫重,水病脉出[1]者,死。

【校注】

[1] 脉出:指脉暴出而无根,上有而下绝无。乃阴盛于内,阳越于外,真气涣散之象。

【释义】论水气病的形成与肾脏相关,并指出水气病的主脉及预后。

少阴脉主肾,紧脉主寒主痛,沉脉主里主水。少阴脉沉而紧,为肾阳不足,水饮内停。阳虚失煦,寒盛则痛,故言"紧则为痛"。肾阳不足,膀胱气化不利,而见小便短少困难,水停于内则形成水气病。

水邪泛溢肌肤,脉络被遏,营卫气血不利,故脉沉。身体肿重谓水湿之邪充斥肌肤之表现。脉证合参,方可诊为水气病,故曰"当责有水"。脉暴出,为浮大无根,轻举则有,重按则散,多为阴盛格阳、阳气涣散不敛之危候,难以救治,故曰"死";水气病脉当"诸沉",若水肿仍在,而脉见浮而无根,脉证不符,预后不良。《伤寒论》第 315 条白通加猪胆汁汤证之"服汤脉暴出者死",与此同类,可参。

14-11 　○夫水病人,目下有卧蝅[1],面目鲜澤,脉伏,其人消渴,病水腹大,小便不利,其脉沉絶[2]者,有水,可下之。

【校注】

[1] 目下有卧蚕:形容眼胞肿,像有蚕躺在上面一样。

[2] 脉沉绝:即脉潜伏很深,难以切取。

【释义】论水气病可下之证。

"目下有卧蚕"与 14-03 条之"新卧起状"同,用于形容病水之人,眼胞微肿之状,乃水邪泛滥于目下所致。"面目鲜泽"与 1-03 条"色鲜明者有留饮"相类,指皮肤有水,视之光亮。因水气内盛,故脉伏,较之沉脉更为深入。水湿遏阳,气不化津上承于口,故其人消渴,此病因水而生口渴,继因口渴而益病水。

膀胱气化失司则小便不利,水湿壅聚于腹内,故而腹大有水。其脉沉潜难以切取,说明水势过重。综合望诊、脉象、症状等,辨知此属水气壅盛,故可以考虑用攻下逐水法治疗。

【按语】此为水气结实,邪气壅盛,治宜遵《黄帝内经》"去宛陈莝"之旨,攻下逐水,荡涤水邪。此法适用于水邪壅盛,正气尚任攻下者,原文未出方药,如十枣汤、舟车丸、己椒苈黄丸等可随证选用。若正气虚弱者,则不可径用攻下逐水。《景岳全书·肿胀》篇中云"治宜温补脾肾",陈修园主张用真武汤温补肾阳,再加防己、川椒、木通以导水,可作参考。从中进一步体会治疗水气病的三大原则,即发汗、利小便、攻下逐水。

14-12 　问曰:病下利後,渴飲水[1],小便不利,腹滿因腫[2]者,何也? 答曰:此法當病水,若小便自利及汗出者,自當愈。

【校注】

[1] 渴饮水:徐镕本、赵开美本同,俞桥本脱"水"字。

[2] 因肿:《脉经》作"阴肿",指阴囊水肿。

【释义】论下利后病水的机理。

下利之后,渴欲饮水,若因下利津亏所致,饮水之后,阴阳自和,病当自愈。相反,若下利日久,则脾肾两虚;脾气虚则不能转输津液,肾气虚则不能气化主水,故小便不利,口渴欲饮水。饮水过多,气化无权,水有入而无出,则腹满阴肿而形成水气病,故曰:"此法当病水。"若小便通利及汗出正常,则脾肾气化功能恢复,水有出路,水肿自可消退。

【按语】《伤寒论》太阳病篇第59条谓:"大下之后,复发汗,小便不利者,亡津液故也。勿治之,得小便利,必自愈。"论汗下之后津伤而小便不利,待津复可自愈。本条论下后阳虚水停而小便不利,若脾肾气化功能恢复,得小便利、汗出,则水肿可自愈。所谓"自愈"者,非指不药而自愈,亦非见"小便不利"而妄施淡渗通利之法,而是应辨证施治,务使"阴阳自和"。

14-13　○心水者,其身重而少氣,不得臥,煩而躁,其人陰腫。

【释义】论心水的证候。

第13~17条连续五条,论五脏水的证候。心水者,乃心阳不振,水气凌心所致。水溢肌肤则身重;心阳虚衰,水气浸渍,气机受阻则气少不足以息。上虚不能制下,水气上泛,胸阳被遏,卧则更逆,故烦躁不得卧。心阳虚不能下交于肾,肾水不得制约,溢于前阴,故阴肿。

14-14　○肝水者,其腹大,不能自轉側,脇下腹痛,時時津液微生,小便續通。

【释义】论肝水的证候。

肝之府在胁而脉络布胸胁抵少腹。水犯于肝,肝失疏泄、肝络不和,则胁下腹痛。水聚于腹,留而不去则腹部胀大沉重,不能自转侧。肝主疏泄而喜冲逆,肝受水气侵凌,疏泄失司,水液随肝气上升则津液微生,下降则小便时通。

14-15　○肺水者,其身腫,小便難,時時鴨溏[1]。

【校注】

[1] 鸭溏:大便泄泻,清稀如水,状如鸭屎。出《金匮要略·水气病脉证并治第十四》又称鹜(wù 务)溏、鹜泻。《医宗金鉴·杂病心法要诀》:"鸭溏,如鸭屎之溏,澄彻清冷也。"

【释义】论肺水的证候。

肺主气化,治节一身,并有通调水道之功。水气犯肺,气化失司,治节不行,水气流溢全身则肿;肺之气化不行,通调水道不利,故小便难;肺与大肠相表里,肺病及肠,水液直趋大肠,合糟粕而水粪杂下,则时时鸭溏。

14-16　　○脾水者,其腹大,四肢苦重,津液不生,但苦少氣,小便難。

【释义】论脾水的证候。

脾主腹而气行四肢,今脾虚不能运化水湿,故腹部胀大而四肢沉重。津液为水谷之精微,化生于脾胃,运化失职则津液不生;脾气为水湿所困故少气。脾虚不能运化水湿,气化不利故小便难。

14-17　　○腎水者,其腹大,臍腫腰痛,不得溺,陰下濕如牛鼻上汗[1],其足逆冷,面反瘦。

【校注】

[1]阴下湿如牛鼻上汗:因牛鼻常湿不干,以此形容会阴部经常潮湿。

【释义】论肾水的证候。

肾为水脏,又为胃之关。肾气虚衰,关门不利,水聚而腹大、脐肿。腰为肾之外府,水湿伤肾故令腰痛。肾合膀胱,下焦阳虚,气化失司,故小便不利;水气不得下泄,浸淫于外,故阴下湿如牛鼻上汗。阳气不能下达,水湿流注下焦而为足冷。五脏以肾为本,肾病则五脏之气血不能营养面部故面部消瘦。

【按语】以上五条论述五脏水气病,从其病位和症状看,心肺二脏,属于阳脏,位居于胸,病变主要在上在表,故均有身重、身肿;肝、脾、肾三脏均为阴脏,位居于腹,病变主要在里在下,故均有腹大。而五脏之中,又以肺、脾、肾为关键,肺失宣化、脾失运化、肾失温化是五脏水的主要病机。

14-18　　○師曰:諸有水者,腰以下腫,當利小便;腰以上腫,當發汗乃愈。

【释义】论水气病的治疗原则。

诸有水者,指一切水肿病而言。凡治水气病,当知表里上下分消之法。腰以下属阴,其病在下在里,治当利小便,使水从小便排出,即《黄帝内经》"洁净府"之义。腰以上属阳,其病在上在表,当以发汗为治,使水从汗液排出,即《黄帝内经》"开鬼门"之义。

本条所论利小便、发汗二法,为治疗水肿病的一般原则,对水气病实证、阳证较为适宜。然二法不可截然分开,合用则上下分消,而有相得益彰之效。盖肺为水之上源,上窍闭塞则下窍不通,故临证应用通利之法效果不显时,可适当配伍宣肺或开提肺气之品,即提壶揭盖法,常可提高疗效;同样单纯利用汗法不能解决问题时,亦可适量加用分利之品,此乃"表气通,里气亦通","里气通,表气亦和"的具体应用。

14-19　〇師曰：寸口脉沉而遲，沉則爲水，遲則爲寒，寒水相摶[1]。趺陽脉伏，水穀不化，脾氣衰則鶩溏，胃氣衰則身腫。少陽[2]脉卑[3]，少陰脉細，男子則小便不利，婦人則經水不通。經爲血，血不利則爲水，名曰血分。

【校注】

［1］摶（tuán 团）：结合、聚集。注意"摶"与"搏"形近而易讹为"搏"。

［2］少阳：指手少阳三焦经"和髎"穴部位之脉。

［3］脉卑：指按之沉而弱，表示营血不足。

【释义】论诊寸口、趺阳、少阳、少阴脉，以明水气病的发病机制与证候。此条可分三段理解：

第一段："师曰：寸口脉沉而迟……寒水相摶"，论从寸口脉诊水气病的机理。寸口主肺，脉沉为水，迟主寒，沉迟脉见于寸口，是阳气为寒水所阻，肺失宣降，治节失常，水湿泛溢而为水气病。

第二段："趺阳脉伏……胃气衰则身肿"，论从趺阳脉诊水气病的机理。趺阳脉候脾胃之气，其脉伏而不起，是脾胃阳气衰弱，无力鼓动脉气。中焦脾胃虚衰，运化失职，不能分清别浊，水谷糟粕杂下则大便鹜溏，水湿外溢肌肤故而水肿。

第三段："少阳脉卑……名曰血分"，论从少阳、少阴脉诊病水的机理。少阳脉以候三焦之气，其脉沉而弱，提示三焦血少气弱，决渎功能失常而病水。少阴脉以候肾，若气血虚衰，脉道不充，则少阴脉细。少阴阳气不足，阴寒凝滞，气化失司，在男子则小便不利。女子月经与冲脉有关，冲脉为十二经之海，与少阴之大络起于肾下，血寒而凝，而经水不通。经闭后气不行水而发生水气病，此虽病水，而实起于血，即先病血而后病水，故名曰血分病。

【按语】本条阐述了血病及水，水病及血的相互关系。其中，"血不利则为水"是仲景提出的重要论点之一，它不仅从水与血的关系出发，阐释了水肿形成的机理，更重要的是，为活血利水法治疗瘀血及水肿病提供了理论依据。

問曰：病有血分水分，何也？師曰：經水前斷，後病水，名曰血分，此病難治；先病水，後經水斷，名曰水分，此病易治。何以故？去水，其經自下。

【释义】论妇人病水，有血分、水分的不同，及其辨证、治则和预后。

所谓血分与水分,指妇人患水肿病与经水的先后关系而言。如先病经闭而后病水气者,是瘀血阻滞于水道,泛溢肌肤所致,此为血分。因血分病位相对深而难通,血不通则水不行,故称"难治",治宜祛瘀通经,待经血畅通后,再治水病。若先病水肿,而后经闭不行,是水湿阻滞于血道而成,是先病水而后病血,此为水分,其病相较血分轻浅,水去则经自通,故云"易治"。

本条提示,妇人若水肿与经闭并见,当辨清病血、病水之先后,以便为辨证施治提供依据,血分以通经为主,佐以利水;《刘渡舟伤寒论专题讲座》指出因血瘀而水肿者,宜先治血、兼以利水,方用珀朱六一散(琥珀、朱砂、滑石、甘草)加通草、泽兰、藏红花,可参。水分以利水为主,佐以通经,可选用当归芍药散化裁为治。

【按语】本条邓珍本缺。据《脉经》《金匮要略心典》《金匮要略方论本义》《金匮要略浅注》《高注金匮要略》等注本补入,故未编号计入原文数统计。

14-20 问曰:病者苦水[1],面目身體四肢皆腫,小便不利,脉之不言水,反言胸中痛,氣上衝咽,狀如炙肉[2],當微咳喘,審如師言,其脉何類?師曰:寸口沉而緊,沉爲水,緊爲寒,沉緊相搏[3],結在関元[4],始時當微,年盛[5]不覺。陽衰[6]之後,荣衛相干[7],陽損陰盛,結寒微動,腎氣上衝,喉咽塞噎,脇下急痛。醫以爲留飲而大下之,氣擊不去,其病不除。後重吐之,胃家虛煩,咽燥欲飲水,小便不利,水穀不化,面目手足浮腫。又與葶藶丸下水,當時如小差,食飲過度,腫復如前,胸脇苦痛,象若奔豚,其水揚溢,則浮咳喘逆。當先攻擊衝氣,令止,乃治咳。咳止,其喘自差。先治新病,病當在後。

【校注】

[1] 苦水:指患者以水气病为苦。

[2] 炙肉:烤熟的肉块,此处用以形容咽中如有物阻塞。

[3] 搏(tuán 团):结合、聚集。

[4] 关元:此指下焦。

[5] 年盛:指年壮之时。

[6] 阳衰:指女子五七、男子六八之阳明脉衰之时。

[7] 荣卫相干:指营卫不相和谐。

【释义】论水气病的形成、误治及冲气与水气并见的先后治法。本条可分四段理解:

第一段:"问曰:病者苦水……其脉何类",论水气病并发冲气的证候特点,并提出问题。病人患水气病,症见面目、身体、四肢皆肿,小便不利,医师在诊断时,患者不言水气病,反而仅说胸中疼痛,气上冲咽喉,好像有烤肉一般梗塞,伴轻微咳喘。审视病情,如师所言,此脉证当如何分析判别?

第二段:"师曰:寸口脉沉而紧……胁下急痛",论水气病并发冲气的形成经过。沉脉主水,紧脉主寒,今寸口脉沉而紧,是水寒凝结在下焦。当时之所以轻微,是病初年壮,阳气旺盛,尚能制水抗邪。待阳衰之时,营卫运行不畅,阳损阴盛,下焦寒水乘阳虚挟肾气上冲,故见咽喉塞噎、胁下急痛等症。

第三段:"医以为留饮而大下之……则浮咳喘逆",论误治后的变证。因"胁下急痛",医误以为悬饮而大下其水,正气受损而冲气未平,故病不解。后又误认为"喉咽塞噎"为病在上焦而用重剂吐之,不仅冲气不减,反致胃中气阴两伤,故而症见虚烦、咽中干燥欲饮水;患者素体肾阳虚弱,更因误下、误吐,致使脾肾阳虚。肾虚气化失司,则小便不利;脾胃虚弱不健运则水谷不化;水湿停蓄,外溢肌肤则手足浮肿。

此时病证之重心仍为冲气,治宜温补肾阳,医者反以留饮内停,选用葶苈丸泻水,此虽可使水气暂减,但主要病证未除,脾肾虚衰未复。若饮食不慎,则复肿如前,且冲气更为严重,故见"胸胁苦痛,象若奔豚";若水气随冲气上迫于肺,则必然发生咳嗽、气喘等病证。

第四段:"当先攻击冲气……病当在后",论水气并发冲气的治法。病经一误再误,病情十分复杂,治宜分先后缓急。此时降其冲气乃为当务之急,待冲气平而"令止",再治"咳"即痼疾水气病,水气得除则"咳止,其喘自差"。此即"先治卒病,后治痼疾"的具体应用。

综上所述,本病属先有水蓄,继发冲气,复因误治而浮肿咳喘,与《痰饮咳嗽病脉证并治第十二》篇的支饮服小青龙汤以后,所发冲气的治法,大体相同,临证应用,可前后互参,辨证施治。

14-21　風水,脉浮,身重,汗出恶风者,防己黄耆湯主之。腹痛加芍藥。

防己黄耆湯方

防己一两　黄耆一两一分　白术三分　甘草半两,炙

上銼,每服五錢匕,生薑四片,棗一枚,水盞半,煎取八分,去滓,温服,良久再服。

【释义】论风水表虚的证治。

风邪袭表,正气趋表抗邪,故脉浮;水湿浸淫肌表则身重;表虚不固,营卫

不和,故而汗出恶风。本条既言"风水",或应见眼胞微肿、头面肿、手足浮肿等症。证属卫虚不固,水湿停滞肌表,治用防己黄芪汤益气固表,健脾利水。

防己黄芪汤由防己、黄芪、白术、炙甘草、生姜、大枣组成,方中防己祛风除湿利水,黄芪益气固表,白术健脾利水,炙甘草、生姜、大枣调和营卫,诸药共奏补气固表,利水除湿之功。若腹痛者为太阴脾络不和,故加芍药和络缓急止痛。

【按语】防己黄芪汤亦见于2-22条,其原文与本条相比,仅"湿"和"水"一字之异。水与湿虽相类,但亦有不同,风湿在表,以关节疼痛为主;风水在表,以面目浮肿为主。防己黄芪汤证病机均为表虚、水湿停滞,故均以本方为治,属异病同治之例。

14-22　風水惡風,一身悉腫,脉浮不渴,續自汗出,無大熱,越婢湯主之。

越婢湯方

麻黃六兩　　石膏半斤　　生薑三兩　　大棗十五枚　　甘草二兩

上五味,以水六升,先煮麻黃,去上沫,内諸藥,煮取三升,分温三服。○惡風者,加附子一枚,炮。○風水,加术四兩。《古今録驗》。

【释义】论风水夹热的证治。

风水之病,来势急剧,是因风致水,病在于表。因肺主皮毛,风邪侵袭肌表,正邪相争,卫外不固,故脉浮恶风;风邪袭肺,通调水道失职,水气停滞,留于肌表,故一身悉肿。"不渴",《金匮要略心典》作"口渴"。风水初起,症见口不渴,若内有郁热则可见口渴。风性疏泄,内有郁热,故连续不断的汗出。热在里而不在表,且"续自汗出",故无大热。证属风水相搏,内有郁热。治用越婢加术汤,发越水气,清解郁热。

麻黄加术汤由麻黄、生石膏、生姜、大枣、甘草组成,方中麻黄、生姜宣散水湿,麻黄配生石膏宣清肺胃郁热;甘草、大枣调和营卫、健脾和营,使邪去而正不伤。恶风者,以汗多伤阳,加附子温阳化气,固表止汗;水湿过盛,加白术健脾除湿,表里同治。

【按语】越婢汤证与防己黄芪汤证,均治风水,均有汗出、恶风、脉浮之症,然两者所治之证虚实有别。越婢汤证为表实夹热、防己黄芪汤证为表虚不固。

关于越婢汤方名"越婢"之意,历代医家解释不一:成无己释为"发越脾气";吴人驹解为"发越之力,若婢子之职狭小"者;喻昌认为"婢"喻芍药"柔缓之性";钱天来释此方为"以治越人之婢而得效"者;唯有森立之所著《枳园丛考》,对"越婢汤"方名从文字学和训诂学角度做了比较完善的考证,提出"越婢汤"当为"越痹汤",其结果相对可信。

14-23　皮水爲病,四肢腫,水氣在皮膚中,四肢聶聶[1]動者,防己茯苓湯主之。

防己茯苓湯方

防己三兩　黄耆三兩　桂枝三兩　茯苓六兩　甘草二兩

上五味,以水六升,煑取二升,分温三服。

【校注】

[１]聶聶:《素问·平人气象论》云:"厌厌聶聶如落榆荚。"聶聶,形容其动而轻微,像树叶被风微微吹动。

【释义】承前第 5 条,论皮水证治。

既言"皮水",当见 14-01 条所云"皮水,其脉亦浮,外证跗肿,按之没指,不恶风,其腹如鼓"等症。脾主四肢,肺主通调水道,脾病而水湿不运、肺失通调水停之职,水气潴留于四肢皮肤而浮肿;四肢肿则阳气被郁,邪正相争,故四肢肌肉轻微跳动。证属肺脾气虚,水湿停聚,治用防己茯苓汤。

防己茯苓汤由防己、黄芪、桂枝、茯苓、甘草组成,方中防己、黄芪走表祛湿,使皮水从外而泄;茯苓、桂枝,通阳化气,使水气从小便而去;同时,黄芪与桂枝相配,又可鼓舞卫阳,通阳行痹;甘草调和诸药、协黄芪以健脾;全方肺脾同治、通阳化气、表里分消,为驱除肌表水湿的有效方剂。

14-24　裏水[1],越婢加术湯主之;甘草麻黄湯亦主之。

越婢加术湯方:見上,於内加白术四兩,又見脚氣中。

甘草麻黄湯方

甘草二兩　麻黄四兩

上二味,以水五升,先煑麻黄,去上沫,内甘草,煑取三升,温服一升,重覆汗出,不汗,再服,慎風寒。

【校注】

[１]里水:《外台秘要》作"皮水",可从。

【释义】论里水的两种证治。

本条以"里水"冠首,但未见其证,结合 14-05 条及《外台秘要》所论,可知本条"里水"当作"皮水"。皮水是脾虚不能运化水湿,肺气不宣、通调失职,水气停留,泛溢肌肤所致。里水郁而化热,一身面目黄肿者(参本篇第 5 条),可用越婢加术汤,发汗行水,兼清里热。若风寒束表,肺失宣通,停水外溢,无汗且无里热者,可用甘草麻黄汤,内助脾气,外散水湿,使腰以上肌表寒水从汗而解。

14-25 水之爲病,其脉沉小,属少陰。浮者爲風;無水,虚脹者,爲氣。水,發其汗即已。脉沉者,宜麻黄附子湯;浮者,宜杏子湯。

麻黄附子湯方

麻黄三兩　甘草二兩　附子一枚,炮

上三味,以水七升,先煮麻黄,去上沫,内諸藥,煮取二升半,温服八分,日三服。

杏子湯方:未見,恐是麻黄杏仁甘草石膏湯。

【释义】论正水与风水的证治及水肿与气肿治法有别。

"水之为病",此条指正水和风水而言。正水,是因肾阳虚弱,不能气化行水,水湿停留,上逆犯肺,故见腹满,喘息,脉沉小。治当温经助阳、发汗散邪,方用麻黄附子汤。方中麻黄发汗行水、宣肺平喘,甘草健脾制水,附子温阳化水。本方药物组成与《伤寒论》302 条麻黄附子甘草汤相同,但本条麻黄增加一两,煎服法中,"八合"作"八分"。风水者,由风邪袭表,肺失通调,水湿留于肌表四肢关节所致,故症见头面浮肿、骨节疼痛、脉浮恶风等症。治宜宣肺疏风散水,方宜杏子汤。本方论中未见,后世多认为系三拗汤或麻杏石甘汤,可参。

"无水,虚胀者,为气",属插笔文法,旨在说明水肿与气肿的不同。所谓气肿,是因肺气郁滞,脾阳不运,腹部胀满,按之随手而起的虚胀,其胀满多喜温喜按,并无周身水肿、小便不利等水湿内聚之征。治宜温阳行气消胀,不可发汗。"水,发其汗即已",是说风水治用汗法,正水而表有水气者亦可用汗法,但正水治宜助阳发汗,以温肾为主、兼顾脾、肺;风水则宣肺发汗,治肺为主,兼顾脾脏。

14-26 厥而皮水者,**蒲灰散**主之。方見消渴中。

【释义】论皮水厥逆的证治。

皮水即本篇所言五水之一,其脉浮,症见外证浮肿、按之没指,其腹如鼓等。"厥"即四肢厥逆,是因水气阻遏阳气,不能达于四末所致。治以蒲灰散利水通阳,水去而阳气得伸,厥冷自可痊愈。

蒲灰散由蒲黄、滑石两药组成,具有清热利尿、消瘀活血止血之功。在《消渴小便不利淋病脉证并治第十三》篇,治湿热引起的小便不利,本篇治水阻阳郁的皮水病,属于异病同治。

【按语】水停致厥之证,《伤寒论》第 356 条茯苓甘草汤证,云治"伤寒,厥而心下悸"，提出"宜先治水"的法则，并指出若医者见厥而误辨，不知先治其水，水饮泛滥下溃肠道，必致下利。与本条合看，两者虽有寒热之不同，然其利水则一。这对叶天士《温热论》提出"通阳不在温，而在利小便"具有启发意义。

14-27　問曰：黃汗之爲病，身體腫一作重，發熱汗出而渴，狀如風水，汗沾衣，色正黃如蘗汁[1]，脉自沉，何從得之？師曰：以汗出入水中浴，水從汗孔入，得之，宜耆芍桂酒湯主之。

黃耆芍药桂枝苦酒湯方

黃耆五兩　芍藥三兩　桂枝三兩

上三味，以苦酒一升，水七升，相和，煑取三升，溫服一升，當心煩，服至六七日乃解。若心煩不止者，以苦酒阻故也。一方用美酒醯代苦酒。

【校注】

［1］如蘗汁："蘗"（音niè）字误，当作"蘗"（音bò）。"蘗"本意指被砍去或倒下的树木再生的枝，引申为生芽的米。"蘗"同"檗"，《说文解字》："黃木也。"李时珍《本草纲目》曰："蘗，木名……俗作黄柏者，省写之讹也。"

【释义】论黄汗的病机与证治。

黄汗，属水气病之一，症见身体肿、发热、汗出而渴，与风水相类似。然风水脉浮而黄汗脉沉、风水恶风而黄汗不恶风，黄汗病所出之汗色黄如黄柏之汁。黄汗之病，因汗出入水中，水寒之气壅遏汗液，不得排泄，阳气不得宣达，湿热交争互郁而为病。然"汗出入水中"只是举隅而言，凡水寒郁遏汗液于肌表者，皆可形成黄汗。黄汗证属表虚湿阻，郁而化热，治以芪芍桂酒汤，调和营卫，散水逐湿。

芪芍桂酒汤由黄芪、桂枝、芍药、苦酒组成，方中桂枝、芍药调和营卫，配苦酒以增强泄营中郁热的作用；黄芪实卫走表祛湿，俾营卫和调，卫气得行，营热得泄，水湿得去，则诸症可愈。药后"当心烦"，是苦酒味酸收敛，服后阻湿于内。至六七日，正气恢复，湿热得除，心烦自止，故曰"服至六七日乃解"。若仍然"心烦不止者"，为苦酒用之太过，故曰"以苦酒阻故也"。

14-28　黃汗之病，兩脛自冷，假令發熱，此屬歷節。食已汗出，又身常暮盜汗出者，此勞氣也。若汗出已，反發熱者，久久其身必甲錯[1]，發熱不止者，必生惡瘡。若身重汗出已，輒[2]輕者，久久必身瞤[3]，瞤即胸中痛，又從腰以上必汗出，下無汗，腰髖弛痛[4]，如有物在皮中狀，劇者不能食,身疼重,煩躁,小便不利,此爲黄汗,桂枝加黄耆湯主之。

桂枝加黄耆湯方

桂枝　芍藥各三兩　甘草二兩　生薑三兩　大棗十二枚　黄耆二兩

上六味,以水八升,煮取三升,温服一升,須臾,飲熱稀粥一升餘,以助藥力,温覆[5]取微汗;若不汗,更服。

【校注】

[1]甲错:形容皮肤干枯粗糙起皱,如鳞甲的交错。

[2]辄(zhé 哲):总是、就。

[3]身瞤:周身筋肉跳动。

[4]腰髋弛痛:即腰部和髋部的肌肉胀痛。

[5]温覆:底本作"温服"。误。据医统本、明抄本改。

【释义】论黄汗、历节、劳气鉴别,并继论黄汗证治。本条可分三段理解。

第一段:"黄汗之病,两胫自冷,假令发热,此属历节"句,论黄汗与历节的不同。黄汗病乃汗出如水中浴,水从汗孔入得之;水湿性重趋下,浸淫下肢,郁遏阳气,故两胫发冷。历节则是湿热流入关节注于下焦,故两胫发热,此与5-08条"历节黄汗出"同义。故此以两胫的寒冷与发热,作为黄汗与历节的辨证关键。

第二段:"食已汗出……必生恶疮",论劳气的证候与转归。劳气,是指劳损元气之谓,即虚劳病。其所以汗出者,一则因气虚不固,卫气外泄,荣气亏虚而致进食后出汗;二是营阴不足,阳气不固,津液外泄,而夜间盗汗。然劳气虽汗出而色不黄,热亦不随汗解,故曰"反发热"。发热日久不解,耗伤营血,肌肤失其濡养,故"其身必甲错";若营气不通,正气日衰,若外感邪毒,与瘀热相合,腐败气血,则肌肤溃烂而生恶疮。

第三段:"若身重……桂枝加黄芪汤主之",论黄汗病由轻转重,由阳转阴的证治。黄汗病,水湿停留故而身重。湿邪在表,汗出则湿可去,阳气暂通,故汗出之后,黄汗病一身尽重可随之减轻。若长期汗出,必致阳气日衰、津液渐亏,筋脉失于温养而肌肉瞤动。胸为气海,阳气不足,阴邪上乘,不通则胸中痛。阳气虚于上,失其固护之能,故腰以上汗出;水湿下趋,阳虚寒湿痹阻于下,则"下无汗,腰髋弛痛";正邪相争,阳气欲通不通,故自觉"如有物在皮中状";以上诸症,皆阳虚湿盛在躯体之表现。若病情转剧,水湿内犯脏腑,可出现系列证候:如胃阳虚损故不能食,脾不运则身疼重,心阳受阻则烦躁,肾气不化则小便不利等。证属阳虚湿阻,湿郁于表,治宜桂枝加黄芪汤。方中桂枝汤调和营卫,解肌祛风,啜热稀粥以助药力,使邪从表而散。湿阻营卫,卫气郁遏,故加黄芪二两助卫固表,使水湿得散而表气不伤。

【按语】芪芍桂酒汤、桂枝加黄芪汤,均治黄汗,均具有宣达阳气、排除水湿之功。不同之处在于:前者身体肿,发热,周身汗出而渴,汗黏衣,色正黄,脉自沉,表气已虚,故重用黄芪五两为君;后者汗出不透,腰以上有汗,腰以下无汗,腰髋弛痛,不能食,故主以桂枝汤调和营卫,调和脾胃,另加黄芪二两益气宣阳散湿。

14-29　師曰:寸口脉遲而濇,遲則爲寒,濇爲血不足。趺陽脉微而遲,微則爲氣,遲則爲寒。寒氣不足[1],則手足逆冷;手足逆冷,則榮衛不利;榮衛[2]不利,則腹滿脇鳴相逐[3],氣轉膀胱,榮衛俱勞[4]。陽氣不通,即身冷,陰氣不通,即骨疼;陽前通[5]則惡寒,陰前通則痹不仁;陰陽相得,其氣乃行,大氣[6]一轉,其氣乃散。實則失氣[7],虛則遺尿,名曰氣分。

【校注】

[1] 寒气不足:指有寒而又气血不足。

[2] 荣卫:营卫同源于脾胃,"营卫"可与"脾胃"作互词理解。

[3] 胁鸣相逐:《金匮要略直解》《金匮要略方论本义》及《医宗金鉴》"胁鸣"均作"肠鸣",可从。"相逐"即连绵不断。肠鸣相逐,指肠鸣连绵不断。

[4] 劳:此作"病"解。

[5] 前通:前,《说文解字注》:"前,齐断也……古假借作剪。"前通,即断绝流通之意。

[6] 大气:指胸中之宗气。

[7] 失气:即矢气。

【释义】论气分病的病机、脉症和治则。本条可分四段理解:

第一段:"师曰:寸口脉迟而涩……迟则为寒",以脉象论气分病的病机。寸口脉候上焦心肺。迟主寒、涩主血虚而气行不畅;寒邪外袭,肺气不利,血少而气滞,故"寸口脉迟而涩";趺阳脉候脾胃,其脉微而迟,是脾胃阳虚而有寒。从寸口和趺阳之脉可知,气分的病机为阳气不足,营血亏虚,寒气凝滞。

第二段:"寒气不足……阴前通则痹不仁",论气分的证候特点。脾主四肢,脾虚寒凝,手足失却温煦故而逆冷。脾胃之气不利,受纳腐熟运化失司,故而腹满肠鸣连续不断。脾胃阳虚而寒邪下迫,膀胱失约则小便失禁。《素问·生气通天论》云:"阴者,藏精气而起亟也;阳者,卫外而为固也。"营卫俱虚,阳气运行不畅,不能布达周身则身冷;阴气阻滞不行,精血不能发挥滋润之功,故而骨节疼痛、肌肤麻痹不仁。文中"阳气不通"与"阳前通","阴气不通"与"阴前通"为互文见义笔法,宜前后互参。

第三段:"阴阳相得,其气乃行,大气一转,其气乃散"句,论气分病的治则。气分病乃脾胃虚寒、荣卫不利,阳虚寒凝所致。治疗原则是温通阳气、补益阴血,使营卫协调,气血运行通畅温养周身,故曰"阴阳相得,其气乃行"。大气即胸中之宗气,走息道、行呼吸、贯心脉、行气血,宗气运行正常则心肺功能正常,人身之阳气振奋、阴寒之气散,故云"大气一转,其气乃散"。

第四段:"实则失气,虚则遗尿,名曰气分"句,论气分病的病机有邪实和正虚两个方面。"实"指邪气,具体指气滞寒邪;"虚"指不足,即阳气虚。若寒气郁结,气滞于腹,泄于后阴出为矢气,此为实;若阳气衰微,肾气不固,膀胱失约则遗溺,此为虚;但两者均为气分病变。

【按语】气分病是指由于脏腑功能失调,寒气乘阳之虚而结于气分之病。病变重心以肺、脾、肾为主,亦与三焦、膀胱有关。水气病为何要治气,对此张景岳有云:"气不能化,所以水道不通,溢而为肿,故凡治肿者必先治水,治水者,必先治气,若气不能不化,则水必不利。"指出治疗水气病,贵在恢复阳气的气化功能,正气恢复,气行则津布,水气亦随之消散,即本条所云"大气一转,其气乃散"。中医理论认为,气为血帅,气行则血行;气行则津液亦可布散于四肢百骸、五脏六腑。反之,气滞则可导滞血瘀、水停,而形成水气病。可见,气分、血分、水分三者均于水气病相关,而三者之间又存在着密切的关系。因此,临床治疗水气病,要注意辨别三者的关系,根据"方 - 证要素对应"原则,合理遣方用药。

14-30 氣分,心下堅大如盤,邊如旋杯[1],水飲所作,桂枝去芍加麻辛附子湯主之。

桂枝去芍藥加麻黄細辛附子湯方

桂枝三兩[2] 生薑三兩 甘草二兩 大棗十二枚 麻黄 細辛各二兩附子一枚,炮

上七味,以水七升,煮麻黄,去上沫,内諸藥,煮取二升,分溫三服,當汗出,如蟲行皮中,即愈。

【校注】

[1] 旋杯:《灵枢·邪气脏腑病形第四》篇、《难经·五十六难》及本书《五脏风寒积聚病脉证并治第十一》篇均作"覆杯",谓心下坚大如盘,形状中高边低,按之虽外坚而内软无物,如覆杯之状,故曰覆杯。

［2］三两:底本无。据徐镕本、赵开美本补。

【释义】论气分病的证治。

气分,即寒气乘阳之虚,而结于气者。阳虚阴凝,水饮不消,积留于胃中,故心下痞结而坚,其状大小如盘,边如覆杯,其界清楚。"水饮所作"则强调此乃水饮停聚所致,然水饮之所以停聚,实因阳虚气化不利。心下乃胃脘之处,水停心下,是脾胃之阳虚,实际上与肾阳亏虚亦密切相关。因为肾乃胃之关,关门不利,则亦可聚水而成本病;肾阳虚弱,火不暖土,亦可致脾胃阳虚,水饮停聚。治用桂枝去芍药加麻黄细辛附子汤温经散寒、通阳化气。

桂枝去芍药加麻黄细辛附子汤以桂枝、生姜通行阳气,甘草、大枣补中益气,调和营卫;麻黄温散于外,附子、细辛温煦于里,通彻表里,从而使阳气振奋,补火暖土以化水饮;诸药相伍,可使表寒外散、寒饮内蠲、大气运转,服后"如虫行皮中"是阳气得通,推动阴凝之邪走表外散之佳象。此与防己黄芪汤"服后当如虫行皮中"一样,均为卫阳振奋,邪在肌表欲解之象,是药后有效的表现。

【按语】桂枝去芍药加麻黄细辛附子汤是上条所提出的治水分使"阴阳相得,其气乃行,大气一转,其气乃散"治则的具体运用。因水分病是寒饮乘阳虚而积结气分,故不直接用破气药,而用辛甘发散,温阳化气之药治本,可谓是"审因论治"。陈修园《时方妙用》载"消水圣愈汤",以天雄、牡桂易方中附子、桂枝,加知母滋阴清火而利小便,并可防麻、附、姜等辛热药物灼津耗液,临床用于心、脾、肾三脏阳虚、阴寒内盛、痰饮泛溢、水湿凝聚之证,疗效确切。

14-31　心下堅大如盤,邊如旋盤,水飮所作,枳术湯主之。

枳术湯方

枳實七枚　　白术二兩

上二味,以水五升,煑取三升,分温三服。腹中耎[1],即當散也。

【校注】

［1］耎:同"软"。

【释义】再论气分病的证治。

除"旋杯"作"旋盘"外,本条所述之症与上条完全相同,然治用枳术汤,与上条迥异。枳术汤用枳实苦以降泄、消痞行水,白术健脾化饮,两者相伍,功在健脾行气、散滞化饮、消中兼补,使气行饮化。以方测证可知,本条所述之气分病,证属脾虚气滞,失于运化,水气痞结心下。与上条相比,本条心下痞坚如盘,与"旋杯"相比,盘浅杯深,提示证势较轻。

【按语】《内外伤辨惑论》载枳术丸，乃张元素仿本方而制。枳术丸中白术之量倍于枳实，重在健脾除湿，辅以枳实下气行滞、消痞除满，并以荷叶裹烧饭为丸；荷叶升清养胃，并助白术健脾胃，与枳实相伍可升清降浊，主治食停滞脘腹痞满而胀者。然枳术汤以枳实为主，重在行气消滞，主治气滞脾弱，水饮内停，心下坚满等症。

附方：

14-32 《外臺》防己黄耆湯：治風水，脉浮爲在表，其人或頭汗出，表無他病，病者但下重，從腰以上爲和，腰以下當腫及陰，難以屈伸。方見風濕中。

【释义】论风水表虚，水湿偏盛的证治。

风水为风邪犯肺，失其通调，以致津液运行障碍，水湿停聚，泛溢肌表。脉浮为病在表；风为阳邪，其性轻扬，浮于上故其人头汗出，表无他病；又因水为阴邪，其性下趋，故见腰以下当肿，甚者肿及外阴，下肢肿甚则难以屈伸。证属风水表虚，水湿偏盛，治以防己黄芪汤。方中黄芪实表，防己逐风湿，术、草健脾，姜、枣以和营卫；诸药相伍，使水湿不仅从肌腠而散，也能从小便而除，临床可加茯苓以增强疗效。

【按语】《外台秘要·风水门》载有深师木防己汤，主治与此相同，其药味与14-22条防己黄芪汤及本书《痉湿暍病脉证治第二》篇所载防己黄芪汤相同，惟分两各异，作"生姜三两，大枣十二枚（擘），白术四两、木防己四两、甘草二两（炙）、黄芪五两"，煎服法作"上六味切，以水六升，煮取二升，分三服"，方后注云："此本仲景《伤寒论》方。"

○黄疸病脉证并治第十五

提要:本篇共计原文24条,用方12首,其中附方2首,论黄疸病的辨证论治。黄疸病是以面目一身黄染,尿色赤黄,或大便灰白为主症。根据病因病机的不同,又有谷疸、酒疸、女劳疸之分。谷疸,是由脾胃湿热郁蒸,或寒湿郁结所致。酒疸,是因饮酒过度,酒湿内蕴所引起。女劳疸,则是肾虚劳热所致。

本篇除黄疸病外,也记载了诸多原因所引起的发黄证及其治疗。湿热谷疸者,用**茵陈蒿汤**;女劳疸转黑疸,兼瘀血湿热者,用**硝石矾石散**;酒疸湿热内蕴者,用**栀子大黄汤**;黄疸兼表虚者,用**桂枝加黄芪汤**;津枯血瘀,胃肠燥结萎黄者,用**猪膏发煎**;湿重于热黄疸者,用**茵陈五苓散**;热盛里实黄疸者,用**大黄硝石汤**;黄疸误治变生呕哕者,用**小半夏汤**;黄疸兼少阳证者,用**柴胡汤**;虚劳萎黄者,用**小建中汤**;诸黄邪在上者,用**瓜蒂汤**;外感风寒,湿热在表,郁而发黄者,用**《千金》麻黄醇酒汤**。

15-01　寸口脉浮而緩,浮則爲風,緩則爲痹[1],痹非中風,四肢苦煩[2],脾色必黃,瘀熱以行。

【校注】

[1]痹:指闭阻郁滞之意,非风寒湿痹阻所致的痹证。

[2]苦烦:"苦"作动词解,苦烦,即不舒服的意思。

【释义】论黄疸的病因病机。

脉浮主风,缓主湿。寸口脉浮而缓,则风湿相合,从阳化热,闭阻不通。"痹非中风",属插笔,意在指出脉虽浮缓,但非太阳中风证。湿热内困于脾,熏蒸于外而发黄。《伤寒论》第278条"伤寒脉浮而缓,手足自温者,系在太阴,太阴当发身黄,若小便自利者,不能发黄",论太阴寒湿发黄之证,与本条合参可知湿邪困脾,升降失常,是发黄的关键。

脾主四肢、肌肉,脾之湿热循经外扰,则四肢重滞不舒。脾属土,其色黄,主运化转输。湿热郁滞无从排泄,日久波及血分,血分瘀热转输流布于周身而致黄,故曰"脾色必黄,瘀热以行"。

【按语】本条强调黄疸的病位主要在脾胃,其发病与血分有关,仲景这种湿邪瘀阻于血分而致黄的思想对后世治疗黄疸具有重要的临床指导意义,当代著名中医学家关幼波教授据此提出"治黄必治血,血行黄易却",主张在清热祛湿基础上加用活血祛瘀药物,可以促使黄疸早日消退,提高临床疗效。

15-02　○跌陽脉緊而數,數則爲熱,熱則消穀,緊則爲寒,食即爲滿。尺脉浮爲傷腎,跌陽脉緊爲傷脾。風寒相搏,食穀即眩,穀氣不消,胃中苦濁[1],濁氣下流,不[2]便不通,陰被其寒[3],熱流膀胱,身體盡黃,名曰穀疸。額上黑,微汗出,手足中熱,薄暮[4]即發,膀胱急,小便自利,名曰女勞疸。腹如水狀,不治。心中懊憹而熱,不能食,時欲吐,名曰酒疸。

【校注】

[1]胃中苦浊:"苦"当"病"解,"浊"指湿热之邪。"胃中苦浊"即指胃中湿热过甚。下文"浊气"亦为湿热。

[2]不:邓珍本旁注改为"小",赵开美本作"小"。当是。

[3]阴被其寒:即太阴脾寒生湿。

[4]薄暮:傍晚、黄昏。

【释义】论黄疸病的分类、证候特点与相关病机。本条可分三段理解:

第一段:"跌阳脉紧而数……名曰谷疸",论谷疸的病机、证候特点及其与女劳疸的区别。跌阳脉主候脾胃,脉紧主脾寒,脾寒不运则生湿,寒湿困脾,运化失职,故食后腹中胀满。脉数主胃热,胃热则消谷善饥。"跌阳脉紧而数",指出谷疸病机为胃热与脾寒相合而得。"尺脉浮为伤肾,跌阳脉紧为伤脾"是插笔,以脉象论女劳疸与谷疸的区别:尺脉候肾,浮脉主虚,故女劳疸系肾虚内热;"跌阳脉紧"是上文"跌阳脉紧而数"的省文,亦言谷疸病机为脾胃湿热。

从"风寒相搏"至"名曰谷疸",再论谷疸的病因病机与证候特点。风为阳邪,此示胃中有热;寒代指阴邪、示脾中有湿。若勉强进食,必增湿助热,胃热上冲,干及清阳则头眩;寒湿困脾,不得运化则"谷气不消"。"胃中苦浊、浊气下流"与"阴被其寒,热流膀胱"病机一致,均系脾胃湿热所致,即湿热相合,蕴结脾胃。湿热下注,影响膀胱气化则小便不利。湿热无从外泄,郁蒸日久泛溢而成黄疸。因其发病与饮食不节有关,故称为谷疸。

第二段:"额上黑……腹如水状不治",论女劳疸的证候特点。所谓"女劳",指房劳过度而言。《灵枢·五阅五使》云"肾病者,颧与颜黑",颜指额,故女劳疸见"额上黑",此为肾虚脏色外显。肾阴虚生内热,故"微汗出,手足中热,薄暮即发";肾精不足,少腹失养则少腹部拘急;女劳疸病因房劳伤肾,阴虚有热所致,非湿邪阻滞故小便自利。病至后期,见腹中胀满如有水状,此系脾肾两败,预后不良,故曰"不治"。

第三段:"心中懊恢而热……名曰酒疸",论酒疸的证候特点。酒疸多因嗜酒伤中,湿热内蕴所致。湿热上扰,故心胸郁闷不舒,烦热不安;湿热中阻,脾胃升降失常,胃气上逆,则不能食,时而泛恶欲吐;病与嗜酒有关,故曰"酒疸"。

【按语】仲景将黄疸分为三种证型,即谷疸、酒疸和女劳疸。谷疸、酒疸均与运化失司,气化不利有关,故均有小便不利,女劳疸病因非湿邪为患,故小便自利。具体而言,谷疸,病机为脾胃湿热郁蒸,或寒湿郁结,由饮食不节所致,病位在脾胃,以食谷即眩为主证;酒疸,病机为酒湿内蕴,因嗜酒过度而发,病位在脾胃,以心中懊侬为主证;女劳疸,病机肾虚劳热,因房劳过度所致,病位在肾,以额上黑为主证。

15-03　○陽明病,脉遲者,食難用飽,飽則發煩,頭眩,小便必難,此欲作穀疸。雖下之,腹滿如故。所以然者,脉遲故也。

【释义】论寒湿谷疸的病机与证候特点。

上条论谷疸多属湿热为患,其脉多数。今脉不数反迟,迟主寒。脾胃虚寒,腐熟运化能力低下,故患者不能饱食,过饱则脾运不及,水谷不化精微,反生湿浊阻滞中焦,故见脘腹胀满;湿浊上逆,阻遏清阳则头目眩晕;湿浊下流,气化失职则小便难。湿浊不得外泄,泛溢周身故而"欲作谷疸"。

若将脘腹胀满误作实证而攻下,则更伤中阳,非但寒湿不去,反致增寒助湿,故而腹满如故,甚或加重,这是因为脉迟主虚寒,治宜温化寒湿,而不应苦寒攻下。据证此条所述,当属后世"阴黄"范畴,可用理中汤、四逆汤等加茵陈治疗。

15-04　○夫病酒黃疸,必小便不利,其候心中熱,足下熱,是其證也。

15-05　○酒黃疸者,或無熱,請言了[1],腹滿欲吐,鼻燥。其脉浮者,先吐之;沉弦者,先下之。

15-06　○酒疸,心中熱,欲嘔者,吐之愈。

【校注】

[1]请言了:医统本作"靖言了";明抄本、《脉经》卷八、《千金方》卷十俱作"靖言了了";可从。"靖",古"静"字,安定也。"靖言了"谓语言清晰,神情安静。

【释义】以上三条进一步论酒疸的证治。

15-04 条论酒疸的证候特点。酒疸与嗜酒有关。酒性湿热,嗜酒过度,可致湿热内蕴。湿热郁蒸于上,致使心中烦乱;湿热流注于下,故见足下热;膀胱气化受阻,则小便不利。小便不利则湿热无由排泄,郁蒸而成酒疸。《伤寒论》

第187、278两条均云"小便自利者,不能发黄",足见"小便不利"是形成酒疸的关键。

15-05条论治酒疸应因势利导。酒疸多因湿热内蕴脾胃所致,其病有在上、在中、在下之别。湿阻中焦,因热未熏蒸于上,故心中无热,患者神情安静、语言清晰;湿热中阻,气机不利,则腹部胀满、泛恶欲呕;湿阻气机而气化不利,更兼热灼津亏,故而鼻干燥。治当因势利导。若脉浮,是湿浊壅阻于上,有上逆之势,宜先用吐法治疗;若脉沉弦,是邪聚于下,可先用下法。文中使用两个"先"字,说明吐、下之法均属治标之法,待标证缓解,再拟清热化湿,以治其本。

15-06条论酒疸湿热上壅欲吐的治法。"心中热""欲呕"为湿热阻滞于胃,有上逆之势;顺应病势,治以吐法,通过涌吐,使湿热邪气从上排出而愈,故曰"吐之愈"。

15-07　○酒疸,下之,久久爲黑疸[1],目青面黑,心中如噉蒜虀狀[2],大便正黑,皮膚爪之不仁[3],其脉浮弱,雖黑微黃,故知之。

【校注】

[1]黑疸:是酒疸误下后的变证。

[2]心中如啖蒜虀状:"噉"同"啖",即吃;"虀"(jī积),古同"齑",指捣碎的姜、蒜、韭菜等。此言胃中犹如吃了辛辣食物而灼热不舒。

[3]爪之不仁:肌肤麻痹,搔之无痛痒感。

【释义】论酒疸误下转为黑疸的证候。

酒疸因湿热为患,误用下法,不仅正气受损,湿热之邪亦可乘虚内陷血分,湿热与瘀血交蒸,日久则变为黑疸。瘀血内阻,肝窍不荣则目青,血不外荣则面黑;湿热中阻,故胃中灼热不舒如食辛辣。瘀血阻滞,血不归经,下溢大肠故大便正黑;肌肤失养则皮肤爪之不仁。脉浮弱,表明误下后正气受损而亏虚。由于患者面目虽黑而犹带微黄之色,可知此黑疸由酒疸误治而来。

15-08　師曰:病黃疸,發熱煩喘,胸滿口燥者,以病發時,火劫其汗[1],兩熱所得[2]。然黃家所得,從濕得之,一身盡發熱而黃,肚熱[3],熱在裏,當下之。

【校注】

[1]火劫其汗:指用温针、烧针、艾灸或熏法,强迫出汗。

[2]两热所得:指火与热相搏结。

[3]肚热:即腹中热。

【释义】论误用火劫发黄的证候及治则。

黄疸初期症见发热,若误认为表证而用火法强迫出汗,汗后非但热不解,且火攻之热与内郁之湿热搏结,致使热势增重,出现热盛于湿、热盛于里之症,如发热、烦躁、喘促、胸闷口燥,一身尽发热而黄,尤以腹部发热为重。证属实热在里,治当攻下。

"然黄家所得,从湿得之"一句为插笔,补充说明湿邪是形成黄疸的关键,后人在此基础上提出"无湿不成疸",治黄需治湿。即便是本条所述之"两热所得"之热重于湿之黄疸,也不离乎湿,故宜清热化湿,方如栀子大黄汤、大黄硝石汤或凉膈散等,可供参考。

15-09 ○脉沉,渴欲飲水,小便不利者,皆發黄。
【释义】继论湿热发黄的机制。

脉沉主病在里,同时亦主水湿停聚,如《金匮要略·水气病脉证并治第十四》:"脉得诸沉,当责有水。"水湿内停,津不上承,亦可口渴,但一般是渴不欲饮;今渴欲饮水,当属湿热内蕴,耗伤津液所致。湿热阻滞下焦,膀胱气化不利,故小便不利;渴欲饮水而小便不利,水、湿、热郁在体内,无从排泄,熏蒸而成湿热黄疸。

15-10 ○腹滿,舌痿黄[1],燥[2]不得睡,属黄家。舌痿,疑作身痿。
【校注】

[1]舌痿黄:舌痿,《医宗金鉴》作"身痿",可从。痿黄,即萎黄,指身黄而不润泽。

[2]燥:《古今医统大全》本作"躁",可从。

【释义】论脾虚发黄的证候。

腹乃脾所主。脾虚生湿,湿滞为满,故症见腹满,其特点是按之柔软,与实热腹满拒按截然不同。脾虚不能运化水谷精微而濡养周身,则身体萎黄不润泽。湿郁中焦,胃不和而卧不安,故躁不得睡。寒湿萎黄,正虚邪盛,多迁延难愈,故曰"此属黄家"。其特点是身黄而晦黯,属后世阴黄范畴。

15-11 ○黄疸之病,當以十八日爲期,治之十日以上瘥,反極[1]爲難治。
【校注】

[1]极:医统本作"剧",是。

【释义】论黄疸病的预后。

黄疸病主要与脾胃有关。脾为湿土,土无定位,寄旺于四季之末各十八日,故曰"黄疸之病,当以十八日为期",即黄疸病当以十八日为期,待土旺脾气至,虚者当复、实者可通。若治疗及时得当,主症能在十天左右减轻,说明正能胜邪,就容易治愈;相反,若病情反而加重,是邪盛正虚,治疗就比较困难。当然,本条所论黄疸预后的一般期限,临床不可拘泥,其旨重在强调黄疸病要及时救治,以免日久邪盛正衰,必将难治。

15-12　　○疸而渴者,其疸難治;疸而不渴者,其疸可治。發於陰部[1],其人必嘔;陽部[1],其人振寒而發熱也。

【校注】

[1]阴部、阳部:阴指在里,阳指在表。

【释义】续论黄疸病的预后。

黄疸病多为湿热郁蒸所致,其口渴与湿邪阻滞、津不上承,热盛津伤,气虚不能敷布津液有关。若口渴,提示病邪深入,邪气盛实或正气亏虚。渴必欲饮,饮后反助湿邪,故曰"其疸难治";反之,黄疸口不渴,则病邪较轻,病位较浅,热不盛、津不亏、正不虚,故曰"可治"。黄疸病发于里者,内关脾胃,由于胃气上逆则呕吐;发于表者,营卫不利,故见振寒发热症状。本条以"渴"与"不渴"以及"呕吐"与"振寒发热"代表病位的深浅,旨在说明病位深重者难治,病位轻浅者易疗。综合 15-11 条可知,黄疸病的预后与病程的长短、病位的深浅、正气的盛衰密切相关。

15-13　　穀疸之爲病,寒熱不食,食即頭眩,心胸不安,久久發黃,爲穀疸,茵蔯蒿湯主之。

茵蔯蒿湯方

茵蔯蒿六兩　　栀子十四枚　　大黄二兩

上三味,以水一斗,先煮茵蔯,減六升,内二味,煮取三升,去滓,分温三服。小便當利,尿如皂角汁狀,色正赤,一宿腹減,黃從小便去也。

【释义】论湿热谷疸的证治。

谷疸由湿热内蕴脾胃所致。湿热交蒸,营卫不和则生寒热;湿热中阻,脾胃升降失常则不欲饮食,食后水谷不化精微,反增湿助热,湿热郁蒸,令心胸烦闷不安;湿热上冲,则见头目眩晕。湿热郁蒸日久累及血分则形成黄疸。结合

《伤寒论》第 260 条"伤寒七八日,身黄如橘子色,小便不利,腹微满者,茵陈蒿汤主之"来看,本证尚应有身黄如橘子色、腹微满和小便不利等症状。证属湿热两盛,治宜清利湿热,方用茵陈蒿汤。

方中茵陈蒿清热利湿退黄,为治黄要药;栀子清热除烦,利湿退黄。两药合用,使湿热从小便而去;大黄活血化瘀,泻热退黄,通利大便;诸药合用,使湿热、瘀热,从二便排泄。方后注云"尿如皂角汁状,色正赤",是湿热外泄之征,故曰"一宿腹减,黄从小便去也"。

15-14　黄家,日晡所發熱,而反惡寒,此爲女勞得之。膀胱急,少腹滿,身盡黄,額上黑,足下熱,因作黑疸。其腹脹如水狀,大便必黑,時溏,此女勞之病,非水也,腹滿者難治,硝石礬石散主之。

硝石礬石散方

硝石　礬石燒,等分

上二味,爲散,以大麥粥汁,和服方寸匕,日三服。病隨大小便去,小便正黄,大便正黑,是候也。

【释义】论女劳疸转变为黑疸兼瘀血湿热的证治。

黄疸多由湿热内蕴,郁于阳明所致,故多见日晡所阳明经气旺时而发热,但不恶寒。若不发热而恶寒,则非湿热发黄证,而是女劳疸肾虚内热证,当见 15-02 条所述"手足中热,薄暮即发"。

女劳疸源于房劳过度,肾精亏虚,阴损及阳,阳虚于内,膀胱失于温养则拘急;阳虚于外,肌表失却温煦则恶寒。肾虚膀胱气化不利,湿浊留滞则少腹胀满。湿浊不得外泄,泛溢周身故而一身尽黄。虚火与血相搏,瘀血停滞于额则色黑。肾阴亏虚,则足下热。若女劳疸日久不愈,可转为黑疸,故曰"因作黑疸"。

黑疸由女劳疸转变而来。肾虚生热,虚热灼伤血脉,瘀血渗于肠腑则大便黑。其病在肾,肾阳虚,肾不能主水,则可出现"腹胀如水状"等水气病症状;久病及脾,脾失健运,则大便时见溏稀。此属女劳疸,并非仅有水积聚,治宜硝石矾石散。"硝石矾石散主之"一句应接"非水也"之后,是倒装笔法。硝石矾石散方中硝石即火硝,咸寒除热,消瘀活血;矾石化湿利水。两药相伍,具有消瘀散结,清热化湿之功,因石类药物易伤胃气,故用大麦粥汁调服以顾护脾胃。若腹满者,是女劳疸后期,肾不主水、脾不健运,水湿停聚所致,此属脾肾衰败,预后不良,所以说"腹满者难治"。

【按语】酒疸、谷疸和女劳疸经久不愈,皆有可能转化为黑疸,所以黄疸病证需积极治疗,万不可迁延日久,一旦形成黑疸,治疗就较为困难。女劳疸证属肾虚,后世多用补肾法治疗,若肾阴虚者,可用六味地黄丸、左归丸等;肾阳虚者,用肾气丸、右归丸等;而硝石矾石散对女劳疸因瘀血成实者较为适宜。

15-15 酒黄疸,心中懊憹,或热痛,栀子大黄汤主之。

栀子大黄汤方

栀子十四枚　大黄一两　枳实五枚　豉一升

上四味,以水六升,煮取二升,分温三服。

【释义】论酒疸的证治。

酒疸因嗜酒过度,湿热内蕴所致。湿热中阻,上扰心胸,则心中懊憹,郁闷不舒;湿热阻滞,气机不畅,甚或不通,则症见心中热痛。证属湿热内蕴,热重于湿,病位偏上,治当清热除烦,利湿退黄,方用栀子大黄汤。以栀子苦寒,清热利湿,与豆豉相伍,清宣郁热,彻热于上;大黄、枳实除积泻热,消阻滞于中;共奏上下分消之功。

【按语】

栀子大黄汤与茵陈蒿汤均有清热利湿之效,皆可用治湿热黄疸,方中均用大黄、栀子清泻湿热,但两者法同而功异。栀子大黄汤泄热除烦,病在心下,以心中懊憹或热痛为主症;茵陈蒿汤泄热除满、力专下行,病在腹中,以心胸不安、腹满为主症,临证当细辨。

15-16 諸病黄家,但利其小便。假令脉浮,当以汗解之,宜桂枝加黄耆汤主之。方見水病中。

【释义】论发黄疾病的治疗大法及黄疸兼表虚的证治。

15-08 条已云"然黄家所得,从湿得之",指出发黄多以湿邪为患。湿热停聚,气化不利则小便不利。小便不利则湿无从排泄,郁而化热,湿热内蕴,熏蒸泛溢发而为黄。针对这一病机,治疗大法当为通利小便,使湿有出路,诸黄可退。

"但利其小便"是针对湿邪在内而设,若病黄而脉浮,是病邪在表,治当因势利导,"以汗解之",可用桂枝加黄芪汤。以桂枝汤解肌发汗、调和营卫,加黄芪固表祛湿,扶正托邪,共奏解肌发汗,祛湿退黄之效,汗出湿去,则发黄可愈。

【按语】湿阻气机,气化失常,邪无出路,是形成黄疸的关键。利小便和解表发汗法,意在治湿,恢复气化功能。临床当审症求因,辨证论治。另《伤寒论》第 262 条载麻黄连轺赤小豆汤治瘀热在里,身黄,亦属解表退黄之法,可参。

15-17　諸黄,豬膏髮煎主之。

豬膏髮煎方

豬膏半斤　亂髮如雞子大三枚

上二味,和膏中煎之,髮消藥成,分再服,病從小便出。

【释义】论胃肠燥结的萎黄证治。

"诸黄"指各种不同的发黄证,经久不愈,湿郁化燥,致使津枯血燥,内不足以濡养脏腑,症见大便干燥;外不足以润泽肌肤,故皮肤枯涩萎黄。猪膏发煎由猪膏、乱发组成。方中猪膏利血脉、润燥结,乱发消瘀通便,共成补虚润燥,化瘀通便之剂,适用于黄疸日久,湿热已去,津枯血瘀,胃肠燥结之萎黄证。

15-18　黄疸病,茵蔯五苓散主之。一本云:茵蔯湯及五苓散併主之。

茵蔯五苓散方

茵蔯蒿末十分　五苓散五分〇方見痰飲中

上二物,和,先食飲方寸匕,日三服。

【释义】论黄疸湿重于热的证治。

本条叙症简略,仅凭"黄疸病",不足以辨证,当以方测证。茵陈五苓散由茵陈蒿和五苓散组成。方中茵陈清热利湿退黄,五苓散通阳利水,淡渗除湿。全方利水作用较强,适用于湿重于热的黄疸,其证候表现,当有全身发黄,黄色不甚鲜明,食少脘痞,身重便溏,小便不利,苔白腻或淡黄等。

15-19　黄疸腹滿,小便不利而赤,自汁出[1],此爲表和裏實,當下之,宜大黄消石湯。

大黄消石湯方

大黄　黄蘗　消石各四兩　栀子十五枚

上四味,以水六升,煑取二升,去滓,内消,更煑取一升,頓服。

【校注】

[1]自汁出:赵开美本作"自汗出"。当是。

【释义】论黄疸热盛里实的证治。

黄疸湿热壅盛,聚结于里,里热成实,壅滞气机,故见腹满;湿热阻滞,膀胱气化失司,则小便不利而赤。里热熏蒸,迫津外泄则自汗出。"此为表和里实"系对病机的概括,即外无表邪,而属里热成实。治当苦寒攻下,通腑泻热,方用大黄硝石汤。

大黄硝石汤由大黄、黄柏、硝石、栀子组成,方中大黄泻热通腑,凉血行瘀;

硝石消瘀泻热,两者相合可荡涤瘀热。栀子、黄柏苦寒泻热,并可利湿退黄。四药合用,共奏泻热通便,利湿退黄之功。

【按语】栀子大黄汤证与大黄硝石汤证均属于热重于湿的黄疸,两者区别在于:栀子大黄汤证病位偏上偏于胃脘部,热多湿少,症状以心中懊侬或热痛为主,病情较轻,故方用栀子、大黄、枳实、豆豉,侧重于清心除烦;大黄硝石汤证病位偏于大肠,里热成实,症状以腹满拒按、二便不利、自汗出为主,病情较重,故方用大黄、黄柏、硝石、栀子,侧重于通腑泻热。

15-20 黄疸病,小便色不變,欲自利,腹滿而喘,不可除熱,熱除必噦。噦者,**小半夏湯**主之。方見痰飲[1]中。

【校注】

[1] 痰饮:底本、赵开美本、明仿宋本、俞桥本皆作"消渴",误。据医统本改。

【释义】论黄疸误治变证的证治。

黄疸病多因湿热为患,如是则小便不利而短赤;今"小便色不变",是里无热邪。无热而腹满欲自利,此属寒湿困脾,脾虚失运之征,其特点是时满时减,喜温喜按。脾虚湿困,气机不畅,肺失宣降故可见喘。证属脾虚不运,寒湿内盛,治宜用理中、四逆辈温运脾阳,散寒除湿。若误将"腹满而喘"诊为实热内结,而用苦寒攻下,必重伤中阳,胃气上逆而哕。根据"痼疾加以卒病,当先治其卒病,后乃治其痼疾"的原则,可先用小半夏汤降逆止哕,哕止后再据证辨治黄疸。

15-21 諸黃,腹痛而嘔者,宜**柴胡湯**。必小柴胡湯,方見嘔吐中。

【释义】论发黄见少阳证的证治。

"诸黄"指谷疸、酒疸等黄疸病。症见腹痛、呕吐,属少阳邪热乘克脾胃所致。治宜和解少阳,文中只言"宜柴胡汤",而未言其大、小柴胡,提示临床当辨证论治。若用小柴胡汤,因发黄多与湿热有关,方中人参助湿生热,当去人参而加茵陈为宜。若里热渐盛,大便秘结者,则又当用大柴胡汤加减。

【按语】小柴胡汤本为少阳证而设,不是治疗发黄的主要方剂,实乃针对黄疸病变过程中出现少阳证而随证施治。当然通过和解少阳,使气机通畅调达,亦有助于退黄。

15-22 男子黃,小便自利,當與虛勞**小建中湯**[1]。方見虛勞中。

【校注】

[1] 虚劳小建中汤:指治虚劳的小建中汤。

【释义】论虚劳萎黄的证治。

凡湿热内蕴导致的黄疸,其证多小便不利。今小便自利,可知其发黄非湿热所致,而是脾胃虚弱,气血亏虚,肌肤失荣所致的萎黄证。原文虽曰"男子黄",但本证非独见于男子,凡妇人月经病或产后,或大失血之后,气血虚损,血不外荣者,均可形成萎黄证,其特点为皮肤发黄而无光泽,伴有气短懒言,身体倦怠,食少便溏,舌淡苔薄等症。治用小建中汤,温补脾胃,开生化之源,使气血充盈,肌肤得养,则萎黄自退。

附方:

15-23 瓜蒂湯:治諸黄。方見暍病中。

【释义】论使湿热从上涌泄而出的治黄法。

瓜蒂汤即一物瓜蒂汤。《神农本草经》载瓜蒂"味苦,寒。主大水,身面四肢浮肿,下水……"2-27 条:"太阳中暍,身热疼重而脉微弱,此以夏月伤冷水,水行皮中所致也。一物瓜蒂汤主之。"用瓜蒂治暍病夹湿之证。本条用其治疗诸黄,亦取其宣发上焦,行水化湿之功,湿祛则黄退。

【按语】瓜蒂汤方见暍病中,取"瓜蒂二十个,上锉,以水一升,煮取五合,去滓,顿服。"另有报道瓜蒂作散剂令患者吐黄水治黄者,此法催吐甚剧,今多不用。亦有将瓜蒂末吹鼻取黄水者,可供参考。

15-24 《千金》麻黄醇酒湯:治黄疸。

麻黄三兩

上一味,以美清酒五升,煑取二升半,頓服盡。冬月用酒,春月用水煑之。

【释义】论汗法治疗黄疸。

本篇第 16 条"假令脉浮,当以汗解之",治用桂枝加黄芪汤。本条黄疸,当属表实无汗。故用麻黄走表发汗,清酒行瘀通络以助药力,以使汗出,则黄疸得消。

○惊悸吐衄下血胸满瘀血病脉证治第十六

提要:本篇共计原文17条,用方6首,论惊、悸、吐、衄、下血和瘀血等病的辨证论治。胸满是瘀血的一个伴有症状,并非独立的疾病。由于这些病证均与心和血脉有密切关系,故合为一篇讨论。

惊,是惊恐,是猝然临之而神志受惊,导致精神不定,卧起不安的一种病证;悸是心内动,筑筑惕惕而不能自主的一种病证。严格地讲,惊与悸是两种病情,有所触而动曰惊,无所触而动曰悸。但两者皆因气血虚弱不能养心,或痰热扰心之所致,故两证往往同时存在,而统称为惊悸证。吐、衄、下血和瘀血,同属血证范围,从病因讲有寒热虚实之分;从病位论有或上,或中,或下之别,故其治疗亦应随证治之。

具体用方,火劫发汗致惊者,用**桂枝去芍药加蜀漆牡蛎龙骨救逆汤**;水饮致悸者,用**半夏麻黄丸**;虚寒吐血者,用**柏叶汤**;虚寒下血,先便后血,为远血,治用**黄土汤**;湿热下血,先血后便,为近血,治用**赤小豆当归散**;热盛吐衄者,用**泻心汤**。

16-01 寸口脉動而弱,動即爲驚,弱則爲悸。

【释义】从脉象论惊和悸的病因病机。

脉动指脉搏跳动如豆粒转动一般,脉弱指脉细软无力。惊从外来,惊则气乱,神无所主,故其脉表现为动摇不定;悸因内发,多由气血不足,心神失养所致,故脉弱而无力。寸口脉动弱并见,乃心之气血内虚,复因惊恐所扰,其症可见精神惶恐、心中悸动不宁、坐卧不安,此为惊悸证。

【按语】关于对本条"脉动"的解释,以程林《金匮要略直解》较为详尽:"动乃数脉见于关上,上下无头尾,如豆大,厥厥动摇者,名曰动,乃阴阳相搏……惊者,为物卒动,邪从外来,有动于心,故脉为之动摇。悸者,为心跳动,病从内生,有怯于心,故脉为之弱也。"应该指出的是,惊与悸虽有外来与内生不同,但就临床所见,受惊之人必致心悸,而心悸患者又易受惊恐,两者常相互联系,互为因果,故临床不可仅凭脉之动、弱诊断惊悸,而应脉证合参,方为全面。

16-02 ○師曰:尺脉浮,目睛暈黄[1],衄未止;暈黄去,目睛慧了[2],知衄今止。

【校注】

[1] 目睛晕黄:有两种情况。一是望诊可见黑睛周围有黄晕,但与黄疸白

珠发黄有别;二是患者自觉视物昏黄不清。

［2］目睛慧了:指目睛清明,视物清晰。

【释义】论以脉症判断衄血预后。

尺脉主候下焦,其脉当沉,浮则表明肝肾阴虚,相火内动。肝肾同源,肝开窍于目,肝之虚热上扰于目,则目睛昏黄,视物不清。虚热之邪迫血妄行,损伤阳络则衄血,热邪不去则衄血不止。若经过治疗,晕黄退去,目睛清明,视物清晰,说明阴亏得复,火热得降,血行自安,归于常道,故"知衄今止"。

16-03　○又曰:從春至夏,衄者,太陽;從秋至冬,衄者,陽明。

【释义】从季节气候的变易论衄血的辨证。

太阳为开,从春至夏,阳气升发于外,以开应之,此时衄血多因表热亢盛,热伤阳络,故曰"从春至夏,衄者,太阳";阳明为阖,秋冬季节,以阖应之,阳气收敛潜藏于里,腠理致密,此时衄血多因里热炽盛,迫血上溢。

本条以天人相应的观点,论衄血与四时气候有关,但春夏衄血也有因阳明里热者,秋冬衄血也有责之于太阳表热者。《伤寒论》第46条"太阳病,脉浮紧,无汗,发热,身疼痛,八九日不解,表证仍在,此当发其汗。服药已微除,其人发烦目瞑,剧者必衄,衄乃解。所以然者,阳气重故也。麻黄汤主之。"论热邪不以汗解,郁而为衄;第47条"太阳病,脉浮紧,发热,身无汗,自衄者,愈。"论里热不从内泄,亦可逆而为衄;可见,衄血多因于热而不必拘于四时也。

16-04　○衄家不可汗,汗出必额上陷脉[1]緊急,直視不能眴[2],不得眠。

【校注】

［1］陷脉:额角两侧凹陷处的动脉。

［2］眴:同"瞬",即目珠转动。

【释义】以衄家为例,论阴血亏虚者禁汗。本条亦见《伤寒论》太阳病篇第86条。

衄家,指经常鼻衄之人,多因阳经有热动血所致,久则阴血必然亏虚。汗血同源,故衄家虽有表证,亦不可径汗。若误发其汗,必重伤阴血,筋脉失养而额角两侧陷脉急紧弦急;血不养目则眼珠运转不灵而直视;血不养心,神不守舍则心烦不得眠。

16-05　○病人面無色,無寒熱,脉沉弦者,衄;浮弱,手按之絕者,下血;煩咳者,必吐血。

【释义】论衄血、下血和吐血的不同脉证。

患者面色白而无华,为脱血征象,即《灵枢·决气》所云"血脱者色白,夭然不泽";"无寒热",即无外感表证,提示"面无色"非外感引起,而是内伤出血所致。但内伤出血有吐血、衄血和下血之分,可凭脉明确诊断。若脉见沉弦,沉主病在肾,弦主病在肝,此为肝肾阴虚,虚火上炎,伤及阳络而衄血。若脉见浮弱,重按则无,浮为阴不敛阳,虚阳外浮;弱为血亏,脉体不充,可知此为阴血脱于下,虚阳浮于上,此多见于下血之人。若其人面无血色,又见虚烦咳嗽,为阴虚有热,虚热灼伤肺络,必致吐血。

16-06 ○夫吐血,咳逆上氣,其脉數而有熱,不得臥者,死。

【释义】论吐血重证的预后。

此条继上条"烦咳者,必吐血"而来,可视为上条吐血证的进一步发展。吐血与咳逆上气并见,可知其血来自肺,咳伤肺络,血虽咳逆而出。吐血必致阴血亏虚,阴虚则火旺,虚火外浮,故见脉数、身热;虚火扰及心神,则心烦不得安卧。如是阴愈虚则火愈旺,火旺则动血,气虚亦失固,以致吐血反复发作,终至血脱气亡,预后不良,故曰"死"。

16-07   ○夫酒客[1]咳者,必致吐血,此因極飲過度所致也。

【校注】

[1]酒客:平素嗜好饮酒之人。

【释义】论酒客咳血、吐血的机制。

平素嗜酒之人,多湿热内蕴。湿热上熏于肺,肺失清肃则咳逆,咳伤肺络则咳血。湿热蕴积于胃,灼伤胃络则吐血。此皆因饮酒过度,湿热蕴结,积于胃而熏于肺所致。本条提示治酒客吐血,不能专治其血,而是治其酒热。

16-08   ○寸口脉弦而大,弦則爲減,大則爲芤,減則爲寒,芤則爲虚,寒虚相擊,此名曰革,婦人則半產漏下,男子則亡血。

【释义】论虚寒亡血的脉象。

本条在《血痹虚劳病脉证并治第六》篇第12条已有论述,此处专为失血立论,故去掉该条最后"失精"二字,并与第6、7条作对比,说明亡血不一定都是阴虚,也可因阳虚所致。

16-09　○亡血不可發其表，汗出即寒慄而振。

【释义】以亡血家为例，论血虚者误汗伤阳的变证。

本条亦见《伤寒论》太阳病篇第87条。亡血家，即平素经常失血之人。气帅血行，血为气府，故亡血家，必气血两亏。正因于此，虽有表邪，亦不可发汗，误汗则不但更伤阴血，阳气也随津外泄，阳气不足，温煦失职，故寒战怕冷。

16-10　○病人胸滿，唇痿舌青，口燥，但欲漱水，不欲嚥，無寒熱，脉微大，來遲，腹不滿，其人言我滿，爲有瘀血。

【释义】论瘀血的脉证。

瘀阻气滞，胸中气机阻滞，故患者自觉胸满；瘀血内阻，血不外荣，故唇色不泽；心主血，舌为心之苗，瘀血阻滞，血行不畅，令舌色青紫或见青紫斑点，此为瘀血证的主要特征。瘀血阻滞，津不上承，故口干燥；但病在血分，而并非津伤，故但欲漱水不欲咽，此为瘀血口燥的特征。

"无寒热"是强调该瘀血证由内因引起，非外感所致。瘀血阻滞，气血不畅，脉行不利，故其脉稍大于常脉，但往来迟缓。瘀血阻滞腹部经脉，气机运行不畅，故患者自觉腹部胀满，但因腹部并无宿食、水饮等有形之邪停聚，故察其外形并无胀满之征。此皆瘀血之征，故曰"为有瘀血"。

16-11　○病者如熱狀，煩滿，口乾燥而渴，其脉反無熱，此爲陰狀[1]，是瘀血也，當下之。

【校注】

[1] 状：徐彬《金匮要略论注》、尤怡《金匮要略心典》、陈念祖《金匮要略浅注》作"伏"。可从。

【释义】论瘀血化热的症状及治法。

瘀血阻滞日久可以化热，令患者自觉发热；瘀热内扰则心烦；瘀阻气滞则胀满，包括胸满和腹满；瘀血阻滞，津不上承，更兼瘀热伤津则口干燥而渴。诊其脉，并无热象，即不见洪大滑数等热象脉，这是因为瘀血阻滞日久，郁而化热伏于血分所致，故曰"此为阴伏"。治当攻下瘀血，瘀血去则郁热得解。这正是《脏腑经络先后病脉证第一》篇第17条"夫诸病在脏，欲攻之，当随其所得而攻之"原则的具体运用，方药可选用桃核承气汤、大黄䗪虫丸、下瘀血汤、抵当汤、鳖甲煎丸等。

16-12　火邪者，桂枝去芍藥加蜀漆牡蠣龍骨捄[1]逆湯主之。

桂枝捄逆湯方

桂枝三兩,去皮　甘草二兩,炙　生薑三兩　牡蠣五兩,熬　龍骨四兩
大棗十二枚　蜀漆三兩,洗去腥

上爲末,以水一斗二升,先煮蜀漆,減二升,内諸藥,煮取三升,去
滓,温服一升。

【校注】

[1] 捄:同"救"。

【释义】论火劫致惊的治疗。

火邪,泛指温针、烧针、火灸、火熏等导致的火热之邪为患。火热为患可逼
津外出,汗伤心阳;可壮火食气,致使心气受损;可灼津为痰,蒙蔽心窍;由此导
致心神浮越之惊狂证。此方亦见于《伤寒论》第112条:"伤寒脉浮,医以火迫
劫之,亡阳必惊狂,卧起不安者,桂枝去芍药加蜀漆牡蛎龙骨救逆汤主之。"可
互参理解。治宜温复心阳,镇潜安神,祛痰化饮,方用桂枝去芍药加蜀漆牡蛎
龙骨救逆汤。

桂枝去芍药加蜀漆牡蛎龙骨救逆汤,简称救逆汤。因芍药酸寒阴柔,非心
阳虚衰所宜,故去之。桂枝、炙甘草辛甘合化,以复心阳。生姜、大枣甘温益
中,调和营卫,又能助桂枝、甘草温运阳气。加龙骨、牡蛎重镇潜敛,安神定惊;
蜀漆涤痰化饮。刘渡舟《伤寒论诠解》载:"本方蜀漆现今常用量为3~5g,注意
水抄先煎,以减少其对胃的刺激而消除涌吐等副作用,无蜀漆者也可用常山代
替。若以蜀漆与大黄黄连泻心汤及远志、菖蒲合用,治疗精神分裂症辨证属痰
热上扰者,效果较好。"

16-13　心下悸者,半夏麻黄丸主之。

半夏麻黄丸方

半夏　麻黄等分

上二味,末之,炼蜜和丸,小豆大,饮服三丸,日三服。

【释义】论水饮内停而悸的证治。

心下即胃脘部。水饮内停于心下,上凌于心,心阳被遏,则患者自觉心中
悸动不宁。痰饮心悸,仲景多用桂枝、茯苓温阳化饮,如《痰饮咳嗽病脉证并治
第十二》篇苓桂术甘汤。今治用半夏麻黄丸,以方测证可知,本条除心悸外尚
应兼肺气郁闭、胃失和降所致的喘、呕、胸闷等症状,证属饮盛阳郁,治用半夏
麻黄丸,降逆消饮、宣通阳气。

半夏麻黄丸由半夏、麻黄二味组成。半夏蠲饮降逆,麻黄宣通阳气,合而

用之,使饮邪得降,心阳得宣则悸动自宁。因内停之水已然上逆,过发则有动水之虑,故以蜜为丸,小剂服用,缓缓图之,令邪去而不伤正。

16-14　吐血不止者,柏葉湯主之。

柏葉湯方

柏葉　乾薑各三兩　艾三把

上三味,以水五升,取馬通汁[1]一升,合煮取一升,分溫再服。

【校注】

[1]马通汁:马通即马粪。取新马屎,绞取汁,干者水浸绞取汁。

【释义】论虚寒吐血的证治。本条叙证简略,所主之证当从方药功效入手分析。

柏叶汤由侧柏叶、干姜、艾叶、马通汁组成。侧柏叶苦涩微寒,能直折上逆之势而收敛止血;干姜辛热,温中止血;艾叶苦辛性温,温经止血;干姜、艾叶与柏叶配伍,既可制约柏叶的寒性,又可发挥其降逆止血之功。马通味辛,性温,入足厥阴肝经,最能敛气,长于止血。可知本方乃温中止血之剂,宜于虚寒型吐血证。

"吐血不止",指吐血反复发作,日久不愈,是中气虚寒,血不归经所致。以方测证,除吐血日久不愈外,还可见面色萎黄或苍白,血色淡红或黯红,神疲畏寒,舌淡苔白,脉细无力等症。

16-15　下血,先便後血,此遠血也,黃土湯主之。

黄土湯方:亦主吐血衄血。

甘草　乾地黃　白术　附子炮　阿膠　黃芩各三兩　竈中黃土半斤

上七味,以水八升,煮取三升,分溫二服。

【释义】论虚寒便血的证治。

远血是指出血部位距肛门较远,多来自直肠以上部位,其证候特点是大便在先,便后出血,其血色黯红或呈棕黑色,混杂于大便中。病机多为中焦脾气虚寒,统摄无权致血液下渗。治宜温脾摄血,方用黄土汤。

黄土汤由甘草、干地黄、白术、附子、阿胶、黄芩、灶中黄土组成。灶中黄土(又名伏龙肝),功能温中涩肠止血;附子、白术温阳健脾以摄血;地黄、阿胶滋阴养血以止血;反佐黄芩,抑肝扶脾,以防术、附温燥动血;甘草甘缓以和中并调和诸药。本方刚柔相济,寒热并用,温阳而不伤阴,滋阴而不损阳。

16-16 下血,先血後便,此近血也,**赤小豆當歸散**主之。方見狐惑中。

【释义】论湿热便血的证治。

近血是指出血部位距肛门较近,其证候特点是便血在先,大便在后。本条叙证简略,以方测证,其症除先血后便外,尚可有血色鲜红,或夹脓液,腹痛,大便不畅,舌苔黄腻,脉数等症。其证多因湿热蕴结大肠,灼伤血络,迫血下行所致。若湿热腐肉成脓,便中亦可夹有脓血。治宜清热利湿,活血止血,方用赤小豆当归散,用赤小豆清热利湿解毒,当归活血止血,浆水清凉解毒,清热除湿。诸药合用为消瘀排脓,清热利湿之剂。

以上两条,一属虚寒、一属湿热,意在对比鉴别,强化辨证论治思维能力。但远血未必尽属虚寒,近血亦不全因湿热,故临床上不能局限于远、近两字,而应结合血色、血量、全身脉症综合考虑,以判别虚实寒热。

16-17 心氣不足,吐血衄血,瀉心湯主之。

瀉心湯方亦治霍亂。

大黄二兩　黃連　黃芩各一兩

上三味,以水三升,煮取一升,頓服之。

【释义】热盛吐衄的证治。本方叙证简略,当以方测证分析。

泻心汤由大黄、黄连、黄芩三药组成。大黄苦寒降泄,能引火邪下行,并有推陈出新、止血消瘀之功;黄连善清心火,又降胃热;黄芩清泻上焦邪热;全方一派苦寒,功在清泻实火,其主治之吐衄,必因火热炽盛,迫血妄行于上,其症应兼见心烦不安、面赤舌红、烦渴便秘、脉数等。方中无止血药物,通过苦寒直折其热,使火降而血自止,这正是"审因论治"法则的具体体现。

文中"心气不足",《备急千金要方》作"心气不定",即心烦不安之义,乃火热亢盛,扰乱心神所致。尤怡《金匮要略心典》云:"心气不足者,心中之阴气不足也。阴不足则阳独盛,血为热迫,而妄行不止矣。"此说亦通。

○呕吐哕下利病脉证治第十七

提要：本篇共计原文49条，用方26首，其中附方2首，论呕吐、哕、下利等病的辨证论治。由于呕吐、哕、下利的病位皆在胃肠；病机可相互影响，合而发病；在治疗上均以恢复气机升降为原则，故合为一篇而论。

呕为有声有物，吐为有物无声，哕为无物有声，又称呃逆。但临床呕与吐多同时发生，很难截然划分，故每多并称。治疗当审证求因，审因论治，强调不可见呕止呕、见哕止哕。下利包括后世的泄泻与痢疾，论治亦有寒热虚实之别。

具体用方，肝胃虚寒，寒饮上逆而呕者，用**茱萸汤**；胃热脾寒，升降紊乱，呕而肠鸣者，用**半夏泻心汤**；少阳邪热，下迫大肠，犯胃上逆，干呕而利者，用**黄芩加半夏生姜汤**；寒饮停胃呕吐者，用**小半夏汤**；饮停于胃，上逆于膈，呕吐思水者，用**猪苓散**；肾阳虚衰，阴寒上逆而呕者，用**四逆汤**；少阳邪热犯胃而呕者，用**小柴胡汤**；脾胃虚寒，胃反呕吐者，用**大半夏汤**；胃肠实热，食已即吐者，用**大黄甘草汤**；脾阳不运，胃有饮停，胃反呕渴者，用**茯苓泽泻汤**；内有郁热，兼有表寒，吐后贪饮者，用**文蛤汤**；中阳不足，寒饮停胃，干呕吐逆者，用**半夏干姜散**；寒饮搏结于胸，似呕不呕，用**生姜半夏汤**；胃寒气逆，干呕哕者，用**橘皮汤**；胃虚兼热哕逆者，用**橘皮竹茹汤**；脾肾阳虚兼表下利者，先温其里宜四逆汤，乃攻其表宜**桂枝汤**；实热下利者，用**大承气汤**；实热下利，痞满重，燥实轻者，用**小承气汤**；虚寒下利便脓血者，用**桃花汤**；厥阴热利下重者，用**白头翁汤**；下利后虚烦者，用**栀子豉汤**；阴盛格阳下利者，用**通脉四逆汤**；胃肠积热下利者，用**紫参汤**；虚寒滑脱气利者，用**诃梨勒散**；大便不通，哕数谵语者，用《**千金翼**》**小承气汤**；胃中虚寒，肠中湿热，干呕下利者，用《**外台**》**黄芩汤**。

17-01　夫呕家有痈脓，不可治呕，脓尽自愈。

【释义】论痈脓致呕的治疗原则。

"呕家"指素有呕吐的人。引起呕吐的原因有外感、内伤、寒、热、蓄水、痰食、内痈蓄脓等多种，治当究其所因，辨证论治。本条所论内有痈脓而呕吐者，脓尽则热随脓去而呕自止，故不可强止其呕吐。若见呕止呕，反逆其机，阻其出路，热邪内壅，无所外泄，必致他变。此条虽未出治法，但"脓尽则愈"，示人凡病要审因论治，治病必求其本，故治宜因势利导，消痈排脓。切不可见呕止呕，否则有闭门留寇之弊。后世周扬俊提出"辛凉开其结，苦泄以排其脓，甘寒以养其正"的治法，张璐主张"轻则《金匮》排脓汤，重则射干汤（射干、栀子仁、赤茯苓、升麻、赤芍药、白术、地黄汁),或犀角地黄汤加忍冬、连翘,皆因势利导之法也",可参。

17-02 ○先嘔却渴者,此爲欲解。先渴却嘔者,爲水停心下,此属飲家。嘔家本渴,今反不渴者,以心下有支飲故也,此属支飲。

【释义】论从呕渴的先后测知饮邪的去留。

内有水饮而呕者,若呕后出现口渴欲饮水者,是水饮已随呕而去,胃阳初回,津液未布,故而口渴,此为欲解之兆。患者先有口渴,饮水而呕者,是其人素有水饮内停,气化受阻,津不上承,故口渴。因渴而饮水,水停心下,更增其饮,饮阻气逆,胃失和降,发为呕吐,故云"此属饮家"。停饮呕吐,如饮去阳复则当口渴,今反不渴,乃水饮内盛所致,虽呕仍心下有水饮内停,故云"此属支饮"。

17-03 ○問曰:病人脉數,數爲熱,當消穀引食[1],而反吐者,何也? 師曰:以發其汗,令陽微,膈氣虚,脉乃數。數爲客熱[2],不能消穀,胃中虚冷故也[3]。脉弦者,虚也,胃氣無餘,朝食暮吐,變爲胃反[4]。寒在於上,醫反下之,今脉反弦,故名曰虚。

【校注】

[1] 消谷引食:消谷,指消化谷物;引食,指能食。消谷引食,即易饥而多食。

[2] 客热:"客"与"主"相对,客热意指假热、虚热,是相对于真热、实热而言。

[3] 胃中虚冷故也:明抄本作"胃中虚冷,故吐也。"可参。

[4] 胃反:病名,指以朝食暮吐、暮食朝吐,吐出不消化食物为特征的一种胃病,俗称"反胃"或"翻胃"。

【释义】论胃反的脉症和病机。本条可分两段理解:

第一段:"问曰:患者脉数……胃中虚冷故也",论胃反呕吐的脉症。一般而言,脉数为热,脉迟为寒。若胃中热盛而脉数,理当易饥多食。今反不能食而呕吐,推断此非实热证。病因发汗不当,致使胃阳不足,中焦升降失常而吐逆,虽见数脉,必数而无力,此为假热,与胃中实热脉见数而有力有别。

第二段:"脉弦者……故名曰虚",论虚寒胃反的病机。一般而言,弦脉多主寒、主痛,今言弦脉而为虚,此因医见数脉,不知此"客热"病机实为"寒在于上",而反更用苦寒攻下,复损胃阳,土虚木乘,故见弦脉。此弦脉与《痰饮咳嗽病脉证并治第十二》篇第12条"脉双弦者寒也,皆大下后善虚"之理相同,故其脉必弦而迟缓,而非弦而有力。胃虚且寒,不能腐熟水谷,则成朝食暮吐,暮食朝吐,停宿不化之胃反病。

【按语】本条凭脉论胃反的病机是胃气虚寒、不能腐熟,但数脉不单主热证,弦脉不单主寒证,也主虚证,示人不可单纯凭脉论断,而应脉症合参,审证求因,辨证论治,方不致误。

17-04　○寸口脉微而數,微則無氣,無氣則榮虛,榮虛則血不足,血不足則胸中冷。

【释义】承上条论胃反气血两虚的病机。

寸口脉包含两手寸、关、尺三部。脉微而数之数脉,乃承上条而言,是脉数而无力,这是胃中虚冷不能消谷,化源不足,气血俱虚所致。气者营之主,气虚则营亦虚,营为血之源,营虚则血不足。上焦受气于中焦,气血不足则宗气亦虚,故胸中寒冷。可见,"胸中冷"也是胃反病的一种临床表现。

【按语】上条"胃中虚冷"与本条的"胸中冷"互参,可体会心肺与脾胃相关的生理、病理关系,对临床调和脾胃治疗肺心病等,具有指导意义。

17-05　○跌陽脉浮而濇,浮則爲虛,濇則傷脾,脾傷則不磨[1],朝食暮吐,暮食朝吐,宿穀不化,名曰胃反。脉緊而濇,其病難治。

【校注】

[1]磨:消磨。此指脾的运化水谷功能。

【释义】论胃反的脉症和预后。

跌阳脉主候脾胃之气,《伤寒论·辨脉法》第24条云"跌阳脉迟而缓,胃气如经也",即和缓不数之意,是胃气正常之脉象。"浮则为虚,涩则伤脾"为互文见义文法。跌阳脉由迟缓变为浮而涩,表明脾胃虚寒,气津两伤。脾胃两虚,腐熟无权,则成朝食暮吐,暮食朝吐,停宿不化之胃反病。若脉转紧涩,跌阳脉为寒盛,涩为津亏,说明脾胃两虚,阳气不足,因虚而寒,因寒而燥,虚中夹实;此脏真不足而贼邪有余,故曰"其病难治"。

17-06　○病人欲吐者,不可下之。

【释义】论欲吐者之治禁。

欲吐是想吐而又未吐,病由胃失和降,但正气有驱邪上出之势,故一般治法应因势利导,亦即《素问·阴阳应象大论》"其高者,因而越之"之精神。攻下之法,与病势相逆,用之致正虚邪陷,反而加重病情。但呕吐为病,亦有因腑气不通,浊气上逆所致者,又当用攻下法治之,如本篇第 17 条即云"食已即吐者,大黄甘草汤主之",可见吐下之用,当据证而择。

17-07 哕而腹满,视其前后[1],知何部不利,利之即愈。

【校注】

[1] 前后:"前"指小便,"后"指大便。

【释义】论实证哕逆的治疗原则。

患者哕逆而见腹满,多为大小便不通,气逆迫胃所致,其哕为实。实哕治以通利之法,视其前后二便,何部不利,随证施治,利之使气得通,气不逆则哕平。

17-08 呕而胸满者,茱萸汤主之。

茱萸汤方

吴茱萸一升　人参三两　生薑六两　大棗十二枚

上四味,以水五升,煑取三升,温服七合,日三服。

【释义】论胃虚寒凝呕吐的证治。

呕吐之病,既可见于实热证,也可见于虚寒证。本条叙症简略,当以方测证。吴茱萸汤方中吴茱萸、生姜温胃散寒,和胃降逆;人参、大枣甘温,益脾安胃,温中补虚。故本条所云"呕而胸满"当属胃阳不足为主,寒饮内停,胃气上逆,胸阳不展所致。

17-09 乾呕,吐涎沫,頭痛者,茱萸汤主之。方見上。

【释义】论肝寒犯胃,浊阴上逆的证治。

厥阴肝脉,挟胃贯膈,布胸胁,上入颃颡,连目系,上出于督脉会于颠顶。寒伤厥阴,下焦浊阴之气循经上犯于胃,胃寒气逆,水饮不化,而见"干呕,吐涎沫",即口中频频吐出清冷涎沫。厥阴肝寒循经上逆,故见头痛且以颠顶部为甚。治以吴茱萸汤,温阳散寒,降逆止呕。

以上两条所述症状虽有不同,但寒饮妄动犯上,中阳不足则一。方中主药吴茱萸辛苦而温,能温胃暖肝散阴寒之邪,下气降浊而止呕吐,故两证均用吴茱萸汤为治。

17-10 呕而腸鳴,心下痞者,半夏瀉心湯主之。

半夏瀉心湯方

半夏半升,洗　黄芩[1]　乾薑　人参各三两　黄連一两　大棗十二枚

甘草三两,炙

上七味,以水一斗,煮取六升,去滓再煮,取三升,温服一升,日三服。

【校注】

[1]黄芩:邓珍本讹"芩"为"芩",俞桥本、徐镕本、赵开美本皆作"芩",据改。

【释义】论寒热错杂呕吐的证治。本条叙证精简,宜以方测证分析:

半夏泻心汤证,亦见于《伤寒论》第149条治少阳病误下而心下痞证。本方由小柴胡汤去柴胡,加黄连,易生姜为干姜而成。方中半夏、干姜辛开而温,可化痰开结,温脾散寒,降逆止呕;黄芩、黄连苦泄而寒,清热燥湿,可降胃气之热。人参、甘草、大枣甘温调补,和脾胃,补中气,以复中焦升降功能,此即"辛开苦降甘调"之法。本方要求"去滓,再煎",意在使药性和合,更有利于调和脾胃。

半夏泻心汤主治病证当属寒热互结中焦、脾胃升降失常。寒指中焦脾气虚寒,热指胃肠湿热。盖脾胃虚弱,气机痞塞于中,胃气不降而上逆,故每见呕吐、嗳气、恶心等症;脾气不升而下陷,多见下利、肠鸣或大便干湿不调等症。脾胃受伤,腐熟运化功能失职,则痰饮内生。是证虽见上呕、中痞、下利三焦俱病,然中焦为上下之枢,故其治重在令中焦气机升降复,则痞消呕利止,正如尤怡《金匮要略心典》所说:"虽三焦俱病,而中气为上下之枢,故不必治其上下,而但治其中。"

17-11 乾嘔而利者,黄芩加半夏生薑湯主之。

黄芩加半夏生薑湯方

黄芩三两 甘草二两,炙 芍藥二两 半夏半升 生薑三两 大棗十二枚

上六味,以水一斗,煮取三升,去滓,温服一升,日再,夜一服。

【释义】论胃肠湿热呕而下利的证治。

本方同见于《伤寒论》第172条"太阳与少阳合病,自下利者,与黄芩汤;若呕者,黄芩加半夏生姜汤主之",治太、少合病而偏于少阳者。其呕者,是少阳胆热逆于胃,胃气上逆夹痰饮;下利者,乃胆热下趋大肠,疏泄不利,还可伴见大便不爽、肛门灼热、泻下黏秽、腹痛等。

黄芩加半夏生姜汤用苦寒之黄芩,清少阳胆热;芍药酸苦微寒,泄热敛阴,缓解止痛,同时能于土中伐木,以制胆木之横逆;甘草、大枣益气和中,调补正气。半夏、生姜和胃降逆,蠲饮止呕。全方具有清解少阳,和中止利,降逆止呕

之功。

17-12 諸嘔吐,穀不得下者,**小半夏湯**主之。 方見痰飲中。

【释义】论寒饮停胃呕吐的证治。

诸呕吐,泛指各种原因所致的呕吐。但本条所言主要是水饮停聚,胃失和降所致的呕吐。谷不得下,言其呕势较剧,得食则呕,呕吐物以清稀痰涎为特征。证属水饮停胃,治用小半夏汤,取半夏与生姜两味,散寒化饮,和胃降逆。因本方半夏与生姜合用是仲景和胃降逆止呕的基本配伍形式,故小半夏汤有止呕祖方之誉。

17-13 嘔吐而病在膈上,後思水者,解,急與之。思水者,豬苓散主之。

豬苓散方

豬苓　茯苓　白术各等分

上三味,杵爲散,飲服方寸匕,日三服。

【释义】论饮邪内停致呕的调治方法。

"病在膈上"指饮停于胃,上逆于膈,胃气上逆则呕吐;"后思水者"指呕吐之后口渴思水欲饮,是水饮随呕吐去,邪去正安,胃阳将复,为呕吐将愈之征,此与17-02条"先呕却渴者,此为欲解"理同。既然是水去阳复,渴思饮水,就应少少与饮之,以滋其虚燥,令胃气和则愈。若饮水而口渴不解者,恐是贪饮而致水饮停聚,治当健脾运水,方中猪苓散。以猪苓、茯苓淡渗利水,白术健脾化湿。配制散剂,取"散者散也"之意,使水饮得散,中阳复运,气化水行,则口渴自除。

17-14 嘔而脉弱,小便復利,身有微熱,見厥者難治,四逆湯主之。

四逆湯方

附子一枚,生用　乾薑一兩半　甘草二兩,炙

上三味,以水三升,煑取一升二合,去滓,分温再服。强人可大附子一枚,乾薑三兩。

【释义】论阴盛阳虚呕逆的证治。

呕而脉弱,为中虚而胃气上逆;小便复利,是下虚肾气不固;身有微热而厥冷,是阴寒之邪,逼迫微阳欲脱。此证属阴寒内盛,阳浮于外,故以四逆汤温里散寒,回阳救逆。

17-15 嘔而發熱者,小柴胡湯主之。

小柴胡湯方

柴胡半斤　黃芩三兩　人參三兩　甘草三兩　半夏半斤　生薑三兩　大棗十二枚

上七味,以水一斗二升,煮取六升,去滓,再煎取三升,溫服一升,日三服。

【释义】论少阳邪热迫胃致呕的证治。

本条叙症简略,可结合《伤寒论》小柴胡汤证有关条文,应有心烦喜呕、口苦、胸胁苦满等症;邪郁少阳,故而发热;邪热迫胃,胃气上逆,故有呕吐。小柴胡汤方中柴胡、黄芩清解少阳之热;半夏、生姜降逆止呕;人参、大枣、甘草补虚安中;诸药相伍,和解少阳之枢机,则热除呕止。本条亦见于《伤寒论》379条,论厥阴病脏邪还腑,证属少阳,故用小柴胡汤和解少阳。

17-16 胃反嘔吐者,大半夏湯主之。《千金》云:治胃反不受食,食入即吐。《外臺》云:治嘔,心下痞硬者。

大半夏湯方

半夏二升,洗完用　人參三兩　白蜜一升

上三味,以水一斗二升,和蜜揚之二百四十遍,煮藥取升半,溫服一升,餘分再服。

【释义】论虚寒胃反的证治。

"胃反呕吐"即指17-05条所述的"朝食暮吐,暮食朝吐,宿谷不化"的病证,其病机为脾胃虚寒,不能腐熟、运化水谷,反出于胃而为呕吐。脾胃阳虚,健运失职,不能化气生津,可见乏力、口干等证。治用大半夏汤,以半夏开结降逆,人参和中益气,白蜜润燥,共奏温养胃气,降逆润燥之功。

17-17 食已即吐者,大黃甘草湯主之。《外臺》方,又治吐水。

大黃甘草湯方

大黃四兩　甘草一兩

上二味,以水三升,煮取一升,分溫再服。

【释义】论胃热而吐的治疗。

"食已即吐",是食入于胃,顷刻即吐出。以方测证,可知证属胃肠实热积滞,失于通降,食入反助其热,热壅气逆,临床尚有口苦口臭、大便干结、小便短赤、舌红苔黄少津、脉滑有力等胃肠实热见症。治宜通腑泻热和胃,方用大黄甘草汤。方中大黄通腑泄热,荡涤胃肠实热以顺承腑气;甘草既能缓和吐势之急迫,亦可缓和攻下之峻猛。两者相伍,使实热去,胃气和,则呕吐可愈。

17-18　胃反[1],吐而渴欲飲水者,茯苓澤瀉湯主之。

茯苓澤瀉湯方:《外臺》云:治消渴脉絕,胃反吐食之,有小麥一升。

茯苓半斤　澤瀉四兩　甘草二兩　桂枝二兩　白术三兩　生薑四兩

上六味,以水一斗,煮取三升,内澤瀉,再煮取二升半,温服八合,日三服。

【校注】

[1]胃反:在本书中有两层含义。一指症状,即本条反复呕吐之谓。二指病证,即指"朝食暮吐,暮食朝吐,宿谷不化"的胃反病证。本条主要指前者。

【释义】论饮阻气逆呕渴并见的证治。

"胃反"即反复呕吐之意。由于水饮停聚于胃,胃气上逆则呕;饮阻气化,津不上承故口渴;因渴而饮水多,脾虚不运,更助饮邪,饮邪停聚,胃失和降,故呕吐频频。如此愈渴愈饮,愈饮愈吐,愈吐愈渴,以致反复发作。治用茯苓泽泻汤温胃化饮,降逆止呕。

茯苓泽泻汤即茯苓甘草汤与泽泻汤合方。方中茯苓、白术健脾利水,泽泻渗湿利水,桂枝通阳化气,生姜辛散水邪、降逆止呕;甘草和中补虚,兼调诸药。诸药合用,使气化水行,则呕渴自止。

17-19　吐後,渴欲得水而貪飲者,文蛤湯主之。兼主微風,脉緊[1]頭痛。

文蛤湯方

文蛤五兩　麻黄　甘草　生薑各三兩　石膏五兩　杏仁五十枚　大棗十二枚

上七味,以水六升,煮取二升,温服一升,汗出愈。

【校注】

[1]脉紧:底本作"脉肾"。形近而误,据徐镕本、明抄本改。

【释义】论饮热互结兼表邪的证治。

文蛤汤,以咸寒之文蛤生津止渴,麻黄、杏仁、石膏宣散热邪,生姜、大枣、甘草安中和营卫,全方具有清热生津、解表散邪之功。以方测证可知,本条所述吐后口渴贪饮,乃呕吐之后,水去津亏,余热未清,失于滋润;或兼有脉紧、头痛恶风寒,乃表邪未解。因文蛤汤兼有透表达邪之效,故方后亦"汗出即愈"。

17-20　乾嘔吐逆,吐涎沫,半夏乾薑散主之。

半夏乾薑散方

半夏　乾薑各等分

上二味,杵爲散,取方寸匕,漿水一升半,煎取七合,頓服之。

【释义】论脾胃阳虚而寒饮呕逆的证治。

脾胃虚寒,健运失司,浊饮停聚,胃气不降则呕;饮随气逆而唾吐涎沫。证属脾胃虚寒,水饮停聚,临床还可见胃脘冷痛,喜温畏寒,不欲饮水,纳少,舌淡苔薄白腻,脉缓弱等症。治宜温中助阳,化饮降逆,方用半夏干姜散,以半夏辛燥,化痰开结,善降逆气;干姜辛热,温胃散寒,通阳化饮。浆水甘酸,调中止呕。"顿服之"则药力集中,以取速效。

【按语】本条与《伤寒论》378条:"干呕吐涎沫,头痛者,吴茱萸汤主之。"均属寒证,主证相似,但本条病机重点在脾胃虚寒夹饮上逆,而吴茱萸汤病机重点在肝寒犯胃上逆,故吴茱萸汤证伴有颠顶头痛。此外,《伤寒论》半夏散及汤亦载半夏为散的用法,因其治疗少阴咽痛证,故以半夏与桂枝甘草汤合用,能引经归于少阴。

17-21　病人胸中似喘不喘,似嘔不嘔,似噦不噦,徹心中憒憒然無奈[1]者,生薑半夏湯主之。

生薑半夏湯方

半夏半斤　生薑汁一升

上二味,以水三升,煮半夏,取二升,内生薑汁,煮取一升半,小冷,分四服,日三夜一服。止,停後服。

【校注】

[1]彻心中愦愦然无奈:"彻",通彻牵连之意;形容患者整个心胸烦闷懊恼至极,难于忍受又无可奈何之感。

【释义】论寒饮搏结胸中的证治。

胸为气海,乃清气出入升降之道路,内居心肺,下邻脾胃,若寒饮搏结于胸中,闭郁胸阳,阻滞气机之升降,则胸中似喘不喘、似呕不呕、似哕不哕,以致整个心胸烦闷懊恼,痛苦难忍,难以名状。治用生姜半夏汤辛散寒饮,开郁散结。本方重用生姜汁以辛开散结,配半夏以化饮降逆。方后云"小冷",即宗《素问·五常政大论》"治寒以热,凉而行之"的反佐之法,防热药格拒不纳而吐;"分四服",意在量少频服,以发挥药力持续作用,并防药量过大而致呕吐。

【按语】小半夏汤、半夏干姜散、生姜半夏汤三方均用半夏与姜组成,皆有散寒化饮、和胃止呕之功,主治寒饮内停,胃气上逆证,主症皆有呕吐,但三方又有不同。小半夏汤重用半夏,重在降逆化饮,治中焦停饮,气结而逆,偏于标实;半夏干姜散是半夏、干姜等份为末,温中降逆与化饮降逆并举,标本兼顾;生姜半夏汤是重用生姜汁,重在化饮散结,可知气机被遏是其主要矛盾。

17-22 乾嘔,噦,若手足厥者,橘皮湯主之。

橘皮湯方

橘皮四兩 生薑半斤

上二味,以水七升,煑取三升,温服一升,下咽即愈。

【释义】论胃寒气逆而呕哕的证治。

以干呕、哕、手足厥而言,均有虚实寒热不同。本条叙证简略,当以方测证。橘皮汤以橘皮理气和胃,生姜温胃散寒、降逆止呕,两者相伍具有散寒降逆,通阳和胃之功。

由此可见,本条所言干呕、哕,是寒邪袭胃,胃气失和而上逆,其呃声当沉缓有力,遇寒则剧,得热则减;手足厥冷乃胃阳被遏,阳气不能通达温煦四肢所致,这种厥冷多表现为轻度的寒冷感,不同于阳微阴盛之四逆汤证,故方后云"温服一升,下咽即愈",指出寒去气顺则厥当自止。

17-23 噦逆者,橘皮竹茹湯主之。

橘皮竹茹湯方

橘皮二升 竹茹二升 大棗三十个 生薑半斤 甘草五兩 人參一兩

上六味,以水一斗,煑取三升,温服一升,日三服。

【释义】论胃虚夹热哕逆的证治。

橘皮竹茹汤由橘皮、竹茹、大枣、生姜、甘草、人参组成,方中橘皮、生姜辛温理气和胃,降逆止呃;竹茹甘寒,清热安中止呕;人参、甘草、大枣益气补虚。本方重用生姜、甘草、大枣和橘皮配伍人参,足见本方以理气温胃,补中益气为主,兼用竹茹清热,故而适用于胃虚寒多而郁热少之呕逆证。若热重津亏者,宜酌加清热养阴之品。后世沿用本方加赤茯苓、半夏、麦冬、枇杷叶,名为济生橘皮竹茹汤,治气阴两虚,胃气上逆之呕吐、呃逆等,是对仲景方的继承与发扬。

17-24 夫六腑氣絕[1]於外者,手足寒,上氣脚縮[2];五藏氣絕於内者,利不禁[3],下甚者,手足不仁。

【校注】

［1］气绝：指脏腑之气虚衰。

［2］脚缩：指下肢痉挛性抽搐，或蜷缩不能伸展。

［3］利不禁：《备急千金要方》卷十五作"下不自禁"；《脉经》卷八"利"上有"下"字，即"下利不禁"。

【释义】论呕吐、哕、下利的病机及预后。

六腑属阳，主表而卫外，以胃为本。胃阳虚衰，阳气不能通达于四末则为手足寒冷；筋脉失于温煦，故见蜷卧脚缩；胃失和降，上逆而发生呃逆或呕吐。五脏属阴，肾为先天之本，脾胃后天之本，脾胃阳虚，穷必及肾。脾虚失运，肾虚失摄，脾肾两虚，清气下陷，故下利不止；利下日久，阴损及阳，阳失温煦，阴不濡养，故手足麻木不仁。

【按语】本篇1~23条主要论呕哕病证，24条之后论下利，本条承上启下，强调脾（胃）、肾在呕、哕、下利病变中的重要作用。总起来说，呕吐、哕、下利是由脾肾虚衰、升降失序所致；其初病在脾胃，终必归肾，是其病变的基本规律；故而治疗呕吐、哕固然以治脾胃为主，若病情日久及肾时，则又当脾（胃）肾同治。

17-25　○下利[1]，脉沉弦者，下重[2]；脉大者，爲未止；脉微弱數者，爲欲自止，雖發熱，不死。

【校注】

［1］下利：此指滞下（痢疾）而非泄泻。

［2］下重：即里急后重。

【释义】论脉症合参，辨下利预后。

脉沉主里，脉弦主痛，下利而脉沉弦，为湿热内蕴，大肠气机壅滞。《素问·脉要精微论》"大则病进"，故脉大者，邪气盛实，病将继续发展，故曰"为未止"。脉微弱者，是邪气渐衰；脉数乃余邪未尽。体虚邪退，虽有发热，通过积极的治疗，亦可向愈，故曰"为欲自止，虽发热，不死"。

17-26　○下利，手足厥冷，無脉者，灸之不温。若脉不還，反微喘者，死。少陰負趺陽[1]者，爲順也。

【校注】

［1］少阴负趺阳：少阴即太溪脉，趺阳即冲阳脉。少阴负趺阳，谓太溪脉小于趺阳脉。

【释义】论虚寒下利、厥逆无脉的危证。

虚寒下利,阳气虚衰不足以温煦四末,故手足厥冷。气血难续,故而无脉。此阴阳两虚,病势危笃,当采取急救措施,可灸关元、气海、太冲等,回阳救急。灸之若手足当温而脉还,说明阳气尚未竭绝,故生机尚在。若灸后手足不温,脉不还者,提示阳虚至极;此时若再见微喘,为肾阳不能纳气归根,多属死候。

"少阴"与"趺阳",指脉位而言。少阴为肾脉,其部位在太溪穴;趺阳为胃脉,其部位在冲阳穴。少阴肾为先天之本,阳明胃为后天之本。"少阴负趺阳",即太溪脉小于趺阳脉,提示脾胃之气不败,则能制水消阴。胃气不败,生化有源,有胃气则生,其病虽重,仍可救治,故谓之"顺",此条突出脉以胃气为本,具有重要临床意义。

17-27　○下利,有微熱而渴,脉弱者,今自愈。

【释义】论虚寒下利阳复自愈的脉症。

虚寒下利,发热口渴,焉知非阴盛阳亡之证?若大热而阳气有余,则必渴而脉不微;若虚阳外越,寒盛于里,则虽热不渴。今身有微热而渴,乃阳气渐回,阴寒已退之兆,故知病将自愈。本条亦见于《伤寒论》厥阴病篇第360条。

17-28　○下利脉數,有微熱汗出,今自愈;設脉緊爲未解。

【释义】论虚寒下利将愈之候及未解之脉。

本条承上条而论,虚寒下利,脉数,有微热汗出者,为阳复阴退,其病欲愈。紧主寒邪,若下利而脉紧,为阴寒仍盛,阳气未复,故知病为未解。

17-29　○下利,脉數而渴者,今自愈;設不差,必清膿血[1],以有熱故也。

【校注】

[1]清脓血:"清"通"圊"。圊者,厕也。清脓血,即便脓血。

【释义】论阳复太过成便脓血之证。

虚寒下利,脉当沉迟无力。今寸脉浮数,是阴证见阳脉,提示阳气来复,其病向愈。假如下利之后,脉数实,发热,甚或下利脓血,此为下利阴伤,阴血反受热伤之象。邪热下陷阴中,血腐成脓,随利下泄,故必便脓血。本条亦见于《伤寒论》厥阴病篇第367条。

17-30　○下利,脉反弦,發熱身汗者,自愈。

【释义】再论虚寒下利向愈的脉症。

虚寒下利,阳气不足,邪气内陷,脉本应沉,今脉反弦,此弦脉较沉细脉有力而大,又见发热汗出,此乃利后,邪去阳复,里和表解之征,故其病可自愈。

17-31　〇下利氣者,當利其小便。

【释义】论下利气的证治。

下利气指下利与矢气并见,气随利失,频作不已,此乃脾虚湿盛之征。中焦湿困,则大便溏泄;气机阻滞,故腹胀窘痛,得矢气而舒,气滞随下利之外泄,故为下利气。治当利其小便,使肠中水湿从小便而去,则下利可已,矢气自除。可见,后世"治湿不利小便,非其治也"和"急开支河"治疗泄泻等理论,均渊源于仲景。

17-32　〇下利,寸脉反浮數,尺中自濇者,必清膿血[1]。

【校注】

[1]清脓血:"清"通"圊"。圊者,厕也。清脓血,即便脓血。

【释义】论阳复太过成便脓血之证。

虚寒下利,脉当沉迟无力,今寸脉浮数,是阴证见阳脉,提示阳气来复,其病向愈。尺脉涩为阳热有余,阴血反受热伤之象。阴不足则阳往乘之,邪热下陷阴中,血腐成脓,随利下泄,故必便脓血。

17-33　〇下利清穀,不可攻其表,汗出必脹滿。

【释义】论虚寒下利,不可攻表发汗。

下利清谷,指大便澄澈清冷,完谷不化,是因脾肾阳虚,阴寒内盛,治当回阳温里;纵有表证,亦不可攻表使汗出。误汗则阳随汗泄而脱于外,阴寒聚于内,气机壅滞而腹中胀满,此即《黄帝内经》所谓"脏寒生满病"。本条亦见于《伤寒论》厥阴病篇第364条。

17-34　〇下利,脉沉而遲,其人面少赤,身有微熱,下利清穀者,必鬱冒[1],汗出而解,病人必微熱。所以然者,其面戴陽[2],下虚[3]故也。

【校注】

[1]郁冒:头昏目眩如物覆蒙貌,郁滞烦闷之状。

[2]戴阳:因阴寒内盛,虚阳上浮而出现两颧潮红,乃假热之象。

〔3〕下虚:指下焦虚寒。

【释义】论下利戴阳轻证有郁冒作解之机。

下利清谷,脉沉而迟,证属脾肾虚寒。阳虚阴盛,虚阳外越,则可发生格阳、戴阳,故见面红如妆,身热。今面色少赤,身有微热,说明阴寒势减,而格阳不甚。阴寒之邪由盛变衰,因而其厥亦微。既然真阳未尽浮越于外,尚能潜藏于里,阴寒之势又由盛转衰,故阳气尚有抗邪之机,阳气与阴寒相争,故现郁冒之证。待阳气来复,祛邪外出,则汗出而病解。"所以然者,其面戴阳,下虚故也",系自注句,说明面少赤、身有微热的戴阳证,是因为下虚而阳不潜敛;下利清谷、脉沉迟、手足厥逆,则是由于下焦寒盛。正邪相争,争而未胜则郁冒,争而既胜则汗出而解。本条见于《伤寒论》第 366 条。

17-35 ○下利後,脉絕[1],手足厥冷,晬時[2]脉還,手足温者生,脉不還者死。

〔1〕脉绝:即脉伏不见。

〔2〕晬(zuì 最)时:即一昼夜,亦称周时。

【释义】论脉证合参辨下利的转归。

下利后脉伏不见,手足厥冷,此阳气暴脱,证有生死之辨,其关键在于阳气之存亡与脉能还与否。若一昼夜后,脉还而手足转温,为阳气来复,尚有生机。若厥不回,脉不起,手足不温,为阳气已绝,生机无望,故为死候。本条亦见于《伤寒论》厥阴病篇 368 条。

17-36 ○下利,腹脹滿,身體疼痛者,先温其裏,乃攻其表。温裏宜四逆湯,攻表宜桂枝湯。

四逆湯方:方見上。

桂枝湯方

桂枝三兩,去皮　芍藥三兩　甘草二兩,炙　生薑三兩　大棗十二枚

上五味,㕮咀,以水七升,微火煑取三升,去滓,適寒温服一升,服已須臾,啜稀粥一升,以助藥力,温覆令一時許,遍身漐漐微似有汗者益佳,不可令如水淋漓。若一服汗出病差,停後服。

【释义】论虚寒下利兼表,治应先里后表。

脾肾阳虚,阴寒内盛,故下利清谷;温运无力,气机壅滞则腹胀满。里虚风寒外袭,故身体疼痛。表里同病,里虚者先治其里,故与四逆汤;里和而表不解,可与桂枝汤再治其表,和营卫其身疼痛则愈。

17-37　下利,三部脉皆平[1],按之心下堅者,急下之,宜大承氣湯。
【校注】
[1]平:如常、和缓之意,未见明显异常。
【释义】论下利属实的脉症和治疗。
　　下利有虚寒与实热之别:少阴虚寒下利,则脉当微弱,证有厥冷;今下利而寸关尺三部脉平实有力,自是气血充沛之象。按之心下硬,则为阳明燥实内结,虽见下利,当属热结旁流,与里虚寒证,自有不同。此证阳热亢盛,阴液走泄,故治宜急下,方用大承气汤。

17-38　○下利,脉遲而滑者,實也。利去欲止,急下之,宜大承氣湯。
【释义】论内实下利,用当下法的脉症。
　　迟主积滞内停,脉气被阻;滑主食积气滞,燥实内结。脉迟而滑,是气滞食积于中焦,脾失健运,腑气不和,故为下利。治当以大承气汤攻除燥实,通因通用,实邪去则利自止。

17-39　○下利,脉反滑者,當有所去,下乃愈,宜大承氣湯。
【释义】论内实下利,脉迟而滑者当下。
　　下利脉迟而滑,迟主积滞内停,脉气被阻;滑主食积气滞,燥实内结。既有宿食停聚,故云"当有所去",宜大承气汤急下之,通腑泄实,通因通用,邪实去则利自愈。

17-40　○下利已差,至其年月日時復發者,以病不盡故也,當下之,宜大承氣湯。
大承氣湯方:見痙病中。
【释义】论休息痢的证治。
　　下利已止,来年同日复发者,此为旧积残邪,隐避于肠间,未能根除,每遇气候变化、饮食失调、劳倦内伤等因素影响,再次发作;此证多见于休息痢。治疗仍可用大承气汤,攻下未尽之余邪,以绝其病根。

17-41　下利譫語者,有燥屎也,小承氣湯主之。
小承氣湯方
大黄四兩　　厚朴二兩,炙　　枳實大者,三枚,炙上三味,以水四升,煮取一升二合,去滓,分温二服。得利则止。

【释义】论燥实内阻,热结旁流的证治。

虚寒下利,多便溏清谷,四肢逆冷;《伤寒论》云"实则谵语,虚则郑声",今下利而谵语,谓有燥屎,其利下必非清谷,而为清水,且气味必臭秽难闻,此为热结旁流。治当通因通用,以下其结,方用小承气汤,使之微利,燥屎得去,则谵语得除,下利自止。

17-42 下利便膿血者,桃花湯主之。

桃花湯方

赤石脂—斤,一半銼,一半篩末 乾薑—兩 粳米—升

上三味,以水七升,煮米令熟,去滓,温七合,内赤石脂末方寸匕,日三服;若一服愈,餘勿服。

【释义】论虚寒下利便脓血的证治。

下利便脓血者,固多属热,治当寒以彻热。少阴病,本为下焦虚寒,肾阳虚衰,火不暖土则下利。下利日久,关门不固,则滑脱不禁。虚寒久利,气血不摄,亦可下利脓血。其证候特点是下利而腹痛绵绵,喜温喜按,而无里急后重、大便臭秽等。此属脾肾阳虚,统摄无权,滑脱不禁。治用桃花汤温阳散寒,涩肠固脱。

桃花汤由赤石脂、粳米、干姜组成。赤石脂性温而涩,入下焦血分,一半入煎,一半为末、小量粉末冲服,涩肠固脱;干姜守而不走,温中散寒;粳米甘温益气,补久利之虚。三药共奏涩肠固脱之功,宜于纯虚无邪下利滑脱不禁之证。本条亦见于《伤寒论》第306条:"少阴病,下利便脓血者,桃花汤主之。"

17-43 熱利下重[1]者,白頭翁湯主之。

白頭翁湯方

白頭翁—兩 黄連 黄蘗 秦皮各三兩

上四味,以水七升,煮取二升,去滓,温服一升;不愈更服。

【校注】

[1]下重:邓珍本作"重下",据宋本《伤寒论》改。

【释义】论湿热下利的证治。

"热利下重",指出此属热利,且有里急后重的特点。湿热蕴结肠道,血瘀肉腐,而成湿热下利。据临床所见,此热利所下之物必灼热臭秽,还当伴见口渴欲饮水等热症。治当清热燥湿、凉血止利,方用白头翁汤。

白头翁汤以白头翁为主药,取其苦寒,入大肠与肝经血分,善清肠热、凉血疏肝、解毒止利。黄连、黄柏苦寒清热燥湿;秦皮苦寒清肝胆及大肠湿热,并可凉血坚阴而止利。四药均是苦寒,苦能燥湿,寒以胜热,相伍为用,共奏清热燥湿、凉血止利之功,为治疗热利下重的常用方剂。本条亦见于《伤寒论》厥阴病篇第 371 条。

17-44　下利後更煩,按之心下濡者,爲虚煩也,栀子豉湯主之。

栀子豉湯方

栀子十四枚　香豉四合,绢裹

上二味,以水四升,先煑栀子得二升半,内豉煑取一升半,去滓,分二服,温進一服,得吐則止。

【释义】论下利后虚烦的证治。

下利因实热所致,当有心烦;如下利后,热从下泄,则烦可止。今利后其烦更甚,按之心下柔软并无结痛,知内无有形实邪,而是无形邪热内郁,故谓之"虚烦",治用栀子豉汤清宣郁热。方中栀子清心除烦,豆豉宣泄胸中郁热,两药配伍,余热得除,虚烦可解。本条亦见于《伤寒论》厥阴病篇第 375 条。

17-45　下利清穀,裏寒外熱,汗出而厥者,通脉四逆湯主之。

通脉四逆湯方

附子大者一枚,生用　乾薑三兩,强人可四兩　甘草二兩,炙

上三味,以水三升,煑取一升二合,去滓,分温再服。

【释义】论阴盛格阳的证治。

"下利清谷",是脾肾阳虚,阴寒内盛,腐化无权。阳虚不温四末,故四肢厥冷;阳虚被盛阴所格,欲从外脱,故见汗出、身热,此属真寒假热之证,故曰"里寒外热"。病情危重,故急用通脉四逆汤,破阴回阳、通达内外。方由四逆汤倍干姜而成,附子用量也较四逆汤为重,如此辛温大热之品,以加强其温经回阳救逆之功。本条亦见《伤寒论》厥阴病篇第 370 条。

17-46　下利,肺痛[1],紫參湯主之。

紫參湯方

紫參半斤　甘草三兩

上二味,以水五升,先煑紫參,取二升,内甘草,煑取一升半,分温三服。疑非仲景方。

【校注】

［1］肺痛:注家认识不同,一指肺痛,一指系腹痛之误。就临床而言,下利腹痛是其常,可从。

【释义】论下利腹痛的证治。

紫参汤由紫参、甘草组成。《神农本草经》谓紫参"味苦辛寒,主心腹积聚,寒热邪气,通九窍,利大小便",方中紫参用量达半斤之多,是为主药,配甘草清热和中,共奏清热祛湿解毒,安中止利之功。由此可见,本条下利腹痛当属大肠湿热,其症还可见利下不爽,或便脓血,肛门灼热,里急后重,发热口渴等症。

【按语】关于紫参究竟何物,有拳参、丹参、紫菀、桔梗等说,至今尚无定论。据《中药大词典》拳参"备考"项说:"《唐本草》所载紫参及《本草图经》的'晋州紫参'为蓼属拳参组植物,故本品亦即《本草》紫参中的一种。"《中华人民共和国药典》谓蓼科植物拳参,性味苦寒,具有清热解毒、消肿止血、收敛之功,主治肠炎、痢疾、肝炎、肺热咳嗽、吐血衄血、痔疮出血,外治口腔糜烂、咽喉溃疡。若紫参为拳参,则可治大肠热毒下利。从拳参能够主治肺、肠的功能来看,亦能够与本条"下利肺痛"的主证相吻合。正如黄元御《金匮悬解》曰:"肺与大肠表里,肠陷而利作,则肺逆痛生。"

17-47　氣利[1],訶梨勒散主之。

訶梨勒散方

訶梨勒十枚,煨

上一味,爲散,粥飲和[2],頓服。 疑非仲景方。

【校注】

［1］气利:指下利滑脱,大便随矢气而出。

［2］粥饮和:指用米汤调和服之。

【释义】论虚寒性肠滑气利证治。

气利为中气虚寒,不能固摄,矢气而便出,甚者利下无度,滑脱不禁。治用诃梨勒散温涩固脱,涩肠止利。方中诃梨勒即诃子,煨用专以敛肺涩肠固脱,并用粥饮和服,能益胃肠而健中气。吴谦《医宗金鉴》提出治用补中益气汤举陷升提,可参。

附方:

17-48　**《千金翼》小承氣湯**[1]:治大便不通,噦數[2],譫語。方見上。

【校注】

[1]《千金翼》小承气汤:此方载于《千金翼方》,治大便不通,哕数,口谵语;无方名。药味与仲景小承气汤相同,仅分量稍有出入:厚朴二两(炙)、大黄四两、枳实五枚(炙),方后注煎服法:"以水四升,煮取一升二合,分再服当通,不通尽服之。"

[2]哕数:指呃逆较甚,频作不已。

【释义】论肠腑实热、呃逆谵语的证治。

"哕"者,呃逆也。呃逆之疾,有寒热虚实之不同,本证治以小承气汤,证属阳明实热无疑。胃肠实热,大便秘结,腑气不通,浊气上冲,则呃逆频频;热扰神明,则谵语潮热;治用小承气汤通腑泄热,俟腑气得通,实热下泄,则诸症可除。

17-49 《外臺》黄芩湯[1]:治乾嘔下利。

黄芩　人參　乾薑各三兩　桂枝一兩　大棗十二枚　半夏半升

上六味,以水七升[2],煮取三升,溫分三服。

【校注】

[1]《外台》黄芩汤:此方原系仲景《金匮要略》方而阙遗,被《外台秘要》收载于卷六疗呕吐哕门。

[2]以水七升:底本无"水"字。据明抄本、赵开美本补。

【释义】论寒热错杂,干呕下利的证治。

黄芩汤由黄芩、人参、干姜、桂枝、大枣、半夏组成,以干姜、半夏温胃止呕;人参、大枣、桂枝温中补脾,散寒降逆;黄芩苦寒清热。分析本方药物,寒凉药仅黄芩一味,余皆温中补虚散寒之品;从药量比例来看,亦以温热药为重,故适用于寒热错杂而偏于寒盛的干呕下利证。故尤怡《金匮要略心典》比较本方与黄芩加半夏生姜汤曰:"此与前黄芩加半夏生姜汤治同(均治干呕下利)无芍药、甘草、生姜,有人参、桂枝、干姜,则温里益气之意居多,凡中寒气少者,可于此取法焉。"

○疮痈肠痈浸淫病脉证并治第十八

提要:本篇共计原文9条,用方6首,其中佚方1首,论金疮、痈肿、肠痈、浸淫疮等疾患的辨证论治。因所论皆属疮疡病范围,故合为一篇而论。

篇名中,疮,指金疮,即金刃所伤,或伤后又染毒邪,溃烂成疮;痈,指痈肿,即发生于体表的外痈,以局部红、肿、热、痛为其证候特点;肠痈,指发生于肠腑的内痈;浸淫疮,以痒痛难忍为特点,初期如疥,渐出黄水,浸淫成片因而得名,后世又称黄水疮。

在治疗方面,若毒热内聚,血肉腐败,肠痈脓已成者,用**薏苡附子败酱散**;若肠痈初起,热壅血瘀,脓未成者,用**大黄牡丹汤**;金伤溃烂,久不收口者,用**王不留行散**;痈肿成脓,病位偏下偏热者,用**排脓散**;痈肿成脓,病位偏上偏寒者,用**排脓汤**;湿热火毒,浸淫疮者,用**黄连粉**(佚方)。

18-01　諸浮數脉,應當發熱,而反洒淅惡寒[1],若有痛處,當發其癰。師曰:諸癰腫,欲知有膿無膿,以手掩腫上,熱者爲有膿,不熱者爲無膿。

【校注】

[1] 洒淅(xiǎn xī 显吸)恶寒:寒栗貌。形容恶寒如冷水洒到皮肤一样。《素问·调经论》:"邪客于形,洒淅起于毫毛。"王冰注:"洒淅,寒貌也。"

【释义】论痈肿初起脉症与触诊辨别有无痈脓。

脉浮数,若为外感表证,应伴有发热且洒淅恶寒。痈肿初起,也会出现脉浮数,发热恶寒,这是由于局部热毒壅塞、气血渐滞、营卫受阻所致,如《灵枢·痈疽》云:"营卫稽留于经脉之中,则血泣而不行,不行则卫气从之而不通,壅遏而不得行,故热。"《素问·生气通天论》谓:"荣气不从逆于肉理,乃生痈肿。"因痈疡初起,脉浮数,发热恶寒之症,与外感表证十分相似,但必伴有身体某局部发生红、肿、热、痛,这就是发生痈肿的征兆。原文用"反"字体现了辨证的核心点,提示应知常达变,以免误诊为外感病。

凡见痈肿,欲知其有脓无脓,可用手轻掩痈肿上。《灵枢·痈疽》云"大热不止,热胜则肉腐,肉腐则为脓",说明有热感者,为热毒壅聚,故有脓;无热感者,乃热毒未聚,故曰"无脓"。本条提出以触诊的热感与否来辨别有无痈脓,这是临床常用的一种诊察方法,有一定意义。辨脓之法,《诸病源候论》《医宗金鉴·外科心法要诀》等言之甚详,从痈肿的软与硬,陷与起,痛与不痛,颜色变与不变等各方面综合进行诊断,可结合研究。

18-02　腸癰之爲病,其身甲錯,腹皮急,按之濡,如腫狀,腹無積聚,身無熱,脉數,此爲腹内有癰膿,薏苡附子敗醬散主之。

薏苡附子敗醬散方

薏苡仁十分　附子二分　敗醬五分

上三味,杵爲末,取方寸匕,以水二升,煎減半,頓服。小便當下。

【释义】论肠痈脓成的证治。

热毒内聚少腹局部,血肉腐败成脓。气血为内痈所夺,不得外荣肌肤,故皮肤干燥,失去荣润和光泽,似如鳞甲之状,抚之碍手。肠痈化脓,则少腹局部腹皮拘急隆起,按之濡软,如肿状。因热毒蓄结于肠腑局部,邪热不得外散,故体表不发热。肠痈化脓,阳气已虚,正不胜邪,故脉数而无力。证属阳气不足,痈脓未除,实为阴证虚证,故治以薏苡附子败酱散,排脓消痈,振奋阳气。

薏苡附子败酱散由薏苡仁、附子、败酱草组成。方中薏苡仁甘淡微寒,可清热排脓,兼下气利湿,利肠胃,破毒脓;败酱草辛苦微寒,善清热解毒,消痈排脓,破血止痛。附子辛甘大热,可振奋阳气,导热散结;诸药相伍,使脓排壅开,结散气行,升降得复,营卫气血通畅,膀胱气化复常,小便自然当下,同时亦能使痈脓瘀血从大便排出。

18-03　腸癰者,少腹腫痞[1],按之即痛如淋[2],小便自調,時時發熱,自汗出,復惡寒。其脉遲緊者,膿未成,可下之,當有血。脉洪數者,膿已成,不可下也。大黃牡丹湯主之。

大黃牡丹湯方

大黃四兩　牡丹一兩　桃仁五十個　瓜子半升　芒硝三合

上五味,以水六升,煑取一升,去滓,内芒硝,再煎沸,頓服之,有膿當下;如無膿,當下血。

【校注】

［1］肿痞:指肠痈有形之肿块痞塞于肠中。

［2］按之即痛如淋:指触诊按压肠痈部位时,牵及膀胱和前阴,出现类似淋证般的刺痛感。

【释义】论肠痈脓未成的辨证与治法。文中“大黄牡丹皮汤主之”当接“可下之,当有血”之后,此属倒装笔法。

肠痈为病,因热毒内聚,营血瘀结肠中,致局部气血瘀滞,出现了突起之包块。按压肠痈部位时,牵及膀胱、前阴,而出现类似淋证般的刺痛感,但此非膀胱病变,故补述"小便自利",以与淋证鉴别。肠内有痈肿,营血凝滞,卫气郁而化热,故时时发热;热毒熏蒸,迫津外泄,故而汗自出。正邪相争于里,营卫失调于表,故时时发热;肠痈之初,邪正相争,又可见恶寒,此与肺痈酿脓期"时时振寒"之理同。肠痈未成脓时,因热伏血瘀蕴结不通,气血运行迟滞,其脉象多迟紧有力,此时应急用攻下法,以泄热解毒、破血消痈,方用大黄牡丹汤。若热盛肉腐,脓已成,脉见洪数,则不可攻下。

　　大黄牡丹汤由大黄、牡丹、桃仁、冬瓜子、芒硝组成。方中大黄、芒硝荡涤实热,开通壅滞,以畅下行之路;牡丹皮、桃仁活血凉血逐瘀,冬瓜子化浊利湿,排脓散痈。诸药共奏泄热解毒,化瘀消痈之功,可使肠道热毒瘀血从大便而下。服药后有脓便脓,无脓便血,总归邪去病除之意,故方后注云:"有脓当下;如无脓,当下血。"

　　18-04　　问曰:寸口脉浮微而濇,然当亡血,若汗出,设不汗者云何? 答曰:若身有疮[1],被刀斧所伤,亡血故也。
　　【校注】
　　[1] 疮:《玉篇》:"疮,古作创"。
　　【释义】论金疮出血的脉证。
　　寸口脉浮微乃阳气虚弱,涩主津血不足。脉浮微而涩,为阳虚失于固护,阴液不能自守,一般多因失血或汗出过多所致。若不汗出,则可能被刀斧等利器所伤,创伤失血过多之故。

　　18-05　　病金疮,**王不留行散**主之。
　　王不留行十分,八月八日采　蒴藋细叶十分,七月七日采　桑東南根白皮十分,三月三日采　甘草十八分　川椒三分,除目及閉口者,汗　黃芩二分　乾薑二分　芍藥二分　厚朴二分
　　上九味,桑根皮以上三味燒灰存性,勿令灰過,各別杵篩,合治之爲散,服方寸匕。小瘡即粉之,大瘡但服之。產後亦可服。如風寒,桑東根勿取之。前三物,皆陰乾百日。
　　【释义】补充金疮的治法方药。
　　金疮即上条所说的伤于"金刃"而致的外科疾患。由于创伤致使皮肉筋骨损伤,血脉瘀阻,应以活血止血、消肿定痛续筋接骨为主。王不留行散即具有上述功效,而为治疗金创外伤之方。

方中王不留行性苦平,功专活血行血、消肿止痛;蒴藋(shuò diào)细叶性温味甘而酸,可续筋疗伤、活血散瘀;桑东南根白皮性味甘寒,《神农本草经》谓其"主伤中,五劳六极羸瘦,崩中,脉绝,补虚益气"。以上三味阴干烧灰存性,取其黑能入血止血。黄芩、芍药清瘀热,和阴血;干姜、川椒、厚朴辛温散寒,理血行滞;甘草和中生肌而解毒。诸药合用有消瘀、止血、镇痛及续筋脉之效。

在使用时,局部损伤较小的,可用粉剂外用以止血定痛;若损伤较大,出血较多,又当内服为主。产后有瘀血者,亦可用本方,此为异病同治之法。桑白皮性寒凉,若为外感风寒,治宜温散疏解,不宜寒凉收敛,故云"如风寒,桑东根勿取之"。"前三物,皆阴干百日"而不宜晒干或火灸,意在存其阴性,以使血分之药易入血分故也。

18-06　排膿散方

枳實十六枚　芍藥六分　桔梗二分

上三味,杵爲散,取雞子黄一枚,以藥散與雞黄相等,揉和令相得,飲和服之,日一服。

18-07　排膿湯方

甘草二兩　桔梗三兩　生薑一兩　大棗十枚

上四味,以水三升,煮取一升,温服五合,日再服。

【释义】上两方未列主治证,但方名为"排脓散""排脓汤",故当有排脓之功。

排脓散方中重用苦寒之枳实配芍药,行气散结,活血止痛;伍以桔梗开宣肺气,利气排脓;鸡子黄甘润补虚,以散中有补,扶正祛邪;四药共达行气散结,消肿止痛之功,宜于有痈脓而偏于热者。

排脓汤即《肺痿肺痈咳嗽上气病脉证治第七》篇中治吐脓之桔梗汤加生姜、大枣而成。方中桔梗、甘草排脓解毒,生姜、大枣建中和营。四药合用共奏排脓解毒,降逆和胃,调和营卫之功,适用于脓成而偏于寒者。

【按语】排脓散与排脓汤两方中均有桔梗,可知桔梗为排脓要药。具体而言,两方各有侧重。排脓散,散者散也,适合于有脓偏热者,以舌红苔黄为要点,因此以桔梗配枳实行气散结,配芍药、鸡子黄益阴清热;排脓汤适合于有脓偏寒者,以舌淡苔白为要点,方中用桔梗汤排脓,加姜枣温中益脾,调和营卫。

18-08　浸淫瘡[1],從口流向四肢者可治;從四肢流來入口者不可治。

18-09　浸淫瘡,**黄連粉**主之。方未見。

【校注】

[1]浸淫疮:浸者,浸渍之意;淫者,蔓延之谓。浸淫疮病乃湿热火毒为患,表现为皮肤出血顽固的小栗疮,先痒后痛,分泌黄色液体浸渍皮肤,逐渐蔓延遍及全身,故名。

【释义】以上两条论浸淫疮的预后和治法。

考浸淫疮病,《素问·玉机真脏论》谓"夏脉太过……则令人身热肤痛,为浸淫",《素问·气交变大论》云"岁火太过……身热骨痛,而为浸淫",说明浸淫疮多因湿热火毒所致。如从口部起病,然后流散于四肢,是热毒从内向外,为顺证,故云"可治";相反,若从四肢逐渐蔓延至口,是毒热渐归于内,此为逆,故云"不可治"。黄连粉方未见,从方名来看,应以黄连为主。黄连苦寒,能清泻心火,燥湿,解毒杀虫,故以黄连粉为治。

○跌蹶手指臂肿转筋阴狐疝蛔虫病脉证治第十九

提要:本篇共计原文 7 条,用方 5 首,其中佚方 1 首,论跌蹶、手指臂肿,转筋、阴狐疝、蛔虫病的辨证论治。这五种病证,多与足厥阴肝和筋的病变有关,故合为一篇讨论。

"跌蹶"又名"跗蹶",足背僵直之意。以其人只能前行,而不能往后退为临床特征。"手指臂肿",指手指与手臂肿胀颤动之证。"转筋",俗称抽筋,指筋脉拘急作痛的病证。"阴狐疝",是指男性患者阴囊偏大偏小,时上时下,时痛时止,疝气变化不可测的一种病证。"蛔虫病",是指患者常自吐蛔,或因蛔虫内扰发生腹痛、手足厥冷等,属于一种肠道寄生虫病。

在治疗上,足背僵直跌蹶者,针刺腨(小腿肚);风痰留滞,手指臂肿者,用**藜芦甘草汤**(佚方);湿浊化热,筋脉失养,转筋入腹者,用**鸡屎白散**;厥阴寒气凝滞,阴狐疝者,用**蜘蛛散**;蛔虫窜扰,毒药不止者,用**甘草粉蜜汤**;上热下寒,蛔厥者,用**乌梅丸**。

19-01 師曰:病跌蹶[1],其人但能前不能却,刺腨[2]入二寸,此太陽經傷也。

【校注】

[1] 跌蹶:"跌"同"跗",即足背。蹶,《说文解字》注"僵也",痹厥不通之意。跌蹶即足背强直,足跟不能着地,前行尚可,不能后退的病证。

[2] 腨(shuàn 涮):《说文解字·肉部》"腓肠也",指小腿肚。

【释义】论跌蹶的病因和证治。

文中"此太阳经伤也"应在"刺腨入二寸"前,此属倒装句法。跌厥病,是以足背强直,足跟不能着地,前行尚可,不能向后退为主要表现的病证,系足太阳经脉受伤,经气不利所致。因足太阳经脉行身之后,下及腨中,贯腨内,出外踝之后,止于足小趾外侧端,故可用针刺小腿肚穴位深入二寸为宜,以达舒筋通络之功,使经气通利、气血贯通,则跌厥可愈。

原文未言针刺具体穴位,从太阳经脉分部走向来看,小肚腿穴如合阳、承山、飞阳等穴;从临床上讲,承山穴确可治疗步履艰难的病证;后世注家亦多谓针刺承山穴为宜,可参。至于临证针刺的深度,则可依病体情况而定,不必过于拘泥"二寸"。

19-02　病人常以手指臂腫動,此人身體瞤瞤[1]者,藜蘆甘草湯主之。

藜蘆甘草湯方:未見。

【校注】

[1] 身体瞤瞤:指肌肉震颤掣动。

【释义】论风痰阻滞所致手臂肿动的证治。

病手指及上肢臂部时常发生肿胀、震颤动摇,且身体肌肉也有牵引跳动者,多因风湿痰涎阻滞经络所致,如《素问·阴阳应象大论》谓"风盛则动",《三因极一病证方论》云"凡人忽患胸背、手脚、颈项、腰胯隐痛不可忍,连筋骨,牵引钓痛,坐卧不宁,时时走易不定……此乃是痰涎伏在心膈上下"。治宜涌吐风痰,方用藜芦甘草汤。本方虽未见,但从方名可揣其大略。方中藜芦辛寒大毒,功擅涌吐风痰,甘草能解藜芦之毒,并和中安正;两药相伍,是为涌吐之剂,使风痰去则诸证可除。

【按语】以药测证,本病还可伴有时吐浊痰、胸闷气紧、苔白腻、脉弦滑等风痰久积之症。后世治疗此种病证,有用《济生》导痰汤(半夏、陈皮、橘红、胆星、枳实、茯苓、甘草、姜片)或《指迷》茯苓丸(半夏、茯苓、风化硝、枳壳、姜汁糊丸)者,可参。

19-03　轉筋之爲病,其人臂脚直,脉上下行[1],微弦。轉筋入腹[2]者,雞屎白散主之。

雞屎白散方

雞屎白

上一味,爲散,取方寸匕,以水六合,和,溫服[3]。

【校注】

[1] 脉上下行:指寸关尺三部脉拘紧而长,无柔和之象。

[2] 转筋入腹:指两腿筋脉拘挛疼痛,牵引至少腹。

[3] 和,温服:《肘后备急方》卷二、《外台秘要》卷六均作"煮三沸,顿服之,勿令病者知之",宜从。

【释义】论转筋入腹的证治。

转筋是一种以四肢筋脉拘挛作痛为特点的病证,尤以下肢小腿的疼痛为常见,转筋之甚者,其经脉拘挛作痛,可从两腿牵引至少腹部,称为转筋入腹。脉寸关尺三部均见直上直下,拘紧而长,无柔和之象而带有弦象。与痉病的"脉紧而弦,直上下行"同理,均因经脉痉挛所致。

鸡屎白,性寒下气,其味苦咸,具有利水泄热,祛风解毒等功效。《神农本草经》谓之"主消渴,伤寒,寒热",《素问》用鸡屎醴治鼓胀,通利大小便。本条用鸡屎白所治之转筋,当属于湿浊化热伤阴之证,故以鸡屎白散祛湿除热,下气消积,邪去则筋脉得舒,转筋则愈。

19-04 陰狐疝氣[1]者,偏有小大,時時上下,蜘蛛散主之。

蜘蛛散方

蜘蛛十四枚,熬焦　桂枝半兩

上二味,爲散,取八分一匕,飲和服,日再服。蜜丸亦可。

【校注】

[1] 阴狐疝气:病名,疝气病的一种。因本病疝气发作时,睾丸时上时下,犹如狐狸一样出没无常,故名。

【释义】论阴狐疝气的证治。

阴狐疝气,是以一侧睾丸时上时下,而阴囊忽大忽小、出入无常为特征的疾病,每卧则上行于腹中,起立或行走时则下坠于阴囊,其轻者仅有坠胀感,重者由于阴囊牵引而致少腹剧痛。《灵枢·经脉》云:"肝所生病者……狐疝。"结合蜘蛛散方药性味,可知本病乃因寒气凝于厥阴肝经所致。

蜘蛛散由蜘蛛、桂枝二味组成,方中蜘蛛性微寒有小毒,熬焦令其毒减寒消,其功善破结利气;配桂枝辛温通利,入厥阴肝经以散寒气。两药相合,辛温通利,可破郁结、散寒气,使狐疝得以消散。

【按语】蜘蛛散证与寒疝皆因于寒,均有疼痛,但病位有异。寒疝之痛以绕脐为主,病位在腹中;本方证痛在少腹,病位在阴囊连及少腹。关于蜘蛛用法,据雷敩《炮炙论》载:"蜘蛛,凡使勿用五色者,兼大身上有刺毛生者,并薄小者,以上皆不堪用;须用屋西南有网,身小尻大,腹内有苍黄脓者真也。凡用去头足,研如膏,投药中用之。"可供参考。后世治疝气病常用温经散寒、疏肝理气之品,如川楝子、乌药、小茴香、荔枝核、橘核、延胡索等;若属脾肾阳虚,中气不足者,又当温阳补肾,补中益气。厥阴肝寒疝痛者,可辨证选用吴茱萸汤、当归四逆加吴茱萸生姜汤、当归生姜羊肉汤等。

19-05 問曰:病腹痛有蟲,其脉何以別之? 師曰:腹中痛,其脉當沉,若弦,反洪大,故有蚘蟲。

【释义】论蛔虫腹痛的脉象。

腹痛是蛔虫病的主要症状,同时也可见于其他疾病,若脉沉或弦者,属里寒或气郁者多。今腹中痛，脉反洪大，说明此非虚寒所致，乃蛔动气逆之征，所以判断有蛔虫。但应当指出，临证确诊蛔虫病，不可仅凭脉象，还须合参其他症状，如视其白睛有蓝色斑点、下唇内表皮黏膜有半透明状颗粒、面部有浅色团状白斑、嗜食异物、鼻孔瘙痒、睡中齘齿、苔剥脱，有吐蛔、大便蛔虫等蛔虫病史。其他如现代医学 X 线检查所见肠内蛔虫阴影也可做辅助诊断，而在患者粪便、呕吐物中找到蛔虫卵或成虫是蛔虫病诊断的直接证据。

19-06　蚘蟲之爲病，令人吐涎，心痛[1]，發作有時，毒藥不止，甘草粉蜜湯主之。

甘草粉蜜湯方

甘草二兩　粉一兩重　蜜四兩

上三味，以水三升，先煑甘草，取二升，去滓，內粉、蜜，攪令和，煎如薄粥，溫服一升，差即止。

【校注】

[1] 心痛：指心腹部疼痛。

【释义】论蛔虫病的证治。

《灵枢·口问》云"虫动则胃缓，胃缓则廉泉（非指廉泉穴，而是指舌背面的金津、玉液穴）开，故涎下"，即脾胃虚缓，津液失于统摄则涎下。蛔虫上窜，气机不畅，则心腹疼痛，蛔虫下伏而痛止，故云"发作有时"。"毒药不止"，是说已用杀虫药而不效，可改用安蛔缓痛之法，治以甘草粉蜜汤，方中甘草、米粉、蜜皆是甘平安胃之剂，蛔虫得甘则安，腹痛可止，待胃和虫安时，可再行驱杀蛔虫之剂。

【按语】关于甘草粉蜜汤之"粉"，仲景未明是何物，魏荔彤、丹波元简等医家认为是米粉，赵以德、徐忠可等医家认为是铅粉。实践表明，虫动时宜安蛔，不宜杀蛔，结合文中条所言"毒药不止"及方后"煎如薄粥"，推测方中"粉"作"米粉"为宜。据文献所载，铅粉确可杀虫。然而铅对机体所造成的危害不容小视，因此，铅粉杀虫，目前已被临床所禁用。

19-07　蚘厥[1]者，當吐蚘。今[2]病者靜而復時煩，此爲藏寒[3]，蚘上入膈[4]，故煩。須臾[5]復止，得食而嘔，又煩者，蚘聞食臭[6]出，其人當自吐蚘。蚘厥者，烏梅丸主之。

烏梅丸方

烏梅三百个　細辛六兩　乾薑十兩　黃連一斤　當歸四兩　附子六兩，

炮　川椒四兩,去汗　桂枝六兩　人参　黄蘗各六兩

上十味,異搗篩,合治之,以苦酒漬烏梅一宿,去核,蒸之五升米下,飯熟搗成泥,和藥令相得,内臼中,與蜜杵二千下,丸如梧子大,先食飲服十丸。三服[7],稍加至二十丸。禁生冷滑臭等食。

【校注】

[1] 蛔厥:因蛔虫窜扰,气机逆乱而致的四肢厥冷。

[2] 令:《金匮玉函经》作"今",可从。

[3] 脏寒:即内脏虚寒,此处指脾与肠中虚寒。

[4] 入膈:非指胸膈,而是指上腹部的胆道、十二指肠及胃而言。

[5] 须臾:很短的时间,即"一会儿"。

[6] 食臭:指食物的气味。

[7] 三服:医统本作"日三服"。

【释义】论述蛔厥的证治。

蛔厥因蛔虫内扰,气机逆乱而致四肢厥冷,其人当有吐蛔史。蛔虫本寄生于肠间,性喜温而恶寒。若脾虚肠寒,蛔虫避寒就温而向上窜扰,故患者发烦;若蛔虫不上扰,其烦即止。故须臾复止。得食而呕,又烦者,为蛔闻食香,复上而求食,因此烦闷又作,严重者蛔亦可随胃气上逆而吐出。治用乌梅丸以温养脏腑,寒温并用,虚实并调,安蛔止痛。

乌梅丸,以乌梅为主药,用醋浸则更益其酸,味酸入肝,能生津液、益肝阴、止烦渴,涩肠止泻,安蛔止呕。当归补血养肝,与乌梅相伍可养肝阴、补肝体;附子、干姜、桂枝温经回阳以制其寒;辅以川椒、细辛味辛性散,能驱杀蛔虫,通阳破阴;黄连、黄柏泻热于上,并可驱蛔虫下行;人参益气健脾,培土以制肝木。用白蜜、米饭甘甜为丸,不仅养胃气,且可作驱蛔之诱饵。本方酸苦辛甘并投,寒温功补兼用,以其酸以安蛔,辛以伏蛔,苦以下蛔,故为安蛔驱蛔之良方。

【按语】此两条与《伤寒论·辨厥阴病脉证并治》第338条原文略有出入,其论蛔厥的证治相同,然《伤寒论》尚与"脏厥"相辨别,并指出乌梅丸不仅治蛔厥,尚可和胃疏肝,调理脏腑阴阳,用于厥阴病的寒热错杂之久利。应该强调的是,用乌梅丸治疗厥阴寒热错杂之证,用汤剂、丸剂均可,但若用本方驱杀蛔虫,须按方后注,以米饭、白蜜为丸,禁油腻,空腹服之。

新編金匱方論卷中

新编金匮方论卷下

尚书司封郎中充秘阁校理臣林亿等诠次

晋　王叔和集

汉　张仲景述

○妇人妊娠病脉证并治第二十

提要:本篇共计原文11条,用方10首,其中佚方1首,论述妇人妊娠期常见病证的辨证论治。其内容包括妊娠早期的诊断、妊娠与癥病的鉴别、妊娠恶阻、妊娠腹痛、妊娠下血、妊娠小便难、妊娠水气及妊娠养胎等。在治疗方面,若妊娠恶阻轻证,属脾胃阴阳不和者,用**桂枝汤**;妇人癥积,下血不止者,用**桂枝茯苓丸**;妊娠阳虚寒盛腹痛者,用**附子汤**(方未见);若妊娠胞阻,腹痛下血者,用**芎归胶艾汤**;若肝脾不和,妊娠腹痛者,用**当归芍药散**;若妊娠中虚,寒饮恶阻者,用**干姜人参半夏丸**;若妊娠血虚湿热,小便难者,用**当归贝母苦参丸**;若妊娠有水气者,用**葵子茯苓散**;血虚湿热,胎动不安者,用**当归散**;脾虚寒湿,胎动不安者,用**白术散**。

20-01　师曰:婦人得平脉[1],陰脉小弱[2],其人渴,不能食,無寒熱,名妊娠,**桂枝湯**主之。方見利中。於法[3]六十日,當有此證,設有醫治逆[4]者,却一月,加吐下者,則绝之。

【校注】

[1] 平脉:指平和无病之脉象。

[2] 阴脉小弱:阴脉,指尺脉。小弱,即尺脉稍显弱象。

[3] 于法:于,助词无意义。法,即法度、规律。

[4] 治逆:即误治。

【释义】论早期妊娠的诊断,妊娠恶阻的调治与误治后果。

妊娠早期,脉象表现为整体脉来和缓,至数分明,一息四到五至,唯有尺部稍弱,这是由于妊娠初起血聚养胎,阴血一时不足,而胞络系于肾,尺脉主肾,故尺脉稍显弱象。症见呕吐、口渴、不能饮食,脉证合参,应考虑妊娠。这是生育年龄已婚妇女在初孕时的正常现象,又叫妊娠反应、妊娠恶阻。正如原文所述"于法六十日,当有此证",初孕 60 天左右往往出现此证。这一时期,为初孕之时,血聚养胎,阴血相对不足,故口渴,阳气上浮,导致胃气不降,故呕吐、不能食。总为阴阳失衡,胃气上逆。治以桂枝汤调和阴阳,和胃降逆。方中桂枝、白芍调节气血阴阳,甘草、大枣补益脾气,生姜降逆止呕,五味相合则气血调和,使阴阳协调,胃气降而呕逆除。妊娠恶阻,一般轻证可自行缓解,逐渐消失,少数较重的,经过桂枝汤等药调治,恶阻也就很快解除。假若庸医不知此为妊娠反应而妄加误治,延误一月,甚至施以吐下攻逐之法等,势必导致害胎流产,故曰:"却一月,加吐下者,则绝之。"

【按语】关于妊娠脉象。根据《素问·阴阳别论》"阴搏阳别,谓之有子"和《素问·平人气象论》"妇人手少阴脉动甚者,妊子也"之说,临床典型妊娠脉象当是尺脉滑,但早期妊娠并非都见此脉,如本条即有尺脉不滑而稍弱的情况。是初孕之时,血聚养胎,阴血相对不足出现的阴阳暂时失调之象。正如《金匮要略心典》云:"阴脉小弱者,初时胎气未盛,而阴方受蚀。故阴脉比阳脉小弱。"妊娠一般是以脉来滑利为多见,但多在孕后三月左右,故《备急千金要方》引《脉经》言"妊娠初时,寸微小,呼吸五至,三月而尺数也"。此至三月后,胞宫气血充盈,则尺脉见滑数流利之象。

20-02　婦人宿有癥病[1],經斷未及三月,而得漏下[2]不止,胎動在臍上者,爲癥痼害。妊娠六月動者,前三月經水利時,胎也[3]。下血者,後斷三月,衃[4]也。所以血不止者,其癥不去故也。當下其癥,桂枝茯苓丸主之。

桂枝茯苓丸方

桂枝　茯苓　牡丹去心　桃仁去皮尖,熬　芍藥各等分

上五味,末之,煉蜜和丸,如兔屎大,每日食前服一丸。不知,加至三丸。

【校注】

[1] 癥病:病名,指腹中有形可征、固定不移的包块之病。

[2] 漏下:有孕而复下血,谓之漏下。

[3] 也:原无,据医统本(徐镕本)及《脉经》所述医理,补。

[4] 衃(pēi 胚):即色泽紫黯的瘀血。《说文解字》:"凝血也。"

【释义】论癥病和妊娠的鉴别以及癥病的治法。

妇人素有癥病,现停经不到三个月,便出现下血不止,同时自觉脐上好像有类似"胎动"的感觉,此为素有之癥瘕痼疾危害所致。需与"妊娠胎漏"相鉴别,因妊娠不到三个月不会出现胎动,更不会动在脐上,因此这种"漏下不止"是素有癥病为患,导致血瘀气滞,经水异常,渐至停经;瘀血内阻,血不归经,则漏下不止。所以说"为癥痼害","其癥不去故也"。

自"妊娠六月动者"至"后断三月衃也"为插入语,阐述正常妊娠与癥瘕为病之不同。如果停经六个月左右出现胎动,而且在停经前三个月月经正常,此时的胎动,当属正常妊娠。假如平素月经不调,时有下血,停经后即"后断"三个月,又下紫黯瘀血,此乃属"衃",即癥积所致。

既然"血不止者"因癥病所致,见血止血则瘀无去路,病必不除。此时当去其癥积,瘀血去,新血生,方能使下血得止。故用桂枝茯苓丸,祛瘀消癥。方中桂枝、芍药通调血脉;桃仁、牡丹皮活血化瘀消癥;血不利易为水,茯苓利水以和血脉;正如《金匮要略论注》所云"癥之成必挟湿热为窠囊,苓渗湿气"。炼蜜和丸,调和药性,取缓缓散瘀之功。

【按语】本条论述癥病和正常妊娠的鉴别,并提出癥病的治疗,方用桂枝茯苓丸祛瘀消癥。后世有医家提出用桂枝茯苓丸治疗"妊娠漏胎下血"或"妊娠癥瘕下血",系遵《素问·六元正纪大论》"有故无殒,亦无殒也"之原则,但用药应注意《黄帝内经》"衰其大半而止,过者死"的告诫,当病邪减去其大半即停药,过度使用就会使正气受损,甚至危及性命。

漏胎下血与癥瘕下血不同,清代曾鼎《妇科指归》卷二曰:"孕妇或按月下血数滴,名漏胎。"《医宗金鉴·妇科心法要诀》说:"孕妇无故下血,或下黄豆汁而腹不痛,谓之胎漏。"可见,两者从下血的周期性、色泽、有无痼疾等方面不难鉴别。

20-03　妇人怀娠[1]六七月,脉弦,发热,其胎愈胀,腹痛恶寒者,少腹如扇[2],所以然者,子藏[3]开故也,当以**附子汤**温其藏。方未见。

【校注】

[1] 娠:《说文解字·女部》:"娠,女妊身动也。"段玉裁注:"妊而身动曰娠,别词也。浑言之则妊娠不别。"可见,单言娠,指妊娠后有胎动者,即相当于中晚期妊娠。

[2] 少腹如扇(shān 山):形容少腹部发凉怕冷如被风吹之状。

[3] 子脏:即子宫。

【释义】论妊娠后期阳虚寒盛腹痛的证治。

妊娠六七月,由于妇人阳虚寒盛,寒凝气滞,故腹痛而脉弦;发热则是由于阳虚寒盛,阴盛则格阳于外出现的假热,非辨证时的必有之症;《素问·异法方宜论》曰"脏寒生满病",故患者自觉胎愈胀大;阳虚不能温煦,且不耐邪扰,故恶寒、少腹作冷有如阵阵被风扇动。"所以然者,子脏开故也"是胞宫虚寒病因的概括。证属阳虚寒盛,治以附子汤,温阳散寒,暖宫安胎。

【按语】本条附子汤方缺,有方名而无药,根据证候,当用温里散寒,扶阳抑阴之法。有医家认为用《伤寒论》附子汤(炮附子二枚,茯苓、芍药各三两,白术四两,人参二两,以水八升,煮取三升,去滓,温服一升,日三服)。方中附子温阳散寒;人参温补元气;茯苓、白术健脾益气;芍药和血又能敛阴,制附子之燥热,敛外浮之虚阳。

附子汤中的主药附子大辛大热,有动胎之弊,凡胎元初结者,应当慎用,本条特别提出"怀娠六七月",如属妊娠早期,一般可用胶艾汤或当归生姜羊肉汤。

20-04 師曰:婦人有漏下者,有半產[1]後因續下血都不絕者,有妊娠下血者。假令妊娠腹中痛,爲胞阻[2],膠艾湯主之。

芎歸膠艾湯方一方加乾薑一兩,《胡洽》[3]:治婦人胞動,無乾薑。

芎藭 阿膠 甘草各二兩 艾葉 當歸各三兩 芍藥四兩 乾地黃四兩[4]

上七味,以水五升,清酒三升,合煑取三升,去滓,内膠令消盡,温服一升,日三服。不差更作。

【校注】

[1]半产:亦称小产,指妊娠三个月以后,胎儿已经成形,但未足月而殒堕。若是三月以内,胎儿未成形而自然殒堕,则谓之堕胎。

[2]胞阻:亦称胞漏或漏胞,指不因癥积而导致的妊娠下血,并腹中疼痛。

[3]《胡洽》:即《胡洽百病方》,简称《胡洽》,为东晋南北朝著名医家胡洽所著。宋林亿等校正医书时曾屡引《胡洽方》,原书不知佚于何时。俞桥本、赵开美本作"胡氏"。

[4]四两:底本无。俞桥本、徐镕本、赵开美本皆无药量。据明抄本、《外台秘要》卷三十三胶艾汤方补。

【释义】论妇人常见的三种下血证治。

本条所列举的妇人下血的三种情况:经血非时而下,淋漓不断的"漏下";"半产后"继续下血不净;妊娠下血伴腹痛的"胞阻",病情虽然不同,但病机都属于冲任虚寒,阴血不能内守,所以均用温补冲任,养血止血的胶艾汤。

方中四物汤养血和血,阿胶养阴止血,艾叶炒炭用则温经暖宫止血,甘草调和诸药,清酒以行药势,诸药合用,能养血止血,暖宫调经,止痛安胎。

20-05 婦人懷娠,腹中疞痛[1],當歸芍藥散主之。

當歸芍藥散方

當歸三兩　芍藥一斤　茯苓四兩　白术四兩　澤瀉半斤　芎藭半斤,一作三兩

上六味,杵爲散,取方寸匕,酒和,日三服。

【校注】

[1]疞痛:疞,读作(jiǎo 绞)时,指腹中急痛;疞,读作(xiǔ 朽)时,指腹中绵绵作痛。

【释义】论妊娠肝脾不和腹痛的证治。

由于妇人怀孕后,血聚胞中养胎,肝血常易不足,肝失条达,气血郁滞,则见腹中绵绵而痛,或拘急而痛;如再因情志刺激,肝病犯脾,脾虚湿停,可见体倦、浮肿、白带量多、小便不利、泄泻等。因此,本病因肝虚气郁而致血滞,脾虚气弱而致湿停,属于肝病及脾,肝脾失调。故治以养血疏肝,健脾利湿,用当归芍药散治疗。

方中重用芍药养血柔肝,缓急止痛,配伍当归养血活血,川芎行血中之气;茯苓、白术健脾益气利湿;泽泻重用渗湿于下。如此配伍,则补肝血与畅肝并用,健脾与利湿兼顾,肝脾调和,气机调畅,故腹痛则愈。

【按语】关于本条主证"腹中疞痛"的理解,关键在于"疞"字的读音,读音不同意义不同。《金匮要略论注》认为"疞痛者,绵绵而痛,不若寒疝之绞痛,血气之刺痛也";《金匮要略心典》认为"按《说文解字》疞音绞,腹中急也,乃血不足而反侵之也,血不足而水侵"。还有医家提出"疞痛,即拧着痛",而只要确定其病机为肝脾失调,气郁血滞湿阻,则不必拘泥于腹中拘急,绵绵而痛,还是腹中绞痛或者拧着痛,均可使用。

20-06 妊娠嘔吐不止,乾薑人參半夏丸主之。

乾薑人參半夏丸方

乾薑　人參各一兩　半夏二兩

上三味,末之,以生薑汁糊爲丸,如梧子大,飲服十丸,日三服。

【释义】论胃虚寒饮恶阻的证治。

妇女怀孕以后,出现恶心呕吐,属于生理现象,一般持续时间不长,不需要

进行治疗,可自行缓解。文中提及"呕吐不止",持续较长时间,妊娠反应较重,则需要辨证施治。以方测证,呕吐为胃气虚寒、水饮内停所致,由于脾胃虚寒,水液凝滞,蓄为痰饮,浊阴上逆,则呕吐涎沫稀水,饮停中焦,可见脘闷不食,脉弦苔滑等症。治宜温中散寒,降逆止呕,用干姜人参半夏丸治疗。

方中人参、干姜温补中气;半夏、生姜汁散饮降逆止呕。以丸剂服之,便于受纳,能达和缓补益之效。

【按语】干姜人参半夏丸中半夏有堕胎之说,陶弘景《名医别录》、陈衍《宝庆本草折衷》、李东垣《珍珠囊药性赋》中均将半夏列为妊娠禁忌或慎用药,但在《备急千金要方》《妇人良方大全》《严氏济生方》等古籍中,不乏半夏治疗妊娠呕吐的记载。陈修园《金匮要略浅注》中也评价,"半夏得人参,不惟不碍胎,且能固胎"。可见,对于用半夏治疗妊娠恶阻,历代医家多有争议。然半夏止呕作用明显,为温中化饮之要药,尤适于胃虚寒饮所致的呕吐。故属胃虚寒饮的重证恶阻,半夏为首选佳品。仲景用之,仍遵《素问》"有故无殒"之意。仲景用半夏除了辨证准确、有是证用是方之外,还在设法制约半夏辛温与毒性方面,考虑较为周全:一是使用制半夏;二是与人参等益气补虚、扶助正气之品配伍使用;三是使用丸剂,以防汤剂峻烈伤胎。故可确保半夏中病而不伤胎。虽然《中华人民共和国药典》近年来已不再将半夏列为妊娠禁忌药,但若孕妇体质虚弱,又有滑胎病史者,临床使用仍需谨慎。

20-07 妊娠小便難,飲食如故,當歸貝母苦參丸主之。

當歸貝母苦參丸方:男子加滑石半兩。

當歸 貝母 苦參各四兩

上三味,末之,煉蜜丸如小豆大,飲服三丸,加至十丸。

【释义】论妊娠血虚热郁小便难的证治。

妊娠小便难,是指怀孕期间,出现小便频数而急,淋漓涩痛等症,后世称为"子淋",虽小便难,但其人饮食如常,可知病不在中焦,而属下焦。本证由于妊娠血虚生郁,郁而生热,热与湿合,气机不畅,阻滞下焦,以致小便困难而不爽利。本病属于本虚标实,故当养血润燥,清利湿热,标本兼治,方用当归贝母苦参丸。

方中当归养血润燥;贝母开结解郁,提壶揭盖;苦参清热利湿,更用润燥之白蜜为丸,可使血得濡养,郁热得除,湿热得清,则气机通调,小便自能畅利。

20-08 妊娠有水氣,身重[1],小便不利,洒淅惡寒[2],起即頭眩,葵子茯苓散主之。

葵子茯苓散方

葵子一斤[3] 茯苓三兩

上二味,杵爲散,飲服方寸匕,日三服,小便利則愈。

【校注】

[1] 身重:是指水湿泛滥肌肤而身肿,并因水湿停留自觉身体沉重。

[2] 洒淅恶寒:形容身体恶寒犹如冷水喷洒一般。

[3] 葵子一斤:徐镕本、赵开美本作"一斤",俞桥本无药量,邓珍本凡药量之"一"皆作"乙"。

【释义】论妊娠水肿的证治。

妊娠有水气,后世称为"子肿",俗称"胎肿",是因胎气影响气机,气化不利,水湿内停而致。水湿停聚于内泛滥肌肤则成水肿,并觉身重;膀胱气化受阻,则小便不利;水为阴邪,郁遏于表,影响卫阳布达,故洒淅恶寒;水气内停,清阳不升,故起即头眩。本病辨证的关键在于气化受阻,水湿停聚,以邪实为主,治疗当利水通阳,所以方后注曰"小便利则愈"。此即后世叶天士所谓"通阳不在温,而在利小便"的渊源之所在。

葵子茯苓散方重用葵子滑利通窍以利水,《神农本草经》言其主"五癃,利小便";茯苓健脾渗湿,两药合用,能利水通窍,渗湿通阳。小便通利,水有去路,阳气得通,则诸症可愈。

【按语】妊娠水肿有虚实之分,虚证多责之脾、肾阳虚,应治以健脾利湿,温肾扶阳之法;实证则以气阻水停的邪实为主。本条的葵子茯苓散,即针对实证妊娠水肿而设,但方中葵子性滑利通窍,能致滑胎,故用量宜慎。后世对于此证,多采用行气渗湿之法,如《医宗金鉴》的茯苓导水汤(泽泻、茯苓、桑白皮、木香、木瓜、砂仁、陈皮、白术、苏叶、大腹皮、麦冬、槟榔)或《妇人大全良方》的天仙藤散(天仙藤、香附、陈皮、甘草、乌药、生姜、木瓜、紫苏叶)合四苓散,临床可作为参考。

20-09 妇人妊娠,宜常服当归散主之。

當歸散方

當歸 黃芩[1] 芍藥 芎藭各一斤 白术半斤

上五味,杵爲散,酒飲服方寸匕,日再服。妊娠常服即易產,胎無苦疾。產後百病悉主之。

【校注】

[1] 黄芩:徐镕本、赵开美本作"芩",邓珍本、俞桥本"芩"讹为"苓",今正。

【释义】论养血清热健脾的养胎之法。

妇人妊娠养胎与肝脾二脏密切相关,肝主藏血,血以养胎;脾主运化,为气血生化之源。若在怀孕期间,妇人有肝脾不和之证者,可视具体病情之轻重适当加以调治。以方测证,本条当属肝血不足,脾失健运之证;由于肝血不足,易生内热;脾失健运,易生湿浊;湿热郁滞,胎儿受影响而致胎动不安。临床可见面黄形瘦、神疲气怯、纳少、五心烦热,甚至低热、大便不爽等症,故方用当归散。药用当归、芍药养血调肝,合川芎则舒气血之滞,使得补而不滞;白术健脾除湿;黄芩苦寒坚阴、清热燥湿,合而用之,可养血健脾、清化湿热,而奏养胎、安胎之功效。

20-10　妊娠養胎,白术散主之。

白术散方:見《外臺》。

白术　芎藭　蜀椒三分,汗　牡蠣[1]

上四味,杵爲散,酒服一錢匕,日三服,夜一服。但苦痛,加芍藥;心下毒痛[2],倍加芎藭;心煩吐痛,不能食飲,加細辛一兩、半夏大者二十枚,服之後,更以醋漿水服之。若嘔,以醋漿水服之;復不解者,小麥汁服之;已後渴者,大麥粥服之。病雖愈,服之勿置。

【校注】

[1]牡蛎:俞桥本、徐镕本、赵开美本白术、川芎、牡蛎均无药量。据《外台秘要》载"白术散方",为"白术、川芎(各四分),蜀椒(三分汗),牡蛎(二分),上四味捣下筛,酒服满一钱匕,日三夜一"。可参。

[2]毒痛:痛楚,苦痛。

【释义】论温中祛寒的养胎方法。

妇人在怀孕期间,若脾虚而生寒湿,寒湿中阻,除胎动不安外,可见脘腹时痛、呕吐清涎、不思饮食、舌淡苔白滑、脉缓滑等。由于脾虚失于运化,一方面不能化水谷精微以生血气,另一方面寒湿内生,气血受阻,导致胎失所养而胎动不安,方用白术散。

方中白术为主药能健脾和胃、除湿安胎;川芎舒肝和血;蜀椒温中散寒;牡蛎利水除湿,镇逆固胎,全方共奏健脾温中,散寒除湿以安胎之功。方后注加减法:①"但苦痛"为肝血不足,阴血不利,经脉气血不和,加芍药以缓急止痛。②"心下毒痛"为寒凝血滞,倍加川芎以温行血气。③"心烦吐痛,不能食饮"为寒凝气滞,升降失常,故加细辛、半夏温散寒湿,行气止痛,降逆止呕。④"服之后,更以醋浆水服之,若呕,以醋浆水服之",以取酸浆水和胃气、止呕之功效。⑤"复不解者,小麦汁服之;已后渴者,大麦粥服之",系因过度呕吐损胃气,以小麦粥汁以健脾养心除烦;呕止而渴者津伤未复,以大麦粥和胃生津。⑥"病虽愈,服之勿置",指本病愈后仍需大麦粥调养脾胃,切勿搁置。

【按语】养胎之法,当以预防疾病为首务,有病早治,防邪伤胎气,以收安胎之效果。若孕妇素体健康,则无需服药养胎,注意起居及饮食调养即是;对于屡为半产、漏下、难产,或已见胎动不安而漏下者,需积极治疗,养胎或安胎。故原文"常服"、方后"妊娠常服即易产,胎无苦疾"及"妊娠养胎"之文宜活看。养胎并非无的放矢,而是根据孕妇的体质和证候来选择方药,方证对应则易胎,方不对证则害胎。正如《金匮要略直解》所说:"瘦而多火者,宜用当归散;肥而有寒者,宜用白术散,不可混施也。"

20-11　婦人傷胎,懷身腹滿,不得小便,從腰以下重,如有水氣狀,懷身七月,太陰當養[1]不養,此心氣實[2],當刺瀉勞宮及關元。小便微利則愈。見《玉函》。

【校注】

[1] 怀身七月,太阴当养:《脉经》《诸病源候论》《备急千金要方》等书均有"妊娠七月,手太阴脉养"的记载。

[2] 心气实:此指心火亢盛。

【释义】本条论述了怀孕心火盛伤胎的证治。

所谓"伤胎"是指妊娠期间,由某种原因,引起脏腑功能失调,导致胎失所养而引发的病证。妇女怀孕至七个月,应当是手太阴肺经养胎之时,若此阶段"心气实",心火炽盛,火盛乘犯肺金,肺金受伤,肺失于治节,精微失于敷布,则胎失所养;而肺水之上源,亦失于通调,而致水湿泛溢,腹部胀满、小便不通、腰以下沉重,故曰"如有水气状"。治宜针刺手厥阴心包经荥穴劳宫,以清心泻火;针刺小肠募穴关元,以利小便。心火得降,水湿得除,肺气得养,则胎气自安。

【按语】关于分经逐月养胎之说,《千金方》《外台秘要》等均有记载,如《备急千金要方》载:"妊娠一月,足厥阴脉养";"妊娠二月,足少阳脉养";"妊娠三月,手心主脉养";"妊娠四月,手少阳脉养";"妊娠五月,足太阴脉养";"妊娠六月,足阳明脉养";"妊娠七月,手太阴脉养";"妊娠八月,手阳明脉养";"妊娠九月,足少阴脉养,不可针灸其经……"。其临床价值,有待进一步研究。关于针刺关元穴,后世医家有不同看法,如《金匮要略直解》说:"关元穴在脐下……此穴不可妄用,刺之能落胎。"可见,妊娠期间,当慎用针刺泻法,以免手法不当,引起流产。

○妇人产后病脉证治第二十一

提要:本篇共计原文12条,用方11首,其中附方2首,论述妇人产后常见病证的辨证论治。由于产后气血亏虚,故篇中首论新产妇人三大证:痉病、郁冒、大便难;继而围绕产后机体特点,论述产后腹痛,产后中风,产后下利,产后乳中虚,产后发热等证治。

在治疗方面,产后郁冒,大便坚者,用**小柴胡汤**;产后血虚里寒,腹痛者,用**当归生姜羊肉汤**;产后气血郁滞,腹痛者,用**枳实芍药散**;产后瘀血内结腹痛者,用**下瘀血汤**;产后热结在里者,用**大承气汤**;产后中风,营卫不和者,用**阳旦汤**;产后中风兼阳虚者,用**竹叶汤**;产后乳中虚,烦乱呕逆者,用**竹皮大丸**;产后热利伤阴者,用**白头翁加甘草阿胶汤**;产后发热,血虚湿热蕴结者,用**《千金》三物黄芩汤**;产后血虚中寒,腹痛者,用**《千金》内补当归建中汤**。

21-01　問曰:新產婦人有三病,一者病痓,二者病郁冒[1],三者大便難,何謂也?師曰:新產血虛,多汗出,喜中風[2],故令病痓;亡血復汗,寒多,故令鬱冒;亡津液,胃燥[3],故大便難。產婦鬱冒,其脉微弱,不能食,大便反堅,但頭汗出。所以然者,血虛而厥,厥而必冒[4],冒家欲解,必大汗出[5]。以血虛下厥[6],孤陽上出[7],故頭汗出。所以產婦喜汗出者,亡陰血虛,陽氣獨盛,故當汗出,陰陽乃復。大便堅,嘔不能食,**小柴胡湯**主之。方見嘔吐中。

【校注】

[1]郁冒:即头晕眼花之意。

[2]喜中风:徐彬云:"喜者易也。"喜中风,指容易感受风邪。

[3]胃燥:"胃"泛指肠胃,胃燥,指由于津液亏虚,胃肠失濡而致大便燥结。

[4]血虚而厥,厥而必冒:此二句中的"厥"作"上逆"讲。即血虚而阳气上逆,阳气上逆而致郁冒。

[5]大汗出:指相对局部症状"头汗出"而言,表现为周身汗出,有阴阳调和之意,非指大汗淋漓。

[6]血虚下厥:"厥"当"尽"讲,如徐彬谓"血虚则阴不能维阳而下厥,厥者尽也,寒也"。

[7]孤阳上出:孤阳,指独盛的阳气。孤阳上出,阳气独盛而上逆或作虚热上扰解。

【释义】论产后痉、郁冒和大便难三病的病因及产后郁冒的证治。

产后痉病形成，原文谓"新产血虚、多汗出、喜中风"，即产后失血、多汗、感受风邪是形成痉病的主要因素。其中新产后失血过多，血虚不能濡养筋脉是内因；产后气虚多汗，腠理不固，容易感受风邪是外因；内外因相合，以致筋脉拘急，项背强急、口噤不开，甚或角弓反张、四肢抽搐等症随之而生，遂成痉病。产后郁冒是由于产后亡血，复因汗出过多而伤津，再感受寒邪，邪气闭阻所致；亡血伤津，阴液亏损，阴虚则阳气偏盛，复感寒邪，寒束肌表致使腠理闭塞而无汗，偏盛之阳不能随汗出而外泄，势必逆而上冲，于是发生头昏、目眩、郁闷不舒之症。产后大便难则是由于产后失血，且多汗伤津，血虚津枯，胃肠失润，传导失司而成。以上三种病证，虽临床表现不同，但其病机为亡血伤津气虚则一。

产妇患郁冒病，脉象微弱无力，呕吐不能食，大便坚结，仅头部汗出，属产后气血亏虚，阳气上逆。产后气血不足则脉弱无力；胃气上逆则呕不能食；津液不布，肠胃干燥则大便坚结；郁热上蒸则但头汗出。郁冒之证要解除，须当全身汗出，通过遍身汗出，以衰减偏盛之阳，使阴阳恢复相对平衡，此乃后世"损阳就阴"之法。此作解之机与《伤寒论》第230条所述服小柴胡汤后"濈然汗出而解"一致。自"所以然者"至"阴阳乃复"十三句，均属自注句，阐释冒家但头汗出及汗出作解的机制。郁冒当汗出而解，与妇人新产也易自汗出有相似之处，故仲景特插入"所以产妇喜汗出者，亡阴血虚，阳气独盛，故当汗出，阴阳乃复"补述说明。但产妇易汗与郁冒汗出，又有不同，前者为生理性的，可视为机体自动调节阴阳偏盛的功能反映；而郁冒汗出须借助药物的疏散。

产后郁冒的病机属亡血伤津，复感邪气，邪气内阻，气机郁闭，阳气上逆，以致头昏目眩，心胸郁闷不舒，属于少阳枢机不利的范畴。郁冒病见大便坚者，乃血虚津亏，肠道失润所致。条文之所以在"坚"前加"反"字，是针对"呕不能食"而言，旨在说明邪在少阳而未入阳明形成腑实，其大便本不应坚硬，今反坚硬，乃血虚津亏之燥，而非实热也。小柴胡汤能运转枢机，扶正达邪，正如《伤寒论》第230条所云"上焦得通，津液得下，胃气因和，身濈然汗出而解"，故云"小柴胡汤主之"。

【按语】

1. 产后痉病与《痉湿暍病脉证治第二》篇所论痉病，均以项背强急，甚至角弓反张、口噤不开等为主证，但两者病因有异。前者为产后亡血伤津，复感风邪，筋脉失养所致，重在津亏血少，其当治以养血滋阴为主，方如三甲复脉汤加减。后者乃感受外邪误治伤津，重在邪阻筋脉，治宜祛邪顾津，方如栝蒌桂枝汤、葛根汤。

2. 郁冒与产后血晕不同,郁冒是亡血复汗感寒所致;产后血晕乃产后失血过多,血不上荣,或因产后恶露不下,瘀血上攻所致,以突然发作的头昏眼花,不能坐起,甚则昏厥不省人事为特点,若抢救不及时可致死亡,西医产后出血引起的虚脱、休克等病,可与本病互参。治当益气补血、回阳固脱,或行气活血逐瘀。

21-02　病解能食,七八日更[1]發熱者,此爲胃實[2],**大承氣湯**主之。方見痙中。

【校注】

[1]更:"再""又"之意。

[2]胃实:指肠胃邪实充盛之意,即阳明腑实证。

【释义】承上条论郁冒解除后转为阳明腑实的证治。

产后郁冒,本有呕不能食,服用小柴胡汤后胃气已和,故而呕止能食,郁冒病解。若七八日后,又出现发热,此乃余邪未尽,更因饮食不节,致使邪热与未消之食滞相搏结所致,此属胃实之证,当有腹部满痛拒按、大便秘结、脉沉而有力、苔黄厚等脉症,可用大承气汤,攻泻实热,荡涤实邪。

【按语】《伤寒论》第97条云:"血弱气尽,腠理开,邪气因入……脏腑相连,其痛必下,邪高痛下,故使呕也,小柴胡汤主之。服柴胡汤已,渴者,属阳明,以法治之。"论少阳病可传为阳明里热实证,此时可依阳明法治之,示人当辨证施治。此条论产后本多虚证,但亦会有实证者,应随证治之,不得概用补益,充分体现了辨证论治的原则性与灵活性。但产后毕竟津血亏虚,大承气汤为攻下峻剂,产后用之,务须辨证准确,否则妄言攻下,恐将滋生他变。

21-03　產後腹中㽲痛[1],當歸生薑羊肉湯主之。并治腹中寒疝,虚勞不足。

當歸生薑羊肉湯方:見寒疝中。

【校注】

[1]㽲痛:㽲,读作(jiǎo 绞)时,指腹中急痛;㽲,读作(xiǔ 朽)时,指腹中绵绵作痛。㽲亦同"疝",疝读作(jiū 揪)时,指腹中绞痛;疝读作(niú 牛)时,指小痛。

【释义】论产后血虚里寒腹痛的证治。

产后血少气弱,寒邪乘虚入里,凝滞不通,脉络不和而腹中拘急,绵绵作痛。治当温通血脉,补虚散寒,行滞止痛。方中当归养血补虚,温通经脉;生姜温中散寒;羊肉为血肉有情之品,可大补气血,三药配伍,共奏补虚散寒,行滞止痛之功,形、精兼顾,是《素问·阴阳应象大论》"形不足者,温之以气;精不足者,补之以味"的具体体现。因本方具有散寒补虚之功能,故亦可用于治疗"腹中寒疝,虚劳不足",为异病同治之例。

21-04　產後腹痛,煩滿不得臥,枳實芍藥散主之。

枳實芍藥散方

枳實烧令黑,勿太過　　芍藥等分

上二味,杵爲散,服方寸匕,日三服。并主癰膿,以麥粥下之。

【释义】论产后气血郁滞的腹痛证治。

产后腹痛,有虚实之分;虚者,如上条所述之腹痛拘急、绵绵作痛,喜温喜按;本条腹痛,烦满不得卧,治用枳实芍药散,方用枳实理气散结,炒黑入血分,能行血分之滞;芍药和血止痛;大麦粥和胃安中;三药共奏行气散结,和血止痛之功。

以方测证,可知本条腹痛,当属实证,且胀满甚于疼痛,其机当以气滞为主。盖产后恶露未尽,气滞瘀阻,气郁化热则烦,气机不畅则满,气血阻滞则痛,治用枳实芍药散,行气和血止痛。每服方寸匕,药少量轻,寓意病情不重,意在缓治。

因脓乃血所化,气行则血行,血行则痛肿可散,本方能行血中之滞,故亦主痈脓,但以痈脓初期为宜。《疮痈肠痈浸淫病脉证并治第十八》载排脓散方,即本方去麦粥加鸡子黄、桔梗而成,可参。

【按语】本证病机的逻辑关系是:气郁化热则烦,气机不畅则满,气血阻滞则痛,故用调气和血之法治之。本证为烦满不得卧,而不是痛不得卧,因此治疗当以行气为主,活血为辅,所以用行气散结,和血止痛的枳实芍药散。这是中医理论"气为血之帅,血为气之母,气行则血行,气滞则血滞"在方剂配伍中的应用。在明确了逻辑关系的基础上,临床上便可根据具体病机,灵活掌握"行气"方剂要素与"和血"方剂要素的配伍比例。枳实芍药散是调理气血的最基本方剂,相当于半个四逆散,如果考虑到麦粥与甘草均属于"和中"的方剂要素,则两方只差一味柴胡,即"疏肝"的方剂要素。

21-05　師曰:產婦腹痛,法當以枳實芍藥散,假令不愈者,此爲腹中有乾血[1]著臍下,宜下瘀血湯主之。亦主經水不利[2]。

下瘀血湯方

大黃二兩　桃仁二十枚　䗪虫二十枚,熬,去足

上三味,末之,煉蜜和爲四丸,以酒一升,煎一丸,取八合,頓服之,新血[3]下如豚肝。

【校注】

[1]干血:血液不流,干着一处。

[2]亦主经水不利:俞桥本、徐镕本、赵开美本此六字皆作正文。

[3]新血:新下之瘀血。

【释义】承上条论产后瘀血内结胞宫而腹痛证治。

产后腹痛属气滞血瘀者,可用枳实芍药散行气散结,和血止痛。若药后腹痛不愈,恐是病重药轻,枳实芍药散已经不能胜任。"干血着脐下",概括了本证之病机,即瘀血内结胞宫,其症可伴见刺痛拒按,痛处固定不移,按之有块,恶露少,舌紫黯有瘀斑瘀点等。瘀血凝聚不下,非攻坚破积之剂不能除,治当破血逐瘀,方用下瘀血汤。

方中大黄清热破结以逐瘀血;桃仁润燥解凝,破血除瘀;䗪虫破瘀通络。三药相合,攻血之力颇猛,故炼蜜为丸,调和诸药,且能缓和药性。以酒煎药,取其行气活血;顿服者,使其一鼓荡平,将瘀血排出体外。药后所下之血,色如猪肝,足证凝结之瘀血得下,故曰"新血下如豚肝"。

【按语】以上三条,均论产后腹痛证治,其病机有虚实、气分、血分之别。当归生姜羊肉汤养血补虚,温寒止痛,用治产后血虚,寒邪阻滞气血,则腹中疞痛,喜温喜按;枳实芍药散行气和血止痛,治产后气血郁滞之腹痛,胀甚于痛,脉象多弦;下瘀血汤破血逐瘀止痛,治瘀血内结之腹痛,痛甚于胀,疼痛如刺,按之痛剧,脉多沉涩。三条对比分析,加强辨证思维,亦属同病异治之例。

21-06　產後七八日,無太陽證,少腹堅痛,此惡露不盡[1]。不大便,煩躁發熱,切脉微實,再倍發熱,日晡時煩躁者,不食,食則譫語,至夜即愈,宜大承氣湯主之。熱在裏,結在膀胱[2]也。方見痙病中。

【校注】

[1]恶露不尽:恶露指产妇分娩后,前阴应流出的余血浊液。恶露不尽,指恶露排出不畅,未能去尽。

[2]膀胱:此处泛指下焦。

【释义】论述产后瘀血内阻又兼阳明里实的证治。

产后七八日,无太阳表证,症见少腹坚痛,是因产后恶露排出不畅,去而未

尽,内阻于胞宫,胞脉阻滞不通所致,可用破血逐瘀的下瘀血汤治疗。但若兼有不大便、烦躁发热且日晡加剧,不能食、食则谵语,脉数实者,则为实热结于阳明之腑实证。本条所论不独血结于下,且热实聚于里,因其病位不在上、中二焦,故云:"热在里,结在膀胱也。"此时如但治其血,则血虽去而热不行,而且血也未必能去,故用大承气汤。

方中大黄泻胃肠积滞,泻血分热结;枳实治痞破结,既能除胃肠胀满,又能通利血气;厚朴理气,消腹中胀满;芒硝咸寒,清热软坚。本方既能使胃肠实热去,又可使下焦瘀血行,可收一举两得之功。若服大承气汤后瘀血仍未尽除,仍可再行破血逐瘀之法。

21-07　產後風[1],續之數十日不解,頭微痛,惡寒,時時有熱,心下悶,乾嘔汗出,雖久,陽旦證[2]續在耳,可與**陽旦湯**[3]。即桂枝湯,方見下利中。

【校注】

[1]产后风:指产后感受风寒之邪。

[2]阳旦证:即太阳中风之桂枝汤证。

[3]阳旦汤:后世注家认识不一,有桂枝汤、桂枝加黄芩汤、桂枝加附子汤之说。据本条言,应以桂枝汤为是。

【释义】论产后患太阳中风证持久不愈的证治。

产后血虚,营卫失调,腠理不固,易感外邪。若症见头微痛、恶寒、时时发热、干呕、汗出等,此属太阳中风证,虽持续数十日不解,但只要太阳中风之候仍在,仍可选用桂枝汤,解肌祛风,调和营卫。"可与"二字,寓有斟酌之意,示人当据证加减为宜。

21-08　產後中風,發熱,面正赤,喘而頭痛,竹葉湯主之。

竹葉湯方

竹葉一把　葛根三兩　防風[1]一兩　桔梗　桂枝　人參　甘草各一兩　附子一枚,炮　大棗十五枚　生薑五兩

上十味,以水一斗,煮取二升半,分溫三服,溫覆使汗出。〇頸項強,用大附子一枚,破之如豆大,煎藥揚去沫。嘔者,加半夏半升洗。

【校注】

[1]防风:底本作"防丰",误。据俞桥本、徐镕本、赵开美本改。

【释义】论产后中风兼阳气虚的证治。

产后气血两亏,而易感外邪,伤太阳之表,营卫失和,而发热、头痛;肺气不利则喘;兼有阳明经热则"面正赤",此乃营卫之气为寒邪所束,怫郁在表,不得发越,郁而化热所致。治用竹叶汤,扶正散邪。方中竹叶、葛根、桔梗、防风、桂枝疏风散热以解外;其中,竹叶又能辛寒散阳明之邪热,而为本方君药,正如《神农本草经疏》曰:"竹叶辛寒能解阳明之热结……仲景治伤寒发热大渴,有竹叶石膏汤,无非假其辛寒散阳明之邪热也。"人参、附子温阳益气以扶正,甘草、生姜、大枣调和营卫,诸药合用,有扶正祛邪,表里兼顾之功。方后注云"温覆使汗出",说明本证外有表邪,服用时要注意衣被温覆,使汗出邪散方能有效。若颈项强急者重用附子以扶阳祛风,驱在经之寒邪;呕者加半夏以降逆止呕,随证治之。

以上三条,示产后之病,有表里、虚实之别,治疗的关键在于有其证则用其药,而不必拘泥于产后为虚而贻误病情。若证属阳明里实,治用大承气汤攻下;产后表虚受邪,证属太阳中风,虽续数十日,仍可用桂枝汤以解表邪;产后正虚夹有风邪,又宜竹叶汤表里兼治;由此可见仲景辨证论治之精于权变。

21-09　婦人乳中虛[1],煩亂嘔逆[2],安中益氣,竹皮大丸主之。

竹皮大丸方

生竹茹二分　石膏二分　桂枝一分　甘草七分　白薇一分

上五味,末之,棗肉和丸彈子大,以飲服一丸,日三夜二服。有熱者,倍白薇;煩喘者,加柏實一分。

【校注】

[1]乳中虚:乳中,指妇人在产后哺乳期间。乳中虚,指产后本虚,加之哺乳,使阴血耗伤,中焦虚乏。

[2]烦乱呕逆:即心中烦乱而伴有呕逆。

【释义】论产后虚热烦呕的证治。

妇女在哺乳期中,乳汁去多,阴血不足,中气亦虚。阴血亏虚则生内热,虚热上扰心神则心烦意乱;热扰中焦,胃气失和故呕逆。治当清热除烦,和胃止呕,方用竹皮大丸。方中竹茹、石膏、白薇,清热除烦,降逆止呕;胃热去,烦乱除,则中自安;桂枝、甘草、大枣,辛甘化气,建中补虚,气旺则血生、气旺则乳化。且方中甘草用量重达七分,而余药相合仅六分,复以枣肉和丸,意在使脾气复,胃气和,达到益气安中之目的,故云"安中益气"。若虚热甚可加重白薇用量以增强其清虚热之力;虚热烦喘加柏子仁宁心润肺。

21-10　産後下利虚極[1]，白頭翁加甘草阿膠湯主之。

白頭翁加甘草阿膠湯方

白頭翁二兩　黄連　蘗皮　秦皮各三兩　甘草二兩　阿膠二兩

上六味，以水七升，煑取二升半，内膠令消盡，分温三服。

【校注】

[1] 虚极：极虚之意。即产后阴血大虚，复下利伤阴液，故曰虚极。

【释义】论产后热利伤阴的证治。

妇人产后本阴血亏虚，又患下利，复伤其阴，故曰"虚极"，谓用白头翁加甘草阿胶汤为治。用治湿热痢疾之白头翁汤，清热燥湿、凉血止利。加甘草补虚和中，阿胶滋阴养血，如此则清热而不伤阴，养阴且不恋邪。以方测证，此下利当有发热腹痛、里急后重、下利脓血等湿热壅滞肠道之症。

白头翁加甘草阿胶汤不仅用于产后热利伤阴，凡阴血亏虚而病热利下重者，皆可据证选用加减。本条提示，对于产后患者，既勿忘于产后，也不可拘泥于产后；既要照顾到产后多虚的特点，又不可因此而失却治疗时机。所以临证一定要观其脉证，因人、因时、因地而制宜。

附方：

21-11　《千金》三物黄芩湯：治婦人在草蓐[1]，自發露得風[2]，四肢苦煩熱，頭痛者，與小柴胡湯；頭不痛，但煩者，此湯主之。

黄芩一兩　苦參二兩　乾地黄四兩

上三味，以水八升，煑取二升，温服一升，多吐下虫。

【校注】

[1] 在草蓐(rù 褥)：草蓐，即草垫。古代有把草铺在床上，妇女有在草垫上分娩的习俗，类似于今之产床。此处喻为妇人产后。

[2] 发露得风：指产妇分娩时，因调摄不慎而感受外邪。露，即"岁露"之露。岁露原指一年之内风雨的情况。《黄帝内经·素问》载有"岁露论"篇，主要论述天文气象变化对人体生理、病理所产生的影响。故"发"与"得"义同，"露"与"风"义同，均属互文见义的修辞手法。

【释义】论《千金》三物黄芩汤的证治。

本方出《千金方》卷三云"治妇人在蓐得风，盖四肢苦烦热，皆自发露所为，若头痛，与小柴胡汤方，头不痛但烦热，与三物黄芩汤。"可知产后发热，头痛者为有外邪，宜用小柴胡汤；头不痛但烦热，是邪已入里，陷于血分，治当清热凉血、养血，方用《千金》三物黄芩汤。方中黄芩清热燥湿，降火解毒，除烦热；

苦参清热燥湿,利尿杀虫;干地黄凉血养血。方后云"多吐下虫",系素有蛔虫的患者,服药后虫不安于内,或可从上随呕吐而出,或可从下随大便排出,正如徐彬《金匮要略论注》云"虫得苦参必不安,其上出下出正未可知也",可参。

21-12 《千金》内補當歸建中湯:治婦人產後,虛羸不足,腹中刺痛不止,吸吸少氣[1],或苦少腹中急,摩[2]痛引腰背,不能食飲。產後一月,日得服四五劑爲善,令人強壯宜。

當歸四兩　桂枝三兩　芍藥六兩　生薑三兩　甘草二兩　大棗十二枚

上六味,以水一斗,煑取三升,分溫三服,一日令盡。若大虛,加飴糖六兩,湯成内之,於火上暖,令飴消。若去血過多,崩傷内衄[3]不止,加地黄六兩、阿膠二兩,合八味,湯成,内阿膠。若無當歸,以芎藭代之;若無生薑,以乾薑代之。

【校注】

[1] 吸吸少气:"吸吸"即吸气之声。"吸吸少气",指忍痛吸气时发出气短不足之象。

[2] 摩:擦、蹭、接触。

[3] 内衄:指内出血。

【释义】论《千金》内补当归建中汤的证治。

妇人产后,气血俱损。若又加脾胃虚弱,运化无权,化源不足,则气血更虚。在外不足以润泽肌肤、充养形体故虚羸不足;气不利则寒,气血不利则瘀,血虚寒凝则腹中刺痛不止而吸吸少气;气血不足,不能濡养脏腑,充养经脉,则少腹拘急挛痛,或少腹拘急牵引腰背作痛。治以当归建中汤,以建中州、益气血,缓急止痛。

内补当归建中汤即小建中汤加当归,方用小建中汤健运中焦、补益气血,使气血生化有源,加当归和血养血,全方共奏补血和血,补虚止痛之功。若产后失血过多,或崩伤内衄,阴血大亏,可酌加地黄、阿胶补血敛阴。川芎亦能活血养血,故曰:"若无当归,以芎藭代之。"干姜亦能温中散寒,故云:"若无生姜,以干姜代之。"

○妇人杂病脉证并治第二十二

提要:本篇共计原文23条,用方20首,其中佚方1首,论妇人杂病的辨证论治。在内容上,包括了热入血室、咽中炙脔(梅核气)、脏躁、痞证、漏下、经水不利、带下、腹痛、转胞、前阴疾患等;在治疗上,包括了汤、散、丸、酒、膏等内服剂型及洗剂、坐药等外治剂型。

具体用方如下:妇人热入血室者,用**小柴胡汤**;痰凝气滞,咽中炙如有脔者,用**半夏厚朴汤**;脏躁,喜悲伤欲哭者,用**甘麦大枣汤**;上焦饮停,吐涎沫者,用**小青龙汤**;误下伤中,心下痞者,用**泻心汤**;冲任虚寒,血瘀崩漏者,用**温经汤**;少腹瘀血,经水不利者,用**土瓜根散**;肝郁半产漏下者,用**旋覆花汤**;妇人陷经,漏下黑不解者,用**胶姜汤**(佚);产后水血俱结于血室者,用**大黄甘遂汤**;血热互结,经水不利者,用**抵当汤**;湿热带下者,用坐药**矾石丸**;妇人血瘀腹痛者,用**红蓝花酒**;肝脾不和腹痛者,用**当归芍药散**;脾胃虚寒腹痛者,用**小建中汤**;肾虚转胞,小便不通者,用**肾气丸**;阴冷寒湿带下者,用坐药**蛇床子散**;阴疮溃烂者,用**狼牙汤**洗之;胃气下泄阴吹者,用**膏发煎**导之;小儿疳热生虫,致牙龈蚀烂(牙疳)或龋齿者,用**小儿疳虫蚀齿方**。

22-01 婦人中風,七八日續來,寒熱發作有時,經水適斷,此爲熱入血室[1],其血必結,故使如瘧狀,發作有時,**小柴胡湯**主之。方見嘔吐中。

【校注】

[1]血室:注家认识不一,有冲脉、肝脏、子宫等说法。因热入血室证多见于月经期,故血室当以胞宫为是。

【释义】论妇人热入血室寒热如疟的证治。

妇人中风,初期当见恶寒发热等太阳表证;七八日之后,继而出现往来寒热,且呈阵发性,犹如疟疾状。此时,若经水适断,可诊为热入血室。盖妇人外感过程中,恰好月经来潮,血室空虚,外邪得以乘虚内陷,与血互结,故经水不当断而断。热与血结于血室,进而影响肝胆之气不利,少阳之气不和,故而出现寒热如疟状,发作有时,可治以小柴胡汤,和解少阳枢机。因本证有经水适断,其血必结的病变特点,治疗时在小柴胡汤中,或可根据病情,酌加地黄、红花、桃仁等活血之品。本条原文与《伤寒论》第144条大体相同。

22-02　婦人傷寒發熱,經水適來,晝日明了[1],暮則譫語,如見鬼狀者,此爲熱入血室,治之無犯胃氣及上二焦,必自愈。

【校注】

[1]明了:明白了解,即神志清楚。

【釋義】論婦人經水適來而熱入血室的自愈證。

妇人外感发热,如正值月经来潮,邪热可乘虚内陷血室,与血相结,而成热入血室。人之阳气昼行于阳,夜行于阴,而此病为热在血分,血亦属阴,故入夜阴分阳热炽盛,上扰心神则谵语,甚至妄言如见鬼状。"无犯胃气及上二焦",属此病的治疗法则,意在告诫医者不可见谵语而判属阳明,以致误用攻下之法而伤胃气。又因其病不在上中两焦,亦不可妄用汗、吐等法。因其经水适来而未断,邪热尚有随经血而去的机转,故云"必自愈",此与桃核承气汤证所述"血自下,下者愈"意近。然临证不可坐待病愈,如另二条所言刺期门或小柴胡汤,亦可随证选用。本条原文与《伤寒论》第145条大体相同。

22-03　婦人中風,發熱惡寒,經水適來,得七八日,熱除、脉遲、身涼和,胸脇滿,如結胸[1]狀,譫語者,此爲熱入血室也,當刺期門[2],隨其實[3]而取之。

【校注】

[1]结胸:指邪气与水、痰等有形之邪结于胸膈而出现胸闷、胸痛一类病证。参见《伤寒论》。

[2]期门:穴位名。足厥阴肝经之募穴,位于乳头下二肋,当第六肋间隙取之。

[3]实:《玉函》卷三、《脉经》卷七、《千金翼方》卷九作"虚实"。

【释义】论妇人经水适来而热入血室如结胸状的证治。

妇人外感,症见发热恶寒,此属太阳表证。若恰逢月经来潮,血室空虚,表邪可乘虚内陷。七八日之后,外热已除,是表邪入里与血结于血室;脉道不利,则脉迟。肝主藏血,其经脉布胸胁,与冲任胞宫密切相关。血室为瘀血所阻,肝之经脉不利则胸胁胀满、疼痛。热在血分,上扰心神则谵语。此乃热入血室证,治当刺期门穴。期门为肝经募穴,为厥阴肝气聚集之处,刺之可舒畅肝络,清泻肝经郁热,内陷血室之热亦随之得以外泄而病愈。

结胸是言水结,少阳是言气郁,热入血室是论血分病,既有如结胸状,又和少阳有关。在结胸和太阳少阳并病之后,论热入血室,是将水、气、血三种病证贯穿在一起,相互对比发明,从而提高辨证论治能力。本条原文与《伤寒论》第

143 条大体相同。

22-04　陽明病,下血譫語者,此爲熱入血室,但頭汗出,當刺期門,隨其實而瀉之,濈然汗出[1]者,愈。

【校注】

[1]濈然汗出:形容周身汗出。

【释义】论阳明病热入血室证治。

阳明病,指阳明经受邪。妇人正值经期,血室空虚,邪热可乘虚而入于血室,如此则热邪入于血分,迫血妄行,因而下血;血热上扰心神则谵语。血热不能透发于外而熏蒸于上,故但头汗出而身无汗。血室隶于厥阴肝脉,期门乃肝之募穴,刺期门以疏泄血分之邪热,合以清热凉血活血之法,以去其实邪,使血分之热转由气分外出,则周身濈然汗出而病愈。本条原文与《伤寒论》第216条大体相同。

【按语】以上四条文,皆论热入血室之证,亦见于《伤寒论》。因本证多见于妇人,故复列于此。或经水适断,或经水适来,或表证已罢、邪热内陷,或阳明热盛迫血下行,其病情虽各不相同,其病机均为邪热内陷,热入血室,法当和利枢机,扶正达邪,清透兼施,除刺期门或小柴胡汤外,亦可与小柴胡汤酌加活血之品。

22-05　婦人咽中如有炙臠[1],半夏厚朴湯主之。

半夏厚朴湯方:《千金》作胸滿,心下堅,咽中怗怗[2],如有炙肉,吐之不出,吞之不下。

半夏一升　厚朴三兩　茯苓四兩　生薑五兩　乾蘇葉二兩

上五味,以水七升,煑取四升,分溫四服,日三夜一服。

【校注】

[1]炙臠(luán 栾):本义是指小块肉。炙臠,即烤肉块。

[2]咽中怗怗(tiē tiē 贴贴):象声词。咽中咯嗦(清嗓子)频频,阵阵有声貌。

【释义】论气滞痰凝于咽的证治。

妇人自觉咽中异物感,如有烤肉块梗阻其间,吞之不下,吐之不出,但饮食无碍,也无疼痛,后世称之为"梅核气"。本病由于情志郁结,气郁化火,炼液成痰,凝于咽喉所致,治以半夏厚朴汤开结化痰,顺气降逆。

半夏厚朴汤由半夏、厚朴、生姜、茯苓、苏叶组成,方中紫苏气味芳香,散郁理气;厚朴开凝散结,通利痰气;茯苓利饮化痰;半夏降气涤痰;生姜温中化饮,去痰凝,合而用之,使气顺痰消,则咽中炙脔之感可除。

【按语】本条所述之证,后世多称之"梅核气",是用"咽中似有梅核阻塞"来形容本条"咽中如有炙脔"的症状。其病机多因情志不遂,肝气瘀滞,痰气互结,停聚于咽所致;其咽部异常,均具有咯之不出、咽之不下、时发时止为主要表现,临床以咽喉中有异常感觉,但以不影响进食为特征。中医的肝病、咽喉疾病、精神疾病均可见此病证。现代医学称为咽异感症,又常被诊为咽部神经官能症,或称咽癔症、癔球。该病多发于青中年人,以女性居多。但本证不独妇人所有,男子亦可见,除咽部症状外,多有焦虑抑郁,急躁易怒,善叹息等情志不遂的临床表现。半夏厚朴汤属辛温之剂,适宜于痰阻气滞,尚未化热之证。若见咽喉红肿,甚或疼痛,咳痰不利,则属化热之证,宜酌加栝蒌仁、海浮石、桔梗、连翘等清热利咽、咸寒软坚之品。

22-06　婦人藏躁,喜悲傷欲哭,象如神靈所作[1],數欠伸,甘麥大棗湯主之。

甘草小麥大棗湯方

甘草三兩　小麥一升　大棗十枚

上三味,以水六升,煮取三升,溫分三服。亦補脾氣。

【校注】

[1] 象如神灵所作:比喻脏躁发作,好像有神灵附体一样,具有发作无常,且无故而作的特点。

【释义】论脏躁的证治。

妇人脏躁为病,主要表现有情志不遂,经常"悲伤欲哭"等,且有情绪多变,喜怒无常,不能自制"象如神灵所作"等特点,并伴有频作伸欠,神疲乏力等症。其病机在于五脏功能失调,不能潜敛所藏之神(神魂魄意志),脏神浮越,心神不安,情志不宁而生急躁情绪,疾病反映了气血阴阳失和,脏神失于潜敛而浮躁于外的临床病机特点。故治以调和五脏气血阴阳,方用甘麦大枣汤。

本方甘草、小麦、大枣三味药物均为甘味。甘者,能补能缓能和。甘补,补正气之不足;甘缓,调紊乱之气机;甘和,和动乱之阴阳,平五脏之躁动。方以甘草为君,一方面发挥其缓急功效;另一方面,与小麦配伍,益气和阳,与大枣配伍,养血和阴,平补气血,引领十二经,调五脏而安和。

【按语】甘麦大枣汤组方严谨,构思巧妙,与群方之冠桂枝汤有相似之处。两方均以甘草为支点,为调和阴阳的名方。桂枝汤中五味药物分阴阳两类,桂枝、生姜为阳,辛温发散卫分风邪,芍药、大枣为阴,酸甘化阴以滋荣分之阴,炙甘草介于阴阳之间而能兼顾,温中补气,兼调荣卫而谐和阴阳。甘麦大枣汤中三味药物亦分阴阳两类,小麦为阳,益气养心,大枣为阴,滋阴和脾,甘草介于阴阳之间,入十二经,补益气血,调阴阳,安五脏。甘麦大枣汤和桂枝汤组方皆立足于调和阴阳,故两方皆在临床应用范围广泛。

22-07　婦人吐涎沫,醫反下之,心下即痞,當先治其吐涎沫,小青龍湯主之。涎沫止,乃治痞,瀉心湯主之。

小青龍湯方:見痰飲[1]中。

瀉心湯方:見驚悸中。

【校注】

[1]痰饮:原本作"肺痈",误。据本书《痰饮咳嗽病脉证并治第十二》改。

【释义】论上焦寒饮误下成痞的先后治法。

"吐涎沫"为上焦有寒饮之征,如《水气病脉证并治第十四》篇第2条云"上焦有寒,其口多涎",治当温阳散寒化饮。医生却误用苦寒之品攻下,损伤中阳,寒饮内结,阻塞心下而成痞证,此与《伤寒论》下早成痞系同一机理。值此寒饮与心下痞并见之证,当先去其寒饮,方用小青龙汤温散寒饮;待寒饮得解,吐涎沫止,再用泻心汤治其痞证,这又与《伤寒论》表解乃可攻痞同一旨意。文中未言"泻心汤"究是何方,临证当视具体病情,参《伤寒论》中痞证诸条,而求其治法,遣方用药。

22-08　婦人之病,因虛、積冷、結氣,爲諸經水斷絕。至有歷年,血寒積結胞門[1],寒傷經絡凝堅。在上嘔吐涎唾,久成肺癰,形體損分[2]。在中盤結,繞臍寒疝,或兩脇疼痛,與藏相連。或結熱中[3],痛在關元,脉數無瘡,肌若魚鱗,時着男子,非止女身。在下未多,經候不匀,冷陰掣痛,少腹惡寒,或引腰脊,下根氣街[4],氣衝急痛,膝脛疼煩。奄忽眩冒[5],狀如厥癲[6],或有憂慘,悲傷多嗔[7]。此皆帶下[8],非有鬼神。久則羸瘦,脉虛多寒。三十六病[9],千變萬端,審脉陰陽,虛實緊弦,行其鍼藥,治危得安。其雖同病,脉各異源,子當辨記,勿謂不然。

【校注】

[1]胞门:即子宫,又被称作子脏。

[2]损分:指得病之后,形体消瘦,与未病之前判若两人。

〔3〕热中:即中焦热盛。《灵枢·五邪》:"阳气有余,阴气不足,则热中善饥。"

〔4〕气街:穴位名。足阳明胃经穴,位于小腹部下方,股部上方交界之鼠蹊部,即脐下五寸,旁开二寸之处。此处为足阳明与冲脉之交会穴,故又名"气冲"。

〔5〕奄忽眩冒:奄(yān)忽,即倏(shū)忽,有突然之意。眩冒,即昏厥。奄忽眩冒,即突然发生眩晕昏冒。

〔6〕厥癫:厥即昏厥;癫即癫狂。厥癫,即昏厥、癫狂一类的病证。

〔7〕多嗔(chēn 琛):嗔,指怒,生气。多嗔,指经常发怒。

〔8〕带下:广义带下指妇人经带诸病,即妇科杂病,正如《史记·扁鹊传》所载:扁鹊"过邯郸,闻贵妇人,即为带下医。"狭义的带下,专指赤白带下。此指广义的带下。

〔9〕三十六病:《金匮要略心典》谓:"三十六病者,十二瘕、九痛、七害、五伤、三痼也。"此处泛指多种疾病。

【释义】总论妇人杂病的病因病机、证候及其变化和论治原则。本条为妇人杂病之总纲,可分四段理解:

第一段:"妇人之病……经络凝坚",论虚、积冷、结气是妇人杂病的主要病因。一为"虚",即为气虚血少,气虚不能摄血生血,血少则不能营养冲任,且易感邪气。二为"积冷",即寒冷久积,阳气虚衰,凝结不散,甚则积久而成坚。三为"结气",为气机郁结,因情志刺激,久则导致气结不通。在这三种病因均可导致妇人经水不调,甚至月经断绝,历经数年,血寒积结在子宫,形成难愈之疾。

第二段:"在上呕吐涎唾……膝胫疼烦",论虚、冷、结气在上、中、下三焦的病变情况。

若虚、冷、结气"在上",多影响肺脏,导致肺中虚冷,阳虚不能化气,气虚无法布散津而为饮,寒饮上逆则咳吐涎沫,导致虚寒性肺痿;日久则郁而化热,或者素体上焦有热,虚、冷、结气则易从热化,邪热壅肺,损伤肺络,形成肺痈,症见咳唾涎沫,或稠痰,伴有胸痛。无论肺痿还是肺痈,日久不愈,损伤正气,导致形体虚损而消瘦,故曰"形体损分"。

若虚、冷、结气在"中",可影响肝脾,并可因体质不同有寒化或热化之别。若素体阳虚,从寒而化,寒冷凝聚,气结不通,盘结于肝脾,出现绕脐之寒疝疼痛,或侵犯肝经,出现两胁疼痛,因经腑相连,故临床可有痛连内脏的特征。若病从热化,热灼血干,形成瘀血,停在少腹,可见脐下关元穴处疼痛;郁热耗损营血,血枯不荣于外,肌肤失养,脉虽数而身无疮疡者,可见肌肤状如鳞甲、干燥等证候。以上病变非独见于妇人，男子也可发生，故云"时着男子，非止女身"。

若虚、冷、结气在"下"，亦可引起多种疾病。若肝肾亏虚，精血不足，寒冷凝聚，可致月经后期或经量减少；或因肝郁、肾亏、血少，可见月经先后无定期。若虚寒相搏，结于下焦，则前阴掣痛，少腹寒冷，甚或牵引及腰背；其痛之根，源于"气街"，即冲脉所过之"冲气"穴，因冲脉起于胞中，而分三支循行，其中向下的一支，注入足少阴肾经的大络，从气冲部分出，沿大腿内侧下行，进入窝中，下行于小腿深部胫骨内侧，故冲脉有病，冲气急痛而伴有膝胫频频作痛。

第三段："奄忽眩冒……非有鬼神"，论虚、冷、结气，可引起情志类疾患。虚冷结气，伤于胞门，若血虚不能上濡于头目，则可忽然发生眩冒；若气血郁阻化热，血热上亢，出现昏厥癫狂等；若血虚生热化燥，不能润于内脏，可使人烦躁发怒。以上诸疾，均属妇人杂病范畴，并非鬼神作祟。

第四段："久则羸瘦……勿谓不然"，论妇人杂病的论治原则。承上文言以上诸病皆应及时治疗，若延久失治，则气血更虚，形体更加消瘦；"脉虚多寒"意在说明正气不足则易为外邪所伤，而成为正虚邪实之证。妇人杂病有三十六种，变化多端复杂，应当凭脉辨证，详审阴阳、寒热、虚实。据证立法，或用针灸，或用药物，或针药并投，切中病机，方可转危为安。对于同病异证的患者，尤当详加审查，仔细辨别，都要遵循辨证论治的原则，切记勿忘，不可掉以轻心甚至不以为然，故云："子当辨记，勿谓不然。"

【按语】本条为妇人杂病的总纲，文中未言治法方药。李彦师《伤寒金匮条释》云："按本条首段，自妇人病起，至为诸经水断绝止，宜温经汤主之。从至有历年起，至经络凝坚止，宜大黄䗪虫丸主之。则首段治法也。二段：在上呕吐涎唾，此为肺寒，宜干姜半夏散主之，若咳者，宜小青龙汤主之；久成肺痈，形体损分，此为肺热，宜外台桔梗白散主之，《千金》苇茎汤主之；若喘不得卧，宜葶苈大枣泻肺汤主之。三段：在中盘结，绕脐寒疝，轻者宜当归生姜羊肉汤主之，重者宜大乌头煎主之；两胁疼痛与脏相连，宜小柴胡汤主之；或结热中，痛在关元，脉数无疮，肌若鱼鳞，时着男子，非止女身，实热宜大黄䗪虫丸主之；虚热宜薯蓣丸主之。四段：从在下未多，至非有鬼神止，宜温经汤主之。尾段：则视其脉症，以法治之。盖前四段，为活法中之定法，末一段，为活法中之活法。"

22-09　問曰：婦人年五十所，病下利[1]數十日不止，暮即發熱，少腹裏急，腹滿，手掌煩熱，唇口乾燥，何也？師曰：此病屬帶下[2]。何以故？曾經半產[3]，瘀血在少腹不去，何以知之？其證唇口乾燥，故知之。當以溫經湯主之。

温經湯方

吳茱萸三兩　當歸　芎藭　芍藥各二兩　人參　桂枝　阿膠　牡丹去心　生薑　甘草各二兩　半夏半升　麥門冬一升,去心

上十二味,以水一斗,煮取三升,分溫三服。○亦主婦人少腹寒,久不受胎,兼取崩中去血,或月水來過多,及至期不來。

【校注】

[1]下利:程云来、吴谦认为"下利"当是"下血",与理更甚。可从。

[2]带下:指妇人经带胎产诸病,属广义带下范畴。

[3]半产:又称小产或小月,指妇人怀孕三月以上,未足月而产。

【释义】论冲任虚寒兼有瘀血内阻崩漏的证治。

妇人年五十岁左右,此时属于七七之时,冲任皆虚,为月经停止之年,而今下血数十日不止,乃属崩漏之证。原因何在?后文云"曾经半产,瘀血在少腹不去"。由此可知,病因曾经半产,致使冲任气血亏虚;年至半百,冲任更虚,寒邪乘虚客于胞宫,寒凝血脉,血不归经而下血不止。瘀血内阻,凝滞不通则少腹里急,腹满,或伴有刺痛、拒按等症;冲任阴血亏虚,阴虚生内热;兼瘀血内停瘀而化热,热在阴分,故症见暮即发热,手掌烦热。

老年妇女,气血亏虚易知,瘀血内停难辨,故后文补述"其证唇口干燥,故知之"。即言唇口干燥,并非津亏,而是瘀血不去,津液输布受阻,失于上濡所致。此与第十六篇"唇痿舌青""口燥,但欲漱水,不欲咽",其理相类。由于本病为冲任虚寒为本、瘀血内停为标,虚中夹实,若单用破血逐瘀方治疗,更伤阴血,则病不愈。故治以温养气血,开结消瘀,方用温经汤。

温经汤由吴茱萸、桂枝、生姜、当归、川芎、芍药,阿胶、牡丹皮、麦冬、人参、甘草、半夏组成。方中吴茱萸、桂枝、生姜温经散寒,以暖胞宫,桂枝兼通血脉;当归、川芎、芍药,阿胶养血合营,活血祛瘀;牡丹皮配芍药,凉血退热;麦冬、半夏益阴润燥;人参、甘草补中益气,以开化源;诸药合用,使温经散寒而不留瘀,活血化瘀而不伤正,血得温则行,瘀去则崩漏自止,故名温经。

【按语】关于半夏在本方中的作用意味深长。女子七七天癸竭,肾阴亏,加之血瘀,而使得"口唇干燥"之证尤为显著。半夏辛温,既能辛温开结行瘀,又能辛以化气润燥,正是《素问·脏气法时论》"肾苦燥,急食辛以润之"理论在经方配伍中的体现。

22-10　帶下[1],經水不利,少腹滿痛,經一月再見者,土瓜根散主之。

土瓜根散方：阴癞[2]肿亦主之。

土瓜根[3]　芍药　桂枝　䗪虫各三分[4]

上四味,杵为散,酒服方寸匕,日三服。

【校注】

[1]带下:泛指妇科疾病。

[2]阴癞:"癞",俞桥本、徐镕本、赵开美本均作"癞"。阴颓,《本草纲目·鲮鲤》引《摘玄方》"妇人阴颓,硬如卵状"。指外阴部有较硬的肿块。

[3]土瓜根:即王瓜根。《神农本草经》:"主消渴,内痹,瘀血,月闭,寒热酸疼,益气愈聋。"

[4]䗪虫各三分:俞桥本、徐镕本同,赵开美本"分"作"两"。

【释义】论瘀血所致月经不调的证治。

"带下"在此理解为广义带下,泛指妇人病。妇女月经后期,或经行不畅,且兼有少腹满痛之证,或月经一月两至者,皆属月经不调,证有虚实。本条治用土瓜根散,取土瓜根活血消瘀,桂枝辛温通阳、温经行血,芍药和阴止痛,䗪虫破血通瘀,并加米酒以助药势,共奏化气行滞、活血通瘀之功。以方测证可知,其所疗之证,应属瘀血停滞、冲任失调,可伴有少腹按之有硬块、月经量少淋漓、色紫黑有块,或月经过期不至,舌紫黯,脉涩等症。

22-11　寸口脉弦而大,弦则为减,大则为芤,减则为寒,芤则为虚,寒虚相搏,此名曰革,妇人则半产漏下,旋覆花汤主之。

旋覆花汤方

旋覆花三两　葱十四茎　新绛少许

上三味,以水三升,煮取一升,顿服之。

【释义】论半产漏下的脉象和治法。

本条亦见于《血痹虚劳病脉证并治第六》和《惊悸吐衄下血胸满瘀血病脉证治第十六》,但少"男子则亡血失精",多"旋覆花汤主之"句。

妇人半产漏下,而见"寸口脉弦而大",弦脉状如弓弦,按之不移;大脉波幅洪大,按之有力;而革脉浮取似弦,按之力减,故曰"弦则为减";革脉虽大,但外大中空,类似芤脉,故曰"大则为芤";虽弦但重按无力,即为虚弦,乃阳气衰减,不得温煦之征,故曰"减则为寒";革脉之象则为弦减大芤,如按鼓皮,既有精血亏损,又有阳虚不足,故云"虚寒相搏,此名曰革",治用旋覆花汤。旋覆花汤由旋覆花、葱白、新绛组成。方中旋覆花疏肝理气、通阳散结,葱白温通阳气、有阳生阴长之义,新绛理血散寒、去瘀而生新,三药相伍,共奏理气散结、活血通络之功。

【按语】旋覆花汤是疏肝散结、理血通络的方剂,本条为何用于治疗精血亏损半产漏下,尤怡《金匮要略心典》释曰:"是以虚不可补,解其郁聚,即所以补;寒不可温,行其血气,即所以温。"可见,半产漏下之后,内多夹瘀,不宜专行温补。治从肝经入手,助其生化之气,行其气血之滞,其病可愈;若气行瘀散后,仍有气血阴阳不足之证者,可以法治之,再行补益之剂。

22-12　婦人陷經[1],漏下黑不解,**膠薑湯**主之。臣億等校諸本無膠薑湯方,想是前妊娠中膠艾湯。

【校注】

[1]陷经:即经陷,指经气下陷,漏血不止之谓。

【释义】论妇人陷经的证治。

妇人经气下陷,前阴下血不止,即所谓陷经。下血色黯,淋漓不止,如屋之漏,故曰"漏下黑不解",乃冲任虚寒,气不摄血所致,治用胶姜汤。胶姜汤药物,书中未载。林亿注云"想是前妊娠中胶艾汤"(由阿胶、川芎、地黄、芍药、当归、艾叶、甘草组成);魏荔彤认为由阿胶与干姜组成。陈修园云:"胶姜汤方缺,大约即阿胶、生姜二味也。"陆渊雷则谓:"余意用《千金》大胶艾汤为是,即胶艾汤加干姜。"诸家认识虽不同,但和血止血、散寒暖宫之治法则一。据《黄帝内经》"陷而举之"之论,以炮姜代生姜,加人参、黄芪补气摄血,其效当更佳。

22-13　婦人少腹滿如敦[1]狀,小便微難而不渴,生後[2]者,此爲水與血併結在血室也,大黃甘遂湯主之。

大黃甘遂湯方

大黃四兩　甘遂二兩　阿膠二兩

上三味,以水三升,煑取一升,頓服之,其血當下。

【校注】

[1]敦(duì 对):是古代用来盛放食物的器具,上下稍锐,中部肥大。

[2]生后:指妇人生产之后,亦有"生病后""曾生育过之妇"之说,可参。

【释义】论妇人水与血俱结于胞室的证治。

妇人小腹满胀,形状如敦,为有形之实邪结聚于下焦之征,有蓄水和蓄血之不同。若膀胱气化不利,当小便不利、口渴。若为蓄血,当小便自利;如《伤寒论》第125条"太阳病,身黄,脉沉结,少腹硬,小便不利者,为无血也。小便自利,其人如狂者,血证谛也"。今仅小便略有困难,且不口渴,蓄水轻微可知,然与少腹胀满如敦状不符,由此测知不独蓄水,更兼蓄血,乃生产之后,水血互结于血室所致。治当活血利水兼施,方用大黄甘遂汤。大黄甘遂汤由大黄、甘遂、阿胶组成,方中大黄攻瘀血,甘遂逐水,阿胶补养血,全方攻补兼施,共奏水泻瘀除之功。本方为攻逐之剂,不可过用,故方后注云:"顿服之,其血当下。"

22-14　婦人經水不利下,抵當湯[1]主之。<small>亦治男子膀胱滿急、有瘀血者。</small>

抵當湯[2]**方**

水蛭<small>三十个,熬</small>　䗪虫<small>三十,熬,去翅足</small>　桃仁<small>二十个,去皮尖</small>　大黄<small>三兩,酒浸</small>

上四味,爲末,以水五升,煑取三升,去滓,温服一升。

【校注】

[1][2]抵当汤:原作"抵党汤",据赵开美本改。

【释义】论血瘀经水不利的证治。

妇人"经水不利下",指由经水不利发展为月经停闭,较22-10条"经水不利"为重。妇人经闭,病有虚实两端。虚者精血不足、血海空虚,无血可下;实者乃邪气阻滞,脉道不通,经血不得下行。本条经闭不行,治用抵当汤,方中水蛭、虻虫、大黄破血攻瘀,大黄、桃仁活血祛瘀,共成破血逐瘀之峻剂,非瘀血实者,不可轻投。以方测证,可知本条所论,必属瘀血内结之实证,除小便不利外,尚应伴有少腹硬满结痛拒按,大便色黑易解,小便自利,脉象沉涩等症。

【按语】《伤寒论》中用本方治太阳病蓄血重证、阳明蓄血证,尚有发狂、善忘、大便色黑而易解等症。与本条相比,虽病位不同,但瘀血内结的病机则一,故均可施用。除妇人经水不利外,抵当汤亦可治疗男子下焦蓄血,而见少腹急满之症。

22-15　婦人經水閉不利,藏堅癖不止[1],中有乾血,下白物[2],礬石丸主之。

礬石丸方

礬石<small>三分,燒</small>　杏仁<small>一分</small>

上二味,末之,煉蜜和丸棗核大,内臟中[3],劇者再内之。

【校注】

[1]脏坚癖不止:"脏"这里指子宫,"止"即散。指子宫内有干血坚结不散。沈明宗《沈注金匮要略》:"坚癖不止,'止'当作'散'字,坚癖不散,子宫有干血也。"

〔2〕白物：即白带。

〔3〕内脏中："内"通"纳"，"脏"此指阴道。指将药物放置入阴道之中。

【释义】承上条论干血经闭，湿热带下的外治法。

妇人经水闭塞不通，乃"脏坚癖不止"所致，即胞宫内瘀血停留，积久化热，热灼血干，坚结不散，而致瘀热内结，经闭不利。治当内服活血通瘀之剂，如下瘀血汤、大黄甘遂汤、抵当汤之辈。

"下白物"者，即带下时时自下，乃干血日久不散，滞而为湿，郁而化热，湿热腐变所致，此属干血经闭继发之湿热带下，故除经水闭塞不通外，当有带下量多、色黄赤、黏稠臭秽，前阴瘙痒等症。治用清热除湿止带之矾石丸。

矾石丸由矾石、杏仁、白蜜三味组成，其中矾石清热燥湿，解毒杀虫，敛疮生肌；杏仁苦润，利肺气而润燥；白蜜滋补润燥，三味合用具有清热燥湿止带，杀虫止痒之功。本方以药末"炼蜜和丸枣核大，纳脏中，剧者再内之"，是仲景首创的妇科栓剂的应用。

22-16　婦人六十二種風[1]及腹中血氣刺痛，紅藍花酒主之。

紅藍花酒方：疑非仲景方。

紅藍花一兩

上一味，以酒一大升，煎減半，頓服一半，未止，再服。

【校注】

〔1〕六十二种风：泛指风邪。魏荔彤《金匮要略方论本义》云："此六十二种之风名，不过言风之致证多端，为百病之长耳，不必拘泥其文而凿求之。"

【释义】论血瘀气滞腹痛的证治。

妇女经期或产后调养不慎，风邪乘虚而入，与血气相搏，血瘀气滞，经脉阻滞不通，则腹中刺痛，此为瘀血之征，治以活血化瘀，通经止痛的红蓝花酒方。方用红蓝花辛温活血通经，借酒之辛热，以助血行。所以不用风药者，殆亦"治风先治血，血行风自灭"之意。

22-17　婦人腹中諸疾痛，當歸芍藥散主之。

當歸芍藥散方：见前妊娠中。

【释义】论妇人肝脾不和腹痛的证治。

妇人腹中疼痛，多由情志所伤，肝脾不和，气血郁滞所致，当归芍药散能通调气血，健脾化湿，虽曰治"腹中诸疾痛"，然并非言本方可治疗各种妇人腹痛，盖妇人腹痛属于肝脾不调者居多，故云。

【按语】当归芍药散由当归、芍药、茯苓、白术、泽泻、川芎组成；主要包含"活血柔肝"的方剂要素当归、芍药、川芎和"健脾利湿"的方剂要素茯苓、白术、泽泻。可以看出本方与《局方》逍遥散（柴胡、白芍、当归、川芎、白术、茯苓、煨姜、薄荷、甘草）之间的演化关系，因逍遥散在当归芍药散"活血柔肝"及"健脾利水"方剂要素的基础上，加入了"疏肝解郁"的方剂要素柴胡、薄荷，而能使肝气活泼舒畅，心情随之开朗，共奏疏肝养血活血，健脾运化和中之功，故汪昂《医方集解》说"诸证自已，所以有逍遥之名"。

22-18　妇人腹中痛，小建中汤主之。

小建中汤：见前虚劳中。

【释义】论妇人虚寒腹痛的证治。

小建中汤为温中培土之剂，以方测证，本条所言腹痛，当属脾胃虚寒，生化无权，气血不足，不能濡养经脉所致，临床当见腹中绵绵作痛，喜温喜按，伴有虚烦心悸，面色无华，神疲食少，大便溏薄，舌质淡嫩，脉弦细而涩等。

【按语】小建中汤药性温和，临床应用范围广泛，但也有禁例范畴。因本方为桂枝汤倍芍药加饴糖而成，可遵桂枝汤禁例，如湿热患者当属禁用范畴，"以酒客不喜甘故也"。临床湿热内蕴患者，服用甘温制剂使病情加重的案例屡见不鲜。可见，所谓"有病没病小建中"之说，谬矣。小建中汤《伤寒论》凡二见，用于治疗"伤寒二三日，心中悸而烦"及"阳脉涩，阴脉弦，法当腹中急痛"；《金匮》小建中汤凡三见，用于治疗虚劳、黄疸、妇人腹痛。病虽不同，但脾胃虚寒的病机则一，故均可用小建中汤甘温建中，为异病同治之属。又本篇第16~18条，皆论妇人腹痛，因病机不同，治法各异，则为同病异治之例。

22-19　问曰：妇人病，饮食如故，烦热不得卧，而反倚息[1]者，何也？师曰：此名转胞[2]，不得溺也。以胞系了戾[3]，故致此病，但利小便则愈，宜肾气丸主之。

肾气丸方

乾地黄八两　薯蓣四两　山茱萸四两　泽泻三两[4]　茯苓三两　牡丹皮三两　桂枝　附子炮，各一两

上八味，末之，炼蜜和丸梧子大，酒下十五丸，加至二十五丸，日再服。

【校注】

[1]倚息：指呼吸异常，以背依物而呼吸，称为"倚息"。

［2］转胞："胞"通"脬"，俗称尿脬（suī pāo）、尿泡，即膀胱。转胞，系因膀胱脉络扭曲不顺，缭绕捻转以致小便不利之病证。

［3］胞系了戾（liǎo lì）：胞系，指膀胱之系；了戾，指萦回盘曲的样子，出自《淮南子·原道训》。胞系了戾，即膀胱之系缭绕不柔顺之意。泛指膀胱气化不利导致排尿功能紊乱。

［4］三两：原本无。据赵开美本补。

【释义】论妇人转胞的证治。

转胞之病，因膀胱之系缭绕不顺，水道闭塞，以致小便不通，脐下急痛为主症的一种病证，其发病机制复杂，本条所论乃因肾气虚弱，膀胱气化不利所致。病在下焦，中焦无病，故饮食如故；膀胱气化不行故少腹胀满而不得溺；小便不利，水气不行，浊阴上逆，虚阳上扰，肺失清肃，故烦热不得卧而反倚息。治用肾气丸，振奋下焦阳气，气化水行，胞系自正，其病可愈。

【按语】肾气丸在《金匮要略》凡五见：其一，《中风历节病脉证并治第五》篇"治脚气上入，少腹不仁"；其二，《血痹虚劳病脉证并治第六》篇治"虚劳腰痛，少腹拘急，小便不利"；其三，《消渴小便不利淋病脉证并治第十三》篇治"男子消渴，小便反多，以饮一斗，小便一斗"；其四，《痰饮咳嗽病脉证并治第十二》篇治"夫短气有微饮"；其五，《妇人杂病脉证并治第二十二》篇治转胞。以上五病，虽症状不同，但病机皆属于肾虚失职，气化功能减退，故均可用肾气丸治疗，体现了异病同治的原则。

22-20 蛇床子散方[1]：温陰中坐藥[2]。
蛇床子仁

上一味，末之，以白粉[3]少許，和令相得，如棗大，綿裹内之，自然温。

【校注】

［1］蛇床子散方：本条原文，《脉经》卷九作"妇人阴寒，温中坐药，蛇床子散主之"。

［2］坐药：是将药纳入阴道中的一种外治法。古人席地而坐，坐时两膝着地，臀部压在脚跟上，故谓之坐药。

［3］白粉：一说为燥湿除秽而杀虫的铅粉；一说为外用药的赋形剂的米粉。

【释义】论妇人阴冷寒湿带下的外治法。

妇人阴中寒冷，多属肾阳虚衰，寒湿之邪凝着下焦所致，常伴带下量多清稀、腰酸困重、少腹恶寒、阴冷以及阴痒等症，治当"温阴中"，方用蛇床子散。

蛇床子散由蛇床子和白粉组成,方中蛇床子性味苦温,有暖宫除湿,止痒杀虫之功;白粉若为铅粉,可解毒、杀虫生肌;若为米粉,则如《金匮方论衍义》所说:"白粉即米粉,借之和合也。"取坐药的外用方式,使药物直达病所,以温其受邪之处。然蛇床子散毕竟属于治标之外治方,对于阴冷之寒湿带下,若以内外兼治之法,内服温肾壮阳之金匮肾气丸等,则温肾壮阳、散寒止带的效果更佳。

【按语】关于本方白粉,笔者的观点,倾向于使用米粉。一是铅粉有毒,即便外用,亦当谨慎;二是铅粉与蛇床子粉共用,虽然以"绵裹内之",其赋形能力亦不如米粉,蛇床子粉难以制成栓剂,如方后注云"和令相得,如枣大"。

22-21 少陰脉滑而數者,陰中即生瘡,陰中蝕瘡爛者,狼牙湯洗之。

狼牙湯方

狼牙三兩

上一味,以水四升,煮取半升,以綿纏箸如繭[1],浸湯瀝陰中,日四遍。

【校注】

[1] 以绵缠箸如茧:箸,指筷子。将棉缠在筷子上,像蚕茧一样大。

【释义】论下焦湿热、阴疮蚀烂的证治。

少阴属肾,肾开窍于二阴。"少阴脉滑而数者",主阴中湿热。湿热下注,蕴结不散,聚于前阴,热盛血腐故令阴中生疮,出现前阴痒痛,浊带淋漓。治以清热燥湿,杀虫止痒的狼牙汤。方用狼牙一味,味苦性寒,有清热燥湿、杀虫止痒之功,煎汤外用,清洗阴道,一日四次者,取其多洗以速其效。

【按语】关于狼毒,《医宗金鉴》谓:"狼牙非狼之牙,乃狼牙草也。如不得,以狼毒代之亦可。"《神农本草经》记载狼牙与狼毒确为两种不同的药物:"狼毒味辛,平。……杀飞鸟、走兽,一名续毒。生山谷。"而"牙子(狼牙)味苦,寒。主邪气、热气、疥瘙、恶疡、创痔,去白虫。一名野狼牙,生川谷。"可见,狼毒为大毒之品,是否可作为狼牙之替代品,不得而知,暂且存疑待考。查唐《千金翼方》、宋《图经本草》、明《本草纲目》,可证"狼牙"与《神农本草经》之"牙之"确为一物。然"牙子""狼牙草"究系何药? 据北京中医学院(现为北京中医药大学)张世臣考证提出其原植物为蔷薇科植物龙牙草(*Agrimonia pilosa* Ledeb.),因该植物不同入药部位名称有异:牙子、狼牙,是根芽,后称"鹤草芽",主要用于杀灭阴道滴虫、驱绦虫等;狼牙草乃地上根茎全草,用于止血止痢,现称"仙鹤草";龙牙草根能止痢,古称"狼牙根",用于漆疮。其说颇有参考价值。

22-22 胃氣下泄，陰吹[1]而正喧[2]，此穀氣之實[3]也，膏髮煎導之。

膏髮煎方：見黃疸中。

【校注】

［1］阴吹：指前阴排气有声，犹如后阴之矢气状。

［2］正喧：指前阴排气频繁，声响连续不断。

［2］谷气之实：即大便不通。

【释义】论血虚津亏，胃肠燥结之阴吹证治。

前阴排气有声如矢气状，连续不断，此为"阴吹而正喧"。阴吹之病，原因甚多，曰"此谷气之实也"，可知因血虚津亏、胃肠燥结而大便不通，使体内浊气，不得遵循谷道排出，迫走前阴，从阴户作声而吹出。治当养血润燥，方用膏发煎。膏发煎由猪膏、乱发组成。猪膏俗称猪油，能养血润燥，滑润大肠；乱发可活血化瘀通淋，使肠中瘀结得消。本方可养血润燥、通导大便，使浊气下归肠道，以止阴吹。

【按语】阴吹之病证，除血虚津亏、胃肠燥结外，还有中气下陷、脾虚寒饮停滞、湿热蕴结前阴等种种。膏发煎仅为谷气实之阴吹而设，至于他证，尚需辨证论治，如气虚下陷者，可用补中益气汤加减；寒饮所致者，可用《温病条辨》橘半桂苓枳姜汤。总之，阴吹病因多端，应该在临证中辨证论治。

22-23 小兒疳蟲蝕齒方：疑非仲景方。

雄黃　葶藶

上二味，末之，取臘日豬脂鎔，以槐枝[1]綿裹頭四五枚，點藥烙之。

【注释】

［1］槐枝：取槐树嫩枝，制成涂药用小棒棍，在做成棉签，点药上药而用。《本草图经》载："春采嫩枝，煅为黑灰，以揩齿去蚰（zhòng，虫咬）。"

【释义】论小儿疳虫蚀齿的外治法。

小儿易饮食积滞，而现能食易饥、大便溏结不调、睡眠不安、多汗、龄齿、面黄肌瘦等症，此为疳积。小儿疳积，因胃肠食物积滞停留，易化生湿热，湿热熏蒸，易患牙龈糜烂、虫蚀于齿等疾患，可用小儿疳虫蚀齿方外治，以清热利湿杀虫。方中雄黄解毒疗疮、杀百虫，葶苈子泻肺排毒，两药为末，用猪油脂初溶，乘热点药烙其局部，有杀虫去腐之功。

【按语】关于小儿方为何列于妇人篇末,林亿等注云"疑非仲景方"。丹波元简《金匮玉函要略辑义》谓:"玉函经第八卷末亦载小儿药三方,盖另有幼科书而亡佚者,此类岂其遗方耶。"程林《金匮要略直解》认为此方可能是仲景《口齿论》错简于此。吴谦《医宗金鉴》亦云:"或另有小儿门,或列在杂方内,今于妇人杂病之末,亦错简也。"

○杂疗方第二十三

提要:本篇共计原文 16 条,用方 22 首,论五脏虚热等杂疗调治之法,并着重论述了危急重症、卒死、客忤死、自缢死、中暍死、溺死等的救治。

具体用方如下:若肝脾不和,三焦气机不利,四时五脏虚热者,用**四时加减柴胡饮子**。若痰湿气滞,下元不固,长服**诃梨勒丸**。若冷积寒凝,卒暴百疾者,用**三物备急丸**。若脾肾阳虚,津液不足,表虚不固,易感外邪者,用**紫石寒食散**。**救卒死方**(5方):薤汁,灌鼻中;雄鸡冠血,吹内鼻中;豚脂苦酒饮,灌喉中;鸡肝及血,涂面上;大豆鸡子白,酒和吞服。**救卒死而壮热者方**,矾石,渍脚。**救卒死而目闭者方**,薤汁皂荚末,薤汁灌耳中,皂荚末吹耳中。**救卒死而张口反折者方**,灸手足两爪,饮五毒诸膏散。**救卒死而四肢不收,失便者方**,马粪牛洞,马粪煮水洗之,牛洞温酒灌口中,并灸。**救小儿卒死而吐利,不知是何病者方**,狗屎,绞汁或水煮灌之。**治尸厥方**(2方),尸厥气闭不通者,菖蒲桂屑,菖蒲屑吹内鼻孔中,桂屑着舌下;又方,左角发酒饮,左角发烧末,酒和,灌入喉。若正不胜邪,阳气闭郁,**救卒死,客忤死,还魂汤主之方**(2方),用还魂汤,或韭根乌梅吴茱萸汤。**救自缢死方**,与桂枝汤及粥清,并手法及管吹两耳。凡中暍死,不可使得冷,得冷便死,疗之方(**疗中暍方**),人尿热泥,屈草带暖脐。**救溺死方**,用灶中灰,以埋人,从头至足。若跌打损伤,气血瘀滞者,用**治马坠及一切筋骨损方**,煎汤沐浴。

23-01　退五臟虚熱,四時加減柴胡飲子方:

冬三月加柴胡八分　白术八分　大腹檳榔四枚併皮子用　陳皮五分　生薑五分　桔梗七分　春三月加枳實　減白术共六味　夏三月加生薑三分　枳實五分　甘草三分共八味　秋三月加陳皮三分共六味

上各㕮咀,分爲三貼[1],一貼以水三升,煑取二升,分溫三服;如人行四五里進一服[2],如四體壅[3],添甘草少許,每貼分作三小貼,每小貼以水一升,煑取七合,溫服,再合滓爲一服。重煑,都成四服。疑非仲景方。

【校注】

[1]分为三贴:贴,可作帖,意思为包裹粘贴。分为三贴,意思是指把上述药物组合,并分成三份。

[2]如人行四五里进一服:人行四五里所需时间约为二三十分钟,所以如

人行四五里进一服,指的是大约每二三十分钟服一次药的意思。

〔3〕四体壅:"壅"通"臃",即肿。四体壅即肢体浮肿的状态。

【释义】本条论述五脏虚热随四季加减调治之方。

五脏受邪导致的虚热,用柴胡饮子退五脏虚热。主方由柴胡、白术、槟榔、陈皮、生姜、桔梗六味组成。方中柴胡为君药,是和解表里阴阳的主药;白术养脾扶正;桔梗、陈皮、槟榔能通利气机,使上中二焦之气以及腹中之气畅达;生姜作为佐助药可以帮助柴胡之宣达,佐助槟榔之消导利气之功。

而根据每个季节的季节气候特点的不同,再加入不同的药物:冬三月,阴气隆盛,用柴胡饮子主方,可稍加柴胡帮助生生之气;春三月,主方中增入枳实助春季发陈之机,去白术,恐其甘温燥脾的同时,却阻碍肝气的条达;夏三月,暑湿之邪容易伤气、阻碍气机,故主方中加甘草助白术补脾胜湿,而同时又加入生姜、枳实帮助气机的通畅;秋三月,此乃容平之季,主方中略加陈皮可以温中理脾。但若患者脾虚,出现了肢体浮肿,可添加甘草,意在健脾运化,以除湿邪。

【按语】本方侧重宣发中下三焦之气,行气以退热,是治疗热病的又一颇为有效的方法。后世刘河间用开发郁结之法,即受此种方法之影响。陆渊雷《金匮要略今释》中认为此方"颇似四逆散及局方逍遥散……盖治原因不明之发热耳"。黄竹斋《金匮要略方论集注》认为"不离和解少阳之成法,吴又可《瘟疫论》中之达原饮,盖即从本方化出耶"。可见本方对后世的影响,意义深远。

23-02 長服**訶梨勒丸**方:疑非仲景方。

訶梨勒煨[1]　陳皮　厚朴各三兩

上三味,末之,煉蜜丸如梧子大,酒飲服二十丸,加至三十丸。

【校注】

〔1〕煨:赵开美本同,俞桥本"煨"作"燥",徐镕本无"煨"字。

【释义】论调理胃肠长服方。

慢性脾虚,或饮食不节,肠胃积滞等,都是临床常见之疾,也是导致其他疾病发生的一个内在致病因素,因此古人养生之方,多服用固肠消导之药,使脾气充实,而腠理无壅滞,九窍不闭塞,气血自调畅。

诃梨勒丸由诃子、陈皮、厚朴三味组成,方中诃子酸温而涩,可以涩肠下气,煨用可以暖胃固肠;陈皮健脾和胃、行气宽中;厚朴健胃消食、下气宽中,全方正邪兼顾,健脾利气。故有医家认为,凡病机相符者,可小量长期服用,老人用之,厚脏通腑,能延年益寿。但也有医家认为,无病无证,服之有伤元气,不可常服。可见，两种观点都是在强调，即便原文提出可以"长服"，也要讲究辨证用药。

【按语】有医家认为，《神农本草经》中没有载入诃子，唐朝的《新修本草》始载此药，故宋林亿编校《金匮要略方论》时，于方后加入了"疑非仲景方"之小注。此说仅供参，因《神农本草经》中未载入诃子，并不能说明汉代无诃子入药。

23-03　三物備急丸方：見《千金方》司空裴秀爲散用亦可。先和成汁，乃傾口中，令從齒間得入，至良驗。

大黃一兩　乾薑一兩　巴豆一兩，去皮心熬，外研如脂

上藥各須精新，先搗大黃、乾薑爲末，研巴豆內中，合治一千杵，用爲散，蜜和丸亦佳，蜜器中貯之，莫令歇[1]。〇主心腹諸卒暴百病，若中惡[2]客忤[3]，心腹脹滿，卒痛如錐刺，氣急口噤，停尸[4]卒死[5]者，以煖水若[6]酒，服大豆許三四丸，或不下，捧頭起，灌令下咽，須臾當差，如未差，更與三丸，當腹中鳴，即吐下，便差。若口噤，亦須折齒灌之。

【校注】

［1］歇：《千金方》卷十二作"歇气"。"歇"通"泄"，《广雅·释诂》："歇，泄也。"

［2］中恶：即感受恶毒之气或不正之气，突然厥逆，不省人事。

［3］客忤：指猝犯客邪之气，患者突然昏厥窒息。

［4］停尸：又称遁尸，指病邪停遁于人体肌肉血脉之间，若卒有触冒即发病，令人刺痛喘急，且上冲心胸及两胁肋，瘥后易复发。

［5］卒死：是指因虚而遇邪气，阴气竭于内，阳气隔于外，暴绝如死之状。

［6］若：或；或者。

【释义】本条论述各种卒暴疾病之方。

心腹诸卒暴百病，如中恶、客忤、停尸、卒死等均有发病急卒，病证危重的特点，析其病机多为寒实冷积内停，阴邪积滞，气机阻塞不通，阴阳二气不能接续所致，伴有心腹卒暴胀痛，痛如锥刺，气急口噤，大便不通等。方用三物备急丸攻逐寒积。

三物备急丸由巴豆、干姜、大黄组成，方中巴豆辛热有峻下之功，可以通积滞及闭阻之气机；干姜可以温中，助巴豆祛寒；大黄可以荡涤肠胃，推陈致新，并能制巴豆之毒性，全方共奏攻寒除积、通畅气机之功。有卒起暴急寒实之病，

非速投本方,不能获效。方名"备急",即是此意。服药后或吐或下,使浊邪秽气上下分消,有荡邪安正之功。故方后云:"当腹中鸣,即吐下便差。"

【按语】关于中恶、客忤、停尸、卒死等病名,《肘后备急方》《千金方》《诸病源候论》《医宗金鉴》等均有记载,所论临床表现不尽相同,但均以病情严重、发病急骤为特点,往往与感受不正之气,如恶气、祸祟邪气、秽毒之气、疠气等有关。民间俗称"中邪了"。证属阴寒之气凝结者,可与三物备急丸上下分消浊邪秽气。正如《素问·玉机真脏论》中记载的"五实死",病情好转在于出现了"身汗得后利,则实者活",无论汗、吐、下均是给予邪气外出的途径,邪去则正安。

23-04　治伤寒,令愈不复[1],**紫石寒食散**方。见《千金翼》[2]。

紫石英　白石英　赤石脂　钟乳[3]碓,煉　栝蒌根　防丰[4]　桔梗　文蛤　鬼臼[5]各十分　太一余粮十分烧　乾薑　附子炮,去皮　桂枝去皮,各四分

上十三味,杵爲散,酒服方寸匕。

【校注】

[1] 不复:指伤寒治愈不再容易反复发作。

[2]《千金翼》:《千金翼方·大补养第二》载"张仲景紫石寒食散,治伤寒已愈不复方",其方较《金匮要略》所载紫石寒食散方多人参一味,桂枝为桂心。

[3] 钟乳:药名。洞穴中经漫长地质特定条件下所形成的碳酸钙沉淀物。《神农本草经》名石钟乳,"味甘,温。主咳逆上气,明目益精,安五脏,通百节,利九窍,下乳汁"。

[4] 防丰:徐镕本、赵开美本作"防风",《千金翼方》亦作"防风",故当以防风为是。

[5] 鬼臼:药名。为小檗科植物八角莲的根茎。《神农本草经》记载:"味辛,温。主杀蛊毒,辟恶气,逐邪,解百毒。"

【释义】本条论述紫石寒食散方的证治。

从紫石寒食散方"治伤寒,令愈不复"分析,本方功效有二:其一,能治疗外感风寒之病证,外感缠绵难愈。其二,能预防外感风寒病证的复发。

以方测证,其病证可概括为以下三个方面:一是脾肾阳虚,表现为身倦乏力,肢冷便溏等;二是津液不足,见咽干、口渴等;三是表虚不固,见恶风寒,自汗等。故治宜温阳益津,散邪固表,方用紫石寒食散。

方中紫石英《神农本草经》载"味甘温,主心腹咳逆,邪气,补不足",既能

祛邪,又能扶正,而为君药;更配白石英,甘温,补五脏,止渴,益气;钟乳,甘温,主咳逆上气,安五脏;太乙余粮、赤石脂,酸甘收涩;"五石"相合,既能补肝、润肺、养心、益脾、暖肾,又能祛邪强身。干姜、附子,助"五石"温补脾肾之阳。栝蒌根、文蛤佐"五石"之白石英生津止渴。桔梗、鬼臼、桂枝、防风引"五石"以宣肺、逐邪、固表。杵药为散,米酒调服,以行扶正散邪之药力。服之宜远热食,故名寒食散。

23-05　救卒死方:

薤捣汁,灌鼻中。

○又方:雄雞冠割取血,管吹内鼻中。

豬脂如雞子大,苦酒一升,煑沸,灌喉中。

雞肝及血塗面上,以灰圍四旁,立起。

大豆二七粒,以雞子白,併酒和,盡以吞之。

【释义】本条论述卒死救治五法。

卒死发生的原因在于阴阳之气相离,上下不通所致。

法一,如果阴邪闭阻于内,出现卒死,可以用薤捣汁灌鼻进行治疗。由于薤味辛属阳,具有通阳辟秽之功,由于肺主气,鼻为肺窍,外邪从鼻而入,灌于鼻中,能通窍取嚏醒神,使邪气从鼻而出。正如高学山《高注金匮要略》云:"薤味辛而性温,且其气味俱薄,辛温走气,气味俱薄,则轻清而得在天亲上之妙。天气通于肺,鼻为肺窍,灌薤汁以勾引气机之薄郁耳。"

法二,可用雄鸡冠,割取血,管吹纳入鼻中。雄鸡冠之血,是阳气精华聚集之处,有甘温之性,用管插入患者鼻孔中,医者以口含鸡血,将气连药吹入,使药能下咽,气通则口噤开,能起到救卒之功,这种给药方法,颇似鼻饲之法。

法三,可以用猪脂并苦酒一升,煮沸后灌喉中。猪脂能助胃气、润滑官窍,通皮肤之阳,苦酒煮沸香气通鼻窍,可收敛正祛邪、醒脑开窍之功。

法四,可用鸡肝及血,涂于面上,以灰围四旁。由于头面为诸阳之会,风气通于肝,用鸡肝及血涂面,气血阴阳相合,更用灰围四旁,灰土之余温,能温暖人体,有助于人体阳气的通行,人即可站立而起。

法五,大豆二七粒,以鸡子白和酒吞之。大豆养胃解毒,鸡子白通肾阳,破积血,借酒之辛热之性通行阳气,则能救卒死。

23-06　救卒死而壮热者方:

礬石半斤,以水一斗半,煑消,以漬脚,令沒踝。

【释义】本条论述阳气泄越于外的卒死的治疗。

由于气血上逆,阻绝于上,阳气泄越于外,出现壮热卒死。矾石能收敛固涩,固其未脱之根,以温暖之汤浸泡脚踝,脚踝之下为足经脏腑井荥原合等穴所过之处,浸渍脚踝,能将上逆之气下引,引热下行,收摄阳气,则卒死自苏,壮热亦解。

23-07 救卒死而目閉者方:
騎牛臨面,搗薤汁灌耳中,吹皂莢末鼻中,立效。

【释义】本条论述阳气下陷、邪气内阻卒死的治疗。

由于邪气内阻,阳气下陷而卒死闭目,令患者俯卧骑于牛背,以侧面枕之,使牛缓行,以牛呼吸带动人之呼吸,似有人工呼吸之意。另外,牛有膻气久闻则不觉,使牛与人之呼吸相接,引动人体的阳气;并用薤汁入耳,吹皂荚末入鼻,取嚏开窍,使气能上下相接。

23-08 救卒死而張口反折者方:
灸手足兩爪後十四壯了,飲以五毒諸膏散[1]。有巴豆者。

【校注】

[1]五毒诸膏散:《肘后备急方》卷八载有"裴氏五毒神膏,疗中恶暴百病方",方用雄黄、朱砂、当归、椒、乌头,以苦酒渍一宿,内猪脂、陈芦煎制,纳雄黄、朱砂,末,搅令相得,温酒服;《千金方》卷七载有"裴公八毒膏",即裴氏五毒膏加巴豆、莽草、薤白。

【释义】本条论述卒死见张口身体反折的治疗。

邪气突然中于太阳、阳明二经,太阳经行于背部,阳明经行于身前,环唇夹口周,故卒然而死,可见张口肢体反折之证。外用灸法,灸手足之爪甲,爪甲为三阴三阳经交接之处,灸之则可以使人体阳气得通而复苏,肢体及颜面的挛急得以缓解,同时饮用五毒诸膏散,方中诸药多为性温之品,能发挥温通阳气,驱除阴寒邪气之功。

23-09 救卒死而四肢不收,失便[1]者方:
馬屎一升,水三斗,煮取二斗以洗之。又取牛洞[2]稀糞也一升,温酒灌口中,灸心下一寸、臍上三寸、臍下四寸,各一百壯,差。

【校注】

[1]失便:即大小便失禁。

〔2〕牛洞：牛屎稀者名曰牛洞。

【释义】本条论述卒死见四肢不收，大小便失禁的治疗。

卒死的发生是由阴阳之气阻绝不通所致，阳气被阻绝，不能外达于四肢，则会出现四肢不收；阳气衰微不能固摄，则会出现大小便的失禁。用马、牛之粪便，取其解毒祛邪之功，马屎煮水洗之，能收敛固涩阳气；牛粪以温酒灌之，能益脾胃，止二便之失司。同时灸上、中、下三焦的穴位，恢复三焦的阳气，使阴阳之气得通。

23-10　救小兒卒死而吐利，不知是何病方：

狗屎一丸，絞取汁，以灌之。無濕者，水煮乾者，取汁。

【释义】本条论述小儿卒死见吐利的治疗。

小儿卒死见吐利，不知何病，疑似中毒，用狗屎取汁以灌之，狗屎性热，虽有小毒，却能解诸毒而发越阳气，故取其发扬解毒以救之。

23-11　治尸厥方[1]

尸厥[2]，脉動而無氣，氣閉不通，故靜而死也，治方：脉證見上卷。

菖蒲屑，内鼻兩孔中，吹之，今[3]人以桂屑着舌下。

又方：剔取左角髮方寸，燒末，酒和，灌令入喉立起。

【校注】

〔1〕治尸厥方：原无。据原书目录补。

〔2〕尸蹶（jué 厥）：底本残缺不清，据赵开美本补。蹶，蹶的异体字。尸蹶即尸蹶，即尸厥，指突然昏倒不知人，若昏死之状，如肢体静而不动，故名之，属于严重的休克。

〔3〕今：医统本、明仿宋本、俞桥本俱作“令”。

【释义】论尸厥的治疗。

尸厥为突然昏倒不知人，脉搏跳动仍未停止，人体之营气尚未竭绝，尚有可救之机。治以石菖蒲末吹入鼻中，宣通肺气，加之石菖蒲芳香之性能助醒神，同时可以豁痰开窍；又用肉桂末含于舌下，能发挥通血脉、开心窍之功；使用两药能使心肺之窍开，气血运行通畅，心肺这种“着舌下”的给药方法，属于最早的急救给药方法。

文中所载“又方”，出自《素问·缪刺论》，之所以剔取左角之发入药，原因在于左角为阳气所在之处，为经络所绕，若脏腑经络之气血竭绝，则形成尸厥。剔取左角之发，即血余，救脱厥之势。和酒以灌之，能借酒之辛散以助药力，发挥行气血、助阳气之功。

【按语】《伤寒论·平脉法》有关于尸厥病机与治疗的论述："少阴脉不至，肾气微少，精血奔，气促迫，上入胸膈，宗气反聚，血结心下，阳气退下，热归阴股，与阴相动，令身不仁，此为尸厥，当刺期门、巨阙。"可参。

23-12 救卒死，客忤[1]死，还魂汤主之方。《千金方》云：主卒忤鬼击飞尸，诸奄忽气绝，无复觉，或已无脉，口噤拗不开，去齿下汤。汤下口不下者，分病人发左右，捉搦肩引之。药下复增取一升，须臾立苏。

麻黄三两,去节,一方四两　杏仁去皮尖,七十个　甘草一两,炙,○《千金》用桂心二两

上三味，以水八升，煮取三升，去滓，分令咽之，通治诸感忤。

又方[2]：

韭根一把　乌梅二七个　吴茱萸半升,炒

上三味，以水一斗煮之，以病人栉[3]内中三沸，栉浮者生，沉者死，煮取三升，去滓，分饮之。

【校注】

［1］客忤：指突然犯邪客之气，患者突然昏厥窒息，如治疗不及时，则气不能返，乃至死亡。

［2］又方：明抄本在此前载"又方：桂枝一两,去皮、生姜三两,切、栀子十四枚,擘、豉半升,绵裹。右四味,㕮咀,以酒三升,微煮之,味出,去滓,分服取差。"可参。

［3］栉：即梳篦的总称。

【释义】本条论述卒死和客忤死的治疗。

卒死和客忤死，多因正气不能胜邪，阳气闭阻而出现。方用还魂汤，方中麻黄可以升阳以透邪出表；杏仁性苦能降利肺气，炙甘草和中扶正，由于肺主气、司呼吸，朝百脉，为一身之宗，还魂汤祛邪通阳，使阳气通利，魂可还复。

又可用韭根、乌梅、吴茱萸治疗，韭根辛温，能通阳气；乌梅入肝，酸敛阳气；吴茱萸苦温入肝，温肝阳，除阴邪，三者合用能使阴阳升降恢复，其魂得还。

【按语】本条所载还魂汤由麻黄、杏仁、甘草三味组成。《千金》还魂汤以本方加桂心。《太平惠民和剂局方》以本方三味麻黄不去根节，杏仁不去皮尖，甘草不炙而生用，名为三拗汤。拗（音"ào"），违逆不顺之谓也，"三拗"，指所用三药皆违常法而用，取其发汗、平喘力著之义。

韭根乌梅吴茱萸方后之注用患者的栉纳入煮沸的药中，观察沉浮而验生

死之法,徐彬《金匮要略论注》中云:"浮则其人阳气未绝,沉则久已有阴无阳,故主死。"有的注家则认为此说无理。

23-13　救自缢死方[1]

救自缢死,旦至暮,虽已冷,必可治。暮至旦,小難也。恐此當言陰氣盛故也。然夏時夜短於晝,又熱,猶應可治。又云:心下若微溫者,一日以上,猶可治之。方:

徐徐抱解,不得截繩,上下安被臥之,一人以腳踏其兩肩,手少挽其髮,常弦弦[2],勿縱之;一人以手按據胸上,數動之。一人摩捋[3]臂脛,屈伸之。若已殭[4],但漸漸強屈之,併按其腹,如此一炊頃,氣從口出,呼吸眼開,而猶引按莫置,亦勿苦勞之。須臾,可少桂湯及粥清含與之,令濡喉,漸漸能嚥,及[5]稍止,若向令兩人以管吹其兩耳,罙好[6],此法最善,無不活者。

【校注】

[1] 救自缢死方:原无,据目录补。

[2] 弦弦:即紧紧之意。

[3] 捋(lǚ 旅):用手顺着按摩之意。

[4] 僵:"殭"为"僵"的异体字。

[5] 及:《外台秘要》卷二十八作"乃"。

[6] 罙(shēn 深)好:即很好之意。

【释义】论自缢的急救方法。

自缢俗称"上吊",其救治的预后取决于阴阳二气的变化,阳主生,阴主死。

若吊死是从早晨到晚上,说明阳有余,而阳主生,尸体虽然冷了但也有机会治疗;若是从晚上到早晨,说明阴气有余,而阳气不足,阴主死,救治困难。但是如果吊死从晚上到早晨,逢于夏日,夏日季节特点夜短于昼,气温高,阳气皆属有余之象,应属于可以治疗的范畴。另外,心下有微温之象,说明心阳犹存,虽然时间超过了一日以上,仍然有可救治之机。

具体的救治方法是不能骤然截断绳索,以防再度损伤,要慢慢抱住自缢者,缓缓放下,慢慢松解,令其仰卧于被子之中(上盖下铺),一个人用脚蹬住自缢者两个肩膀,并用手揪住头发,向上拉紧,目的在于使颈部平直通顺;一个人以手按摩压于胸部,帮助患者恢复呼吸;另一人按摩臂、腿,并使之屈伸;如果自缢者已经变得僵硬,但渐渐强使它弯曲,同时按揉腹部,帮助患者恢复呼吸。这样施救经过一顿饭的时间,就会使气从自缢者口中呼出,呼吸恢复正常并且两眼睁开。此时切勿置之不理,应当继续按摩,但又不能运动太过。

稍后,可给予桂枝汤及热稀粥,一方面濡润喉咙,帮助恢复吞咽,另外又能宣通阳气、滋养胃气;稍停,令二人用笔管吹耳朵,使气通达,诸法并施效果最佳。

23-14 疗中暍方

凡中暍死[1],不可使得冷,得冷便死,疗之方:

屈草带[2],绕暍人脐,使三两人溺其中,令温。亦可用热尼[3]和屈草,亦可扣瓦椀底按及车缸[4],以着暍人,取令溺[5],须得流去[6],此谓道路穷,卒无汤,当令溺其中,欲使多人溺,取令温,若有[7]汤便可与之,不可泥及车缸,恐此物冷。暍既在夏月,得热泥土、暖车缸,亦可用也。

【校注】

[1]中暍死:夏季中暑昏仆晕厥而死的病证。

[2]屈草带:即将草做成绳和鞭,屈曲做成圆圈。

[3]尼:赵开美本作"泥"。

[4]车缸:又名车辖,是车轴的铁辖头。

[5]溺(niào尿):即排泄小便。

[6]须得流去:明抄本作"不得流去"。是。《备急千金要方》卷二十五载"治热暍方"谓"仰卧暍人,以热土壅脐上,令人尿之,脐中温即愈"。"壅"字,与"不得流去"意近。

[7]有:底本无,据《外台秘要》卷二十八补。

【释义】本条论述夏月中暑昏仆的治疗。

夏季或因正气虚弱,或过度劳累,或饮食失节,同时被暑热之邪所侵,导致邪气郁闭,脏腑之气阻滞不通,从而引发昏仆之"中暍死"。

需要注意的是,"不可使得冷",也就是忌用冷水冷物给予冷敷冷浴,否则容易出现暑热被郁闭于内,无法外达宣发,寒热之间相互作用,预后不良,即"得冷便死"。

治疗可以把草绳屈曲做成圆圈,然后绕中暑人的脐中,令人溺于当中,可使人得温;也可以用热泥和屈草,亦可扣瓦碗底或车缸按着于脐。这些都是在"道路穷,卒无汤"的情况下,使患者得温的方法,也就是温熨的方法。由于神阙、关元、气海等穴位于脐下,得热则能阳通窍开而愈。

23-15　救溺死[1]方：

取竈中灰兩石餘以埋人，從頭至足，水出七孔，即活。

上療自縊、溺、暍之法，併出自張仲景爲之，其意殊絕，殆非常情所及，本草所能関，實捄[2]人之大術矣。傷寒家數有暍病，非此遇熱之暍。見《外臺》《肘後》目[3]。

【校注】

［1］溺（nì 逆）死：即淹死。

［2］捄：赵开美本作"救"。

［3］目：明仿宋本、俞桥本无。

【释义】本条论述溺水的治疗。

人被水所溺，可用温暖的灶中之灰，将人埋住，取其温暖之性，外可温周身之阳气，里可逐内在之水湿，阳复水运。水从孔窍而出者，表明有复活之机。

23-16　治馬墜及一切筋骨損方：见《肘後方》。

大黃一兩,切浸湯成下　緋帛如手大,燒灰　亂髮如雞子大,燒灰用　久用炊單布[1]一尺,燒灰　敗蒲一握三寸　桃仁四十九个,去皮尖熬　甘草如中指節,炙鋜

上七味，以童子小便量多少，煎湯成，内酒一大盞，次下大黃，去滓，分温三服。先鋜敗蒲席半領，煎湯浴，衣被覆，復斯須[2]，通利數行，痛楚立差，利及浴水赤，勿怪，即瘀血也。

【校注】

［1］炊单布：是在蒸食物时置于甑之上的防止蒸气泄漏的布。《本草纲目》载之有解毒消肿之功效。

［2］复斯须：明抄本作"服斯须"。可从。

【释义】本条论述坠马及跌扑损伤的治疗。

从马背跌落及一切筋骨损伤，除表皮筋骨外伤之外，往往还伴有人体脏腑气滞血瘀等内伤，急用活血化瘀，行气止痛之剂，以内外兼治。方中用大黄、桃仁活血逐瘀；败蒲灰行气活血；绯帛、炊单布能散滞消肿止痛；乱发灰止血消瘀；童子便能引瘀下行；炙甘草能缓急止痛，缓和诸药；酒助药力，行瘀化滞。同时，用败蒲席煎汤沐浴，并衣被覆盖，促使全身气血的流通运行，有助于筋骨损伤之处的恢复。

○禽兽鱼虫禁忌并治第二十四

提要:本篇共计原文103条,用方22首,论禽兽鱼虫等动物类食品的饮食注意事项。包括论饮食摄生的基本原则;论五脏病五味四时禁忌;论各种禽兽鱼虫类"不可食"的辨别方法、食物中毒引起的各种疾病,以及某些食物相混食用不利于健康、妊娠饮食禁忌等;并论述了各种食物中毒的治法和方药。

具体用方如下:**治自死六畜肉中毒**方,用黄柏屑。**治食郁肉漏脯中毒方**(2方),用烧犬屎,酒服;饮生韭汁,亦得。**治黍米中藏干脯,食之中毒方**,用大豆浓煮汁,饮数升。**治食生肉中毒方**,掘地三尺下土,煮数沸,饮澄清汁。**治六畜鸟兽肝中毒方**,水浸豆豉,绞汁服。**治马肝毒中人未死方**(2方),用雄鼠屎,末之水和服;又方,人垢,取方寸匕服之。**治食马肉中毒欲死方**(2方),用香豉、杏仁,蒸熟杵之服;又方:芦根,煮汁饮。**治啖蛇牛肉,食之欲死方**(3方),饮人乳汁;又方,泔洗头饮,服一升;牛肚,水煎服。**治食牛肉中毒方**,甘草,煮汁饮。**治食犬肉不消成病方**,热毒壅滞于胃肠,用杏仁,煎汤服。**治食鸟兽中箭肉毒方**,其肉有毒,用大豆煮汁及蓝汁,服之解。鲙食之,在心胸间不化,吐复不出,速下除之,**治食鲙不化成癥方**,用陈皮、大黄、朴硝,水煎顿服即消。**食鲙多不消,结为癥病,治之方**,用马鞭草或姜叶,捣汁饮。**食鱼后中毒,面肿烦乱,治之方**,用橘皮,浓煎汁,服之。**食鯸鮧鱼中毒方**,用芦根,煮汁,服之(注:与"治食马肉中毒,欲死……又方:芦根煮汁饮"同,用方数不重复计算)。**食蟹中毒治之方**(2方),用紫苏煮汁饮,或紫苏子捣汁饮;又方,冬瓜汁饮,或食冬瓜亦可。

24-01　凡飲食滋味,以養於生,食之有妨,反能爲害,自非服藥煉液[1],焉能不飲食乎?切[2]見時人,不閑[3]調攝,疾疢競起,若[4]不因食而生,苟全其生,須知切忌者矣。所食之味,有與病相宜,有與身爲害,若得宜則益體,害則成疾,以此致危,例皆難療。凡煮藥飲汁,以解毒者,雖云救急,不可熱飲,諸毒病[5]得熱更甚,宜冷飲之。

【校注】

[1]服藥煉液:《金匮玉函要略述義》釋"言指道家辟穀之流",即指服藥煉丹之人。

[2]切:明抄本作"窃"。可從。

[3]閑:《廣雅·釋詁》:"習也。"熟習,嫻熟。

[4]若:明抄本作"莫"。可从。

[5]诸毒病:系毒物进入机体引起的各种疾病的总称。

【释义】论饮食对于人体的影响及解毒药宜冷饮的原则。

饮食之精华虽可以养生,但若不知宜忌,不仅无益,反而有害,除了道家辟谷不需饮食之外,任何人都离不开饮食。常见世人不熟悉饮食调摄养生之法,往往会疾病丛生。若能注重饮食调摄,则病不会因食而生;因此要想健康长寿,须知饮食禁忌。所食之味,有的宜于治疗疾病,有的对身体有害。食之得宜,则有益于健康;相反又能为害而引起疾病,或导致疾病转危,亦难以治疗。

凡煮药汁以解邪毒,虽需急救使用,切不可乘热而饮。因为邪毒之气,往往是遇热则增,而遇冷则减。故曰:"诸毒病得热更甚,宜冷饮之。"

24-02　○肝病禁辛,心病禁鹹,脾病禁酸,肺病禁苦,肾病禁甘。春不食肝,夏不食心,秋不食肺,冬不食肾,四季不食脾。辨曰:春不食肝者,爲肝氣王[1],脾氣敗,若食肝則又補肝,脾氣敗尤甚,不可救。又肝王之時[2],不可[3]以死氣入肝,恐傷魂也。若非王時,即虚,以肝補之佳,餘藏准[4]此。

【校注】

[1]气王:底本残缺,据赵开美本补。

[2]时:底本残缺,据赵开美本补。

[3]不可:底本残缺,据赵开美本补。

[4]脏准:底本残缺,据赵开美本补。

【释义】论五脏病有五味之禁,以及四时食物之忌和机制。

肝属木,肝病当禁辛味,因辛入肺,能助肺(金)伤肝(木);心属火,心病当禁咸味,因咸入肾,能助肾(水)伤心(火);脾属土,脾病当禁酸味,因酸入肝,能助肝(木)伤脾(土);肺属金,肺病当禁苦味,因苦入心,能助心(火)伤肺(金);肾属水,肾病当禁甘味,因甘入脾,能助脾(土)伤肾(水)。

以上论五脏之病,有五味之禁忌。下文依据五脏之气分别旺于不同的季节及五行之理,提出不同季节的饮食禁忌,即"春不食肝""夏不食心""秋不食肺""冬不食肾"等。如若春食肝,则会使肝过旺,肝木克伐脾土,致使脾气衰竭而难治,故曰:"不可救"。此外,春季肝旺之时,若食用动物肝脏,会使"死气入肝"影响生发之机,并担心会伤及肝所藏之魂,可出现幻视、幻觉等类似魂不附体的症状。如果是在春季以外的季节,肝虚食肝以补肝,效果则佳,其他心肺脾肾四脏,依此类推。

【按语】

饮食忌口是中医饮食禁忌的重要内容,且与节气时令有关。本条根据《灵枢·五味》篇:"肝病禁辛,心病禁咸,脾病禁酸,肺病禁苦,肾病禁甘"的原则,以五脏之病愈五味、四时适应与否,说明生理、病理与治疗的机制;用五行生克制化理论、比类取象来认识和解释四时食物之禁忌。临床实践时,应依据实际情况,灵活运用,不可拘泥。

24-03　○凡[1]肝臟,自不可輕噉,自死者彌[2]甚。

【校注】

[1] 凡:底本残缺,据赵开美本补。

[2] 弥:《集韵》:"弥,益也。"即更加。

【释义】论肝脏不可轻食。

古人认为,诸牲畜在被杀之时,必有所惊,肝有所忿,气郁于肝,食之不利。肝脏是机体重要代谢、解毒器官,为毒质所藏。肝脏摘出之际,容有未经化尽之毒质,存在于肝脏内,非洗涤所能消除,故不可轻食。若牲畜自行死亡者,更不能食,这是因为自死之兽,多为感受疫疠之气或者中毒而亡,故更不可食用。本条意在提请注意要讲究内脏的饮食卫生,并非言所有畜兽肝脏均不可食。

【按语】古人谓肝脏不可轻食,以免中毒,并附有解肝中毒方,录之以供研究参考:《肘后备急方》载用附子末一刀圭,日三服。《外台》引张文云:"又食生肝中毒方,服附子方寸匕,日三,须以生姜汤服之,不然自生其毒。"

24-04　○凡心皆爲神識所舍,勿食之,使人來生復其報對[1]矣。

【校注】

[1] 报对:《集韵》:"报,酬也。"《诗经·国风·卫风水瓜》:"投我以木瓜,报之以琼瑶。"《广韵》:"对,答也。"报对,即酬答之意。

【释义】论心脏不可轻食。

采报之说,出自佛教。"佛性与报应"之说,建立在般若性空理论之上,认为人是有物质、感觉、观念、行动、认识五类,即所谓五蕴和合而成,而无单一的、不平的、自在的、主宰的灵魂。西汉末年、东汉初年佛教传入中国以后,汉地人士以原有的魂魄之说,结合三世因果,主张人死精神不更而再生,此与佛教基本教义不符,但汉魏乃至宋齐,凡是通达儒术而理佛之人多半持此见解而不能自拔。

血肉之心为形脏,而为神灵之所舍。形骸可以气化,但神识不得以水火劫数消灭。畜兽心脏,所藏之神识虽微,食之积久亦可郁为火毒,发为痈疽,故戒勿食,并免遭因果报应。需要指出的是,佛教徒(僧尼)的日常生活,是不分肉食或素食的(中国僧尼习惯主素食),且不以畜兽之心为神识所舍。对此,陆渊雷《金匮要略今释》云:"果报之义,出自佛家,然佛家不以肉团之心为神识所舍,且食肉还肉,岂特心脏,今食肉而不食心,是亦月攘一鸡(讥讽那些明知故犯错误之人)而已。"

24-05 ○凡肉及肝,落地不着塵土者,不可食之。

【释义】论诸肉落地不着尘土者,不可食。

诸肉及肝脏放置日久,或因牲畜死于感染性疾病或中毒,其脏多腐败水肿,故落地后不沾尘土,而不可食用。

24-06 ○豬[1]肉落水,浮者,不可食。

【校注】

[1] 猪:丹波元坚《金匮玉函要略述义》"据前后条,猪字当作诸字",可从。

【释义】论诸肉落水浮者,不可食。

诸肉类落水本自沉,因其比重大于水也。若放置日久,肉将腐败,细胞内及组织间有气体,置水中则浮鼓于上,故不可食用。《续名医类案》卷二十二载:"吴孚先治一人,长夏无故四肢厥冷,神昏不语,或作阴证,或作厥热,或作中风,或作痰治,俱不效。吴诊之,消息再四,问前者曾食何物,其家人曰,前日晚间曾食猪肺,乃恍然,令以忍冬花二两,煎汤灌之乃廖。盖所食乃瘟猪肺也。"说明误食有毒肉类,可致中毒。

24-07 ○諸肉及魚,若狗不食、鳥不啄者,不可食。

【释义】论诸肉类若禽兽不食者,不可食之。

飞禽走兽的听、味、视、嗅觉较人类灵敏,可辨别食物之可食与否,故狗、鸟等动物不食用之肉或鱼,恐腐败有毒,必不可食。据1986年《光明日报》报道,在1985年9月墨西哥强震中,救灾人员虽然采用光导纤维、超音波探测法搜救被埋人员,然而最有效、最简便的还是"狗寻法",普通狼狗经过训练,其嗅觉范围可达10米,较之仪器还灵敏,可很快确定被埋人员之位置。可证本条所云,确有道理。

24-08 ○諸肉不乾,火炙[1]不動,見水自動者,不可食之。

【校注】

［1］炙：底本作"灸"，误。据俞桥本改。《说文解字·焱部》："炙，炮肉也，从肉在火上。"

【释义】论诸肉不干、火烤不动或入水自动者，不可食用。

肉类放久必自干或称风干，肉食风干可以防止腐烂。若久放不干，说明肉已经腐烂水肿，故不能食用；肉被火烤应收缩而动，若腐败水肿，则火炙不动。肉类腐烂会产生气体，放入水中，气出则肉自动。这些异常表现，都与肉类变质有关，均不可以食用。

24-09　　〇肉中有朱點者，不可食之。

【释义】论肉中有朱点者，不可食。

肉中有红点，乃恶血所聚而成的瘀斑出血点，此因疫毒侵袭牲畜，使恶血凝聚形成瘀斑或感染包囊虫之肉，均为染病畜肉，故不可食用。

24-10　　〇六畜肉，熱血不斷者，不可食之。

【释义】论畜肉热血不断者，不可食。

六畜者，谓牛、马、猪、羊、鸡、狗也。宰杀牲畜，观其血色及血流之状是判断牲畜是否健康的方法之一。若宰杀牲畜时，其血色如常，血流适时而止，说明牲畜无病，其肉可食；若宰杀牲畜时，发现其血色异常，且热血不断者，属于异常，恐为病畜，故曰："不可食之。"

24-11　　〇父母及身本命肉[1]，食之令人神魂不安。

【校注】

［1］本命肉：指自己出生年所属动物（生肖）的肉。

【释义】论父母及自己本命年肉，不可食。

父母以及自己生辰所属生肖之肉，即使无毒，也不可食用，食后会有心里不安的感觉。此乃古人仁孝之心的一种体现，现实生活中，若是强调这一点，则可能会具有一定的心理影响，但生肖中猪、牛、羊、鸡的肉制品，又是各类餐桌所常见，故不必拘泥。

24-12　　〇食肥肉及熱羹，不得飲冷水。

【释义】论食肥肉与热肉汁不得饮冷水。

食肥肉和热肉汁汤，因其系油腻之脂肪，饮冷水可使得脂肪类食物凝固不化,腻膈不行,搏结于肠胃,导致肠胃之病,出现腹痛吐利等症状。现代研究表明,食肥肉及热羹,赖有大量胃液及胆汁分泌,以助消化,如饮冷水,胃肠血管收缩,胃液分泌减少,胆汁排泄不足,则易发生消化不良。

24-13 〇諸五藏及魚,投地塵土不污者,不可食之。

【释义】本条所论内涵与24-05条同,参前。

24-14 〇穢[1]飯、餒[2]肉、臭魚,食之皆傷人。

【校注】

[1]穢:不净也。

[2]餒(něi):腐烂变质。

【释义】论秽饭、餒肉、臭鱼食之伤人。

凡是不干净的饭,腐烂之肉,带有异味之鱼虾,均属不洁或变质之物,不利于脏腑而生病,这是最基本的卫生常识。假如吃了,必然会对人体造成伤害,故戒曰"食之皆伤人"。

24-15 〇自死肉,口閉者,不可食之。

【释义】论自死肉,口闭者不可食。

凡自死之牲畜多为病畜,或染疫或中毒,不论口闭与否,其肉毒有毒,故不可食。若口闭者,毒气存留于内,不得外泄,更不可食。

24-16 〇六畜自死,皆疫死,則有毒,不可食之。

【释义】论疫毒致死之畜肉不可食。

六畜者,谓牛、马、猪、羊、鸡、狗也。凡此等肉,本无毒,不害人。其自死者,多因感染疫病而亡,皆有毒,食其肉必受毒害,故曰:"不可食之。"因缺乏卫生知识,食疫死肉类患病甚或丧生者,至今仍为常有之事,广泛宣传卫生常识的重要性,由此可见一斑。

24-17 〇獸自死,北首[1]及伏地者,食之殺人。

【校注】

[1]北首:即头朝北方。

【释义】论兽自死头朝北方伏地者,不可食。

走兽自死,死因不明。盖兽类通体生毛,多来自北方,头朝北方且斜倒而伏地,且无打斗或受伤痕迹,暗喻其死在北归之路上,属于病死。本条提示,凡野外遇死因不明之兽类,均不要食用,恐食之对人体造成伤害,甚至造成严重伤害,故警示曰:"食之杀人。"

24-18　○食生肉,飽飲乳,變成白蟲[1]。一作血蟲[2]

【校注】

[1]白虫:又名寸白虫,脾虫,今名绦虫,多因食生肉或未熟肉类染疫所致。

[2]血蛊(gǔ 古):《说文解字·蛊部》:"蛊,腹中虫也。"蓄血及寄生虫引起之鼓胀,名曰血蛊,亦称血臌。

【释义】论食生肉饮乳有患寄生虫病之风险。

吃生肉或饮生乳有感染人畜共患寄生虫的风险,虫卵进入人体胃肠,虫卵日久长为成虫,其色乳白,故曰"变成白虫"。如生猪肉易有绦虫感染,牛奶消毒不严,亦可有蛲虫感染。

【按语】本条所述白虫与绦虫颇为相似。绦虫即是人畜共患的一种寄生虫,人绦虫可通过粪便使猪或牛染病。若食用未经烹煮的带绦虫猪肉、牛肉或鱼肉,绦虫就会进入人体寄生。尽管目前家畜屠宰场在处理肉类时都有非常严格的规定,但偶尔会有带绦虫的肉类进入市场。不过,只要将肉类彻底煮熟,便可将肉中的寄生虫及虫卵全部杀死。关键是在食用肉制品的时候,一定要注意将生肉和熟肉的盛放器皿、刀具及砧板做严格区分,以避免误食生肉。

24-19　○疫死牛肉,食之令病洞下[1],亦致堅積[2],宜利藥下之。

【校注】

[1]洞下:即洞泄,泻下无度。

[2]坚积:即积聚。

【释义】论疫死牛肉不可食。

因疫病而死之牛,有毒不可食,食之会导致人出现洞泄,泻下无度,此乃人体中毒的反应。如陆渊雷云:"凡误食有毒猎物,而胃肠尚有自救之力者,多病秽吐泄下,此乃自然疗法。"若肉毒壅阻,气滞血瘀,或可出现坚硬之痞积,此时可用利药攻下之,消积导滞,排出体内之毒邪。

【按语】

《名医类案·中毒》载"一人因剥死牛瞀闷,令看遍身俱紫泡,使急刺泡处,良久遂苏,更以败毒药而愈。"凡中毒急救之法,通下法至今仍被广泛应用。毒物虽已进入肠道,但尚未被完全吸收,可口服药物导泄,使毒物得以尽快排出体外,可见本条所论"宜利药下之"至今仍具有临床意义。

24-20 ○脯[1]臟[2]朱甕[3]中,有毒,及經夏食之,發腎病。

【校注】

[1]脯:《说文解字·肉部》:"脯,干肉也。"

[2]脏:俞桥本、徐镕本同。赵开美本"臟"作"藏"。是。

[3]朱甕:俞桥本、徐镕本、赵开美本"朱"皆作"米"。是。米甕:即米缸。

【释义】论储藏于米缸中的干肉经夏不可食。

米缸有湿热郁蒸之气,干肉贮藏于其中,湿热郁蒸,或经过湿热的夏季,易腐烂发霉变质。此时肉干其形虽不腐,但其性已腐败,而成死朽之物,故皆有毒,食之除侵入肠胃,出现吐泻症状外,毒气还能入肾,发为肾病。

【按语】把生肉做成肉干,是古人保存食用肉的一种方法。肉干最好悬吊于室内没有阳光的阴凉通风处,这样可以保存 3 个月左右的时间,室温和湿度越低保存时间越长。这与本条所述"经夏食之"则发病的论述基本吻合。一是夏季大约为 3 个月,二是夏季温度及湿度都较其他季节要高。

24-21 治自死六畜肉中毒方:

黄蘗屑,搗服方寸匕。

【释义】论黄柏屑可治自死六畜肉中毒。

六畜自死,必因毒疫,人食之则中毒。黄柏为苦寒清热解毒之品,可清利下焦湿热,导热毒外出,故用之散清热毒,尤适于症见恶心呕吐、胸膈饱满、烦闷、腹痛腹泻者。后世有用黄柏煎汤口服治斑蝥中毒、黄柏与黄连煎汤内服治藜芦中毒的记载。

24-22 治食鬱肉[1]漏脯[2]中毒方:鬱肉,密器盖之,隔宿者是也。漏脯,茅屋漏下,沾着者是也。

燒犬屎,酒服方寸匕,每服人乳汁亦良。○飲生韭汁三升,亦得。

【校注】

[1]郁肉:指放置在有盖容器中的过夜肉。参见上原文小字注。

[2]漏脯:即茅屋漏雨沾湿的肉脯。《说文解字·肉部》:"脯,干肉也。"

【释义】论烧犬屎、韭菜汁可治郁肉、漏脯中毒。

《诸病源候论》卷二十七"郁肉毒者,谓诸生肉及熟肉,内器中,密闭头,其气壅积不泄,则为郁肉,有毒,不幸而食之,乃杀人,其轻者,亦吐利烦乱不安"。又云"凡诸肉脯,若为久故茅草屋漏所湿,则有大毒,食之三日乃成暴症,不可治"。扣盖器皿过夜或茅屋漏下的肉,易污染病菌,食之可中毒。犬屎烧末酒服,或饮生韭汁、人乳汁均有解毒之功,故可施用。现今临床仍在单用韭汁治坏肉和鱼蟹中毒者。

24-23　治黍[1]米中藏乾脯,食之中毒方:

大豆濃煮汁,飲數升,即解。亦治狸肉[2]漏脯等毒。

【注释】

[1]黍(shǔ属):亦称稷(jì)、糜(méi)子。是中国最早用于耕作的植物之一。子实煮熟后有黏性,可以酿酒、做糕等。今北方谓之黄米。

[2]狸肉:猫科动物豹猫的肉。豹猫因有类似花豹一样的斑纹而得名,又名狸(《诗经》)、狸猫、野猫等,为野猫中较为常见的一种。

【释义】论大豆浓煮汁可治食黍米中所藏干肉中毒。

黍米瓮中贮藏肉干,闷热不透气,容易腐败变质或霉变,食后中毒。大豆去垢腻而散结毒,煮饮浓汁数升,可解其毒。本方也可用来治疗因食用野猫肉、湿霉变质肉干等所引起的中毒。《备急千金要方》谓:"方称大豆汁解百药毒,余每试之,大悬绝不及甘草,又能加之为甘豆汤,其验尤奇。"并载大豆汁解矾石毒、甘遂毒、乌头天雄附子毒、巴豆毒、斑蝥元青毒。本条所论与24-20、24-22条相类,可互参。

24-24　治食生肉中毒方:

掘地深三尺,取其下土三升,以水五升,煮數沸,澄清汁,飲一升,即愈。

【释义】论食生肉中毒方。

清莫枚士云:"此是黄土汤,非地浆也……若黄土,则藏器云:三尺以上曰粪,三尺以下曰土。又云:取干土,水煮三五沸,去滓,暖服一二升,解中肉毒、合口椒毒、野菌毒。"《本草纲目》引弘景曰:"此掘黄土地作坎,深三尺,以新汲水沃入搅浊,少顷取清用之,故曰地浆……枫上菌,食之令人笑不休,饮此即解。"高学山云:"万物之毒秽,得土而化,取三尺下净土,煮汁饮之,使其毒随澄清之性,而下伏且散矣。"黄土汤、地浆水有清热止烦,和中解毒之功。故煮汁饮之,可以解食生肉中毒。

24-25 治六畜鳥獸肝中毒方：

水浸豆豉,絞取汁,服數升,愈。

【释义】论治六畜鸟兽肝中毒方。

食六畜鸟兽之肝,中毒在胃,可以豆豉解之。豆豉为黑大豆酿造,能解诸毒,其性上越能吐,得吐,其毒亦可解。李彣《金匮要略广注》："毒物入胃,难以复出。豆豉味苦,蒸发所成,其性上越能吐,得吐,则毒已解矣。"

24-26 馬脚無[1]夜眼[2]者,不可食之。

【校注】

[1] 马脚无:底本残缺,据赵开美本补。

[2] 夜眼:底本残损,据赵开美本补。马足膝上所生之无毛黑点,大如棋碁,谓之夜眼。《本草纲目》卷五十："夜眼在足膝上,马有此能夜行,故名。"一名附蝉尸。

【释义】此论异形马,不可食之。

凡马皆有夜眼,无夜眼者,当属异常,故曰"不可食之"。"马脚夜眼",高学山《高注金匮要略》云："筋之所出也,筋为肝之合。无夜眼,则筋气不外出,而肝毒闭结于周身,故戒食。"

24-27 ○食酸馬[1]肉,不飲酒,則殺人。

【校注】

[1] 酸马:《外台秘要》卷三十一作"骏马"。是。

【释义】马肉性寒有毒,且食后难以消化,故需饮酒以运脾解毒。李彣云："骏马肉壮健,难于消化,不饮酒,不足以运脾气也。""食马肉毒发心闷者,饮清酒则解,饮浊酒则加。"

24-28 ○馬肉不可熱食,傷人心。

【释义】论马肉不可熟食。

马在五行属火,心为火脏。心恶热,热食马肉,火气太盛则有害于心脏,故不可热食。正如《医宗金鉴》曰："马属火,肉热火甚恐伤心,当冷食之。"

24-29 ○馬鞍下肉,食之殺人。

【释义】论马鞍下肉不可食。

马鞍下肉,长期被鞍覆盖,皮肉坚牢,不易消化;且此处皮肉久遭受汗流湿溃,易积腐成毒,食之对人体有害,故不可食用。如《金匮要略直解》云:"马鞍下肉多臭烂,有毒,食之必杀人。"

24-30 ○白馬黑頭者,不可食之[1]。

24-31 ○白馬青蹄者,不可食之。

【校注】

[1] 食之:底本残缺,据赵开美本补。

【释义】论白马黑头或青蹄者,不可食。

上两条,前者提出马周身白色,而头黑者不可以食用;后者提出马周身白色,而四蹄是青黑色的,有毒,不可以食用,其机理待考。高学山《高注金匮要略》释曰:"凡毛色不纯者,其肉性亦庞杂乖舛(chuǎn,交错),二色斩截者,即不宜食。"《医宗金鉴》谓:"白马青蹄,骑之不利,人食之必取害,故不可食。"

24-32 ○馬肉犿肉[1]共食飽,醉臥大忌。

【校注】

[1] 犿肉:"犿"与"豚"通,即猪肉。

【释义】论马肉、猪肉不宜同食。

马肉和猪肉一起吃,特别是大饱大饮后即眠睡,容易伤及脾胃,故称"大忌"。另从五行角度而言,马为火畜,豚为水畜。水火相克,物性相反,故戒同食。高学山《高注金匮要略》曰:"胃气之化物,如人之应事,事之类顺者,虽数十事,亦可以顺应之而无难。其相逆者,即两事亦不能猝理者。气有所专属,而一时不及变更故也。马肉性阳,犿肉性阴,胃气既在不能并化之候,而又醉饱而卧,则脾阳伏而不运,故大忌。后文合食之忌,凡水火冷热,上下坚脆之相逆着,此其例之一也。"其理可参。

24-33 ○驢馬肉合豬肉食之,成霍亂[1]。

【校注】

[1] 霍乱:此处概指上吐下泻之病症。

【释义】论驴马肉、猪肉不可合食。

《本草纲目》引寇宗奭曰:"驴肉食之动风,脂肥尤甚,屡试屡验。"说明驴肉性发,而马肉性悍,猪肉性阴,诸肉其性相逆,杂合食之,易损伤脾胃,而出现呕吐、腹泻等症。

24-34　〇馬肝及毛[1]，不可妄食，中毒害人。

【校注】

[1] 马肝及毛：徐镕本、赵开美本同，俞桥本"毛"作"尾"。结合起来分析，"毛"在此处似指马鬐，马鬐又名马鬐尾，指马颈上的长毛。《本草纲目》载："鬐膏，鬐，马顶上鬐也，白马者良（即指马鬐尾）。有小毒，用疗偏风口喎僻。"

【释义】本条指出马肝脏及马的鬐毛均有毒，不可妄加食用，否则会对身体有害。

【按语】据《本草纲目》记载，马肝有大毒，马鬐有小毒，均具有药用功效。若非用于治病，则不可妄食，以免中毒。现代研究表明肝脏就像一个巨大的"化工厂"，它是动物体内最重要的营养合成器官，同时也是解毒器官，各种毒素都会送到肝脏去处理。如果动物本身患有疾病，或长期食用过带有毒素的饲料，或饲料中有过多的重金属和其他难分解环境污染物，这些成分有可能在肝脏中积累。因此，从食品安全角度，并不提倡食用动物肝脏。

24-35　治馬肝毒中人未死方：

雄鼠屎二七粒，末之，水和服，日再服。屎尖者是。

又方：人垢[1]，取方寸匕，服之佳。

【校注】

[1] 人垢：《千金方》《外台秘要》俱作"头垢"，包括头巾灰垢；高学山认为乃人身皮毛所积之泥垢；皆有催吐解毒之功。

【释义】论食马肝中毒之方。

食用马肝中毒之后，可用雄鼠屎或人垢解毒。李时珍谓雄鼠屎气甘性微寒，无毒，具有活血化瘀、消积解毒之功。人垢，气味咸，苦温有毒，肥人汗秽所结，服后催吐，以其治马肝中毒，即可涌吐毒物，又寓以毒解毒之意。莫枚士《经方例释》云："《别录》两头尖（注：即雄鼠屎）甘微寒，治疳疾，大腹。张仲景用之。盖鼠善穿，其屎能穿通一切食滞，中马肝毒，亦食滞之一也。《外台》以此方加豉，治劳复亦取此。《普济》以此敷脐中，治大小便秘，乃引申义。"

24-36　治食馬肉中毒欲死方：

香豉二两　杏仁三两

上二味，蒸一食顷，熟杵之服，日再服。

又方：

煮蘆根汁，飲之良。

【释义】论治食马肉中毒欲死之方。

食马肉中毒之后可出现腹胀欲死之证,可用香豉理气解毒,杏仁降气利肺,则毒消胀除。《高注金匮要略》云:"马死必腹胀如吹者,汗血之郁毒,真气欲绝而浮鼓也。食肉中毒欲死,亦毒气之胀之所致耳。香豉解毒降气,杏仁利肺泄气,蒸杵服之,其愈于矢气,而毒胀自消乎。疑腹胀而气闭者主此。"

马性喜芦,芦根味甘性寒,能解诸肉毒,尤能解病马之毒,有利尿解毒之功。《高注金匮要略》云:"本朝于三四月间,差官役放马沿海苇场,令食芦苗月许,虻起去之,凡劳伤病马,俱能愈而且肥,是芦性能解病马之毒,并马性之喜芦者可见。且根属下行,而功尤利水,煮汁饮之,或引其毒而解于小便耶。疑胀而水结者主此。"

24-37　疫死牛,或目赤,或黄,食之大忌。

【释义】论疫死牛不可食。

牛染疫而死,两目或赤或黄,说明疫毒之气深入脏腑,肝胆脾胃受邪则为目赤或黄,瘟疫之疠可见,人食必染其毒,故曰"食之大忌"。《高注金匮要略》云:"牛之疫死,皆瘟厉之热毒,目赤者,肝胆之膈热上冲也。目黄者,脾胃之中热外炽也,则其热熏于肉可知,故食之大忌者,恐其热毒之内传于肝胆脾胃耳。"

24-38　○牛肉共豬肉食之,必作寸白蟲。

【释义】论共食未熟牛肉、猪肉有感染绦虫之虞。

牛肉与猪肉同食,若未煮熟食用,与生食无异,有可能感染寄生虫。当与24-18条合参。陆渊雷《金匮要略今释》云:"寸白虫必有卵子,非牛猪肉共食所能产生,今人共食者多矣,了无他异。"

【按语】寸白虫,即绦虫。猪或牛吞吃虫卵后,便成为绦虫的中间宿主,其肉中含有大量囊虫,若人吃了没有煮熟的宿主肉,便会得此寄生虫病。本条所言,关键在于强调不可生食畜肉,而不是两者共食。

24-39　○青牛[1]肠,不可合犬肉食之。

【校注】

[1]青牛:黑毛的牛、土牛、春耕牛均有青牛之称谓。

【释义】论狗肉配食禁忌。

牛肠性温,犬肉性热,若合食则易热积胃肠,难以消化,故不宜合食。此配食禁忌机制还有待进一步研究。

24-40 ○牛肺，從三月至五月，其中有蟲如馬尾，割去勿食，食則損人。

【释义】论食牛肺有感染寄生虫之虞。

三月到五月，春夏之交，湿热蕴蒸之季，昆虫细菌最易繁殖，牛不慎食入胃，虫可入肺（有肺吸虫、肺线虫或蛔虫幼虫等），使肺部腐败发黏有丝，像马尾一样，此时应当割去肺脏，而不能食用，食用则会染寄生虫病，损害人体健康。

24-41 ○牛羊豬肉，皆不得以楮[1]木、桑木蒸灸[2]，食之，令人腹內生蟲。

【校注】

[1] 楮：《本草纲目》载楮，亦作构。构，幽州谓之谷桑，或曰楮桑。甘平无毒，能疗癣疮，利小便。

[2] 灸：医统本、俞桥本作"炙"，是。

【释义】此条论牛、羊、猪肉等牲畜的肉，不宜用楮木、桑木蒸或烧烤，这种方法有可能造成肉质或肉的某个局部没有熟透，如果肉内夹杂有寄生虫或虫卵，吃了以后，必然是"令人腹内生虫"。当与本篇第18条合参。

【按语】理解本条，重点不在于是什么肉，也不在于是用什么木，关键是要令肉质熟透。就蒸、炙来说，都不如水煮。因为水煮更容易使得高温热力较为均匀地透达至肉质深层，从而起到杀虫和消毒作用。

24-42 ○噉蛇牛肉[1]殺人，何以知之？噉蛇者，毛髮向後順者是也。

【注释】

[1] 蛇牛肉：中蛇毒而死的牛肉。

【释义】本条提出，被蛇毒死的牛，其肉不可食，人食用后也会中毒。同时指出，牛中毒而死的外观特征是全身的毛发向后而顺。

【按语】牛中蛇毒，途径有二：一是被毒蛇咬伤；二是误食蛇毒。《诸病源候论》卷二十六："凡食牛肉有毒者，由毒蛇在草，牛食因误噉蛇而死。亦有蛇吐毒著草，牛食其草亦死。此牛肉则有大毒。……食此牛肉则令人心闷，身体痹，甚者乃吐逆下利，腹痛不可堪，因而致死者，非一也。"

关于中蛇毒而死的牛为什么会毛发向后而顺，这或许与牛在中毒死亡过程中，体内神经体液病理变化对皮肤毛囊所产生的影响有关。蛇毒按其性质可分为神经毒、血循毒、混合毒三大类。中毒表现包括伤口肿胀、坏死、溃烂，迅速出现全身症状,休克,麻痹,呼吸困难等。因此,不同的蛇毒毒素类型,对动物死亡后毛发状态的影响也是会不尽相同的。应从多方考量,不宜一概而论。

24-43　治噉蛇牛肉,食之欲死方:

飲人乳汁一升,立愈。

又方:

以泔洗頭,飲一升,愈。

牛肚細切,以水一斗,煮取一升,暖飲之,大汗出者愈。

【释义】人的乳汁具有甘平以解毒功效,故误食蛇毒牛肉之后,可饮人乳汁以解毒;米泔水甘凉,具有解毒之功,故或用米泔水洗头,并饮米泔汁,以内外合治;牛肚,即牛胃,《本草纲目》载牛胃(即牛肚)能"补中益气,解毒",故或可用牛肚丝煮汁趁热饮用,"暖饮之"令"大汗出",则有助于毒随汗出而解。

24-44　治食牛肉中毒方:

甘草煮汁,飲之即解。

【释义】甘草能解百毒,故可用甘草煮汁治食用牛肉中毒。至今临床,甘草仍被广泛用于解各种药物中毒。现代药理研究证实,甘草有明显的抗炎作用,甘草酸、甘草次酸以及黄酮类物质是其主要有效成分。

24-45　○羊肉,其[1]有宿熱者,不可食之。

【校注】

[1]羊肉,其:底本残缺,据赵开美本补。

【释义】论内有宿热者不可食羊肉。

羊肉性大热,其肉温补,若素有伏热之病或热性体质之人服用,恐以热助热而变生他患,故曰:"不可食之。"这也是羊肉通常被视为"发物"的原因之一。

24-46　○羊肉不可共生魚[1]、酪[2]食之,害人。

【校注】

[1]生鱼:相对加热做熟的鱼而言,指生鲜鱼、生鱼干、生腌鱼等。

[2]酪:用动物的乳汁做成的半凝固食品。

【释义】论羊肉的配食禁忌。

【按语】本条有两点提示。其一,羊肉、生鱼、奶酪,或为发物或为油腻,代表不好消化的食物,若是饮食搭配不当,容易造成食积,久而不化,痰凝血阻,腹内会结有包块。如《金匮要略直解》曰:"生鱼,鲊(zhǎ,腌鱼)之属;酪,乳之属。生鱼与酪食,尚成内瘕,加以羊肉食之,必不益人也。"其二,因生鱼未经加热,有能带有寄生虫或虫卵风险。一旦有虫夹杂,无论与什么食物共食,都有可能感染虫害。

24-47 羊蹄[1]甲中有珠子白者,名羊悬筋[2],食之令人癫。

【校注】

[1] 羊蹄:邓珍本"羊"字全蚀、"蹄"字左半边依稀可辨,据赵开美本、俞桥本、徐镕本补。

[2] 羊悬筋:又称蹄白珠,一般为圆珠形、串粒状,系羊蹄内发生病变所形成。

【释义】论羊悬筋不可食。

羊蹄甲里如果有白色串珠状物者,此名羊悬筋,不可食用,食之则会令人染病,发为癫疾。

【按语】羊蹄筋与羊悬筋不同。羊蹄筋是羊蹄的韧带。在宰杀季节,经过剔取、拉直、阴干后,扎成小把,可以长期保存,主要为胶质组织,是烹制佳肴的原料。羊悬筋又称"蹄白珠",一般为圆珠形或串粒状,是羊蹄内发生病变后形成一种病毒组织,不可食用。人若误食,则会感染生病,毒邪入脑,则发为癫痫。

24-48 ○白羊黑头,食其脑,作肠癫。

【释义】论白羊黑头之脑,不可食,食之得肠痈。

"白羊黑头"非只是强调此种外貌,意在说明内部,羊脑不宜食用,对于头部有异于群羊特征的羊脑,则更要谨慎。故《本草纲目》曰:"(羊)脑有毒……和酒服,迷人心,成风疾。"至于"作肠痈"也是举例而言,说明食用羊脑后对人体所造成的不良反应。正如《金匮要略直解》所云:"羊脑有毒,食之发风疾,损精气,不唯作肠痈也。"

24-49 ○羊肝共生椒食之,破人五藏。

【释义】论羊肝的配食禁忌。

孙思邈《备急千金要方》曰:"一切羊肝生共椒食之,破人五脏,伤心,最损小儿。"两者互参可知,此处重点强调一个"生"字,生羊肝或生椒不宜共食之,否则其所夹杂的生冷不节之气,或因两者配食所产生的不良食性,均会给机体内脏带来伤害。

24-50 ○猪肉共羊肝和食之,令人心闷。

【释义】论猪肉的配食禁忌。

《本草纲目》曰:"羊肝性苦寒。"《金匮要略直解》谓:"猪肉能闭血脉。"故两者共食,油腻厚味,易使气滞,故"令人心闷"。

【按语】本条提示,肉类食物(富含大量的蛋白质和脂肪)最好与蔬菜(富含多种维生素、纤维素和矿物质等)搭配食用,不宜与动物内脏(胆固醇含量高)搭配食用。特别是动物肝脏,一旦不安全食物被动物食用后,要靠肝脏来代谢,有害物质容易沉积在肝脏里,带来伤害。

24-51 ○猪肉以生胡荽同食,烂人脐。

【释义】论猪肉的配食禁例。

猪肉油腻,胡荽辛热且属于"发物",若逢素热之体,两者共食,则可能发生肚脐溃烂。如《金匮要略直解》云:"胡荽损精神,发痼疾;猪肉令人乏气少精,发痼疾。宜其不可共食,若烂脐则不可解。"

【按语】本条承上条,言肉类与蔬菜配,虽然优于肉类与动物内脏的搭配,但生胡荽或猪肉加热不透,则恐有细菌或寄生虫卵感染,导致食后诱发疾病。

24-52 ○猪脂不可合梅子食之。

【释义】续论猪肉类食物的配食禁例。

猪脂俗称猪油,其性油腻滑利;梅子味酸涩,其性收敛。若两性相反,共同食用,则猪脂滑利之性会被梅子酸收之性所克制,容易导致气机壅滞,出现胀闷不舒等症。正如《医宗金鉴》曰:"猪脂滑利,梅子酸涩,性相反也,故不可合食。"

24-53 ○猪肉和葵[1],食之少气。

【校注】

[1] 葵:古菜名。《本草纲目·草部》载:"葵,本经上品。古者,葵为五菜之首。今人呼之滑菜,言其性也。六七月种者,为秋葵。"

【释义】续论猪肉类食物的配食不宜。

猪肉性油腻,葵性滑,若共同食用,易使肠道滑利,而令人少气。此处"少气"只是举例而言,正如《金匮要略直解》所说:"葵性冷利,生痰动风。猪肉令人乏气,合食之,非止于少气也。"

【按语】当今我国蔬菜市场售有一种蔬菜,名为秋葵。因其长相酷似辣椒,又称"洋辣椒",主要种植在我国江西省等南方一些地区,河北省、山东省亦有引入栽培。秋葵含有大量黏液状物质,黏液中的水溶性果胶与黏蛋白,能减缓糖分吸收、减低人体对胰岛素的需求,抑制胆固醇吸收,能改善血脂等。

从本条原文看来,我国古代就已经发现葵菜具有滑利之性,会影响肉类中一些"营养物质"的吸收。而现代研究发现,恰恰需要利用葵菜的这种滑利之性来调整膳食结构、平衡营养成分的摄入与吸收。故近年来,秋葵在日本及西方的一些国家已成为热门畅销蔬菜。

关于秋葵的原产地,说法不一。多数资料认为秋葵原产于非洲或北美,但也有少数资料坚持认为,秋葵在我国并非舶来品,而是自古有之。食用秋葵的历史可追溯到周代,《汉书》《左传》《春秋》《诗经》等古籍均有葵(秋葵)的记载。从《本草纲目》载葵为"本经上品"来看,亦说明葵在我国的历史不晚于《神农本草经》的成书年代,即秦后汉末之际。

24-54　○鹿肉[1]不可和蒲白[2]作羹,食之發惡瘡。

【校注】

[1] 鹿肉:底本作"鹿人"。误。据明抄本改。徐彬《金匮要略论注》、程林《金匮要略直解》、沈明宗《金匮要略编注》和《医宗金鉴》,俱作"鹿肉"。

[2] 蒲白:即香蒲之根茎,一名蒲笋。《新修本草》谓其"春初生,用白为蒲"。

【释义】论鹿肉配食禁例。

鹿肉性温热,具有暖肾助阳之功;蒲白具有生发之性,两者相合,辛热之气容易行于肉膝而发恶疮。故素有内热之人,不可服之。

24-55　○麋脂[1]及梅李子[2],若妊婦食之,令子青盲[3],男子傷精。

【校注】

[1] 麋(mí迷)脂:即麋鹿的脂肪。《本草纲目》曰:"麋,鹿属也。牡者有角。"

[2] 梅李子:梅子与李子的合称。《金匮要略广注》:"梅、李子味酸苦,属阴类。"

[3] 青盲:中医病名。指眼的外观无异常,惟视力逐渐下降,或视野缩小,甚至失明的慢性眼病。《诸病源候论·目病诸候·目青盲候》:"青盲者,谓眼本无异,瞳子黑白分明,直不见物耳。"类似于现代医学视神经病变、眼底退行病变等。

【释义】续论麋鹿的配食禁例。

麋脂性辛温而兼有滑利之性,梅李子酸涩,怀孕妇女食用后,会损伤到胎儿的眼睛,导致色盲;如果男子食用后,容易损伤肾精。正如李彣《金匮要略广注》曰:"人目以阴为体,以阳为用。麋,阴兽也,梅、李味酸苦,亦属阴类。妊妇三物合食,则阴气太盛而消沮闭藏者多,阳气绝无而光明开发者少,故令子青盲也。男子精气宜温暖,阴盛则精寒。《本草》云:麋脂令阴痿,此伤精之验也。"

【按语】梅子,系蔷薇科植物梅的果实。初夏采收将成熟的绿色果实,洗净鲜用,称作"青梅";以盐腌制、晒干用,称为"白梅";以小火炕至干燥均匀,色黄褐、起皱,再焖至色黑备用,则称"乌梅"。性味酸、涩、平,能敛肺,涩肠,生津,安蛔。《本草经疏》曰:"不宜多食,齿痛及病当发散者咸忌之。"

李子,是蔷薇科李属植物的果实。孙思邈《备急千金要方》卷二十六载:"味苦、酸、微温、涩、无毒。除固热,调中,宜心,不可多食,令人虚。"的确,李子食不当会对人体造成危害。民间有"桃养人,杏伤人,李子树下埋死人"之说,还有李子放入水中漂浮者有毒等说法,概括起来有三点应该注意:一是未成熟而苦涩的李子不可食;二是配食禁忌要避免;三是不宜多食过量。故王孟英《随息居饮食谱》有"多食生痰,助湿发疟疾,脾虚者尤忌之"的劝诫。

24-56　○麇[1]肉不可合虾及生菜[2]、梅李果食之,皆病人。

【校注】

[1]獐:麇(zhāng 章)为"獐"的异体字。《本草纲目》曰:"獐,秋冬居山,春夏居泽。似鹿而小,无角,黄黑色,大者不过二三十斤。雄者有牙出口外,俗称牙獐。"

[2]生菜:即白苣。《本草纲目》曰:"白苣、苦苣、莴苣俱不可煮烹,皆宜生挼去汁,盐、醋拌食,通可曰生菜,而白苣稍美,故独得专称也。"

【释义】论獐肉配食禁忌。

獐肉性甘温,食之动气;虾,甘温,《食疗本草》谓其能:"动风,发疮疥。"生菜,苦,寒,无毒。《本草纲目》载"患冷气人食之即腹冷……产后不可食,令人寒中,小肠痛。"梅、李甘酸收敛,过食则蕴结痰湿。因此,若虾、生菜、梅子、李子与獐肉同食,则易伤人或引动痼疾,而令人发病。

24-57　○痼疾[1]人,不可食熊肉,令终身不愈。

【校注】

[1]痼疾:即经久难以治愈的顽固疾病。

【释义】论瘤疾之人的饮食禁忌。

积久不愈、顽固病患者,当审因论治。熊肉甘而滋腻,有补虚羸之功,同时亦有恋邪之弊,若内有邪气不除,食之大补,则闭门留寇,在逐其邪,恐难以拔除病根。故《本草纲目》曰:"瘤疾不可食熊肉,令终身不除。……若腹中有积聚寒热者食之,永不除也。"

24-58　○白犬自死,不出舌者,食之害人。

【释义】论犬死不吐舌者,不可食。

狗死必吐舌。白狗无故自死,且舌头没有吐露在外,这多是中毒后死亡的表现,故应禁食。如《医宗金鉴》曰:"凡犬死,必吐舌,惟中毒而死,其舌不吐,毒在内也,故食之害人。"

24-59　○食狗鼠餘[1],令人發瘻瘡[2]。

【校注】

[1]狗鼠余:狗或老鼠吃剩余的食物。

[2]瘻疮:瘰疬溃破为瘻疮。因瘰疬之多口溃破、贯穿流脓形似于鼠穴,故瘻疮亦称之为鼠瘻或鼠疮。现代临床某些传染性淋巴结病变与本病有相似之处。

【释义】论畜类食过的食物不可食用。

狗或老鼠吃剩余的食物,难免混入动物的涎液毒素,人食用后,毒素侵蚀人体,邪毒化热,热灼津液,炼液为痰,痰火互相凝结成核而生鼠瘻。病至后期,热灼肉腐成脓,发为瘻疮。

24-60　治食犬肉不消成病方[1]

治食犬肉不消,心下堅或腹脹,口乾大渴,心急發熱,妄語如狂,或洞下方:

杏仁一升,合皮熟研用

以沸湯三升和,取汁分三服。利下肉片,大驗。

【校注】

[1]治食犬肉不消成病方:底本无,据原书目录补。

【释义】论食犬肉不消成病方。

狗肉性热,虽有健脾胃、壮肾阳之功,但过食则不消,热邪阻滞于脾胃,则可现心下坚满或腹胀;火热伤津耗液,则口干大渴;甚则影响心神,症见心急发热,妄语如狂;热毒若下迫于肠道,又可出现洞泄不止。杏仁性滑而利气,能下腹中狗肉之积。

【按语】《诸病源候论·食狗肉中毒候》曰:"凡狗肉性甚燥热,其疫死及狂死者,皆有毒,食之难消,故令人烦毒闷乱。"可见,本条所述之症,亦可理解为误食疫犬中毒而发。以杏仁解之,因杏仁能散能降,具有解毒功能。正如《本草求真》所言:杏仁"既有发散风寒之能,复有下气除喘之力,缘辛则散邪,苦则下气,润则通秘,温则宣滞行痰。杏仁气味俱备,故凡肺经感受风寒,而见喘嗽咳逆、胸满便秘、烦热头痛,与夫蛊毒、疮疡、狗毒、面毒、锡毒、金疮,无不可以调治。"

24-61 婦人妊娠,不可食兔肉、山羊肉及鱉、雞、鴨,令子無聲音。
【释义】论妊娠饮食宜忌。

兔肉,《本草纲目》载其性甘寒:"食兔去尻(kāo),不利人也。……弘景曰,兔肉为羹,益人。妊娠不可食,令子缺唇。……藏器曰,非独为缺唇也。大抵久食绝人血脉,损元气、阳事,令人痿黄。"

山羊肉,《本草纲目》载:"气味甘热。颂曰:南方野羊,多啖石香薷,故肠藏颇热,不宜多食之。"

鱉肉,《本草纲目》载:"甘,平,无毒。"并引藏器曰:"凡鱉之三足者,赤足者,独目者,头足不缩者,其目四陷者,腹下有王字、卜字文者,腹有蛇文者,是蛇化也,在山上者,名旱鱉,并有毒杀人,不可食。"

鸡肉甘微温,《本草纲目》记载:"诜曰,鸡有五色者,玄鸡白首者,六指者,四距者,鸡死足不伸者,并不可食,害人。"

鸭肉,又名鹜(wù)肉、家凫(fú)肉。《本草纲目》载:"气味甘冷,微毒。诜曰,白鸭肉最良,黑鸭肉有毒,滑中,发冷利、脚气,不可食。目白者,杀人。瑞曰,肠风下血人不可食。时珍曰,嫩者毒,老者良。尾不可食,见《礼记》。"

可以看出,古人记载上述饮食均有明确饮食禁忌。因此,妇人妊娠期间,为确保母子平安,对于各种不寻常之物,当以不食或少食为宜。

"令子无声音"并非专指新生儿啼哭无声,而在于示人,孕妇饮食不当,有可能损及胎儿健康,甚至在幼儿出生后出现某些异常情况。

【按语】关于所论,实为妊娠期间饮食宜忌,如饮食方面既要营养丰富又要易于消化吸收,易清淡而不宜膏粱厚味、煎炙辛辣。从性味来讲,兔肉味辛性平偏凉,功能补中益气、止渴健脾、凉血解毒、利大肠。鸡肉味甘性微温,具有温中益气、补虚之功;鸭肉性凉,可滋阴凉血;羊肉性味甘热,可暖中祛寒、温补气血、补形衰、通乳治带,以上诸畜肉食,多用作滋补佳品,但妊娠期间,当据孕妇体质的阴阳偏衰,有针对性的选用,旨在说明孕妇应注意饮食起居,并非言妊娠期间不可食用兔肉、山羊肉、鳖、鸡、鸭等畜类。

24-62　〇兔肉不可合白雞肉食之,令人面發黄。

24-63　〇兔肉着乾薑食之,成霍亂[1]。

【校注】

[1]霍乱:此指上吐下泻,非西医传染病之霍乱。《伤寒论·辨霍乱病脉证并治》第382条:"问曰:病有霍乱者何? 答曰:呕吐而利,此名霍乱。"

【释义】此两条论兔肉配食禁忌。

兔肉不能和鸡肉共同食用,盖两者合用,甘味太过,过食势必影响脾的运化功能,运化失司则湿邪内生,湿热内阻,则令人面色发黄。

兔肉和干姜不可同食,因兔肉甘寒属阴,干姜辛热属阳,若患者素体脾胃阴阳不和,食入阴阳杂合性味相反的两种食物,有可能引动脾胃阴阳失和,升降紊乱,发为上吐下泻,故曰"成霍乱"。故《千金方》亦云:兔肉"味辛平涩无毒,补中益气止渴。……共白鸡肝、心食之,令人面失色,一年成癖黄。共姜食,变成霍乱。共白鸡肉食之,令人血气不行"。

24-64　〇凡鳥自死,口不閉,翅不合者,不可食之。

【释义】论鸟自死者不可食。

鸟死当口闭翅敛,若出现口大张,翅膀不收,其死也异,多为染疫中毒致死,故"不可食之"。陆渊雷《金匮要略今释》:"《外台》引《肘后》云:鸟兽自死、口不开、翼不合,不可食,《医心方》引七卷《食经》,作'口不闭'。案:闭开正相反,莫之适从,然自死鸟兽,不论口开口闭,总不可食。"其说可参。

24-65　〇諸禽肉,肝青者,食之殺人。

【释义】本条提出通过动物肝脏之色泽,判断其肉是否有毒。

凡是禽兽肝脏出现青黑之色,往往为感染疫毒或中毒所致,其肉及脏器皆不可食之,食之必害人。陆渊雷《金匮要略今释》言:"肝脏本是动物体中消毒器,色青若有光,皆中毒而消之不尽,因致死者,故不可食。"可参。

24-66　〇雞有六翮[1]四距[2]者,不可食之。

【校注】

[1]翮(hé核):《说文解字·羽部》:"翮,羽茎也。"又《尔雅》云:"羽谓翮。"

指羽毛中间的硬管,此处泛指翅膀。

[2]距:即鸡爪。《古汉语常用字字典》认为特指公鸡鸡爪后面突出像脚趾的部分,可参。

【释义】此论畸形动物不可食。

鸡长六个翅膀,四只脚爪,古人认为这属于怪异之禽,故不能食用。如《医宗金鉴》云:"形有怪异者,有毒,故不可食。"

【按语】现今社会,环境污染造成异形动物增多,更应该重视食品安全问题。

24-67 ○烏雞白首者,不可食之。

【释义】论禽兽外观色不相合或怪异者不可食。

乌鸡头本应为黑色,其头反为白色,因其色彩怪异,不可以食用。故《医宗金鉴》云:"色有不相合者,有毒,不可食。"本篇第 48 条论"白羊黑头",本条论"乌鸡白首",两者互文见义。

24-68 ○雞不可共葫蒜[1]食之,滯氣。一云雞子。

【校注】

[1]葫蒜:即大蒜。因出胡地,故名。《本草纲目·菜一·蒜》:"胡国有蒜,十子一株,名曰胡蒜,俗谓之大蒜是矣。"

【释义】论鸡肉的配食禁忌。

因鸡肉甘温能动风,大蒜辛温能动痰,两者合用容易引发风痰内扰,阻滞气机,可出现短气,腹胀气等症状。正如《金匮要略直解》云:"鸡能动风,蒜能动痰,风痰发动,则气壅滞。"提示:风、痰体质之人,鸡蒜共食,当须谨慎。关于"一云鸡子",《千金方》载:"鸡子白共蒜食之,令人短气。"供参。

24-69 ○山雞[1]不可合鳥獸肉食之。

【校注】

[1]山鸡:为雉(zhì)科动物原鸡。形似家鸡而较小,其尾长,性食虫蚁。

【释义】论山鸡不可轻食。

山鸡常食虫蚁等一些带毒昆虫或者有毒之植物,恐其肉有毒,不宜与其他鸟兽肉一起食用。正如李彣《金匮要略广注》言:"雉后原野,鹳居山岩,故名山鸡,性食虫蚁,而肉有毒,与鸟兽肉相反,故戒合食。"另据《名医类案》载:"南唐相冯延己,苦脑中痛,累日不减,太医令吴廷绍,密诘厨人曰,相公平日嗜何物? 对曰,多食山鸡鷓鸪,廷绍于是投以甘草汤而愈。盖山鸡鷓鸪,多食乌头半夏,故以此解其毒,说明单食山鸡,亦在所忌也。"以上均说明,山林野外捕获之山鸡与家鸡不同,食之具有一定风险,故不可与熟悉的鸟兽肉同食。

24-70　○雉肉[1]久食之,令人瘦。

【校注】

[1]雉(zhì 志):即野鸡。羽毛华丽,有金属反光,可作装饰品。雄性尾长,羽毛鲜艳美丽。雌性尾短,羽毛黄褐色,体较小。善走而不能久飞。

【释义】论野鸡肉不可多食。

野鸡肉酸寒,有小毒,常食用虫蚁等有毒昆虫或有毒之植物,其肉恐有毒。《高注金匮要略》曰其"味酸性敛,故久食令人亦瘦"。又《金匮要略直解》云:"雉肉有小毒,发疮疥,生诸虫,以此则令人瘦。"

24-71　○鸭卵[1]不可合鳖肉食之。

【校注】

[1]鸭卵:即鸭蛋。

【释义】论鸭蛋的配食宜忌。

鸭蛋性寒,鳖肉性冷,《本草纲目》载:"鳖肉主聚,鳖甲主散。"鸭蛋与鳖肉同食,有助阴敛邪之弊,故素有阴寒积聚之证者不可合食之。

李时珍《本草纲目》云:"鸭卵气味甘咸,微寒,无毒。诜曰:多食发冷气,令人气短背闷。小儿多食,脚软,盐藏食之,即宜人。"那么,为何咸鸭蛋更宜食用呢? 这是因为,与鸡蛋相比而言,鸭蛋腥味较重,经盐腌制后,可达到去腥的效果;从口感上讲,腌制后更加香嫩可口;从营养角度言,腌制后无论蛋黄还是蛋清,锌、钙的含量均高于腌制前,故更宜食用。

24-72　○妇人妊娠,食雀肉,令子淫乱无耻。

【释义】论妇人妊娠饮食宜忌。

《医宗金鉴》"雀肉"后有"饮酒"二字,云:"妇人妊娠食雀肉饮酒,令子淫乱无耻。"并注曰:"雀之性淫,酒能乱性,妊娠当戒食之,古慎胎教也。"《本草纲目》载雀肉甘温,能"壮阳益气"。王世雄《随息居饮食谱》载雀肉"阴虚内热及孕期忌食"。上述记载均提示:妊娠食用雀肉,有可能对下一代有不良的影响,故不宜食之。

24-73　○雀肉,不可合李子食之。

【释义】论雀肉不可与李子同食。

雀肉性热味甘助热,李子酸涩敛阴,故湿热之人不宜同食,恐增湿助热,加重病情。《金匮要略直解》亦云:"雀肉壮阳益气,得李子酸涩,则热性不行,故不可共食。"

24-74　○燕肉勿食,入水爲蛟龍[1]所噉。

【校注】

[1] 蛟龙:古代神话中的神兽,拥有龙族血脉的水兽,外形似蛇,有足和鳞片,传说力量强大,能发洪水,只要再渡过难劫就可以化为真龙。

【释义】论燕肉不可食。

燕属鸟类,翅膀尖而长,尾巴分开像剪刀。捕食昆虫,对农作物有益。春天飞到北方,秋天飞到南方,是候鸟。常见的家燕就是燕科的鸟。据《本草纲目》记载:燕肉"酸,平,有毒。弘景曰燕肉不可食,损人神气,入水为蛟龙所吞。亦不宜杀之。时珍曰《淮南子》言燕入水为蜃蛤,故高诱注谓蛟龙嗜燕,人食燕者不可入水,而祈祷家用燕召龙。窃谓燕乃蛰而不化者,化蛤之说未审然否?但燕肉既有毒,自不必食之。"

因此,理解本条主要有两个方面:一是"燕肉勿食",提出燕肉有毒不可食之;二是"入水为蛟龙所噉"可以理解为源于民间传说的一种诅咒,示人应保护益鸟,不可杀之食之,以免遭诅咒。

24-75　**治食鳥獸中箭肉毒方**[1]

鳥獸有中毒箭死者,其肉有毒,解之方:

大豆煑汁,及蓝[2]汁,服之解。

【校注】

[1] 治食鸟兽中箭肉毒方:底本无,据原书目录补。

[2] 蓝:赵开美本、徐镕本、俞桥刻本均为"盐"。明抄本、《肘后备急方》卷七、《备急千金要方》卷二十六、《外台秘要》卷三十一、《医心方》均作"蓝"。丹波元简《金匮玉函要略辑义》云:"盐是蓝之讹,字形相似也。"应是。蓝,即蓼蓝的果实。《神农本草经》名蓝实,主"解诸毒"。

【释义】论治食鸟兽中箭肉毒方。

毒箭多是由草乌头之汁制作而成,其性苦热而有大毒,故鸟兽被箭射中,中毒而死,而人误食用中毒鸟兽之后,可用大豆煮汁解毒;此外也可用蓝实汁解毒,蓝实的叶子或全草可制成青黛、蓝靛,均有解毒之功。

24-76 魚頭[1]正白如連珠,至脊上,食之殺人。

【校注】

[1] 鱼头:底本残缺,据赵开美本补。

【释义】论鱼外形异常者,不可轻食。

鱼头上有白点,像珠子一样串连到脊背上,这种怪鱼恐有毒,不可食用。高学山《高注金匮要略》谓:"此亦阴气排挤之毒,前极于头,上极于脊,故聚而不散,断而复续,如连珠之象,即白羊黑头、白马黑头及乌鸡白头之义也。"

24-77 ○魚頭中無鰓者,不可食之[1],殺人[2]。

【校注】

[1] 之:底本残缺,据赵开美本补。

[2] 杀人:底本残缺,据赵开美本补。

【释义】论鱼无腮者不可食。

鱼头上无腮的,不能散毒,亦属怪鱼,恐其有毒,不能食用。《高注金匮要略》云:"鱼鳃所以出水,亦所以散毒,无腮则水不出,而毒亦不散,故食之杀人。"《名医类案》载:"王彦伯,荆州人,为道士,善医,尤别脉,断人生死寿夭,百不失一。裴胄尚书子,忽暴中病,王脉之良久,曰:中无腮鲤鱼毒也。投药数味而愈。裴异之,诘其子,因食脍而得,乃脍鲤无腮者。令左右食,其候悉同。"可参。

24-78 ○魚無腸膽者,不可食之,三年陰不起[1],女子絕生[2]。

【校注】

[1] 阴不起:即阳痿。

[2] 绝生:即不孕。

【释义】论无肠胆的怪鱼,不可食。

鱼无肠管和胆,属于怪鱼。如果食用可导致男子阳痿和女子不孕。高学山《高注金匮要略》云:"肠为转运之路,所以去秽恶;胆司枢机之任,所以发伏神。鱼无肠胆,则其所贮之气血,既无所去,复无所发,而包裹郁滞之毒,食之暴作,而死于腹胀者,鱼毒之气自满,而鼓寒肠胃之所致也。即或烹治得法,当下无恙。然其阳明受病,二年而延至于心,三年而递及于脾,渐使胃中悍气不生,而男子阴痿,营血不长,而女子绝生。经所谓二阳之病发心脾,有不得隐曲,女子不月者是也。"

《高注金匮要略》概括云:"以上三条,当通指河豚鱼而言,后文解河豚鱼毒方治,盖承此耳。河豚,即鯸鮧鱼,形如蝌蚪,小者三四寸,大者尺余,无鳞……目能开合,不特脂血及子,俱能杀人,即揉洗净尽,而煤落锅,犹堪毕命,故前二条严戒食者。"

河豚俗称"气泡鱼""吹肚鱼""河鲀鱼""蛤乖鱼""气鼓鱼"等,产于中国沿海等地,种类很多,肉味鲜美,但它的某些脏器及组织中均含有毒素,且毒性稳定,经炒煮、盐腌等均不能被破坏。河豚毒素主要使神经中枢和神经末梢发生麻痹。先是感觉神经麻痹,其次运动神经麻痹,最后呼吸中枢和血管神经中枢麻痹,出现感觉障碍、瘫痪、呼吸衰竭等,如不积极救治,常可导致死亡。

24-79 〇魚頭似有角者[1],不可食之。

24-80 〇魚目合者,不可食之。

【校注】

[1]头似有角者:底本残缺不清,据赵开美本补。

【释义】论头部似有角或不睁眼睛的怪鱼,不可食。

头上好像长有角似的怪鱼,不睁眼睛的怪鱼,恐其有毒,不可食用。《高注金匮要略》云:"凡胎生卵生者,皆有目有皮,故能开能合,湿热化生者,多有晴无眼,故但开不合,以湿化而独具胎卵之目,反常也,反常者性必不良,故戒食。"

24-81 〇六甲[1]日,勿食鱗甲之物[2]。

【校注】

[1]六甲:《外台秘要》卷三十一引《肘后备急方》作"甲子"。六甲,即甲子、甲寅、甲辰、甲午、甲申、甲戌也。古代用于纪日。《汉运·律历志》:"故日有六甲"。

[2]鳞甲之物:底本残缺不清,据赵开美本补。

【释义】论六甲日不可食鳞甲之物。

古人认为六个甲子日,有六甲之神执掌,故逢甲子日,不能食用龟鳖鱼等鳞甲类的食物,否则犯有大忌,害人心神。正如《金匮要略直解》云:"六甲日,有六甲之神以直日,食鳞甲,则犯其忌也。"此说可理解为祝由范畴的内容。

24-82 〇魚不可合雞肉食之。

【释义】论鱼肉的配食禁忌。

鱼肉性温,属火;鸡肉性温,属风,两者同食,恐会导致温燥太多,风火相炽,故不可同食。然今人两者常合食,亦不见为害。盖此条所言,乃过食而不消,积而化热,因此而作病。旨在提醒,性味相近食物,其性、气叠加,偏温热或偏寒凉更甚,可导致机体阴阳偏盛或偏衰,而引发疾病,特别是素有痼疾的患者,更应该注意饮食调养,辨体质而用膳。

24-83　○魚不得合鸕鷀[1]肉食之。

【校注】

[1]鸕鷀(lú cí 卢辞)大型食鱼游禽,善于潜水,嘴长锥状有锐钩,适于啄鱼,下喉有小囊。栖息于海滨、湖沼中。常被人驯化用以捕鱼,在喉部系绳,捕到后强行吐出。

【释义】论鱼肉不可与鸕鷀肉同食。

鸕鷀是嗜食鱼的禽类,鱼与鸕鷀相制相犯,故两者不可共同食用。然此条宜活看。正如《金匮要略直解》云:“今人常合食之,亦不见为害。或飞潜之物合食,所当忌耶。或过之不消,则鱼能动火。”

24-84　○鯉魚鮓[1]不可合[2]小豆藿[3]食之,其子不可合豬肝食之,害人。

【校注】

[1]鲤鱼鲊(zhǎ 眨):《释名·释饮食》:“鲊,菹(zū 租)也。以盐米酿鱼以为菹,熟而食之也。”如醃鱼、糟鱼之类。

[2]鲤鱼鲊不可合:底本残缺,据赵开美本补。

[3]小豆藿:小豆即赤豆,其叶曰小豆藿。《本草纲目》记载:“小豆利小便,而藿止小便。”

【释义】论鲤鱼鲊、鲤鱼子的配食禁忌。

鲤鱼鲊系味咸之品,咸能胜血,咸过血凝,津竭而渴,故《灵枢·五味》曰:“咸走血,多食之,令人渴。”若再与涩小便之小豆藿合用,恐致小便短少不利,甚至尿血癃闭之症。鲤鱼子也不要与猪肝合吃,若合食,可能会对人会造成伤害。

有关资料表明:鱼子富含胆固醇、脂肪,过量食用不利于消化吸收,老人更是不宜多吃。若是污染区域的鱼,其鱼子的农药残留量高于鱼肉的五至十倍。猪肝系猪体内最大的毒物中转站及解毒器官,各种有毒的代谢产物和混入食料中的某些有毒物质如农药等,都会聚集在肝脏中,并被它解毒、排泄,或经它化学加工后运送至肾脏,从小便中排出。猪肝含有的胆固醇较高。如果一次食得过多,摄入的胆固醇就多,会导致动脉硬化和加重心血管疾病,因此高血压和冠心病患者应少食猪肝。故《随息居饮食谱》曰:"猪肝明目,治诸血病,余病均忌,平人勿食。"

本条提示高胆固醇食物不宜联合食用,特别是三高的患者(痰湿体质)尽量少食,叠加或过量食之,生痰上蒙清窍,则令人神昏。故《金匮要略直解》谓:"其子(鲤鱼子)合猪肝食,伤人神。"

24-85　○鲤鱼不可合犬[1]肉食之。

【校注】

[1]鲤鱼不可合犬:底本残缺,据赵开美本补。

【释义】论鲤鱼的配食禁忌。

《本草纲目》载鲤鱼肉"风家食之,贻祸无穷……诸鱼在水,无一息之停,皆能动风动火,不独鲤也"。又曰:狗肉"咸酸温,热病后食之,杀人。……若素常气壮多火之人,则宜忌之"。说明鲤鱼、犬肉均属发物,有忌口证候(病机)或敏感体质之人,本应忌之,合服必增其害。

24-86　○鲫鱼不可合猴雉肉食之。一云不可合猪肝食[1]。

【校注】

[1]肝食:底本残缺,据赵开美本补。

【释义】论鲫鱼的配食禁忌。

《本草纲目》载鲫鱼"甘温,有调胃实肠之功。若多食,亦能动火"。猴子善动,肉味酸甘而性温,能祛风除湿,补肾健脾。鸡肉亦属甘温之品。故三者同食,易积热而生疮疡,或致肠胃燥结。《外台》载不可合猪肝食,故本条后注有"一云不可合猪肝食",《随息居饮食谱》载猪肝:"甘苦,温。"故《金匮要略直解》谓:"鲫鱼同猴、雉肉、猪肝食,生痈疽。"

24-87　○鯷鱼[1]合鹿肉生食,令人筋甲缩。

【校注】

[1]鯷鱼:即鲇鱼,又称鮧鱼,为无鳞之鱼。

【释义】论鲇鱼的配食禁忌。

鯷鱼,《本草纲目》名鮧鱼:"肉甘温。"鹿肉亦属甘温之品,两者同食,易导致体内邪热积滞,热极而引动风病,伤及筋脉,导致筋脉爪甲的挛缩。

24-88 ○青魚鮓[1],不可合生胡荽及生葵[2],併麥中[3]食之。

【校注】

[1] 青鱼鮓:一种用盐和红曲腌制成的青鱼。

[2] 生葵:即天葵,性味甘苦,寒。具有清热解毒,凉血消肿之功。

[3] 麦中:《肘后备急方》《外台秘要》作"麦酱"。可从。麦酱是将小麦发芽、发酵后,加入调料等制成的糊状食品,可以拌面条或酱制菜肴。

【释义】论青鱼鮓的配食禁忌。

青鱼鮓咸温,不可与生芫荽、生葵菜、麦酱等共同食用,以免引动风热、发痼疾、作消渴、生虫积。王士雄《随息居饮食谱》载:"青鱼鮓,以盐糁醢酿而成,俗所谓糟鱼醉鲞是也。惟青鱼为最美,补胃醒脾,温营化食。但既经糟醉,皆能发疥动风,诸病人均忌。"

24-89 鰌[1]鱔不可合白犬血食之。

【校注】

[1] 鰌(qiū 秋):同"鳅",即泥鳅。

【释义】论泥鳅的配食禁忌。

泥鳅性平味甘,能暖胃,补益脾肾。鳝鱼性温味甘,能补气血、强筋骨,王士雄云其"多食动风,发疥,患霍乱损人。时病前后,疟疸,胀满诸病,均大忌"。白犬血亦性热而易动火,三者不能同食,以免热盛而动风。

24-90 ○龜肉不可合酒果子食之。

【释义】论龟肉不可合酒果子同食。

龟肉性温味酸,能滋阴潜阳,补肾活血;酒则具有辛热辛散之性,果子多酸敛能收;三者若同食,恐辛热内敛、着而不去,故不可同食。

24-91 ○鱉目凹陷者,及厭[1]下有王字形者,不可食之。○其[2]肉不得合雞鴨子[3]食之。

【校注】

[1] 厌:《千金方》卷二十六作"腹"。厌下,即鳖腹之甲也。

[2] 其:《肘后备急方》作"鳖",可从。

[3] 鸡鸭子:即鸡蛋、鸭蛋。

【释义】论鳖有怪异之形者不可食及鳖肉的配食禁忌。本条原作两条,依据上下文并作一条。

鳖鱼两眼凹陷,以及腹下厣(鳖甲)上有"王"字形纹,此属于怪异之形,恐有毒,故"不可食之"。正如王士雄言"鳖……多食滞脾,且鳖之阳聚于甲上,久嗜令人患发背。孕妇及中虚,寒湿内盛,时邪未净者,切忌之……凡鳖之三足者,赤腹者,独目者,头足不缩者,其目凹陷者,腹下有王字卜字纹者,过大者,在山上者,有蛇纹者,并有毒,杀人"。鳖肉性寒味咸,脾胃功能虚弱、消化不良者理应慎食,若多食易滞脾恋湿;过食鸡蛋易生热动风;鸭蛋甘凉,多食则滞气而滑肠,三者性味相反,故不宜同食。

24-92　○龜鱉肉不可合莧菜食之。

【释义】论龟肉和鳖肉不可与苋菜同食。

龟肉和鳖肉,其性温味酸涩;苋菜性滑利,因其与龟鳖肉性味相反,故不宜同食。王士雄云:"苋甘凉,补气清热,明目滑胎,利大、小肠,种类不一,以肥而柔嫩者良。痧胀滑泻者忌之,尤忌与鳖同食。"

24-93　○蝦無須,及腹下通黑,煑之反白者,不可食之。

【释义】论虾外形异常者,不可食用。

虾无须,失虾之形;虾之腹下黑色的,属于阴秽之毒聚集于体内;煮沸后反而变成白色,反虾之色,为异常现象,恐有毒气内聚,故不可食用。

【按语】虾身体的颜色主要是由甲壳真皮层中的色素细胞所决定。在虾甲壳的真皮层中,分布着各种各样的色素细胞,因大多数是青黑色,故而虾多呈青色。虾甲壳真皮层的色素细胞中,有一种叫虾红素的色素,平时它与别的色素混在一起,无法显出鲜红的本色,经过烧煮后,别的色素均被破坏和分解,唯独虾红素不怕高温,于是虾的甲壳便呈现出虾红素的红色。因为虾甲壳真皮层中虾红素的分布是不均匀的,因此,虾煮熟后并不是通体色红,虾红素分布较多处如背部显得格外红,虾红素分布较少之处,即可见白色。

24-94　○食膾[1],飮乳酪,令人腹中生蟲,爲瘕。

【校注】

[1]膾(kuài 快):鱼肉、牲畜之肉切细称为膾。《汉书·东方朔传》:"生肉为膾。"

【释义】再论食生肉饮乳有患寄生虫病之风险。

吃生鱼、生肉,或食用乳酪等酸冷黏滞之物,容易感染寄生虫,日久尚可变为瘕聚,可与本篇第18条"食生肉,饱饮乳,变成白虫"合参。《后汉书·华佗传》

载:"广陵太守陈登得病,胸中烦闷,面赤不食。佗脉之曰:府君胃中有虫数升,欲成内疽,食腥物所为也。即作汤二升,先服一升,斯须尽之。食顷,吐出三升许虫,赤头皆动,半身犹是生鱼脍也,所苦便愈。佗曰:此病后三期当发,遇良医乃可济救。依期果发,时佗不在,如言而死。"

24-95　治食鱠不化成癥病方[1]

鱠[2]食之,在心胸间不化,吐复不出,速下除之,久成癥病,治之方:

橘皮一两　大黄二两　朴消二两

上三味,以水一大升,煮至小升,顿服即消。

【校注】

[1]治食鲙不化成癥病方:底本无,据原书目录补。

[2]鲙(kuài 快):鱼之鲜活者,切薄而成,即鲙。

【释义】论食生鱼,食滞胃脘的证治。

食鲙过多,生冷停滞于胃脘,气滞食积,病位近上者,法宜用吐,今吐既不出者,宜速主攻下以除之。橘皮辛温而降,行气解鱼毒;朴硝、大黄消积滞,下癥块,使未消化之鲙食从大便而下。否则,日久结为癥瘕。

24-96　食鱠多不消,結爲癥病,治之方:

馬鞭草

上一味,搗汁飮之,〇或以薑葉汁飮之一升,亦消。〇又可服吐藥吐之。

【释义】论治食生鱼不化成癥病方。

食鲙过多,生冷鱼毒不消,积滞久成癥瘕,治以马鞭草,苦寒清热解毒,活血散瘀,利水消肿;证虚寒者,以姜叶汁解毒,理气和胃;或用涌吐之剂,如瓜蒂散类,以吐出鲙食积滞,逐邪外出。

24-97　食魚後食毒,兩種煩亂[1],治之方:

橘皮

濃煎汁,服之即解。

【校注】

[1]两种烦乱:《千金方》卷二十四作"面肿烦乱",可从。

【释义】论治食鱼中毒,面肿烦乱方。

橘皮别名陈皮、贵老、黄橘皮、红皮等。具有理气调中、燥湿化痰、解鱼蟹毒等功效。故食鱼中毒后,出现面肿烦乱,可以单用橘皮一味,煮浓汤服之。故高学山《高注金匮要略》云:"鱼性热而善浮,能令人烦。复食他毒,而负于善浮之鱼热,故烦而且乱也。橘皮辛降,辛则能散新毒于上,降则能沉鱼热于下,故浓煎服之而两解。"

24-98　食鯸鮧魚中毒方:

蘆根

爇汁,服之即解。

【释义】论食河豚中毒方。

鯸鮧鱼,即河豚,有毒,而河豚畏芦根。食河豚后中毒,可用芦根煮汁。此法在民间流传很广。如《日用本草》载芦根能"解河豚鱼毒"。《本草蒙筌》载芦根能"解酒毒、鱼蟹中毒"。

【按语】

河豚有几十种,河豚中之弓斑东方鲀,鳃孔中大,为一弧形裂缝,体表无鳞。内脏及血液有剧毒,煮食河豚,须除去内脏、生殖腺、两目、洗净血液,刮去表面黏液或剥去外皮,并宜烹煮较长时间,以防中毒。《续名医类案》卷二十二载:来安县李主薄弦云度云,白塔寨未丁春有二卒一候兵,同食河豚,既醉,烧子并食之,遂皆中毒,人急以告巡检,二卒已困殆,仓卒无药用,或人之说,独以麻油灌之,油既多,大吐,毒物尽出,腹间顿宽,以此竟无恙。说明用吐法亦可解河豚毒,可供参考。

河豚的毒性物质为河豚毒素和河豚酸,50kg人皮下注射致死量约300μg。食之中毒者,发病较速(30~180分钟),初为上腹不适,口渴、唇麻、睑下垂等感觉神经障碍,继而运动神经麻痹,无力;血管中枢麻痹,血压下降,呼吸中枢麻痹,引起呼吸衰竭而危及生命。芦根含糖类、蛋白质、天门冬酰胺等,为鱼、蟹、河豚中毒的解毒剂。

24-99　蠏目[1]相向,足斑目赤者,不可食之。

【校注】

[1] 蟹(xiè 谢)目:底本残缺,据赵开美本补。"蠏"为"蟹"的异体字。

【释义】论螃蟹形体异常者,不可食用。

两只眼睛相对、发红,足上有斑纹,这不是可食用螃蟹常规所见的,恐其感染原生动物或寄生虫,发生变异而有毒,故不可食用。

【按语】螃蟹虽小,却是五脏俱全,外有背甲保护,其身体左右对称,可分为额区、眼区、心区、肝区、胃区、肠区、鳃区。螃蟹大部分时间都在寻找食物，除小鱼虾外，海藻甚至动物尸体和植物均食用。成蟹喜欢水质清净、透明度较大的水体环境，水草丛生，饵料丰富，生长最适宜。若水质变差感染病菌、水质维生素缺乏或含盐量高，寄生虫或原生动物附着或寄生，可发生黑鳃病、腐壳病、菱形海发藻病、烂肢病、水肿病、水霉病、纤毛虫病、蟹奴病、聚缩虫病等，病蟹步足各节、背甲、腹部等部位可出现白色斑点，逐渐由黄变灰至黑、严重时出现斑点性腐烂，此类病蟹均不宜食用。

24-100　食蟹中[1]毒治之方：

紫[2]苏

夐汁，饮[3]之三升。○紫苏子捣汁，饮之亦良。

又方[4]：

冬[5]瓜汁，饮二升。食冬瓜亦可。

【校注】

[1][2][3][4][5]：底本残缺，据赵开美本补。

【释义】论治食蟹中毒方。

《名医别录》云紫苏"味辛，温。主下气，除寒中"。螃蟹性寒味咸，《随息居饮食谱》谓"蟹，多食发风，积冷，孕妇及中气虚寒，时感未清，痰嗽便泻者，均忌。反荆芥，又忌同柿食，误犯则腹痛吐利。"螃蟹中毒之后，可食用紫苏煮水用以解毒；李时珍《本草纲目》载紫苏"解鱼蟹毒"，并引甄权云"以叶生食作羹，杀一切鱼肉毒"，称苏子"利膈宽肠，解鱼蟹毒"。可参。

《名医名录》载："冬瓜甘微寒，主除小腹水胀，利小便，止渴。"陶弘景云："冬瓜捣汁服，止消渴烦闷，解毒。"蟹性已寒，而以甘寒之物解其毒，盖取冬瓜汁利水消肿排毒之功，是利水排毒的之法。或用于去中蟹毒后，烦闷胀渴之症，非专主蟹毒。

【按语】《成都晚报》1996 年 10 月 31 日版报道芜湖一女工，将未吃完的螃蟹置冷藏室内，隔 3 日食用，食后 4 小时腹痛，继而上吐下泻，出现中毒性休克，终因多脏器功能衰竭综合征医治无效而亡。据医生介绍，致死原因为细菌中毒和蟹毒碱中毒，为此提醒死蟹或置放数日的熟蟹均不可食用。

24-101　凡蟹未遇[1]霜，多毒，其熟者，乃可食之。

【校注】

[1] 凡蟹未遇：底本残缺，据赵开美本补。

【释义】本条论食蟹时令及不可生食。

大凡螃蟹在霜降节气以前,多有毒不可食用。正如《金匮要略直解》云:"未过霜者,霜降节前也。节前(螃蟹)食水莨茗,故有毒。霜降节后,食稻……乃可食也。"《诸病源候论·食蟹中毒候》亦云:"蟹食水莨,水莨有大毒,故蟹亦有毒,中其毒则闷乱欲死,若经霜以后,遇毒即不能害人,未被霜蟹,煮食之则多有中毒,令人闷乱,精神不安。"此外,相应强调的是螃蟹切不可生吃,加热熟透后,方可食用。

【按语】有研究表明,活蟹体内肺吸虫幼虫囊蚴感染率较高,生吃螃蟹感染率可达 70% 左右,吃腌蟹或醉蟹,肺吸虫感染率仍然高达 50% 左右。此外,生吃螃蟹,还可能会被副溶血性弧菌感染。因此,只有经高温加热后的螃蟹,才可放心食用。

24-102　○蜘蛛落食中,有毒,勿食之[1]。
【校注】
[1]之:底本残缺不清,据赵开美本补。
【释义】论蜘蛛沾染过的食物,不可食。

蜘蛛有毒,如果掉落在食物中,恐食物沾染毒气,故不可食用。寇宗奭曰:"蜘蛛品多,皆有毒。今人多用人家檐角、篱头、陋巷之间,空中作圆网,大腹深灰色者耳。遗尿着人,令人生疮。"《名医类案·中毒》载:"贞元间,崔员外从质云,目击有人被蜘蛛咬,一身生疹,腹大如孕妇,其家弃之,乞食于道,有僧遇之,教饮羊乳,数日平。"可供蜘蛛中毒治疗之参考。

【按语】蜘蛛属节肢动物门、蜘蛛纲、真蜘蛛目,大多有毒螯和毒腺,以黑寡妇蜘蛛毒性最强。蜘蛛毒液成分复杂,可分为神经性毒素、血液毒素及混合性毒素。若不慎被毒蜘蛛咬伤,毒液从伤口处可迅速入血,引起一系列中毒表现,如头痛头晕、恶心呕吐、肌肉痉挛、肢体麻木无力或颤动、意识障碍、心慌心悸等;因尚无特效药,提高认识、做好防护工作十分必要。

24-103　凡蜂[1]蝇蛊蚁等,多集食上,食之致瘘。
【释义】论蜂蝇虫蚁等虫毒污染的食物,不可食。
【校注】
[1]凡蜂:底本残缺不清,据赵开美本补。
此"蜂蝇虫蚁"泛指有毒或传播病原的昆虫(包括苍蝇、蟑螂等),凡昆虫爬过或叮咬过的食物,皆有可能被毒素或不洁之物所污染,故不可食之。食之则

伤人害病，"致瘘"是指邪气入里，蕴结成脓溃破，可发为瘘疮。此乃举例而言，其危害并非仅此一途。

【按语】当今世界各地被食用的昆虫计有三百七十多种，如蝗虫、白蚁、蛾子、蝉、蜻蜓、蚕蛹等，它们被煎炒烹炸烧煮，或加工成罐头、药酒、糕点等，受到人们青睐。但蜂蝇虫蚁等虫类多有毒，且作为传播媒介，易传染各类疾病，误食蜂蝇虫蚁等污染过的食物，轻则吐泻，重则发为疫疠。

○果实菜谷禁忌并治第二十五

提要：本篇共计原文 90 条，用方 15 首，论述果实菜谷等植物类食品的饮食注意事项。包括论不洁食品的辨别方法，某些食品混合食用不利于健康、四季饮食之不宜、妊娠饮食禁忌等；论矾石、商陆、莨菪、水银、苦楝等药物，用之不当引起的中毒症状；并论述误食各种不洁植物类食品而引起中毒的治疗方法和方药。

具体用方如下：**食诸果中毒治之方**，猪骨烧灰，末之水服。**食诸菌中毒，闷乱欲死，治之方**（2 方），用人粪或土浆或大豆汁饮，服之。**蜀椒闭口者有毒，误食之，戟人咽喉，气病欲绝。或吐下白沫，身体痹冷，急治之方**（3 方），用肉桂煎汁饮；或食蒜；或饮地浆水（与前"土浆"视为 1 方，用方数不重复计算）；或浓煮豉汁，饮之。**食躁或躁方**，豉浓煮汁饮之（与前"浓煮豉汁"同，用方数不重复计算）。**误食钩吻，杀人，解之方**，荠苨，水煮温服。**治误食水莨菪中毒方**，甘草煮汁，服之即解。春秋二时，**治食芹菜中龙精毒方**，硬糖一味服之。**食苦瓠中毒，治之方**，黍穰，煮汁数服之。**饮食中毒，烦满，治之方**（2 方），苦参、苦酒，煮三沸，服之；又方，犀角汤，亦佳。**贪食，食多不消，心腹坚满痛，治之方**，盐，水煮令消，分服，当吐出食，便差。**通除诸毒药（方）**，甘草荠苨汁饮。

25-01 果子生食，生疮。

【释义】论果子生食禁忌。

大凡人能食用之果实，均应熟用，不宜生食。生食则会对人体造成伤害，可出现肌肤生疮等病证。

【按语】关于"果实生食"有三种含义：一指采摘过早而没有长熟的果子，如李子生吃有毒，如《本草纲目》记载："李味甘酸，其苦涩者不可食。不沉水者有毒，不可食。"又如枇杷果，生食对人体有害，如《本经逢原》载："必极熟，乃有止渴下气润五脏之功。若带生味酸，力能助肝伐脾，食之令人中满泄泻。"二是采摘后需要加工使之成熟而未经加工，如柿子，需要经过婆柿子等工序，生食对人体有害。三是需要蒸煮才可食用而没有加热做熟，如白果等，生食则伤人。可见，很多果子在没有成熟的时候食用，会对人体造成伤害，甚至中毒。

关于"生疮"分为狭义理解与广义理解：狭义是探寻果子生食后生疮的原因，或为湿热，或为有毒，如李彣《金匮要略广注》："阳明胃经主肌肉，而禀湿热之性，果子性多湿热而有毒，生食之入胃，则肌肉生疮也。"《医宗金鉴》亦云：

"果生之性,多湿多热而有毒,或生食之,故令生疮,腹胀作泄。"广义理解,即"生疮"只是果子生食,对人体造成伤害的外在表现之一,并非专指生疮。因生果对人的伤害与果子的种类、人体的状态等多种因素有关,此乃举此赅彼的写作手法。

25-02 ○果子落地經宿[1],蟲蟻食之[2]者,人大忌食之。

【校注】

[1] 宿(xiǔ 朽):夜。

[2] 虫蚁食之:此泛指果子遭受各虫子、蚂蚁啃咬,或感染病虫害。

【释义】论落地果及虫蛀果当禁食之。

果子落地,经过一个晚上,可能已经腐烂,而且恐被虫蚁咬过之后有毒留于果内,人食用则易中毒,一定要忌食。正如《金匮要略直解》云:"落地经宿则果坏,虫蚁食之则果毒。在人大忌食之,令人患九漏。"

25-03 ○生米[1]停留多日,有損處,食之傷人。

【校注】

[1] 生米:明抄本作"生果"。当是。

【释义】论生果放置日久,若有破损不可食。

生果放置时间比较长,如果发现破损,可能是被虫、鼠等咬过的痕迹,或者由于暑湿而霉变缺损,这类果子多含有害物质,故不可食用,食之对人体有伤害。

25-04 ○桃子多食,令人熱,仍不得入水浴,令人病淋瀝寒熱病。

【释义】论湿热体质桃不宜多食。

桃子性热味酸甘,如果过食桃子,易生内热,特别是素体阳盛有热之人,多食则易发热,热后贪凉冷水洗澡,否则寒湿之邪侵袭,导致里热被外寒所遏而出现发热恶寒等类似营卫不和之表证,若外湿之邪与里热相合,影响膀胱气化不利,则见小便短涩、淋漓不尽之里证。正如《医宗金鉴》曰:"桃味甘酸性热,若多食者,令人热。入水浴者,则湿与热相搏,不得宣散,故令人外寒热,内成癃症也。"

【按语】本条提示桃子固然养人,但也要讲究"因人食宜",凡素体湿热之人,不宜多食酸甘热的果实,以免增湿助热。"不得入浴"在于进一步提示,桃子多食后,不可再度增加外湿因素。否则,势必加重湿热,缠绵难愈。可见,本条"令人热"为桃子多食者素体阳盛多"热"证候要素的眼目;"不得入水浴"系多食桃者"湿"证候要素的眼目。而"病淋沥寒热病"则从临床常见症的角度,进一步揭示了本条所论,并非泛泛而谈,主要针对素体湿热之人,而且强调了不可多食。

25-05 ○杏酪[1]不熟,伤人。

【校注】

[1] 杏酪:指以杏仁为原料加工制成的食物。

【释义】论杏酪之饮食禁忌。

杏仁酪是由杏仁加工而成,杏仁味苦涩,有小毒,炮制后毒性减低。没有加工熟透的杏仁酪,食用后会有中毒的症状(如恶心、头昏眼花、呼吸困难、口唇发绀、突然昏倒等),甚至中毒而死。故《本草纲目》载藏器曰:"杏酪服之,润五脏,去痰嗽。……若半生半熟服之杀人。"

25-06 ○梅多食,坏人齿。

【释义】论食梅之注意事项。

梅子味酸,若食入过多,容易腐蚀损坏齿面牙质。对此,《金匮要略今释》曰:"其酸能损坏齿面珐琅质,故也。"

【按语】南宋诗人杨万里,著有"梅子留酸软齿牙,芭蕉分绿与窗纱。日长睡起无情思,闲看儿童捉柳花"的诗句,讲述夏日午睡之后悠闲无事,观看儿童游戏的事。无意中却说出了食用酸味梅子刺激牙齿留下的不适感。在生活中,除了酸味之外,过分的甜、咸、热、冷等刺激,都会给牙齿带来不适的感受。有学者认为,这是患有牙釉质过敏症的典型表现。诗的本意之外,还隐约透出了对牙齿的保护问题,即不要过食酸味。

25-07 ○李不可多食,令人胪胀[1]。

【校注】

[1] 胪胀:《说文解字》"胪,皮也";《广韵》云"腹前曰胪";胪胀,即腹胀。

【释义】论食用李子的注意事项。

李子《备急千金要方·食治》云:"苦酸,微温,涩,无毒。"《本草求真》载其:"入肝、肾。"《素问·生气通天论》谓:"味过于酸,肝气以津,脾气乃绝",即言食酸味太过,则肝气郁滞,脾失健运,则腹部胀满。故《医宗金鉴》曰:"李味酸涩,若多食,则中气不舒,故令人腹胀。"本条示人,凡肝脾不和、脾虚不运之人,食用李子切不可过量。

25-08　○林檎[1]不可多食,令人百脉弱。
【校注】
[1]林檎(qín 勤):果名。檎落叶小乔木,果实像苹果而小,夏末成熟,味甘而带酸,二月开粉红花,即今之小苹果、花红、沙果之类。原产中国的蔷薇科苹果属植物旧称林檎,林檎味道甘美,能招很多飞禽来林中栖落而得名。
【释义】论食用林檎的注意事项。
林檎,《备急千金要方·食治》载其:"酸苦涩,平,无毒。"以其酸涩而收敛之性,故不宜多食。多食则易使人周身血脉不通畅。故《备急千金要方·食治》指出:"不可多食,令人百脉弱。"

25-09　○橘柚[1]多食,令人口爽[2],不知五味。
【校注】
[1]橘柚:橘柚,类虽同而种则异。《神农本草经》合称之。故李时珍曰:"夫橘、柚、柑三者相类而不同。橘实小……柚大小皆如橙。"
[2]口爽:《尔雅·释言》云:"爽,差也,忒也。"即口中味觉变差无法感知其他味道。
【释义】论食用橘柚的注意事项。
橘子或柚子统称橘柚,其味甘酸,食之适量,对人体有益。若是食之过量,则可损伤脾胃,脾胃伤则痰湿内生,痰涎上犯,则令人口中爽然不知五味。故《金匮要略直解》提出多食橘柚能"生痰聚饮,饮聚膈上则令口淡不知味"。《医宗金鉴》说:"小曰橘、大曰柚。二者其味皆酸而性寒,若过食,则口虽爽而五味不知焉。"
【按语】以上数条提示:过食五味均可伤及五脏,或导致脏腑功能失调。因此,食用果实菜谷,亦应该讲究用量适度或辨证体施食。

25-10　○梨不可多食,令人寒中,金疮、产妇亦不宜食。
【释义】论食用梨的注意事项。
梨,味酸甘而性寒凉,乃滋阴润肺之佳品。《备急千金要方·食治》载其能:"除客热气,止心烦。"但若是过量饮食性寒之品,则容易损伤脾胃,导致中焦虚寒;由于寒能凝滞血脉,所以不利于金疮愈合;产后虚弱易为寒凉所伤,故亦不宜食用。正如《医宗金鉴》所说:"梨味甘酸性寒,若过食则令人中焦寒,金疮产妇更宜戒之。"

25-11 ○樱桃、杏多食,傷筋骨。

【释义】论食用樱桃及杏的注意事项。

《本草纲目》载,樱桃为《名医别录》上品:"甘,热,涩,无毒。"并有"微毒""伤筋骨、败血气"等记载。杏为《名医别录》下品"酸,热,有小毒。"两者均是人们经常实用的水果,但需讲究适量,一旦过量则能伤人。过量食用温甘涩热之品,蕴热或蓄积淤毒而不散,则会内伤筋骨。

25-12 ○安石榴[1],不可多食,損人肺。

【校注】

[1]安石榴:即石榴。《本草纲目》引《博物志》云:"汉张骞出使西域,得涂林安石国榴种以归,故名安石榴。"

【释义】论食用石榴的注意事项。

石榴,味酸涩性温。食用适量具有补养人体的作用,又有涩肠止血之功。但以其收涩之性,而不可多食。过量食用石榴,则会损伤肺气。正如《医宗金鉴》云:"安石榴味酸涩,酸涩则气滞,肺主气,宜利而不宜滞,滞则伤损矣,故不可过食也。"

25-13 ○胡桃[1]不可多食,令人動痰飲。

【校注】

[1]胡桃:即核桃。古称"胡桃""羌桃"。盖胡、羌,皆西域古国,汉代张骞出使西域取得种子返回中原种植,故名。

【释义】论食用胡桃的注意事项。

胡桃,性温味甘,《本草纲目》记载其能"补气养血,润燥化痰,益命门,利三焦,温肺润肠。"适量食用对人体具有调补作用。但过量食用,特别是素有蕴热之人,则会多食化火,炼液生痰。正如《医宗金鉴》引程林曰:"胡桃润肺消痰,何以动痰饮? 因其性热,多食则令人火动,煎熬津液而为痰饮矣。"

25-14 ○生棗[1]多食,令人熱渴氣脹。寒熱羸瘦者,彌[2]不可食,傷人。

【校注】

[1]生枣:即大枣未经晒干着,色青;其晒干者为大枣,以其色红,又称

红枣。

〔2〕弥：更加，越发。

【释义】论食用生枣的注意事项。

生枣，味甘辛，性热，为常用水果之一。适量食用，能生津止渴，益气强身。但过量生食，则容易内生积热或损伤脾胃。多食生枣积热内生，伤津令人热渴；多食生枣损伤脾胃，或甘热壅中，导致气机壅滞则令人胀满。因此，有寒热不解、脾虚羸弱者，不宜食用生枣，更不可多食生枣，否则会导致脾胃损伤，使病情加重或缠绵难愈，故曰"伤人"。《医宗金鉴》亦云："枣性热生渴，味甘生满，羸弱者内热必盛，脾胃必虚，故令人寒热，尤不可食。"

【按语】大枣有"百果之王"的美誉。生枣的维生素的含量在常用水果中名列前茅。但是大枣生吃不易消化，容易引起胃中不适或腹泻，而熟枣比较容易消化和吸收。因此，对于老人、儿童及胃肠道相对脆弱的人群，熟食对胃肠道的负担相对来说更小。而大枣入药，则是补中、益气、养血之佳品。

25-15　食諸果中毒治之方：

豬骨燒過[1]

上一味，末之，水服方寸匕。○亦治馬肝漏脯[2]等毒。

【校注】

〔1〕烧过：徐镕本同，赵开美本作"烧灰"。

〔2〕漏脯：茅屋漏雨，淋湿的肉脯。《说文解字·肉部》："脯，干肉也。"

【释义】论食果中毒治疗之法。

果子中毒，本当辨果论治。不同的果毒，有不同的解毒方法。本条论"诸果中毒治之方"，结合方后注"亦治马肝漏脯等毒"，说明猪骨粉，被古人视为一种通解多种中毒的药物。其作用机理还有待进一步研究。《中华本草》载猪骨"味涩，性平，归经肺、肾、大肠经"；具有"解毒，杀虫止痢"等功效；药理有"抗炎、镇痛"等作用。

【按语】本条解毒机理，注家多以五行生克作解。如李彣《金匮要略广注》云："以猪骨治果子毒，物性相制使然。治马肝毒者，以猪为水畜，水可克火也。治漏脯毒者，亦骨肉相感之义。"《医宗金鉴》亦云："以猪骨治果子毒，物性相制使然。治马肝毒者，以猪畜属水，马畜属火，此水克火之义也。治漏脯毒者，亦骨肉相感之义耳。"

解漏脯中毒方，参见 24-22 条："治食郁肉漏脯中毒方。烧犬屎，酒服方寸匕，每服人乳汁亦良。饮生韭汁三升，亦得。"

25-16　木耳赤色及仰生者,勿食。

25-17　○菌仰卷及赤色者不可食。

【释义】上两条论木耳、菌类形色异常不可食。

木耳,为真菌门木耳科植物木耳的子实体;味甘,性平归肺、脾、大肠、肝经;具有补气养血,润肺,止血等功效。菌,此泛指可食用的大型真菌,包括黑木耳、银耳、香菇、平菇、草菇、竹荪等。食用菌营养价值丰富,具有增强免疫力,抗肿瘤,抗病毒,抗辐射,抗衰老,防治心血管病,保肝,健胃,减肥等作用。但是,如果发现形态或颜色异常的菌类,切不可轻易食用。正如《医宗金鉴》所云:木耳诸菌,皆覆卷而生,若仰卷而生,形色皆异,必有毒也,故不可食。

25-18　**食諸菌中毒,悶亂欲死,治之方:**

人糞汁,飲一升。土漿[1],飲一二升。大豆濃煑汁,飲之。服諸吐利藥,併解。

【校注】

[1] 土浆:即地浆。《千金方》卷二十四:"掘地作坑,以水沃中,搅之令浊,澄清饮之,名地浆。"

【释义】论诸菌中毒后的治疗。

误食菌类中毒后,出现闷乱欲死的表现,知热毒聚积在胃,可服用人粪汁(可代以金汁)清热解毒,或可催吐;土浆水(即地浆水)可解毒清暑,大豆汁亦能解毒消肿,或服其他吐利方药,使毒气尽快排出到体外。上述诸法,均可酌情用于解诸菌中毒。正如李彣曰:"闷乱欲死,毒在胃也,服吐、利药并解,使毒气上下分消也。"

25-19　食楓柱菌而哭不止[1],治之以前方。

【校注】

[1] 食枫柱菌而哭不止:明抄本作"食枫树菌而笑不止"。《金匮要略直解》《医宗金鉴》《名医别录》《医心方》同。可从。

【释义】论枫树菌中毒后的治疗。

误食枫树菌中毒后,笑不止者,是热毒扰心,影响心神的表现,治可用前方,即人之粪汁、土浆水、大豆汁之类解其毒。正如李彣所说:"心主笑,笑不止,是毒气入心也。以前方治之则解耳。"

25-20　誤食野芋[1],煩毒欲死,治之方。以前方。其野芋根,山东人名

魁芋。人種芋三年不收,亦成野芋,併殺人。

【校注】

[1]野芋:天南星科犁头尖属多年生草本植物,又称独角莲。块茎入药称白附子,味辛、甘,性温,有毒。

【释义】论误食野芋中毒的治疗方法。

误食野芋中毒,烦躁不安欲死者,可服用前方,即人之粪汁、土浆水、大豆汁解毒。故李彣曰:“烦出于肺,烦乱欲死,故知毒气入肺也,亦用前方。”

25-21　蜀椒閉口者有毒。誤食之,戟[1]人咽喉,氣病欲絕,或吐下白沫,身體痹冷,急治之方。

肉桂煎汁飲之,多飲冷水一二升。

或[2]食蒜,或飲地漿,或濃煮豉汁,飲之併解。

【校注】

[1]戟(jǐ己):刺激。

[2]或:底本残缺不清,据赵开美本补。

【释义】论蜀椒中毒后的治疗。

蜀椒果实成熟干燥后,腹面开裂或背面亦稍开裂,呈两瓣状,形如切开之皮球,其味辛辣,性热有毒。而闭口之蜀椒,其辛热之性更甚,毒性更大。凡用蜀椒,须去闭口者,因其能刺激咽喉,甚则闭阻肺脾之气机,麻辣则令人吐下白沫,气闭而营卫阻隔,身体痹冷。可用冷水、地浆之寒凉以解毒。饮浓豉,吐以去毒。而肉桂或蒜,皆辛热之物,因其通血脉,辟邪秽,以热治热,是从治之法。正如《医宗金鉴》所说:“蜀椒味辛辣,性热有毒,闭口者其毒更胜。如桂与蒜,皆大辛大热之物,通血脉辟邪秽,以热治热,是从治之法也。冷水清凉解热,地浆得土气,以万物本乎土,亦莫不复归于土,见土则毒已化矣。饮豉汁者,吐以去其毒也。”

25-22　正月勿[1]食生葱,令人面生遊風[2]。

【校注】

[1]正月勿:底本残缺不清,据赵开美本补。

[2]游风:此指“面游风”。详见本条按语。

【释义】论食生葱的注意事项及其与时令的关系。

正月期间,风气胜,阳气升,而生葱味辛散,食生葱则阳气通达于头面,引动风邪,诱发“面游风”的发作。正如《医宗金鉴·订正仲景全书金匮要略注》曰:

"葱味辛散,通阳气而走头面,食生葱过于发散,故面生游风。"

【按语】本条提示:素有头面游风宿疾者,应注意忌口生葱,正月乃万物生发之季,更要注意勿食生葱。关于"面游风",《医宗金鉴》载:"此证生于面上,初发面目浮肿,痒若虫行,肌肤干燥,时起白屑。次后极痒,抓破,热湿,盛者津黄水,风燥盛者津血,痛楚难堪。由平素血燥,过食辛辣厚味,以致阳明胃经湿热受风而成。痒甚者,宜服消风散;痛甚者,宜服黄连消毒饮,外抹摩风膏缓缓取效。"

25-23　○二月勿食蓼[1],伤人肾。

【校注】

[1] 蓼(liǎo 了):《说文解字》:"辛菜,蔷虞也。"叶味辛香,古人用以调料。有水蓼、马蓼、毛蓼多种,一般多吃其蓼茎。

【释义】论食蓼与时令的关系。

二月期间,属于肝气最旺之时,而蓼味辛散,辛能入肾、能升能散,若多食,则影响肾主闭藏之功能,伤肾所藏之精,水能涵木,故可进而影响肝木的滋生繁荣。正如《医宗金鉴》注曰:"蓼味辛散,辛能走肾,二月卯木主令,肾主闭藏,若食之则伤肾,故曰:勿食。"

25-24　○三月勿食小蒜[1],伤人志性。

【校注】

[1] 勿食小蒜:"勿食小"三字底本残缺,据赵开美本补。小蒜系百合科植物小根蒜的全株,又名山蒜、野蒜、夏蒜、小根菜等。为汉以前旧有之蒜,后因胡蒜较大,遂以小蒜别之。

【释义】论食用小蒜的时令注意事项。

小蒜味辛散。《名医别录》载"主治霍乱,腹中不安,消谷,理胃温中,除邪痹毒气。"三月阳气已盛,食此辛热之物,阳过盛而夺气伤精,影响到肾藏志的功能,出现意志涣散,健忘等症。故《医宗金鉴》注曰:"蒜辛热有毒,夺气伤神,三月阳气盛,故勿食。"

25-25　○四月八月勿食胡荽[1],伤人神。

【校注】

[1] 胡荽:即香菜。李彣《金匮要略广注》谓"骞使西域,始得种归,故名胡荽。今俗名元荽是也"。

【释义】论食用胡荽与农历月份的关系。

胡荽辛,温。有发表透疹,健胃功效。但四月、八月食用胡荽则伤人神。《金匮要略直解》论其机理云:"四月心火正王(旺),八月肺将敛,以心藏神而肺藏魄,食此走散之物,必能伤神也。"《医宗金鉴》亦云:"胡荽辛温开窍,四月阳气盛,八月阴气敛,若食此辛散之味,必伤神也。"

25-26 　○五月勿食[1]韭,令人乏氣力。

【校注】

[1]食:底本残缺不清,据赵开美本补。

【释义】论食韭与农历月份的关系。

韭菜味辛温,五月阳气旺盛,五月食之,则升发之作用太过,容易导致人体乏力。《医宗金鉴》注云:"韭春食则香,夏食则臭,是月食之则乏气力。"《备急千金要方》卷二十六"韭"下云:"五月勿食韭,损人滋味,令人乏齐气力。二月三月宜食韭,大宜人心。"

25-27 　○五月五日,勿食一切生菜,發百病。

【释义】论端午时节的饮食注意事项。

每年的农历五月初五为夏日来临之时,又称端午。此属阳盛之时,人当养阳以应时令。若食生菜,则寒凉伤中,不益胃肠,易生百病。正如《医宗金鉴》注曰:"五月五日,天中节,是日纯阳,人当养阳以顺时,若食生菜,是伐天和,故百病发焉。"

25-28 　○六月七月勿食茱萸,傷神氣。

【释义】论食用茱萸与季节的关系及其禁忌。

农历六月阳气盛张,七月阳虽盛,但步入立秋,将由暑热伤阴的季节转入秋燥伤阴的季节。吴茱萸性辛热走窜,助暑热伤阴。以心藏神、肺主气,食之使心火亢盛、肺气不敛,故伤人之神气。正如《医宗金鉴》注曰:"茱萸辛热走气,六月阳气盛张,七月阴微将敛,若食此辛热之味,有伤神气也。"

【按语】相传,春秋战国时期,茱萸为吴国特产进贡传入楚国而得名"吴茱萸"。茱萸,香气辛烈,可入药,可佩带。中国民间风俗,农历九月九日重阳节,佩茱萸能祛邪辟恶。正如《西京杂记》卷三云:"九月九日,佩茱萸,食蓬饵,饮菊花酒,云令人长寿。"

25-29 ○八月九月勿食薑，傷人神。

【释义】论食用姜与季节的关系及其禁忌。

农历八九月，当秋季当令之时，主收敛清肃，而姜性热味辛，多食则辛散太多走气而伤人神。正如《医宗金鉴》注曰："姜性热，味辛辣，八、九两月，秋主收敛，过于辛散，故伤人之神。朱子晦庵云：秋食姜，夭人天年，谓其辛走气泻肺也。"

【按语】理解上述诸条，主要体会天（季节）、人（体质）、食（性味），三者之间的关系，以维持人体"阴阳平衡"为准则。故看待本条月份及误食伤人所表现出的症状不必拘泥。如本条素有蕴热之人，非宜时令，过食生姜不只可"伤人神"，亦可为"患眼疾"等。正如《本草纲目》载孙思邈曰："八九月多食姜，至春多患眼。"李时珍曰："食姜久，积热患目，珍屡试有准。"

25-30 ○十月勿食椒，損人心，傷心脈。

【释义】论食椒与季节的关系及其禁忌。

心为神脏，御气以统血，而血又为脉之主。农历十月已进入冬天，初冬之季，阳气收藏，蜀椒属辛热之品，多食则辛散太过，耗散阳气而伤心及其所合之脉。正如《医宗金鉴》注曰："椒性热，味辛辣，十月阳气尽敛，若食此辛热之味，必损心伤脉。"

【按语】本条提示：人的起居饮食都应该顺从四时阴阳、生长化收藏的自然规律。

25-31 ○十一月十二月勿食薤[1]，令人多涕唾。

【校注】

[1] 薤：即薤白。《本草纲目》载时珍曰：韭类也。其叶类葱而根如蒜。俗人称火葱。颂曰：薤宜去青留白，白冷而青热。

【释义】论食薤白与季节的关系及其禁忌。

十一月十二月，属阴气隆盛之时，应当固护阳气。薤味辛苦，性温而滑，多食则辛散太过，走散肺胃之气，肺液上升而多涕，胃脘之液上升则多唾，故令人多涕唾。正如《医宗金鉴》注曰："薤味辛散走肺气，食之令人多涕唾。"

25-32 ○四季勿食生葵[1]，令人飲食不化，發百病。非但食中，藥中皆不可用，深宜慎之。

【校注】

[1] 葵：《千金方》作葵菜。

【释义】论食生葵与季节的关系及其禁忌。

葵,《本草纲目》载其苗"气味甘寒,滑,无毒。为百菜主,其心(菜心)伤人"。葵又名露葵、滑菜。"古人采葵必待露解,故曰露葵。今人呼为滑菜,言其性也。古者葵为五菜之主,今不复食之。"故李时珍将其由"菜部"移至"草部"。弘景曰:以秋种葵,覆养经冬,至春作子,谓之冬葵,多入药用,性至滑利。……叶尤冷利,不可多食。颂曰:苗叶作菜茹甚甘美,但性滑利,不益人。

脾旺寄于四时,生葵性滑利伤脾,食之则可损伤脾胃,引发各种疾病。不仅作为食物,生葵不宜吃,就是作为药物使用,也应谨慎,这体现了古人顾护脾胃、重视脾胃的思想。正如《医宗金鉴》注曰:"脾旺寄于四时之季月,生葵滑利伤脾,若食之则饮食不化,而发百病。"

【按语】葵作为古蔬菜,早已淡出餐桌。其种子"冬葵子"作为中药沿用至今。具有利水通淋,滑肠通便,下乳之功效。《神农本草经》载:"久服坚骨长肌肉,轻身延年。"

25-33　○時病[1]差未健,食生菜[2],手足必腫。

【校注】

[1] 时病:即时行热病。

[2] 生菜:《千金方》作青菜者。此泛指未经加热做熟的生冷蔬菜。

【释义】论病后不宜食用生菜。

患时行热病刚愈,人体正气尚未完全恢复,若过食生菜,其寒凉之性,损伤人体脾阳,健运不及,水湿留滞肌肤,势必导致手足浮肿。示人病后,当知将息调养。如《伤寒论》第398条曰:"病人脉已解,而日暮微烦,以病新瘥,人强与谷,脾胃气尚弱,不能消谷,故令微烦,损谷则愈。"故《金匮要略直解》云:"时病,热病也。热病新瘥,而脾胃尚弱,食生菜则伤脾胃,故令手足浮肿。"

25-34　○夜食生菜,不利人。

【释义】论食用生菜与时辰的关系。

夜间人体阳气变弱,生菜寒凉又可损伤阳气,夜晚多食寒凉生菜,脾阳难运,不利消化。故《金匮要略直解》曰:"夜食生菜,则易停留而难转化,不利于人也。"

25-35　○十月勿食被霜生菜,令人面無光,目澀,心痛腰疼,或發心瘧[1]。瘧發時,手足十指爪皆青,困委[2]。

【校注】

[1]心疟:即由心气耗散导致的寒多热少的疟疾。

[2]困委:《千金方》卷二十六作"困瘘"。《广雅·释诂》:"困,极也。"《说文解字·训定声履部》:"委,假借又为瘘。"困委,指病重而精神极度委顿。

【释义】论食用生菜与时令的关系。

农历十月为初冬之季,也是心阳主持卫气之时。生菜本为生冷之物,经霜更寒,寒凉之物,能伤心阳,故导致颜面血色不荣而无光彩;心血不能上荣则两目干涩;过食寒凉,寒邪克于少阴心肾,经脉瘀阻则心胸及腰部疼痛;寒邪与心阳相争,甚或出现心疟病证。心疟发作时,手足十指(趾)爪甲发青,精神亦困顿萎靡。故《医宗金鉴》注曰:"《道藏》云:六阴之月,万物至此,归根复命,以待来复,不可食寒冷,生菜性冷,经霜则寒,若食此,是伐天和,故有此等证。"

25-36　○葱、韭初生芽者,食之伤人心氣。

【释义】论葱、韭初生之芽不宜食用。

葱和韭均属辛热之品,其初生芽时,辛热之气抑郁于内,不得舒展,食用可损伤人心气。故《医宗金鉴》注曰:"初生芽者,含抑郁而未透发,故食伤心气。"

25-37　○飲白酒[1],食生韭,令人病增。

【校注】

[1]白酒:陈米酒。

【释义】论白酒不宜与生韭同食。

白酒生湿、韭菜动热,两者同食,湿热相合,易动热生痰,若素有湿热内蕴,或本有咳喘、眩晕等病者,食后必使病情加重或添新病。正如《医宗金鉴》注曰:"酒多湿,韭性热,湿热相合,令人病增。"

25-38　○生葱不可共蜜食之,殺人。獨顆蒜,彌[1]忌。

【校注】

[1]弥:更加。

【释义】论蜂蜜不宜与辛辣之生葱、独头蒜同食。

蜂蜜采百花之精,味甘平甜润,滋养五脏,体滑主利,润泽三焦,为滋补之佳品。故《本草纲目》载蜜能"和营卫、润脏腑,通三焦,调脾胃"。而生葱,味辛,性温,能发散,能解肌,能通上下阳气。若与蜂蜜共食会影响蜂蜜的滋补功效,出现滑肠下利等证。故《备急千金要方·食治》曰:"食生葱即啖(吃)蜜,变作下利。"此处"杀人"是相对"补益"而言,指蜂蜜与生葱共食,非但起不到补益作用,反而有可能对人体造成伤害。独头蒜性烈,辛散之性倍于生葱,更不宜与蜂蜜共食,故曰"弥忌"。否则有可能出现滑肠下利等证。故《医宗金鉴》曰:"葱、蒜皆不可共蜜食,若共食令人利下。"

25-39　○枣和生葱食之,令人病。

【释义】论大枣不宜与生葱同食。

大枣性味甘温,具有补脾益气,养心安神之功效,为《神农本草经》上品:"久服轻身长年。"生葱辛温,发散、走窜、通上下阳气。生葱与大枣同食,会影响大枣补益功效。本条所谓"令人病",非指某种疾病,是指食物的性味不和,也会影响到脏腑功能不和。正如《金匮要略直解》曰:"枣与生葱食之,令人五脏不和。"

【按语】中药有配伍七情,药食同源,食物亦然。《神农本草经》云:"药有阴阳配合……有单行者,有相须者,有相使者,有相畏者,有相恶者,有相反者,有相杀者。凡此七情,合和视之。"假如两药合用,一种药物能使另一种药物原有功效降低,甚至丧失即称之"相恶"。本篇论果实菜谷,道理相同。

25-40　○生葱和雄雞、雉[1]、白犬[2]肉食之,令人七窍经年流血。

【校注】

[1]雉(zhì 志):野鸡。

[2]犬:原本作"大",据赵开美本、明抄本改。

【释义】论生葱与发物同食,会导致痼疾缠绵难愈。

生葱与雄鸡、雉、白犬肉,皆大辛、温热之品,生内发火之物,合食则辛热之性太过,辛能发散行血,热能动血外出,所以易使人七窍出血。此条对于阴虚阳旺之人尤当禁忌。正如《医宗金鉴》引李彣注曰:"此皆生风发火之物,若合食则血气更淖溢不和,故七窍流血。"

25-41　○食糖[1]、蜜後四日内,食生葱韭,令人心痛[2]。

【校注】

[1]糖:《说文解字》:"糖,饴也。"段玉裁注:"以芽米熬之为饴,今俗用大麦。"

[2]心痛:此泛指胃、心胸(食管)部位,出现灼热、烧心、疼痛等不适症状。

【释义】论饴糖、蜂蜜的配食禁忌。

饴糖与蜂蜜功效类似,均为甘甜之物,而具有缓中、补虚、生津、润燥功效;而葱、韭皆为辛散之物,生者气味尤重且不易消化。甘甜与辛辣,两者食性不和,即两者食物的性味不和,甚至相反。因此,两类食物不宜共食。即便是食用糖蜜之后,近期再吃葱韭,也会引起烧心、腹痛等不适症状。

【按语】理解本条,参上文第39条及该条按语,提示甘甜之品与生冷辛辣之品"相恶"。故《医宗金鉴》注本条曰:"蜜与葱及韭、蒜皆相反,虽食蜜后四日内,犹忌之,若犯令人心痛。"其中,甘甜之物以"蜜"代言饴糖等,而辛辣之品又增有"蒜",皆意在示人此理。即甘甜食品与辛辣食品相恶。

本条提示:食性不和,可以导致两种后果:一是影响食物营养价值或食疗效果;二是易出现不适反应。日常生活中,"甜食"过量会出现烧心不适感觉,"辛辣"过量也容易出现烧心症状,本条所言,两者叠加,则易出现灼热、烧心、疼痛等不适症状,故曰"令人心痛"。

25-42 ○夜食諸薑蒜葱等,傷人心[1]。
【校注】
[1] 伤人心:此指因夜食辛辣,引起人体出现烧心等不适之症。
【释义】论晚间食用姜蒜葱的注意事项。

气昼行于阳而夜行于阴,姜、蒜、葱为辛热之品,夜晚食用,易扰动阳气出现烧心等不适之症,甚至心烦、不得卧寐等。正如《医宗金鉴》注本条曰:"此皆辛热辣物,夜属阴气,主收敛,不宜食而食之,则扰阳气,故曰:伤人心。"

25-43 ○蕪菁根,多食之令人氣脹。
【释义】论食用芜菁根的注意事项。

芜菁,即蔓菁,北方栽培较广。《本草纲目》载其根叶"苦,温,无毒"。能"利五脏,轻身益气,可长食之"。但不宜长期食用,正如《备急千金要方·食治》谓芜菁"根,不可久食,令人气胀"。《医宗金鉴》注本条亦云:"此言不可过食,若过食则动气而胀也。"

【按语】芜菁,即诸葛菜,以诸葛亮当年令士兵种之以作军粮而得名。以其圆形又名圆菜头、圆根、盘菜。芜菁与萝卜同属十字花科,并且萝卜部分品种跟芜菁的形状很相似,都是圆球状,且两者在药用价值和食用价值上都十分接近,所以有些人就会将其混淆,但芜菁为芸薹属,萝卜系萝卜属,小颗芜菁的肉质较为硬,水分较少,可作为主食食用;萝卜成熟后脆嫩多汁,不作为主食。也有人将芜菁与甘蓝或苤蓝混淆,但其外形并不相同。

25-44 ○薤不可共牛肉作羹,食之成瘕病[1],韭亦然。

【校注】

[1]瘕病:《诸病源候论·瘕病诸候》:"瘕病者,由寒温不适,饮食不消,与脏气相搏,积在腹内,结块瘕痛,随气移动是也。言其虚假不牢,故谓之为瘕也。"

【释义】论薤白及韭菜之配食注意事项。

牛肉甘温,《名医别录》载其具有"安中益气,养脾胃"之功效;而薤、韭皆辛温,气味臭烈,为脾家所不喜。牛肉与薤、韭,两类食物食性不和,合食不仅影响其营养价值,甚至难以消化,日久成瘕。正如《医宗金鉴》注本条曰:"薤、韭同牛肉食,皆难克化,积而不消,则成癥瘕。"

【按语】对于"食之成瘕病"应当活看。提示素有瘕病之人,尽量避免食用发物或辛辣之物,还要注意食性不和之物的配食禁忌。

25-45 ○蓴[1]多病[2],动痔疾。

【校注】

[1]莼:"蓴"(chún 纯)为"莼"之异体字。莼,又名马蹄菜、湖菜、水葵、凫葵等,多生南方湖泽中,嫩者可食。

[2]病:明抄本作"食"。徐彬《金匮要略论注》云"恐是食字",《备急千金要方》亦作"食"。可从。

【释义】论食用莼菜的注意事项。

莼菜性甘寒而滞腻,多食令人气壅,甚至败动胃气,腹中冷痛,导致肠中血脉瘀滞而引发痔疾。故《医宗金鉴》曰:"蓴性滑有毒,滑而易下,故发痔病。"

25-46 ○野苣[1]不可同蜜食之,作内痔。

【校注】

[1]野苣:《神农本草经》名苦菜,又名荼草、苦苣、苦荬、天香菜。

【释义】论食用野苣的注意事项。

野苣苦寒无毒,可疗湿热积滞之内痔。李时珍引陆文量《菽园杂记》云:"凡病痔者,宜用苦苣菜,或鲜或干,煮至熟烂,连汤置器中,横安一板坐之,先熏后洗,冷即止。日洗数次,屡用有效。"蜂蜜性甘温,多食宜生湿热。两者同食,物性相忌,迫热下达,易生内痔。孙思邈《备急千金要方·食治》曰:"野苣,味苦平无毒,久服轻身少睡,不可共蜜食之,作痔。"《医宗金鉴》亦云:"野苣味苦性寒,若同蜜食,必成内痔。"

25-47　○白苣[1]不可共酪[2]同食，作䘌[3]蟲。

【校注】

[1] 白苣：莴笋。李时珍云："白苣、苦苣、莴苣俱不可煮烹，皆宜生挼（ruá，揉搓）去汁，盐、醋拌食，通可曰生菜，而白苣稍美，故独得专称也。"白苣折断叶子后有白汁流出。

[2] 酪：用乳汁炼制而成的食品。

[3] 䘌（nì 匿）："䘌"为"蟹"的异体字。小虫。

【释义】论食用白苣的配食注意事项。

白苣苦味性寒，虚寒体质之人不宜食用，《本草纲目》曰："患冷气人食之即腹冷，亦不至苦损人。产后不可食，令人寒中，小肠痛。"乳酪具有"润燥利肠，生精血，补虚损，壮颜色"之功。但不同牲畜的乳酪，温冷不一。李时珍曰："水牛、马、驼之酪冷，牦牛、羊乳酪温。孟诜曰：患冷、患痢人，勿食羊乳酪。甜酪合酢食，成血痕及尿血。"因此，乳酪滑利之品若是再与白苣生冷蔬菜同食，易伤脾胃而生湿，日久生虫。故《医宗金鉴》曰："白苣味苦性寒，乳酪味甘性热，一寒一热而成湿，湿成则生虫，故曰：不可食。"

【按语】关于"作䘌虫"，应该灵活来看。提示：脾胃虚寒或湿邪内蕴之人，应少食生冷黏滑之品，更不宜将两者联合食用。否则，会形成致病因素，对人体造成长期的伤害。

25-48　○黄瓜食之，發熱病。

【释义】论食用黄瓜的注意事项。

黄瓜，其花黄，其果如瓜，故名。最常见蔬菜之一。《本草纲目》载其"甘，寒，有小毒"。能"清热解渴，利水道"。李时珍曰："张骞使西域得种，故名胡瓜。"孟诜曰："不可多食，动寒热，多疟病，积瘀热，发疰气，令人虚热上逆少气，损阴血，发疮疥脚气，虚肿百病。天行病后，不可食之。小儿切忌，滑中生疳虫。不可多用醋。"提示：黄瓜为生冷之品，生用不宜多食。故《医宗金鉴》注本条云："黄瓜多湿有毒。程林曰：动寒热虚热，天行热病及病后，皆不可食。"

【按语】《本草纲目》载黄瓜"有小毒"或许与野生黄瓜含有较多苦味素有关。黄瓜属于世界性蔬菜作物之一，我国黄瓜有许多品种，很多是由野生黄瓜培育而来。野生黄瓜，也称苦黄瓜，原产于印度，可用作泻药。现在市场上销售的黄瓜都是野生黄瓜经过驯化的品种，大多甘甜可口，之所以偶尔会有苦味，是因为没有完全被驯化的黄瓜品种在种植条件不好的情况下，就会出现类似于"返祖现象"的苦味，这与遗传性有关。苦味是由一种高度氧化的三萜化合物——葫芦素导致,这种物质正常情况下都集中在瓜蒂附近。它本是黄瓜抵抗植物病虫害的化学武器,近年来有人利用这种物质研发治疗肝病、降血糖、抑制肿瘤生长等药物。但是对吃黄瓜的人来说,并不喜欢这种味道,还会引起口中发涩、舌尖发麻。苦味的黄瓜能吃,但不宜过多食用。因为苦味素对胃肠有刺激作用,食用过多会引起反胃,出现呕吐、腹泻。可见,本条所论的黄瓜,《医宗金鉴》注释"多湿有毒",追溯其基源,与野生黄瓜(苦黄瓜)有关。因此,食用黄瓜,应尽量选择甜脆度高的品种,以避免因黄瓜苦味素引起的不适反应。

25-49 ○葵[1]心不可食,伤人;叶尤冷,黄背赤茎者,勿食之。

【校注】

[1] 葵:古为五菜之首,今不复食之。又名葵露、滑菜。

【释义】论葵心及颜色变异的葵叶不可食用。

《本草纲目》载葵之苗叶"气味甘,寒滑,无毒。为百菜主,其心(菜心)伤人"。弘景曰:以秋种葵,覆养经冬,至春作子,谓之冬葵,多入药用,性至滑利。……叶尤冷利,不可多食。颂曰:苗叶作菜茹甚甘美,但性滑利,不益人。说明苗叶滑利而性寒,菜心其性尤甚,更宜伤人。故大凡素体中阳不足、脾胃虚寒或形体羸瘦之人"不可食用"。其"黄背赤茎者"属外形变异,恐有病虫毒害侵袭,故曰"勿食之"。故《医宗金鉴》注云:"葵心有毒,背叶反常亦有毒,不可食。"

本条可与本篇第32条"四季勿食生葵,令人饮食不化,发百病。非但食中,药中皆不可用,深宜慎之"合参。

25-50 ○胡荽[1]久食之,令人多忘。

【校注】

[1] 胡荽:即香菜。《本草纲目》曰:"张骞使西域始得种归,故名胡荽。"

胡荽,《本草纲目》载其根叶"辛,温,微毒。……可和生菜食。此是荤菜,损人精神。华佗云:胡臭、口臭、齿及脚气、金疮人,皆不可食,病更加甚。"因此,后人视胡荽为发物。至于为什么"久食之,令人多忘",《医宗金鉴》释曰:"胡荽辛温开窍,久食耗心血,故令人多忘。"

本条可与本篇第25条"四月八月勿食胡荽,伤人神"合参。

25-51 ○病人不可食胡荽及黄花菜[1]。

【校注】

[1] 黄花茱:明抄本"茱"字作"菜"。当是。黄花菜,又名金针菜。厨房常用食材,为木须肉等菜谱中的主料之一。

【释义】论患者忌口胡荽及黄花菜。

本条承上文,胡荽辛温耗散,久服耗伤正气。而黄花菜,亦为升散行气耗气之物。《本草纲目》载黄花菜"甘、微苦、微寒,无毒"能"通结气,利肠胃"。因此,患病之人不宜食用胡荽及黄花菜。其一,避免因食用发物加重病情;其二,避免耗伤正气而不利于病体抗邪。正如《医宗金鉴》云:"胡荽耗气,黄花菜破气耗血,皆病人忌食。"

25-52　〇芋[1]不可多食,動病。

【校注】

[1] 芋(yù育):芋又名芋艿、芋头,属天南星科,多年生草本农作物,有水、旱二种,根部块茎通常为卵形,常生多数小球茎,当心出苗者为芋头,四边附之而生者为芋子,八、九月以后掘食之。

【释义】论食芋头的注意事项。

《本草纲目》载:"芋子辛,平,滑,有小毒。大明曰:冷。弘景曰:生则有毒,味莶(xiān,辛味)不可食。恭曰:多食动宿冷。宗奭曰:多食难克化,滞气困脾。"以上说明两点:其一,芋头生食有毒;其二,多食不宜消化。因此,芋头食之不当,则会引发疾病。《医宗金鉴》亦云:"芋滞有毒,多食则脾困而胀生,故戒多食。"

【按语】芋头系天南星科植物的地下球茎,形状、肉质因品种而异,通常食用的为小芋头,以其表面带有棕毛,又称毛芋头。芋头具有宽肠通便,调节中气、化痰解毒、补脾益胃、填精益髓等功效。其营养价值丰富,具有增强人体免疫功能的作用。但是食用芋头一定要采用正确的食用加工方法:芋头含有难消化的淀粉质和草酸钙结晶体。草酸钙会使皮肤过敏,需要经过约20分钟的烹煮后才会消失,即便是加热熟透的芋头,每次食用也应注意,不要过量。

25-53　〇妊婦食薑,令子餘指[1]。

【校注】

[1] 余指:即多生的第六指。

【释义】论孕期忌食姜。

本条提出,妇女妊娠吃姜,可能会导致胎儿手指发育畸形,出生的小孩有多指现象发生。《医宗金鉴》释云:"余指,手多一指也。姜形类指,物性相感如此。"提示:孕妇的饮食与胎儿的健康发育关系密切,必须引起高度重视。

【按语】历代医家对孕妇食姜"令子余指"的认识不一。主要有以下三种:其一,主要取决于遗传因素。文中所谓"子生余指"属多指(趾)畸形,现代临床观察发现,大部分病例与遗传因素有关,且有隔代遗传现象。因此,本条所谓妊娠食姜"子生余指",系古人对个案观察与记载,并不具有普遍性。其二,与古人"形像始化,未有定仪,见物而变"养胎观念有关。古人认为妇人怀胎初期,尚未定型之际,会受到孕妇所见之物的影响。如《诸病源候论》曰:"妊娠三月,名始胎。当此之时,血不流,形像始化,未有定仪,见物而变。欲令见贵盛公主,好人端正庄严。不欲令见伛偻侏儒,丑恶形人,及猿猴之类。无食姜兔,无怀刀绳。"其中,"无食姜兔"是为了避免"六指"和"兔唇"。而生姜与"六指"的关系,是由于种植的生姜,发芽长成的子姜,酷似并排的手指。《本草纲目》曰:"秋社前后新芽顿长,如列指状,采食无筋,谓之子姜。"并引思邈曰:"孕妇食之,令儿盈指。"在物质文明与精神文明均不够发达的封建时代,所生子女聋、哑、盲、痴及兔子唇、多指(趾)症、丑陋等先天缺陷儿较多见,妇女妊娠后对此现象多惧怕、多联想,因此也会影响胚胎发育。因此本条提示妇女妊娠期间,要关注精神心理状况对胎儿有影响。其三,对饮食与养胎的启示。中医养胎讲究阴阳平衡,妇人素有"产前多热、产后多虚"之说。生姜辛而甘温,气味俱浓,浮而升,阳也。若是孕妇体阳盛质,再多食生姜势必助热伤阴影响胎儿正常发育。

虽然多指(趾)畸形遗传因素(父母禀赋)有关,但亦与饮食、精神、环境等因素有关,某些药物、病毒性感染外伤、放射性物质的刺激等特别是近代工业的污染等,均可造成肢芽胚基分化早期受损而导致多指症。可见,上述三种解释从先天、后天、精神、饮食,以及辨体质、用膳、养胎等角度阐发,对于优生优育均具有积极意义。

25-54　○蓼[1]多食,發心痛。

25-55　○蓼和生魚食之,令人奪氣[2],陰咳[3]疼痛。

【校注】

[1]蓼:一年生草本植物。叶味辛,可用以调味。全草可以入药,叶或茎则可用作染料。

[2]夺气:夺者,脱也。夺气,此指脾肺之气大伤,表现为语言低微,气喘不续,欲言不能等。

[3]阴咳:明抄本作"阴核"。据《千金方》卷二十六亦作"阴核",当是。

阴核即睾丸也。

【释义】上两条论蓼之饮食注意事项。

《本草纲目》载"时珍曰:古人种蓼为蔬,收子入药。故《礼记》烹鸡、豚、鱼、鳖,皆实蓼于其腹中,而和羹脍亦须切蓼也。后世饮食不用,人亦不复栽,惟造酒曲者用其汁耳。"其苗叶"辛,温……黄帝云:食蓼过多,有毒,发心痛。……扁鹊云:久食令人寒热,损髓减气少精。"故以蓼味辛温,辛能散气,温能动血,多食耗伤心气心血,容易引发心痛。蓼味辛温散气,生鱼寒凉,两者食性不和,同食则伤气,故曰"夺气";湿热内蕴则引发阴核疼痛。正如《医宗金鉴》引孙思邈注曰:"食蓼过多有毒,发心痛,以气味辛温故也。生鱼鲊属合食,则相犯夺气也。阴核痛,亦湿热致病耳。"

25-56 ○芥菜[1]不可共兔肉食之,成恶邪病[2]。

【校注】

[1]芥菜:底本作"芥苹",据明抄本改。芥菜,十字花科,芸薹属一年生草本植物。《本草纲目》载:"芥者,界也。发汗散气,界我者也。王祯农书云:其气味辛烈,菜中之介然者,食之有刚介之象,故字从介。"

[2]恶邪病:邪,《广韵》:"邪,鬼病。"《诸病源候论·鬼邪候》曰:"凡邪气鬼物所为病也,其状不同,或言语错谬,或啼哭惊走,或癫狂昏乱,或喜怒悲笑,或大怖惧如人来逐,或歌谣咏啸,或不肯语。"

【释义】论芥菜的配食注意事项。

芥菜气味辛热,香烈发散,过食则耗伤人真元神气;兔肉性味甘寒,与芥菜性味相反,食性不和,故不宜同食,否则易出现恶邪病。《医宗金鉴》:"凡物性相反,不可同食,同食则成恶邪病。"

25-57 ○小蒜[1]多食,伤人心力。

【校注】

[1]小蒜:小蒜系百合科植物小根蒜的全株,又名山蒜、野蒜、夏蒜、小根菜等。小蒜与大蒜不同,小蒜全株外貌像小葱,根粗像蒜,但个头小;而大蒜个头大,又称胡蒜。

【释义】小蒜有刺激性气味,生吃辛辣,有浓烈的蒜臭味。若大量生食,不仅刺激脾胃,出现烧心等不适症状,还会辛散过度,伤人气力。若是素有蕴热,或是疮痈患者,还会引发或加重痼疾。正如《医宗金鉴》云:"小蒜辛温小毒,若多食气散,故伤心力。"

本条可与本篇第 24 条"三月勿食小蒜,伤人志性"合参。

25-58　食躁[1]式躁[2]方:

豉

濃煑[3]汁飲之。

【校注】

[1]食躁:指因违反饮食禁忌而出现烧心、烦躁、坐卧不安等不适症状;或因食物中毒而出现嘈杂心烦、胸闷懊侬、躁扰不宁等症状。明抄本作"食蒜或躁"。可参。

[2]式躁:医统本、明仿宋本、俞桥本即《金匮要略论注》《经方直解》《医宗金鉴》均作"或"。可从。或躁者,可不因食而自作烦躁之意。另,《金匮要略语释》曰:"式字亦可作制字解。式躁,即制止烦躁的意思。"义更胜之。

[3]浓煮:底本残缺不清,据赵开美本补。

【释义】论豆豉救治食躁之法。

豆豉具有和胃,除烦,解腥毒,祛寒热之功效。因此对于违反配食禁忌或疑似食物中毒而引起的胃中不和,烦躁不安等症状者,尤为适合。亦有医家认为用豆豉汁浓煮饮之,是为了引吐排出毒物。如《医宗金鉴》曰:"食躁或躁者,即今之食后,时或恶心,欲吐不吐之病也,故以豉汤吐之。"《本草纲目》云:"豉,诸大豆皆可为之,以黑豆者入药。有淡豉、咸豉,治病多用淡豉汁及咸者。"因此,本条豆豉若用于解毒宜淡豉,引吐则宜咸豉。

25-59　誤食鉤吻殺人解之方[1]

鉤吻[2]與芹菜相似,誤食之,殺人,解之方:《肘後》云,與茱萸、食芥相似。

薺苨[3]八兩

上一味,水六升,煑取二升,分溫二服。鉤吻生地傍無它草,其莖有毛者,以此別之。

【校注】

[1]误食钩吻杀人解之方:底本无,据原书目录补。

[2]钩吻:马钱科钩吻属常绿木质藤本植物,全株(根、茎、枝、叶)有大毒。又名野葛(《神农本草经》)、毒根(《吴普本草》)、胡蔓草(《本草图经》)、断肠草(《本草纲目》)。

[3]荠苨(qí nǐ):此处底本缺损,据赵开美本补。桔梗科沙参属多年生草本植物,具有解毒功效。又名苨、菧苨(《尔雅》),杏参(《本草图经》),杏叶沙

参、白面根(《救荒本草》),甜桔梗(《本草纲目》),土桔梗(《本草原始》),空沙参(《本草从新》),梅参、长叶沙参(《浙江民间常用草药》)。

【释义】论钩吻的识别及其误食中毒解救之法。

《本草纲目》记载钩吻"辛,温,大有毒。……其性大热。《本草毒药》云有大毒,此独变文曰大有毒,可见其毒之异常也"。以其毒性之大"入人畜腹内,即粘肠上,半日则黑烂,又名烂肠草"。并引陶弘景曰:"言其入口则钩人喉吻也。或言吻当作挽字,牵挽人肠而绝之也。"因此,务必将钩吻与芹菜、茱萸、食芥相似植物鉴别,避免误食中毒身亡。根据方后注所云:"钩吻生地傍无他草,其茎有毛者,以此别之。"说明钩吻有两个识别特点:一是钩吻生长在地上,以其毒性之大,周边的其他植物都不能生长,故"傍无他草";二是"其茎有毛"可供鉴别。一旦误食钩吻,可出现眩晕、四肢麻木、吞咽困难、呼吸困难、昏迷,并伴有咽喉的灼痛、腹痛腹泻等中毒表现。治疗可用荠苨水煎温服。荠苨味甘,性微寒。有清热化痰,解毒之功能。可疗疮毒、疔肿、蛇蛊咬伤,解蛊毒、箭毒、钩吻毒、百药毒、五石毒,可见荠苨为解毒之佳品。

25-60　治誤食水莨菪中毒方[1]

菜中[2]有水莨菪[3],葉圓而光,有毒。誤食之,令人狂亂,狀如中風[4],或[5]吐血,治之方:

甘草

煑汁,服之即解。

【校注】

[1]治误食水莨菪中毒方:底本无,据原书目录补。

[2]菜中:底本残缺,据赵开美本补。

[3]水莨菪:即生在水边的莨菪。李时珍曰:"莨菪……其子服之,令人狂野狼放宕,故名。"别名天仙子(《本草图经》)、横唐(《神农本草经》)。

[4]状如中风:即狂乱之谓。《后汉书·朱浮传》:"中风狂走。"

[5]或:底本残缺,据赵开美本补。

【释义】论水莨菪中毒救治之法。

菜中混有叶圆而光的水莨菪者,此物有毒,切勿食之。《本草纲目》载莨菪子"苦,寒,有毒",莨菪根"根苦,辛,有毒"。若误食之,则会出现中毒症状。误食水莨菪中毒后,热毒扰乱神明,令人狂乱,如中风魔发狂之状;甚或热毒致使血随气涌而吐血。甘草能清热解毒,故用其煮汁服用,以解莨菪之毒。

【按语】莨菪碱又称天仙子碱,是从中药天仙子、洋金花中分离的颠茄生物碱之一,1833 年由国外学者首先从植物天仙子中分离出来。莨菪碱是副交感神经抑制剂,药理作用似阿托品,但毒性较大,临床应用较少。莨菪碱有止痛解痉功能,对坐骨神经痛有较好疗效,有时也用于治疗癫痫、晕船等。中国莨菪植物资源丰富,药用历史悠久。有研究表明,莨菪类药除抗胆碱作用外,还有多种非 M 受体作用,如调节多种神经体液因子、钙拮抗、抗氧化、膜保护和改善微循环等新的药理作用。此外,东莨菪碱具有抑制吗啡成瘾的作用,我国中西医结合采用莨菪戒毒,具有戒毒无痛苦,不成瘾,高效,速效等特点。

25-61　治食芹菜中龍精毒方[1]

春秋二時,龍帶精入芹菜中,人偶食之爲病,發時手青,腹滿,痛不可忍,名蛟龍病[2],治之方:

硬糖[3]二三升

上一味,日兩度服之,吐出如蜥蜴三五枚,差。

【校注】

[1] 治食芹菜中龙精毒方:底本无,据原书目录补。

[2] 蛟龙病:因误食菜中污染的虫卵而得的寄生虫病。发作时腹痛难忍,手足色青。以其寄生虫有头有尾,形入蜥蜴,又似神兽蛟龙故名。

[3] 硬糖:李时珍:"按刘熙《释名》云,糖之清者曰饴,形怡怡然也,稠者曰饧(xíng),强硬如锡也。时珍云:古人寒食多食饧,故医方亦收用之。明硬糖,即是饧,程注(当是粳米饴糖无疑)殆矣。丹波元坚云:'糖即饧字,饴弱于饧,故饴有胶饴,饧有硬饧也。'硬糖,当是饴糖之稠硬者是也。

【释义】论误食菜中虫卵而患蛟龙病及其救治法。

蛟龙病,根据原文所述,服硬糖后,吐出蜥蜴者三五枚可治,应为寄生虫侵入体内引发的一类病证。"龙带精入芹菜中"指芹菜中污染有蛟龙病之寄生虫卵,人误食之后,寄生于体内,病发时则内见腹满、手青,疼痛不可忍。治以硬糖,一则甘以缓急止痛;二则安中解毒;三能诱虫而上,以顺势吐出。

25-62　食苦瓠[1]中毒,治之方:

黍穰[2]

煮汁,數服之,解。

【校注】

[1] 苦瓠(hù 护):即苦葫芦。

[2] 黍穰(shǔ ráng):黍,一年生草本植物,叶线形,子实淡黄色,去皮后称

黄米,比小米稍大,煮熟后有黏性。黍穣,即黍茎,黍秆。

【释义】食苦瓠中毒解治法。

瓠有甜瓠、苦瓠两种,甜瓠可作蔬菜食,苦瓠形似葫芦状,故又称葫芦瓜、苦葫芦。苦瓠性味苦寒有毒,苦者如胆不可食,误食苦瓠,则苦不堪言,吐利不止。以黍穣煮汁解之。

黍穣辛、热,有小毒,能利小便,与苦瓠药性相反,故用黍穣之辛热煮汁,频服数次,苦瓠苦寒之毒可解。

25-63 扁豆[1]寒热者[2],不可食之。

【校注】

[1] 扁豆:豆科植物扁豆的白色种子。

[2] 寒热者:有发热恶寒等太阳表证的患者。

【释义】论太阳表证未解者不宜食用扁豆。

扁豆性味甘平,具有健脾和中,消暑化湿之功效。《本草纲目》载:能“和中,下气。……入太阴气分,通利三焦,能化清降浊,故专治中宫之病,消暑除湿而解毒也”。病有寒热在太阳者,法当汗解,以顺应太阳正气,向上向外祛邪外出。而扁豆“下气”“入太阴气分”恐有碍于太阳汗解,故曰“不可食之”,以免留恋外邪。《医宗金鉴》亦云:“扁豆性滞而补,如患寒热者忌之。”待太阳表解,无恶寒,但脾虚夹湿者,食之为宜。

25-64 ○久食小豆[1],令人枯燥。

【校注】

[1] 小豆:即赤小豆。古称小菽(shū)、赤菽。

【释义】论赤小豆不宜久食。

赤小豆味甘酸,性平,具有利水消肿,解毒排脓之功。赤小豆虽然可以用来充饥,但属于杂粮范畴,适合与水稻、小麦、玉米、大豆和薯类五大作物搭配食用。若是单一食用赤小豆,利水过度,久则伤阴,阴虚生内热,则令人瘦弱,皮肤失于濡养,久而枯燥。《医宗金鉴》亦云:“小豆即赤豆也,性主利水,久食令肌肤枯燥。”

25-65 ○食大豆[1]屑[2],忌啖[3]豬肉。

【校注】

[1] 大豆:大豆有黑、白、黄、褐、青、斑数色。黑者名乌豆,可入药,充食,

作豉；黄者可作腐，榨油，造酱；余但可作腐及炒食而已。

〔2〕屑：赵开美本为"等"字，应是。

〔3〕啖："噉"（dàn 淡）为"啖"的异体字。食，吃。

【释义】论大豆配食禁忌。

大豆甘平，多食易壅滞气机，故切记不可再吃腻膈之猪肉，凡老幼或脾胃运化能力不足者，更应该注意，否则将难以消化。故《医宗金鉴》云："大豆即黄豆也，若同猪肉食之，则闭气，故忌之，小儿尤当忌之。"提示：胀气食物最好不要与油腻食物配食。

25-66　○大麦久食，令人作癣[1]。

【校注】

〔1〕癣（jiè 借）："疥"之俗字。

【释义】论大麦不宜久食。

大麦性味平甘滑腻，《本草纲目》引朱丹溪曰："大麦初熟，人多炒食。此物有火，能生热病，人不知也。"故久食炒麦，会令人气盛而多内热。诸疮疡皆属于火，故大麦多食，可致疮疡。正如《医宗金鉴》集注引李彣曰："癣疥同。盖麦入心，久食则心气盛而内热。《内经》曰诸疮疡皆属心火，故作癣。"

25-67　○白黍米[1]不可同饴蜜食，亦不可合葵[2]食之。

【校注】

〔1〕白黍（shǔ 属）米：黍，从禾从雨。亦称稷（jì）、穈（méi）子。黍是中国最早用于耕作的植物之一。时珍曰：黍乃稷之粘者。亦有赤、白、黄、黑数种，其苗色亦然。

〔2〕葵：即葵菜，古蔬菜之一。为中医冬葵子全株。《本草纲目》引弘景曰："以秋种葵，覆养经冬，至春作子者，谓之冬葵。"

【释义】论白黍米的配食禁忌。

白黍米性味甘温，久食之令人多热烦；蜂蜜、饴糖同属味甘之品，多食则令人脾胃满胀，更不可同食，否则易引动内热；患有痼疾者，亦不可把食性相反的白黍米与冷滑的葵菜同食，否则痼疾更难治疗。正如《医宗金鉴》曰："黍米多热，多食心烦。饴蜜味甘，多食中满。《食疗》云：黍米同葵食成痼疾。物性相反如此。"

25-68　○荍麦[1]面，多食之，令人髪落。

【校注】

[1] 荍麦："荍"为"荞"的异体字。荍麦即荞麦。

【释义】论荞麦不宜多食。

《本草纲目》载荞麦:"气味甘,平,寒,无毒。能实肠胃,益气力,续精神,能炼五脏滓秽。"既可入药,又可"作饭食"。但荞麦又有"食之难消"之弊端。故李时珍发明曰:"荞麦最降气宽肠,故能炼肠胃滓滞,而治浊带泄痢腹痛上气之疾,气盛有湿热者宜之。若脾胃虚寒人食之,则大脱元气而落须眉,非所宜矣。"均说明荞麦不易消化,尤其是脾胃虚弱之人不宜食用。《黄帝内经》曰"发为血之余","肾主骨,其华在发",多食荞麦日久会损伤后天之本,不仅影响到营血化生,亦会累及肾气,故可令头发脱落。

【按语】荞麦为九大粗粮(玉米、小米、红米、黑米、紫米、高粱、大麦、燕麦、荞麦)之一,且在粗粮优、劣特点方面具有一定代表性。就粗粮的优点而言:含有丰富的不可溶性纤维素,有利于消化系统正常运转。它与可溶性纤维协同,能降低血液中低密度脂蛋白胆固醇和甘油三酯的浓度;增加食物在胃里的停留时间,延迟饭后葡萄糖吸收的速度,从而降低高血压、糖尿病、肥胖症和心脑血管疾病的风险。就粗粮的缺点而言:吃太多食物纤维对胃肠是很大的负担,引起消化不良,并影响对矿物质如钙、铁、蛋白质、脂肪的利用率。美国食品药品监督管理局推荐的成人总膳食纤维摄入量为人均每日 20~35g,有研究表明,如果长期每天摄入的纤维素超过 50g,会导致人体的免疫力降低。特别是老人和小孩,更要注意。老年人的消化功能减退,消化大量的食物纤维对于胃肠是很大的负担;而孩子的消化功能尚未完善,过多食用纤维素,不利于小孩的生长发育。本条提示:食物都多具有两面性,一定要注意食用适量及合理的膳食搭配。

25-69　○盐多食,伤人肺。

【释义】论盐不宜多食。

盐味咸,入肾,过食盐则伤肾。肾主水,肾伤不能主水则水液代谢失常,可导致水湿停聚,水邪犯肺,肺气不宣则作喘,肺气上逆则作咳。故《医宗金鉴》曰:"盐味咸,过食伤肺,发嗽哮喘。"

25-70　○食冷物,冰人齿。

【释义】论食冷物的注意事项。

本条讲述食用过冷之物,牙齿会感到不适。其意并非禁用冷物,而是提示食用冷物的注意事项,主要有以下三个方面:第一,冷要适度。食用冷食不宜过凉,以牙齿无不适感为宜。若是过于冰冷,齿面遇骤冷而收缩,易坏人牙齿。第二,冷食量。食用冷食冷饮不能过多,过度则寒凉伤中,出现吐泻腹痛等症状。第三,因时食宜。冷食冷饮为夏季解暑之佳品,食之适量,有益无害;若是冬季气候寒冷,则不宜食用冷食冷饮,以免损伤人体阳气而不利于御寒。

25-71　○食熱物,勿飲冷水。

【释义】论食热物的注意事项。

一般而言,以进食常温食物为宜。某些地域的人也有进热食的习惯。本条指出,如果先进用热食热饮,就不要再饮冷水。这是因为先进了热食,脾胃的受纳及运化已经适应了这样的温度,若是突然饮用冷水,则容易为寒凉所伤,寒热相持,易导致脾胃功能失调,久而受损。故《医宗金鉴》曰:"寒热相搏,脾胃乃伤。"

25-72　○飲酒食生蒼耳[1],令人心痛。

【校注】

[1]苍耳:菊科一年生草本植物,其果实苍耳子为常用中药之一。

【释义】论饮酒忌食生苍耳子。

苍耳,又名枲(xǐ)耳、胡枲、卷耳、喝起草。全株有毒,幼芽及果实毒性最大。苍耳味苦辛,苦能入心,酒为辛热行药之品,故饮酒时,食生苍耳,辛热引苦毒入心,出现心痛等症。《医宗金鉴》曰:"酒性纯阳,苍耳味苦有毒,苦先入心,饮酒以行其毒,故心痛。"

25-73　○夏月大醉汗流,不得冷水洗着身及使扇,即成病。

【释义】论酒醉不得贪凉。

夏季天热,醉酒大汗,不可冷水洗澡,亦不可恣意扇风取凉,否则"即成病"。其原因在于,夏月炎热或饮酒大醉之时,汗出腠理疏松,卫外不固,人体很容易被风寒之邪所伤,若是邪入机体,或即发病,或埋下病根,后患无穷。如《金匮要略·水气病脉证并治第十四》云:"黄汗之为病……以汗出入水中浴,水从汗孔入,得之";《素问·风论》云:"饮酒中风,则为漏风。漏风之状,或多汗,常不可单衣,食则汗出,甚则身汗喘息,恶风,衣常濡,口干善渴,不能劳事。"故《医宗金鉴》告诫曰:"夏月饮酒汗流,则腠理开,若浴水及使扇,寒风相搏,或即成黄汗,或即成漏风,戒之慎之!"

25-74 ○飲酒大忌灸腹背,令人腸結[1]。

【校注】

[1]肠结:《说文解字·肉部》:"肠,大小肠也。"肠结,即大、小肠燥结之谓。

【释义】论酒后不宜用灸。

酒属性热之品,能行气血,而灸所用之艾,属于苦辛性温之品,能通十二经血脉。腹部多募穴,乃精气结聚之处。背部多俞穴,是经气转输之处。饮酒之后,气血因辛热而任意妄行,如再灸腹背的经穴,可使燥热之气留于肠胃,令人肠中燥屎内结。故《医宗金鉴》注:"灸家云:毋灸大醉人。即此义也。"

25-75 ○醉後勿飽食,發寒熱。

【释义】论醉酒忌饱食。

酒醉则肝胆之气盛,木来侮土,若再饱食,则中焦脾胃之气更弱,健运不及,气血生化无源,易出现发热恶寒等营卫不和之病证。故《医宗金鉴》注曰:"醉则肝、胆之气肆行,木来侮土,故曰:勿饱食,发寒热。"

25-76 ○飲酒食豬肉,臥秫稻穰[1]中,則發黃。

【校注】

[1]秫(shú 熟)稻穰:即高粱和稻子之茎秆。

【释义】论酒后不宜醉卧庄稼里。

酒性多湿热,猪肉多肥腻,饮酒吃猪肉,易导致中焦湿热内蕴;饱醉之后,肌腠大开,若卧睡于高粱或稻秆中,又感受雾露之邪,则表里湿邪相合,湿热交蒸,浸淫血分,瘀热以行,则必"发黄"。故《医宗金鉴》曰:"酒性多湿多热,饮酒食肉,则湿热交蒸于中宫,卧秫稻穰中,则湿热困于外,故发黄也。"

25-77 ○食飴[1],多飲酒,大忌。

【校注】

[1]饴:用麦芽制成的糖浆。此泛指甘甜之品。

【释义】论饮酒忌甜食。

饴糖甘甜入脾,又饮辛热之酒过多,湿热停滞中焦,易生闷满呕恶之证,当属大忌,所谓"酒家忌甘"是也。此与《伤寒论》第 17 条"若酒客病,不可与桂枝汤,得之则呕,以酒客不喜甘故也"其理相类。本条提示:饮酒为易生湿,不宜与甘甜滋腻之品共食,以免助湿。

25-78 ○凡水及酒,照见人影动者,不可飲之。

【释义】论变质的水或酒不可饮用。

无论水和酒,如照到人影,人没有动而影自动摇者,说明水及酒中夹杂有异物,或已经变质。因此,切不可饮用。故《医宗金鉴》曰:"见此影动者,乃怪异也,切不可饮之。"

25-79 ○醋合酪[1]食之,令人血瘕[2]。

【校注】

[1] 酪:用乳汁炼制而成的食品。

[2] 血瘕:癥瘕的一种。病有肿块时聚时散,积聚于气分而波及血分者,成为血瘕。

【释义】论醋与酪不宜共食。

醋性酸敛,乳酪黏滞;两者同食,容易导致血运不畅,日久可作血瘕。如《医宗金鉴》曰:"酪性粘滞,醋性酸收,故令成血瘕。"

25-80 ○食白米粥勿食生苍耳,成走疰[1]。

【校注】

[1] 走疰:此指走疰痛。《女科证治准绳》:"……邪之气,随血而行,或淫溢皮肤,卒然掣痛,游走无有常处,故名为走疰也。"食生苍耳子中毒,类似症状之一。

【释义】食用生苍耳之不宜。

《本草纲目》记载苍耳:"秋间结实,比桑椹短小而多刺。嫩苗炸熟,水浸淘拌食,可救饥。其子炒去皮,研为面,可作烧饼食,亦可熬油点灯。"并引弘景曰:"伧人皆食之,谓之常思菜。"说明古人食苍耳比较多见,但要去除其毒性应采用"炸""炒"等加工方法,食用生苍耳则会引起中毒,出现头痛、恶心、呕吐、腹痛、面色潮红、皮肤麻疹,或出现类似走疰体表游走疼痛等症状。白米粥属甘温之品,气薄味淡,淡渗下行,能利小便。白粥与生苍耳同食,并不能有效地解除其中毒反应。也有医家认为,白粥与生苍耳性味不合是引起"走疰"的原因。如《医宗金鉴》曰:"白米粥、苍耳子同食,成走注病,然必性味不合也。"

25-81 ○食甜粥已,食鹽即吐。

【释义】论食甜后不宜食盐。

甜粥可令人中满而恋膈;若又食用咸盐太过,咸则涌泄,《神农本草经》记载盐能"令人吐",故可使人发生呕吐。《医宗金鉴》:"粥甘盐咸,先食甜已,复过食盐即吐,理必然也。"

25-82 〇犀角筋[1]攪飲食,沫出,及澆[2]地墳[3]起者,食之殺人。

【校注】

[1]箸:"筋"为"箸"的异体字,即筷子。

[2]及浇:原本残缺,据赵开美本补。

[3]地坟:《国语·晋语·骊姬之难》:"骊姬受福,乃置鸩于酒,置菫于肉。公至,召申生献,公祭之地,地坟。申生恐而除。骊姬与犬肉,犬毙。"韦昭注云"坟,起也",又范宁注谷梁云"地贲,贲,沸起也"。

【释义】论毒液鉴别法。

若用犀角筷子捣搅饮食,产生白色泡沫,说明含有强溶解性物质,这是有毒之象;或将饮食倒在地上,便像煮沸似的喷起很高,说明含有强腐蚀类物质,这也是食物有毒的表现,故曰:"食之杀人。"故《医宗金鉴》引《抱朴子》云:"犀食百草及众木之棘。故知饮食之毒,若搅饮食沫出者,必有毒也,浇地坟起者,此怪异也,故食之杀人。"

25-83 **飲食中毒**[1]**,煩滿**[2]**,治之方:**

苦參三兩[3]　苦酒一升半

上二味,煮三沸,三上三[4]下,服之,吐食出,即差,或以水煮亦得[5]。

又方:

犀[6]角湯亦佳。

【校注】

[1]饮食中毒:底本残缺,据赵开美本补。

[2]满:即懑,与"闷"字同义。

[3]苦参三两:底本残缺,据赵开美本补。

[4]上二味,煮三沸,三上三:底本残缺,据赵开美本补。

[5]亦得:底本残缺,据赵开美本补。

[6]犀:底本残缺,据赵开美本补。

【释义】论饮食中毒救治方。

饮食中毒,热毒内扰而烦闷。《素问·阴阳应象大论》云:"酸苦涌泄为阴。"苦参、苦酒为酸苦之品,酸苦涌泄,可使毒物吐出,毒去则烦闷可解。另外还可用犀角汤治疗,犀角性寒,为犀之精灵所聚,为足阳明清胃解毒之要药。胃为水谷之海,饮食药物必先由胃受纳,故犀角能解胃中及一切诸毒。

25-84　贪食,食多不消,心腹坚满痛,治之方:

盐一升　水三升

上二味,煮令盐消,分三服。当吐出食,便差。

【释义】论食积在胃之治法。

贪食、食多不消,出现心腹坚满痛,可用盐汤治疗。因食盐咸、微辛、寒,有涌吐之功,可吐出宿食积滞。今人用盐汤探吐,即祖此法。故《医宗金鉴》曰:"盐咸能软坚,又能涌泄,坚满自除。"

25-85　礬石[1]生入腹[2],破人心肝,亦禁水。

【校注】

[1]矾石:矾石为矿物明矾石经加工提炼而成的结晶。主要化学成分为十二水合硫酸铝钾。又名涅石、羽涅、羽泽。

[2]生入腹:指干吞生矾入腹。

【释义】论矾石不可生吞内服。

矾石味酸寒,《神农本草经》载:"主寒热泄利,白沃阴蚀,恶疮,目痛,坚骨齿。"矾石外用能解毒杀虫,燥湿止痒;内用止血,止泻,化痰。但不可生吞服用,大剂量明矾刺激性大,可引起口腔、喉头烧伤,呕吐,腹泻,虚脱,甚至死亡,故曰:"破人心肝。""亦禁水"强调误吞明矾后,不可饮水,因为矾石遇水溶化后,对人体的伤害更大。如《医宗金鉴》曰:"矾性酸涩,无故用之,伤心肝,矾得水则化,物性相畏,故亦禁水。"

25-86　○商陆以水服,杀人。

【释义】论服用商陆的注意事项。

商陆属于苦寒之品,有毒,功效通二便,逐水、散结,治水肿、胀满、脚气、喉痹,外敷治痈肿疮毒。其行水之力,功同大戟、甘遂,故脾虚水肿者忌服。外用,捣敷。内服煎汤,或入散剂。切不可生用以水送服。若服用不当或服用过量,可引起中毒,甚至死亡。

【按语】商陆中毒可出现恶心、呕吐、剧烈水泻、眩晕、语言不清、躁动、肌肉抽动、唇发绀、双侧瞳孔等圆散大、对光反射迟钝、失水性休克及心动过速、室性早搏等中毒症状。商陆中的毒性成分目前还不清楚,但商陆经长时间煎煮或反复蒸晒可降低毒性,说明毒性成分对热不稳定。

25-87　○葶藶子[1]傅[2]頭瘡,藥成[3]入腦,殺人。

【校注】

［1］葶藶子:底本残缺,据赵开美本补。

［2］傅:涂也。

［3］成:明抄本作"气"。徐彬云"恐是气字",程林逕改作"气"。可参。

【释义】论头疮勿用葶藶子外敷。

葶藶子属于苦辛,大寒之品,虽然可以外用,但其性下行。若头上生疮外涂葶藶子,等药气到达时,因其苦寒之性,易引疮毒内入脑,故宜慎用。正如《医宗金鉴》曰:"葶藶大寒,虽能敷疮杀虫,然药气善能下行,则疮毒亦内攻入脑矣,故杀人。"

25-88　○水銀入人耳及六畜[1]等,皆死。以金銀[2]着耳邊,水銀則吐[3]。

【校注】

［1］六畜:马、牛、羊、鸡、犬、猪。

［2］金银:底本残缺,据赵开美本补。

［3］吐:明抄本作"出"。可从。

【释义】论水银入耳中毒及解之救法。

水银性味辛,寒。有毒。功能主治杀虫,灭虱。用于皮肤疥疮,顽癣,灭头虱等。外用适量,不宜内服。水银不仅不可入口,也不得入人耳,入耳也会引起中毒身亡,牲畜也是如此。一旦水银入耳,及时将金银制品放置耳边,将水银吸引而出。正如《医宗金鉴》云:"水银大毒,入耳则沉经坠络,皆能死人。以金银着耳门,引之则吐出,此物性感召之理,犹磁石之引针也。"

25-89　苦楝[1]無子者,殺人。

【校注】

［1］苦楝:底本作"苦练","练"形近而误,据明抄本改。苦楝,即金铃子、川楝子。楝叶可以练物,故谓之楝。其子如小铃,熟则黄色。名金铃,象形也。

【释义】论苦楝无子不可食。

苦楝,楝科落叶乔木植物,全株苦寒、有小毒,能清热燥湿杀虫。用药部位包括苦楝皮、苦楝叶、苦楝子、苦楝花。《本草纲目》引苏敬《新修本草》曰:"此有雌雄两种。雄者无子,根赤有毒,服之使人吐,不能止,时有至死者;雌者有子,根白微毒。入药当用雌者。"可见,苦楝不结子实的为雄株,毒性大,不可服之,服之则可导致中毒身亡,故曰:"无子者,杀人。"《医宗金鉴》亦云:"苦楝有雌雄两种,雄者无子,根赤有毒,服之使人吐不能止,有至死者。雌者有子,根白有微毒,可入药用。"

25-90　凡諸毒,多是假毒以投[1]**,元**[2]**知時,宜煮甘草、薺苨汁飲之,通除**[3]**諸毒藥。**

【校注】

〔1〕假毒以投:明抄本作"假毒以投之"。言人假(借)以毒药投食里而杀人。

〔2〕元:赵开美本、徐镕本、俞桥本亦作"元"。陆渊雷《金匮要略今释》云:"'元',赵刻及徐、俞诸本并作'元',今从丹波本改。程氏《金鉴》改作'无'。盖原本作'无',因形近而误作'元',徐沈改'投无'为'损元',且为之说,非也。"应是。

〔3〕除:底本残缺,据赵开美本补。

【释义】论食物中毒之解毒通用法。

一般的正常饮食,很少会中毒。如果中毒,多是有人故意为之,暗地投毒药于食物中所致。如果发现中毒,又不知所受何毒时,可用甘草、薺苨煮水进行治疗。二物为通治诸毒之品,可消除一切禽兽鱼虫、果实菜谷中毒。正如《医宗金鉴》曰:"凡诸毒多借饮食以投毒,而服毒之人,原自不知,若觉之,则时时煮甘草、薺苨汤饮之,以二物能解草石百毒也。"本条为本篇最后一条,具有概括之意。正如《金匮要略今释》曰:"此条乃通治饮食中毒,以总结两篇食治也。"

【按语】薺苨为桔梗科沙参属多年生草本植物,味甘,性微寒。有清热化痰,解毒之功能。李时珍曰:"薺苨寒而利肺,甘而解毒,乃良品也,而世不知用,惜哉。按葛洪《肘后备急方》云:一药而兼解众毒者,惟薺苨汁浓饮二升,或煮嚼之,亦可作散服。此药在诸药中,毒皆自解也。"

新編金匱方論卷下

附　　录

附1　关于邓珍本篇目下"论""脉证""方"统计

邓珍本《金匮要略》原书中各竖版篇目中,有"论×首""脉证×条""方×首"文字,是对本篇条文医论数、脉证数、载方数量等的统计,其字号大小与篇目字号大小相同。因其统计标准不详,以致很多篇目下所载"论""脉证""方"的统计数目与实际不符,后世注家对此亦是鲜有论及。为真实再现邓珍本书中各篇目之原貌,特将此部分内容汇录于此,并附按语于后。

○脏腑经络先后病脉证第一

论十三首,脉证二条

○痉湿暍病脉证治第二

论一首,脉证十二条,方十一首

○百合狐惑阴阳毒病脉证治第三

论一首,证三条,方十二首

○疟病脉证并治第四

证二条,方六首

○中风历节病脉证并治第五

论一首,脉证三条,方十一首

○血痹虚劳病脉证并治第六

论一首,脉证九条,方九首

○肺痿肺痈咳嗽上气病脉证治第七

论三首,脉证四条,方十六首

○奔豚气病脉证治第八

论二首,方三首

○胸痹心痛短气病脉证治第九

论一首,证一首,方十首

○腹满寒疝宿食病脉证治第十

论一首,脉证十六条,方十四首

○五脏风寒积聚病脉证并治第十一

论二首,脉证十七条,方二首

○痰饮咳嗽病脉证并治第十二

论一首,脉二十一条,方十八首

○消渴小便利淋病脉证并治第十三

脉证九条,方六首

○水气病脉证并治第十四

论七首,脉证五条,方八首

○黄疸病脉证并治第十五

论二首,脉证十四条,方七首

○惊悸吐衄下血胸满瘀血病脉证治第十六

脉证十二条,方五首

○呕吐哕下利病脉证治第十七

论一首,脉证二十七条,方二十三首

○疮痈肠痈浸淫病脉证并治第十八

论一首,脉证三条,方五首

○趺蹶手指臂肿转筋阴狐疝蛔虫病脉证治第十九

论一首,脉证一条,方四首

○妇人妊娠病脉证并治第二十

证三条,方八首

○妇人产后病脉证治第二十一

论一首,证六条,方七首

○妇人杂病脉证并治第二十二

论一首,脉证十四条,方十六首

○杂疗方第二十三

论一首,证一条,方二十三首

○禽兽鱼虫禁忌并治第二十四

论辨二首,合九十法,方二十二首

○果实菜谷禁忌并治第二十五

合七十六法,方十五首[注:本篇副标题为本书增补,详见按语(三)]

按语:分析以上各篇目下文字,主要有以下三种形式。

（一）"论 × 首""脉证 × 条""方 × 首"

这种形式主要见于第 1 篇至第 23 篇。

1."论 × 首" 指对论述医理条文或单元的统计。源于医家论述或医学典籍,正如仲景原序所云:"撰用《素问》《九卷》《八十一难》《阴阳大论》《胎胪药录》,并平脉辨证,为《伤寒杂病论》合十六卷。"其行文特点多由"经曰""论曰""问曰""师曰"引导,或可有发语词"夫"等于句首。如:

1-01 条:问曰:上工治未病,何也? 师曰:夫治未病者,见肝之病,知肝传脾,当先实脾……《经》曰:虚虚实实,补不足,损有余,是其义也。余脏准此。

3-01 条:论曰:百合病者,百脉一宗,悉致其病也……

2."脉证 × 条" 指对论述疾病脉证条文数的统计,或简称为"证 × 条"(如第 3 篇"证三条")或简称为"脉 × 条(如第 12 篇"脉二十一条")。行文特点以描述脉象与证候为主,或有"……之为病"为首句,或仍以"师曰"等作引导。如:

3-10 条:狐惑之为病,状如伤寒,默默欲眠,目不得闭,卧起不安,蚀于喉为惑,蚀于阴为狐……

3-14 条:阳毒之为病,面赤斑斑如锦文,咽喉痛,唾脓血……

1-07 条:师曰:寸口脉动者,因其王时而动,假令肝旺色青,四时各随其色。肝色青而反色白,非其时色脉,皆当病。

3."方 × 首" 指对本篇所载方剂数的说明,包括附方。一般不包括本篇或其他篇所载而重复出现的方剂,不计数的方剂一般会在旁边标有小字"方见上"或"方见 × 病中"等,如第十、十二等篇均属此类情况(12-17 条)。即便如此也仍有不相吻合之处,如《中风历节病脉证并治第五》篇载方 12 首,而篇目下载"方十一首",疑似遗漏。其行文特点,有脉证与方同条(03-13 条),有以方示法、方法合一者(12-23 条、20-09 条)。如:

12-17 条:夫短气有微饮,当从小便去之,苓桂术甘汤主之;方见上。肾气丸亦主之。方见脚气中。

3-13 条:病者脉数,无热微烦,默默但欲卧,汗出,初得之三四日,目赤如鸠眼;七八日目四眦黑。若能食者,脓已成也,赤豆当归散主之。

12-23 条:病溢饮者,当发其汗,大青龙汤主之;小青龙汤亦主之。

20-09 条:妇人妊娠,宜常服当归散主之。(编者注:示人脾虚血虚,湿热胎动不安者,治宜清化湿热,健脾养血安胎之法,用当归散治疗。)

（二）"论辨 × 首""合 × 法""方 × 首"

这种形式仅见于第 24 篇《禽兽鱼虫禁忌并治第二十四》篇目下载"论辨二首,合九十法,方二十二首"。

1. "论辨 × 首"　本篇所言"论辨二首",即论一首,辨一首的合称。论由"凡"起始,辨有"辨曰"字样。分别如下:

第 24-01 条为论一首:"凡饮食滋味,以养于生,食之有妨,反能为害……"

第 24-02 条为辨一首;"……辨曰:春不食肝者,为肝气王,脾气败,若食肝,则又补肝,脾气败尤甚,不可救。又肝王之时,不可以死气入肝,恐伤魂也。若非王时,即虚,以肝补之佳,余脏准此。"

2. "合 × 法"　第 24 篇篇目下载"合九十法"是对饮食注意事项、饮食禁忌等"饮食宜忌"条款的统计。如:

24-07 条:诸肉及鱼,若狗不食,鸟不啄者,不可食。

24-16 条:六畜自死,皆疫死,则有毒,不可食之。

24-102 条:蜘蛛落食中,有毒,勿食之。

3. "方 × 首"　第 24 篇载方 22 首,故篇目下有"方二十二首"字样。条文如:

24-21 条:治自死六畜肉中毒方:

黄柏屑,捣服方寸匕。

24-23 条:治黍米中藏干脯,食之中毒方:

大豆浓煮汁,饮数升,即解,亦治狸肉漏脯等毒。

（三）增补缺漏"合 × 法""方 × 首"

篇目下缺漏,出现在《果实菜谷禁忌并治第二十五》篇,篇目后论、脉证、法、方等统计未见,疑似缺漏。参本篇文体与《禽兽鱼虫禁忌并治第二十四》篇接近,但无"论""辨""脉证"条文,因此可根据第 24 篇模式补充为"合 × 法""方 × 首"模式。

1. "合 × 法"　根据第 24 篇模式补充第 25 篇"合七十六法"。条文如:

25-01 条:果子生食生疮。

25-02 条:果子落地经宿,虫蚁食之者,人大忌食之。

25-03 条:生米停留多日,有损处,食之伤人。

2."方×首"　根据各篇模式补充第 25 篇,合为"方十五首"。条文如:

25-59 条:钩吻与芹菜相似,误食之,杀人,解之方:

荠苨八两

上一味,水六升,煮取二升,分温二服。

25-60 条:菜中有水莨菪,叶圆而光,有毒。误食之,令人狂乱,状如中风,或吐血,治之方:

甘草

煮汁,服之即解。

因对各篇"论×首""脉证×条""方×首"等统计方法的理解不同,或可出现某篇统计数目与篇中实际数目不相吻合的情况,究其原因:有一条多论者,有一条多方者,也有一条既论脉证又载方剂者,有一条既含论又含脉证者,等等。各篇目下"论""脉证""方"数统计,可帮助读者通揽每篇论、脉证、法、方等重要内容,同时也强调了理、法、方、药在辨证论治过程中的重要性。即便其统计数字不尽相同,但并不影响仲景学术的继承与发扬。在学习领会过程中,不必拘泥于其数字,而是领会其理法方药、辨证论治的精神实质,以指导临床实践。

附 2 《金匮要略》262 方一览表

《金匮要略》方由三部分组成:第一,正方。第二,附方,即为注明来自《千金方》《外台秘要》等方;正方、附方见于从《脏腑经络先后病脉证第一》至《妇人杂病脉证并治第二十二》前 22 篇。第三,附录方,即《杂疗方第二十三》《禽兽鱼虫禁忌并治第二十四》《果实菜谷禁忌并治第二十五》3 篇载方。前 22 篇共载方 205 首(表 1),包括正方 182 首,附方 23 首。正方中有 6 首为侠方,即有方名而无药物组成:杏子汤、黄连粉、藜芦甘草汤、附子汤、胶姜汤、蜀漆丸。后 3 篇附方 57 首(表 2),共计 262 首,其数与林亿序中所言"故断自杂病以下终于饮食禁忌,凡二十五篇,除重复合二百六十二方"之数相合。

表 1 《金匮要略》前 22 篇 205 方一览表

篇名	编号	方名	药物组成	煎服法
脏腑经络先后病脉证第一(原文 17 条)		猪苓汤(注:消渴小便不利淋病篇载其方药组成等,本篇仅见猪苓汤方名,故此处未计入)		
痉湿暍病脉证治第二(原文 28 条)	1	栝蒌桂枝汤	栝蒌根二两 桂枝三两 芍药三两 甘草二两 生姜三两 大枣十二枚	上六味,以水九升,煮取三升,分温三服,取微汗。汗不出,食顷,啜热粥发之。
	2	葛根汤	葛根四两 麻黄三两,去节 桂二两,去皮 芍药二两 甘草二两,炙 生姜三两 大枣十二枚	上七味,㕮咀,以水一斗,先煮麻黄、葛根,减二升,去沫,内诸药,煮取三升,去滓,温服一升,覆取微似汗,不须啜粥,余如桂枝汤法将息及禁忌。

· 347 ·

续表

篇名	编号	方名	药物组成	煎服法
	3	大承气汤 (注:同见腹满寒疝宿食病、呕吐哕下利病、妇人产后病等篇)	大黄四两,酒洗 厚朴半斤,炙,去皮 枳实五枚,炙 芒硝三合	上四味,以水一斗,先煮二物,取五升,去滓,内大黄,煮取二升,去滓,内芒硝,更上火,微一二沸,分温再服,得下止服。
	4	麻黄加术汤	麻黄三两,去节 桂枝二两,去皮 甘草一两,炙 杏仁七十个,去皮尖 白术四两	上五味,以水九升,先煮麻黄,减二升,去上沫,内诸药,煮取二升半,去滓,温服八合,覆取微似汗。
	5	麻黄杏仁薏苡甘草汤	麻黄去节,半两,汤泡 甘草一两,炙 薏苡仁半两 杏仁十个,去皮尖,炒	上锉麻豆大,每服四钱匕,水盏半,煮八分,去滓温服。有微汗,避风。
	6	防己黄芪汤 (注:同见水气病篇,《外台》防己黄芪汤与本方药物相同而剂量稍异)	防己一两 甘草半两,炒 白术七钱半 黄芪一两一分,去芦	上锉麻豆大,每抄五钱匕,生姜四片,大枣一枚,水盏半,煎八分,去滓温服,良久再服。
痉湿暍病脉证治第二 (原文28条)	7	桂枝附子汤	桂枝四两,去皮 生姜三两,切 附子三枚,炮,去皮,破八片 甘草二两,炙 大枣十二枚,擘	上五味,以水六升,煮取二升,去滓,分温三服。
	8	白术附子汤	白术二两 附子一枚半,炮去皮 甘草一两,炙 生姜一两半,切 大枣六枚	上五味,以水三升,煮取一升,去滓,分温三服。一服觉身痹,半日许再服。三服都尽,其人如冒状,勿怪,即是术、附并走皮中,逐水气,未得除故耳。

续表

篇名	编号	方名	药物组成	煎服法
痉湿暍病脉证治第二（原文28条）	9	甘草附子汤	甘草二两，炙　附子二枚，炮，去皮　白术二两　桂枝四两，去皮	上四味，以水六升，煮取三升，去滓，温服一升，日三服。初服得微汗则解，能食，汗出复烦者，服五合。恐一升多者，服六七合为妙。
	10	白虎加人参汤（注：同见消渴小便不利淋病篇）	知母六两　石膏一斤，碎　甘草二两　粳米六合　人参三两	上五味，以水一斗，煮米熟汤成，去滓，温服一升，日三服。
	11	一物瓜蒂汤（注：同见黄疸病篇）	瓜蒂二七个	上锉，以水一升，煮取五合，去滓，顿服。
百合狐惑阴阳毒病脉证治第三（原文15条）	12	百合知母汤	百合七枚，擘　知母三两，切	上先以水洗百合，渍一宿，当白沫出，去其水，更以泉水二升，煎取一升，去滓；别以泉水二升煎知母，取一升，去滓；后合和，煎取一升五合，分温再服。
	13	滑石代赭汤	百合七枚，擘　滑石三两，碎，绵裹　代赭石如弹丸大一枚，碎，绵裹	上先以水洗百合，渍一宿，当白沫出，去其水，更以泉水二升，煎取一升，去滓；别以泉水二升煎滑石、代赭，取一升，去滓；后合和重煎，取一升五合，分温服。
	14	百合鸡子汤	百合七枚，擘　鸡子黄一枚	上先以水洗百合，渍一宿，当白沫出，去其水，更以泉水二升，煎取一升，去滓，内鸡子黄，搅匀，煎五分，温服。
	15	百合地黄汤	百合七枚，擘　生地黄汁一升	上以水洗百合，渍一宿，当白沫出，去其水，更以泉水二升，煎取一升，去滓，内地黄汁，煎取一升五合，分温再服。中病，勿更服。大便当如漆。

续表

篇名	编号	方名	药物组成	煎服法
百合狐惑阴阳毒病脉证治第三（原文15条）	16	百合洗方	百合一升	以水一斗，渍之一宿，以洗身。洗已，食煮饼，勿以盐豉也。
	17	栝蒌牡蛎散	栝蒌根　牡蛎熬，等分	上为细末，饮服方寸匕，日三服。
	18	百合滑石散	百合一两，炙　滑石三两	上为散，饮服方寸匕，日三服。当微利者，止服，热则除。
	19	甘草泻心汤	甘草四两　黄芩　人参　干姜各三两　黄连一两　大枣十二枚　半夏半升	上七味，水一斗，煮取六升，去滓再煎，温服一升，日三服。
	20	苦参汤	苦参一升	以水一斗，煎取七升，去滓，熏洗，日三服。
	21	雄黄熏方	雄黄	上一味为末，筒瓦二枚合之烧，向肛熏之。
	22	赤小豆当归散（注：同见惊悸吐衄下血胸满瘀血病篇）	赤小豆三升，浸，令芽出，曝干　当归三两	上二味，杵为散，浆水服方寸匕，日三服。
疟病脉证并治第四（原文8条）	23	升麻鳖甲汤	升麻二两　当归一两　蜀椒炒去汗，一两　甘草二两　鳖甲手指大一片，炙　雄黄半两研	上六味，以水四升，煮取一升，顿服之，老小再服。取汗（注：阴毒者，治用升麻鳖甲去雄黄蜀椒）。
	24	鳖甲煎丸	鳖甲十二分，炙　乌扇三分，烧　黄芩三分　柴胡六分　鼠妇三分，熬　干姜三分　大黄三分　芍药五分　桂枝三分　葶苈一分，熬　石韦三分，去毛　厚朴三分　牡丹五分，去心　瞿麦二分　紫葳三分　半夏一分　人参一分　䗪虫五分，熬　阿胶三分，炙　蜂窠四分，炙　赤硝十二分　蜣螂六分，熬　桃仁二分	上二十三味，为末，取锻灶下灰一斗，清酒一斛五斗，浸灰，候酒尽一半，着鳖甲于中，煮令泛烂如胶漆，绞取汁，内诸药，煎为丸，如梧子大，空心服七丸，日三服。

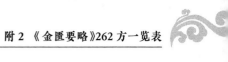

篇名	编号	方名	药物组成	煎服法
疟病脉证并治第四（原文8条）	25	白虎加桂枝汤	知母六两 甘草二两,炙 石膏一斤 粳米二合 桂去皮,三两	上锉,每五钱,水一盏半,煎至八分,去滓,温服,汗出愈。
	26	蜀漆散	蜀漆洗,去腥 云母烧二日夜 龙骨等分	上三味,杵为散。未发前,以浆水服半钱。温疟加蜀漆半分,临发时服一钱匕。
	27	牡蛎汤（附方）	牡蛎四两,熬 麻黄去节,四两 甘草二两 蜀漆三两	上四味,以水八升,先煮蜀漆、麻黄,去上沫,得六升,内诸药,煮取二升,温服一升。若吐,则勿更服。
	28	柴胡去半夏加栝蒌汤（附方）	柴胡八两 人参 黄芩 甘草各三两 栝蒌根四两 生姜二两 大枣十二枚	上七味,以水一斗二升,煮取六升,去滓,再煎,取三升,温服一升,日二服。
	29	柴胡桂姜汤（附方）	柴胡半斤 桂枝三两,去皮 干姜二两 栝蒌根四两 黄芩三两 牡蛎三两,熬 甘草二两,炙	上七味,以水一斗二升,煮取六升,去滓再煎,取三升,温服一升,日三服。初服微烦,复服汗出便愈。
中风历节病脉证并治第五（原文19条）	30	侯氏黑散	菊花四十分 白术十分 细辛三分 茯苓三分 牡蛎三分 桔梗八分 防风十分 人参三分 矾石三分 黄芩五分 当归三分 干姜三分 芎䓖三分 桂枝三分	上十四味,杵为散,酒服方寸匕,日一服,初服二十日,温酒调服,禁一切鱼肉大蒜,常宜冷食,六十日止。即药积在腹中不下也,热食即下矣,冷食自能助药力。
	31	风引汤	大黄 干姜 龙骨各四两 桂枝三两 甘草 牡蛎各二两 寒水石 滑石 赤石脂 白石脂 紫石英 石膏各六两	上十二味,杵,粗筛,以韦囊盛之,取三指撮,井花水三升,煮三沸,温服一升。
	32	防己地黄汤	防己一分 桂枝三分 防风三分 甘草二分	上四味,以酒一杯,浸之一宿,绞取汁,生地黄二斤㕮咀,蒸之如斗米饭久,以铜器盛其汁,更绞地黄汁,和,分再服。

续表

篇名	编号	方名	药物组成	煎服法
中风历节病脉证并治第五（原文19条）	33	头风摩散	大附子一枚，炮 盐等分	上二味为散，沐了，以方寸匕，已摩疾上，令药力行。
	34	桂芍药知母汤	桂枝四两 芍药三两 甘草二两 麻黄二两 生姜五两 白术五两 知母四两 防风四两 附子二枚，炮	上九味，以水七升，煮取二升，温服七合，日三服。
	35	乌头汤	麻黄 芍药 黄芪各三两 甘草三两，炙 川乌五枚，㕮咀，以蜜二升，煎取一升，即出乌头	上五味，㕮咀四味，以水三升，煮取一升，去滓，内蜜煎中，更煎之，服七合。不知，尽服之。
	36	矾石汤	矾石二两	上一味，以浆水一斗五升，煎三五沸，浸脚良。
	37	《古今录验》续命汤（附方）	麻黄 桂枝 当归 人参 石膏 干姜 甘草各三两 川芎一两 杏仁四十枚	上九味，以水一斗，煮取四升，温服一升，当小汗，薄覆脊，凭几坐，汗出则愈，不汗更服，无所禁，勿当风。并治但伏不得卧，咳逆上气，面目浮肿。
	38	《千金》三黄汤（附方）	麻黄五分 独活四分 细辛二分 黄芪二分 黄芩三分	上五味，以水六升，煮取二升，分温三服，一服小汗，二服大汗。心热，加大黄二分；腹满，加枳实一枚；气逆，加人参三分；悸，加牡蛎三分；渴，加栝蒌根三分；先有寒，加附子一枚。
	39	《近效方》术附子汤（附方）	白术二两 附子一枚半，炮，去皮 甘草一两，炙	上三味，锉，每五钱匕，姜五片，枣一枚，水盏半，煎七分，去滓，温服。
	40	《千金方》越婢加术汤（附方）（注：同见水气病篇）	麻黄六两 石膏半斤 生姜三两 甘草二两 白术四两 大枣十五枚	上六味，以水六升，先煮麻黄，去上沫，内诸药，煮取三升，分温三服。恶风，加附子一枚，炮。

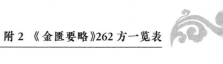

续表

篇名	编号	方名	药物组成	煎服法
	41	黄芪桂枝五物汤	黄芪三两 芍药三两 桂枝三两 生姜六两 大枣十二枚	上五味,以水六升,煮取二升,温服七合,日三服。
	42	桂枝加龙骨牡蛎汤	桂枝 芍药 生姜各三两 甘草二两 大枣十二枚 龙骨 牡蛎各三两	上七味,以水七升,煮取三升,分温三服。
	43	天雄散	天雄三两,炮 白术八两 桂枝六两 龙骨三两	上四味,杵为散,酒服半钱匕,日三服。不知,稍增之。
血痹虚劳病脉证并治第六(原文21条)	44	小建中汤(注:同见黄疸病,妇人杂病篇)	桂枝三两,去皮 甘草三两,炙 大枣十二枚 芍药六两 生姜三两 胶饴一升	上六味,以水七升,煮取三升,去滓,内胶饴,更上微火,消解,温服一升,日三服。
	45	黄芪建中汤	桂枝三两,去皮 甘草三两,炙 大枣十二枚 芍药六两 生姜三两 胶饴一升 黄芪一两半	于小建中汤内加黄芪一两半,余依上法。气短胸满者加生姜,腹满者去枣,加茯苓一两半,及疗肺虚损不足,补气加半夏三两。
	46	薯蓣丸	薯蓣三十分 当归 桂枝 曲 干地黄 豆黄卷各十分 甘草二十八分 人参七分 川芎 芍药 白术 麦门冬 杏仁各六分 柴胡 桔梗 茯苓各五分 阿胶七分 干姜三分 白敛二分 防风六分 大枣百枚为膏	上二十一味,末之,炼蜜和丸,如弹子大,空腹酒服一丸,一百丸为剂。
	47	酸枣仁汤	酸枣仁二升 甘草一两 知母二两 茯苓二两 川芎二两	上五味,以水八升,煮酸枣仁,得六升,内诸药,煮取三升,分温三服。

续表

篇名	编号	方名	药物组成	煎服法
血痹虚劳病脉证并治第六 (原文21条)	48	大黄䗪虫丸	大黄十分,蒸　黄芩二两　甘草三两　桃仁一升　杏仁一升　芍药四两　干地黄十两　干漆一两　虻虫一升　水蛭百枚　蛴螬一升　䗪虫半升	上十二味,末之,炼蜜和丸,小豆大,酒饮服五丸,日三服。
	49	《千金翼》炙甘草汤(附方) (注:《外台》炙甘草汤与本方药物相同而剂量稍异)	甘草四两,炙　桂枝　生姜各三两　麦门冬半升　麻仁半升　人参　阿胶各二两　大枣三十枚　生地黄一斤	上九味,以酒七升,水八升,先煮八味,取三升,去滓,内胶消尽,温服一升,日三服。
	50	《肘后》獭肝散(附方)	獭肝一具	炙干末之,水服方寸匕,日三服。
肺痿肺痈咳嗽上气病脉证治第七 (原文21条)	51	甘草干姜汤	甘草四两,炙　干姜二两,炮	上㕮咀,以水三升,煮取一升五合,去滓,分温再服。
	52	射干麻黄汤	射干十三枚,一法三两　麻黄四两　生姜四两　细辛　紫菀　款冬花各三两　五味子半升　半夏大者洗,八枚,一法半升　大枣七枚	上九味,以水一斗二升,先煮麻黄两沸,去上沫,内诸药,煮取三升,分温三服。
	53	皂荚丸	皂荚八两,刮去皮,用酥炙	上一味,末之,蜜丸梧子大,以枣膏和汤服三丸,日三夜一服。
	54	厚朴麻黄汤	厚朴五两　麻黄四两　石膏如鸡子大　杏仁半升　半夏半升　干姜二两　细辛二两　小麦一升　五味子半升	上九味,以水一斗二升,先煮小麦熟,去滓,内诸药,煮取三升,温服一升,日三服。

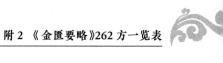

续表

篇名	编号	方名	药物组成	煎服法
肺痿肺痈咳嗽上气病脉证治第七（原文21条）	55	泽漆汤	半夏半升　紫参五两，一作紫菀　泽漆三斤，以东流水五升，煮取一斗五升　生姜五两　白前五两　甘草　黄芩　人参　桂枝各三两	上九味，㕮咀，内泽漆汁中，煮取五升，温服五合，至夜尽。
	56	麦门冬汤	麦门冬七升　半夏一升　人参二两　甘草二两　粳米三合　大枣十二枚	上六味，以水一斗二升，煮取六升，温服一升，日三夜一服。
	57	葶苈大枣泻肺汤	葶苈熬令黄色，捣丸如弹丸大　大枣十二枚	上先以水三升，煮枣取二升，去枣，内葶苈，煮取一升，顿服。
	58	桔梗汤	桔梗一两　甘草二两	上二味，以水三升，煮取一升，分温再服，则吐脓血也。
	59	越婢加半夏汤	麻黄六两　石膏半斤　生姜三两　大枣十五枚　甘草二两　半夏半升	上六味，以水六升，先煮麻黄，去上沫，内诸药，煮取三升，分温三服。
	60	小青龙加石膏汤	麻黄　芍药　桂枝　细辛　甘草　干姜三两　五味子　半夏各半升　石膏二两	上九味，以水一斗，先煮麻黄，去上沫，内诸药，煮取三升。强人服一升，羸者减之，日三服，小儿服四合。
	61	《千金》甘草汤（附方）	甘草二两	上一味，以水三升，煮减半，分温三服。
	62	《千金》生姜甘草汤（附方）	生姜五两　人参三两　甘草四两　大枣十五枚	上四味，以水七升，煮取三升，分温三服。
	63	《千金》桂枝去芍药加皂荚汤（附方）	桂枝　生姜各三两　甘草二两　大枣十枚　皂荚一枚，去皮子，炙焦	上五味，以水七升，微微火煮，取三升，分温三服。

续表

篇名	编号	方名	药物组成	煎服法
肺痿肺痈咳嗽上气病脉证治第七（原文21条）	64	《外台》桔梗白散（附方）	桔梗 贝母各三分 巴豆一分，去皮，熬，研如脂	上三味，为散，强人饮服半钱匕，羸者减之。病在膈上者吐脓血；膈下者泻出；若下多不止，饮冷水一杯则定。
	65	《千金》苇茎汤（附方）	苇茎二升 薏苡仁半升 桃仁五十枚 瓜瓣半升	上四味，以水一斗，先煮苇茎，得五升，去滓，内诸药，煮取二升，服一升，再服，当吐如脓。
奔豚气病脉证治第八（原文4条）	66	奔豚汤	甘草 川芎 当归各二两 半夏四两 黄芩二两 生葛五两 芍药二两 生姜四两 甘李根白皮一升	上九味，以水二斗，煮取五升，温服一升，日三夜一服。
	67	桂枝加桂汤	桂枝五两 芍药三两 甘草二两，炙 生姜三两 大枣十二枚	上五味，以水七升，微火煮取三升，去滓，温服一升。
	68	茯苓桂枝甘草大枣汤	茯苓半斤 甘草二两，炙 大枣十五枚 桂枝四两	上四味，以甘澜水一斗，先煮茯苓，减二升，内诸药，煮取三升，去滓，温服一升，日三服。
胸痹心痛短气病脉证治第九（原文10条）	69	栝楼薤白白酒汤	栝楼实一枚，捣 薤白半升 白酒七升	上三味，同煮，取二升，分温再服。
	70	栝楼薤白半夏汤	栝楼实一枚，捣 薤白三两 半夏半斤 白酒一斗	上四味，同煮，取四升，温服一升，日三服。
	71	枳实薤白桂枝汤	枳实四枚 厚朴四两 薤白半斤 桂枝一两 栝楼实一枚，捣	上五味，以水五升，先煮枳实、厚朴，取二升，去滓，内诸药，煮数沸，分三服。
	72	人参汤	人参 甘草 干姜 白术各三两	上四味，以水八升，煮取三升，温服一升，日三服。
	73	茯苓杏仁甘草汤	茯苓三两 杏仁五十个 甘草一两	上三味，以水一斗，煮取五升，温服一升，日三服。
	74	橘枳姜汤	橘皮一斤 枳实三两 生姜半斤	上三味，以水五升，煮取二升，分温再服。

篇名	编号	方名	药物组成	煎服法
胸痹心痛短气病脉证治第九（原文10条）	75	薏苡附子散	薏苡仁十五两 大附子十枚,炮	上二味,杵为散,服方寸匕,日三服。
	76	桂姜枳实汤	桂枝 生姜各三两 枳实五枚	上三味,以水六升,煮取三升,分温三服。
	77	赤石脂丸	蜀椒一两,一法二分 乌头一分,炮 附子半两,炮,一法一分 干姜一两,一法一分 赤石脂一两,一法二分	上五味,末之,蜜丸如梧子大,先食服一丸,日三服。
	78	九痛丸（附方）	附子三两,炮 生狼牙一两,炙香 巴豆一两,去皮心,熬,研如脂 人参 干姜 吴茱萸各一两	上六味,末之,炼蜜丸如梧子大,酒下。强人初服三丸,日三服;弱者二丸。兼治卒中恶,腹胀痛,口不能言;又治连年积冷,流注,心胸痛,并冷冲上气,落马,坠车,血疾等,皆主之。忌口如常法。
腹满寒疝宿食病脉证治第十（原文29条）	79	厚朴七物汤	厚朴半斤 甘草 大黄各三两 大枣十枚 枳实五枚 桂枝二两 生姜五两	上七味,以水一斗,煮取四升,温服八合,日三服。呕者,加半夏五合;下利,去大黄;寒多者,加生姜至半斤。
	80	附子粳米汤	附子一枚,炮 半夏半升 甘草一两 大枣十枚 粳米半升	上五味,以水八升,煮米熟汤成,去滓,温服一升,日三服。
	81	厚朴三物汤	厚朴八两 大黄四两 枳实五枚	上三味,以水一斗二升,先煮二味,取五升,内大黄,煮取三升,温服一升,以利为度。
	82	大柴胡汤	柴胡半斤 黄芩三两 芍药三两 半夏半升,洗 枳实四枚,炙 大黄二两 大枣十二枚 生姜五两	上八味,以水一斗二升,煮取六升,去滓再煎,温服一升,日三服。

续表

篇名	编号	方名	药物组成	煎服法
	83	大建中汤	蜀椒二合,去汗　干姜四两　人参二两	上三味,以水四升,煮取二升,去滓,内胶饴一升,微火煎取一升半,分温再服;如一炊顷,可饮粥二升,后更服,当一日食糜,温覆之。
	84	大黄附子汤	大黄三两　附子三枚,炮　细辛二两	上三味,以水五升,煮取二升,分温三服。若强人煮取二升半,分温三服。服后如人行四五里,进一服。
腹满寒疝宿食病脉证治第十（原文29条）	85	赤丸	茯苓四两　半夏四两,洗,一方用桂　乌头二两,炮　细辛一两,《千金》作人参	上四味,末之,内真朱为色,炼蜜丸如麻子大,先食酒饮下三丸,日再夜一服;不知稍增之,以知为度。
	86	乌头煎	乌头大者五枚,熬,去皮,不㕮咀	上以水三升,煮取一升,去滓,内蜜二升,煎令水气尽,取二升,强人服七合,弱人服五合。不差,明日更服,不可一日再服。
	87	当归生姜羊肉汤（注:同见妇人产后病篇）	当归三两　生姜五两　羊肉一斤	上三味,以水八升,煮取三升,温服七合,日三服。若寒多者,加生姜成一斤;痛多而呕者,加橘皮二两,白术一两。加生姜者,亦加水五升,煮取三升二合,服之。
	88	乌头桂枝汤	乌头　桂枝汤五合	上一味,以蜜二斤,煎减半,去滓,以桂枝汤五合解之,令得一升,后初服二合;不知,即服三合;又不知,复加至五合。其知者,如醉状,得吐者,为中病。

续表

篇名	编号	方名	药物组成	煎服法
腹满寒疝宿食病脉证治第十（原文 29 条）	89	《外台》乌头汤（附方）	乌头十五枚，炮 桂心六两 芍药四两 甘草一两，炙 生姜一两，炙 大枣十枚，擘	上六味，切，以水七升煮五味，取三升，去滓；别取乌头去皮四破，蜜二升，微火煎令减五合，内汤中两三沸，去滓，服一合，日三间食，强人三合，以如醉状为知，不知渐增。
	90	《外台》柴胡桂枝汤（附方）	柴胡四两 黄芩 人参 芍药 桂枝 生姜各一两半 甘草一两，炙 半夏二合半 大枣六枚	上九味，以水六升，煮取三升，温服一升，日三服。
	91	《外台》走马汤（附方）	巴豆二枚，去皮心，熬 杏仁二枚	上二味，以绵缠，捶令碎，热汤二合，捻取白汁饮之，当下。老小量之。通治飞尸鬼击病。
	92	瓜蒂散	瓜蒂一分，熬黄 赤小豆一分，煮	上二味，杵为散，以香豉七合，煮取汁，和散一钱匕，温服之。不吐者，少加之，以快吐为度而止。亡血及虚者不可与之。
五脏风寒积聚病脉证并治第十一（原文 20 条）	93	麻子仁丸	麻子仁二升 芍药半斤 枳实一斤 大黄一斤 厚朴一尺 杏仁一升	上六味，末之，炼蜜和丸梧子大，饮服十丸，日三，渐加，以知为度。
痰饮咳嗽病脉证并治第十二（原文 42 条）	94	甘草干姜茯苓白术汤	甘草 白术各二两 干姜 茯苓各四两	上四味，以水五升，煮取三升，分温三服，腰中即温。
	95	茯苓桂枝白术甘草汤	茯苓四两 桂枝 白术各三两 甘草二两	上四味，以水六升，煮取三升，分温三服，小便则利。
	96	甘遂半夏汤	甘遂大者三枚 半夏十二枚，以水一升，煮取半升，去滓 芍药五枚 甘草如指大一枚，炙 一本作无	上四味，以水二升，煮取半升，去滓，以蜜半升，和药汁煎，取八合，顿服之。

续表

篇名	编号	方名	药物组成	煎服法
痰饮咳嗽病脉证并治第十二（原文 42 条）	97	十枣汤	芫花熬　甘遂　大戟各等分	上三味，捣筛，以水一升五合，先煮肥大枣十枚，取八合，去滓，内药末。强人服一钱匕，羸人服半钱，平旦温服之。不下者，明日更加半钱。得快下后，糜粥自养。
	98	大青龙汤	麻黄六两，去节　桂枝二两，去皮　甘草二两，炙　杏仁四十个，去皮尖　生姜三两　大枣十二枚　石膏如鸡子大，碎	上七味，以水九升，先煮麻黄，减二升，去上沫，内诸药，煮取三升，去滓，温服一升，取微似汗，汗多者，温粉粉之。
	99	小青龙汤	麻黄去节，三两　芍药三两　五味子半升　干姜三两　甘草三两，炙　细辛三两　桂枝三两，去皮　半夏半升，汤洗	上八味，以水一斗，先煮麻黄，减二升，去上沫，内诸药，煮取三升，去滓，温服一升。
	100	木防己汤	木防己三两　石膏十二枚，如鸡子大　桂枝二两　人参四两	上四味，以水六升，煮取二升，分温再服。
	101	木防己加茯苓芒硝汤	木防己　桂枝各二两　人参　茯苓各四两　芒硝三合	上五味，以水六升，煮取二升，去滓，内芒硝，再微煎，分温再服，微利则愈。
	102	泽泻汤	泽泻五两　白术二两	上二味，以水二升，煮取一升，分温再服。
	103	厚朴大黄汤	厚朴一尺　大黄六两　枳实四枚	上三味，以水五升，煮取二升，分温再服。
	104	小半夏汤（注：同见黄疸病，呕吐哕下利病篇）	半夏一升　生姜半斤	上二味，以水七升，煮取一升半，分温再服。
	105	防己椒目葶苈大黄丸	防己　椒目　葶苈熬　大黄各一两	上四味，末之，蜜丸如梧子大，先食饮一丸，日三服，稍增，口中有津液。渴者，加芒硝半两。

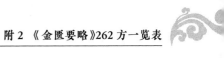

续表

篇名	编号	方名	药物组成	煎服法
痰饮咳嗽病脉证并治第十二（原文42条）	106	小半夏加茯苓汤	半夏一升 生姜半斤 茯苓三两，一法四两	上三味，以水七升，煮取一升五合，分温再服。
	107	五苓散（注：同见消渴小便不利淋病篇）	泽泻一两一分 猪苓三分，去皮 白术三分 桂二分，去皮 茯苓三分	上五味，为末，白饮服方寸匕，日三服，多饮暖水，汗出愈。
	108	《外台》茯苓饮（附方）	茯苓 人参 白术各三两 枳实二两 橘皮二两半 生姜四两	上六味，水六升，煮取一升八合，分温三服，如人行八九里，进之。
	109	桂苓五味甘草汤	茯苓四两 桂枝四两，去皮 甘草炙，三两 五味子半升	上四味，以水八升，煮取三升，去滓，分三，温服。
	110	苓甘五味姜辛汤	茯苓四两 甘草 干姜 细辛各三两 五味子半升	上五味，以水八升，煮取三升，去滓，温服半升，日三。
	111	桂苓五味甘草去桂加干姜细辛半夏汤	茯苓四两 甘草 细辛 干姜各二两 五味子 半夏各半升	上六味，以水八升，煮取三升，去滓，温服半升，日三。
	112	苓甘五味加姜辛半夏杏仁汤	茯苓四两 甘草三两 细辛 干姜各二两 五味子半升 半夏半升 杏仁半升，去皮尖	上七味，以水一斗，煮取三升，去滓，温服半升，日三。
	113	苓甘五味加姜辛半夏杏仁大黄汤	茯苓四两 甘草三两 细辛 干姜各二两 五味子半升 半夏半升 杏仁半升 大黄三两	上八味，以水一斗，煮取三升，去滓，温服半升，日三。
消渴小便不利淋病脉证并治第十三（原文13条）	114	文蛤散	文蛤五两	上一味，杵为散，以沸汤五合，和服方寸匕。
	115	栝蒌瞿麦丸	栝蒌根二两 茯苓 薯蓣各三两 附子一枚，炮 瞿麦一两	上五味，末之，炼蜜丸如梧子大，饮服三丸，日三服，不知，增至七八丸，以小便利，腹中温为知。

续表

篇名	编号	方名	药物组成	煎服法
消渴小便不利淋病脉证并治第十三（原文13条）	116	蒲灰散（注：同见水气病篇）	蒲灰七分　滑石三分	上二味，杵为散，饮服方寸匕，日三服。
	117	滑石白鱼散	滑石二分　乱发二分，烧　白鱼二分	上三味，杵为散，饮服方寸匕，日三服。
	118	茯苓戎盐汤	茯苓半斤　白术二两　戎盐弹丸大一枚	上三味，哎咀，以水七升，煮取三升，去滓，分三服。
	119	猪苓汤（注：方名同见于脏腑经络先后病篇）	猪苓去皮　茯苓　阿胶　滑石　泽泻各一两	上五味，以水四升，先煮四味，取二升，去滓，内胶烊消，温服七合，日三服。
水气病脉证并治第十四（原文32条）	120	越婢汤	麻黄六两　石膏半斤　生姜三两　甘草二两　大枣十五枚	上五味，以水六升，先煮麻黄，去上沫，内诸药，煮取三升，分温三服。恶风者，加附子一枚，炮。风水，加术四两。
	121	防己茯苓汤	防己三两　黄芪三两　桂枝三两　茯苓六两　甘草二两	上五味，以水六升，煮取二升，分温三服。
	122	甘草麻黄汤	甘草二两　麻黄四两	上二味，以水五升，先煮麻黄，去上沫，内甘草，煮取三升，温服一升，重覆汗出，不汗，再服，慎风寒。
	123	麻黄附子汤	麻黄三两　甘草二两　附子一枚，炮	上三味，以水七升，先煮麻黄，去上沫，内诸药，煮取二升半，温服八分，日三服。
	124	杏子汤（佚）	未见，恐是麻黄杏仁甘草石膏汤	—

续表

篇名	编号	方名	药物组成	煎服法
水气病脉证并治第十四（原文32条）	125	黄芪芍药桂枝苦酒汤	黄芪五两　勺药三两　桂枝三两	上三味，以苦酒一升，水七升，相和，煮取三升，温服一升，当心烦，服至六七日乃解。若心烦不止者，以苦酒阻故也。
	126	桂枝加黄芪汤	桂枝　勺药各三两　甘草二两　生姜三两　大枣十二枚　黄芪二两	上六味，以水八升，煮取三升，温服一升，须臾，饮热稀粥一升余，以助药力，温覆取微汗，若不汗，更服。
	127	桂枝去芍药加麻黄细辛附子汤	桂枝三两　生姜三两　甘草二两　大枣十二枚　麻黄　细辛各二两　附子一枚，炮	上七味，以水七升，煮麻黄，去上沫，内诸药，煮取二升，分温三服，当汗出，如虫行皮中，即愈。
	128	枳术汤	枳实七枚　白术二两	上二味，以水五升，煮取三升，分温三服，腹中软，即当散也。
	129	葶苈丸（佚）	方未见	—
黄疸病脉证并治第十五（原文24条）	130	茵陈蒿汤	茵陈蒿六两　栀子十四枚　大黄二两	上三味，以水一斗，先煮茵陈，减六升，内二味，煮取三升，去滓，分温三服。小便当利，尿如皂角汁状，色正赤，一宿腹减，黄从小便去也。
	131	硝石矾石散	硝石　矾石烧，等分	上二味，为散，以大麦粥汁，和服方寸匕，日三服，病随大小便去，小便正黄，大便正黑，是候也。
	132	栀子大黄汤	栀子十四枚　大黄一两　枳实五枚　豉一升	上四味，以水六升，煮取二升，分温三服。
	133	猪膏发煎（注：同见人妇人杂病篇）	猪膏半斤　乱发如鸡子大三枚	上二味，和膏中煎之，发消药成，分再服，病从小便出。

篇名	编号	方名	药物组成	煎服法
黄疸病脉证并治第十五（原文24条）	134	茵陈五苓散	茵陈蒿末十分　五苓散五分	上二物，和，先食饮方寸匕，日三服。
	135	大黄硝石汤	大黄　黄柏　硝石各四两　栀子十五枚	上四味，以水六升，煮取二升，去滓，内硝，更煮取一升，顿服。
	136	《千金》麻黄醇酒汤（附方）	麻黄三两	上一味，以美清酒五升，煮去二升半，顿服尽。冬月用酒，春月用水煮之。
惊悸吐衄下血胸满瘀血病脉证治第十六（原文17条）	137	桂枝救逆汤	桂枝三两，去皮　甘草二两，炙　生姜三两　牡蛎五两，熬　龙骨四两　大枣十二枚　蜀漆三两，洗去腥	上为末，以水一斗二升，先煮蜀漆，减二升，内诸药，煮取三升，去滓，温服一升。
	138	半夏麻黄丸	半夏　麻黄等分	上二味，末之，炼蜜和丸，小豆大，饮服三丸，日三服。
	139	柏叶汤	柏叶　干姜各三两　艾三把	上三味，以水五升，取马通汁一升，合煮取一升，分温再服。
	140	黄土汤	甘草　干地黄　白术　附子炮　阿胶　黄芩各三两　灶中黄土半斤	上七味，以水八升，煮取三升，分温二服。
	141	泻心汤（注：同见妇人杂病篇）	大黄二两　黄连　黄芩各一两	上三味，以水三升，煮取一升，顿服之。
呕吐哕下利病脉证治第十七（原文49条）	142	茱萸汤	吴茱萸一升　人参三两　生姜六两　大枣十二枚	上四味，以水五升，煮取三升，温服七合，日三服。
	143	半夏泻心汤	半夏半升，洗　黄芩　干姜　人参各三两　黄连一两　大枣十二枚　甘草三两，炙	上七味，以水一斗，煮取六升，去滓再煮，取三升，温服一升，日三服。

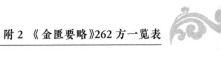

续表

篇名	编号	方名	药物组成	煎服法
呕吐哕下利病脉证治第十七（原文49条）	144	黄芩加半夏生姜汤	黄芩三两　甘草二两，炙　芍药二两　半夏半升　生姜三两　大枣十二枚	上六味，以水一斗，煮取三升，去滓，温服一升，日再，夜一服。
	145	猪苓散	猪苓　茯苓　白术各等分	上三味，杵为散，饮服方寸匕，日三服。
	146	四逆汤	附子一枚，生用　干姜一两半　甘草二两，炙	上三味，以水三升，煮取一升二合，去滓，分温再服。强人可大附子一枚，干姜三两。
	147	小柴胡汤（注：同见黄疸病，妇人产后，妇人杂病篇）	柴胡半斤　黄芩三两　人参三两　甘草三两　生姜三两　大枣十二枚　半夏半升	上七味，以水一斗二升，煮取六升，去滓，再煎取三升，温服一升，日三服。
	148	大半夏汤	半夏二升，洗完用　人参三两　白蜜一升	上三味，以水一斗二升，和蜜扬之二百四十遍，煮药取升半，温服一升，余分再服。
	149	大黄甘草汤	大黄四两　甘草二两	上二味，以水三升，煮取一升，分温再服。
	150	茯苓泽泻汤	茯苓半斤　泽泻四两　甘草二两　桂枝二两　白术三两　生姜四两	上六味，以水一斗，煮取三升，内泽泻，再煮取二升半，温服八合，日三服。
	151	文蛤汤	文蛤五两　麻黄三两　甘草三两　生姜三两　石膏五两　杏仁五十枚　大枣十二枚	上七味，以水六升，煮取二升，温服一升，汗出即愈。
	152	半夏干姜散	半夏　干姜各等分	上二味，杵为散，取方寸匕，浆水一升半，煎取七合，顿服之。
	153	生姜半夏汤	半夏半升　生姜汁一升	上二味，以水三升，煮半夏，取二升，内生姜汁，煮取一升半，小冷，分四服，日三夜一服。止，停后服。

篇名	编号	方名	药物组成	煎服法
	154	橘皮汤	橘皮四两　生姜半斤	上二味,以水七升,煮取三升,温服一升,下咽即愈。
	155	橘皮竹茹汤	橘皮二升　竹茹二升　大枣三十枚　生姜半斤　甘草五两　人参一两	上六味,以水一斗,煮取三升,温服一升,日三服。
	156	桂枝汤（注：同见妇人妊娠篇）	桂枝三两,去皮　芍药三两　甘草二两,炙　生姜三两　大枣十二枚	上五味,㕮咀,以水七升,微火煮取三升,去滓,适寒温服一升,服已须臾,啜稀粥一升余,以助药力,温覆令一时许,遍身漐漐微似有汗者益佳,不可令如水淋漓。若一服汗出病差,停后服。
呕吐哕下利病脉证治第十七（原文49条）	157	小承气汤（注：本篇附有《千金翼》小承气汤,与本方药物相同而剂量稍异）	大黄四两　厚朴二两,炙　枳实大者,三枚,炙	上三味,以水四升,煮取一升二合,去滓,分温二服。
	158	桃花汤	赤石脂一斤,一半锉,一半筛末　干姜一两　粳米一升	上三味,以水七升,煮米令熟,去滓,温七合,内赤石脂末方寸匕,日三服;若一服愈,余勿服。
	159	白头翁汤	白头翁二两　黄连　黄柏　秦皮各三两	上四味,以水七升,煮取二升,去滓,温服一升;不愈更服。
	160	栀子豉汤	栀子十四枚　香豉四合,绵裹	上二味,以水四升,先煮栀子得二升半,内豉煮取一升半,去滓,分二服,温进一服,得吐则止。
	161	通脉四逆汤	附子大者一枚,生用　干姜三两,强人可四两　甘草二两,炙	上三味,以水三升,煮取一升二合,去滓,分温再服。

续表

篇名	编号	方名	药物组成	煎服法
呕吐哕下利病脉证治第十七（原文49条）	162	紫参汤	紫参半斤　甘草三两	上二味，以水五升，先煮紫参，取二升，内甘草，煮取一升半，分温三服。
	163	诃梨勒散	诃梨勒十枚，煨	上一味，为散，粥饮和，顿服。
	164	《外台》黄芩汤（附方）	黄芩　人参　干姜各三两　桂枝一两　大枣十二枚　半夏半升	上六味，以水七升，煮取三升，温分三服。
	165	薏苡附子败酱散	薏苡仁十分　附子二分　败酱五分	上三味，杵为末，取方寸匕，以水二升，煎减半，煎成半顿服。
疮痈肠痈浸淫病脉证并治第十八（原文9条）	166	大黄牡丹汤	大黄四两　牡丹一两　桃仁五十个　瓜子半升　芒硝三合	上五味，以水六升，煮取一升，去滓，内芒硝，再煎沸，顿服之，有脓当下；如无脓，当下血。
	167	王不留行散	王不留行十分，八月八日采　蒴藋细叶十分，七月七日采　桑东南根白皮十分，三月三日采　甘草十八分　川椒三分，除目及闭口者，汗　黄芩二分　干姜二分　芍药二分　厚朴二分	上九味，桑根皮以上三味烧灰存性，勿令灰过；各别杵筛，合治之为散，服方寸匕。小疮即粉之，大疮但服之。产后亦可服。如风寒，桑东根勿取之，前三物，皆阴干百日。
	168	排脓散	枳实十六枚　芍药六分　桔梗二分	上三味，杵为散，取鸡子黄一枚，以药散与鸡黄相等，揉和令相得，饮和服之，日一服。
	169	排脓汤	甘草二两　桔梗三两　生姜一两　大枣十枚	上四味，以水三升，煮取一升，温服五合，日再服。
	170	黄连粉（佚）	方末见	—
趺蹶手指臂肿转筋阴狐疝虫病证治第十九（原文7条）	171	藜芦甘草汤（佚）	方末见	—
	172	鸡屎白散	鸡屎白	上一味，为散，取方寸匕，以水六合，和，温服。
	173	蜘蛛散	蜘蛛十四枚，熬焦　桂枝半两	上二味，为散，取八分一匕，饮和服，日再服。蜜丸亦可。

续表

篇名	编号	方名	药物组成	煎服法
趺蹶手指臂肿转筋阴狐疝蛔虫病证治第十九（原文7条）	174	甘草粉蜜汤	甘草二两　粉一两重　蜜四两	上三味，以水三升，先煮甘草，取二升，去滓，内粉、蜜，搅令和，煎如薄粥，温服一升，瘥即止。
	175	乌梅丸	乌梅三百个　细辛六两　干姜十两　黄连一斤　当归四两　附子六两,炮　川椒四两,去汗　桂枝六两　人参　黄柏各六两	上十味，异捣筛，合治之，以苦酒渍乌梅一宿，去核，蒸之五升米下，饭熟捣成泥，和药令相得，内臼中，与蜜杵二千下，丸如梧子大，先食饮服十丸，日三服，稍加至二十丸。禁生冷滑臭等食。
	176	桂枝茯苓丸	桂枝　茯苓　牡丹去心　桃仁去皮尖　芍药各等分	上五味，末之，炼蜜和丸，如兔屎大，每日食前服一丸。不知，加至三丸。
	177	附子汤（佚）	方未见	—
妇人妊娠病脉证并治第二十（原文11条）	178	芎归胶艾汤	川芎　阿胶　甘草各二两　艾叶　当归各三两　芍药四两　干地黄四两	上七味，以水五升，清酒三升，合煮取三升，去滓，内胶令消尽，温服一升，日三服。不瘥更作。
	179	当归芍药散（注：同见妇人杂病篇）	当归三两　芎䓖半斤　芍药一斤　茯苓四两　白术四两　泽泻半斤,一作三两	上六味，杵为散，取方寸匕，酒和，日三服。
	180	干姜人参半夏丸	干姜　人参各一两　半夏二两	上三味，末之，以生姜汁糊为丸，如梧子大，饮服十丸，日三服。
	181	当归贝母苦参丸	当归　贝母　苦参各四两	上三味，末之，炼蜜丸如小豆大，饮服三丸，加至十丸。
	182	葵子茯苓散	葵子一斤　茯苓三两	上二味，杵为散，饮服方寸匕，日三服，小便利则愈。

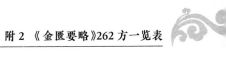

续表

篇名	编号	方名	药物组成	煎服法
妇人妊娠病脉证并治第二十（原文 11 条）	183	当归散	当归　黄芩　芍药　川芎各一斤　白术半斤	上五味，杵为散，酒饮服方寸匕，日再服。妊娠常服即易产，产后百病悉主之。
	184	白术散	白术　川芎各四分　蜀椒三分，汗　牡蛎二分	上四味，杵为散，酒服一钱匕，日三服，夜一服。
	185	枳实芍药散	枳实烧令黑，勿太过　芍药等分	上二味，杵为散，服方寸匕，日三服。并主痈脓，以麦粥下之。
妇人产后病脉证并治第二十一（原文 12 条）	186	下瘀血汤	大黄二两　桃仁二十枚　䗪虫二十枚，熬，去足	上三味，末之，炼蜜和为四丸，以酒一升，煎一丸，取八合，顿服之。新血下如豚肝。
	187	竹叶汤	竹叶一把　葛根三两　防风　桔梗　桂枝　人参　甘草各一两　附子一枚，炮　大枣十五枚　生姜五两	上十味，以水一斗，煮取二升半，分温三服，温覆使汗出。
	188	竹皮大丸	生竹茹二分　石膏二分　桂枝一分　甘草七分　白薇一分	上五味，末之，枣肉和丸弹子大，以饮服一丸，日三夜二服。
	189	白头翁加甘草阿胶汤	白头翁二两　黄连　柏皮　秦皮各三两　甘草二两　阿胶二两	上六味，以水七升，煮取二升半，内胶令消尽，分温三服。
	190	《千金》三物黄芩汤	黄芩一两　苦参二两　干地黄四两	上三味，以水八升，煮取二升，温服一升，多吐下虫。
	191	《千金》内补当归建中汤（附方）	当归四两　桂枝三两　芍药六两　生姜三两　甘草二两　大枣十二枚	上六味，以水一斗，煮取三升，分温三服，一日令尽。
妇人杂病脉证并治第二十二（原文 23 条）	192	半夏厚朴汤	半夏一升　厚朴三两　茯苓四两　生姜五两　干苏叶二两	上五味，以水七升，煮取四升，分温四服，日三夜一服。
	193	甘麦大枣汤	甘草三两　小麦一升　大枣十枚	上三味，以水六升，煮取三升，温分三服。

续表

篇名	编号	方名	药物组成	煎服法
妇人杂病脉证并治第二十二（原文23条）	194	温经汤	吴茱萸三两　当归　川芎　芍药各二两　人参　桂枝　阿胶　牡丹皮去心　生姜　甘草各二两　半夏半升　麦门冬一升,去心	上十二味,以水一斗,煮取三升,分温三服。
	195	土瓜根散	土瓜根　芍药　桂枝　䗪虫各三分	上四味,杵为散,酒服方寸匕,日三服。
	196	旋覆花汤（注:同见五脏风寒积聚病篇）	旋覆花三两　葱十四茎　新绛少许	上三味,以水三升,煮取一升,顿服之。
	197	胶姜汤（佚）	方未见	—
	198	大黄甘遂汤	大黄四两　甘遂二两　阿胶二两	上三味,以水三升,煮取一升,顿服之,其血当下。
	199	抵当汤	水蛭三十个,熬　虻虫三十个,去翅足　桃仁二十个,去皮尖　大黄三两,酒浸	上四味,为末,以水五升,煮取三升,去滓,温服一升。
	200	矾石丸	矾石三分,烧　杏仁一分	上二味,末之,炼蜜和丸枣核大,内脏中,剧者再内之。
	201	红蓝花酒	红蓝花一两	上一味,以酒一大升,煎减半,顿服一半,未止,再服。
	202	肾气丸（注:同见血痹虚劳病、痰饮咳嗽病篇,消渴小便不利淋病篇;以"崔氏八味丸"名见于中风历节病篇）	干地黄八两　薯蓣四两　山茱萸四两　泽泻三两　茯苓三两　牡丹皮三两　桂枝　附子各一两,炮	上八味,末之,炼蜜和丸梧子大。酒下十五丸,加至二十五丸,日再服。
	203	蛇床子散	蛇床子仁	上一味,末之,以白粉少许,和令相得,如枣大,绵裹内之,自然温。

续表

篇名	编号	方名	药物组成	煎服法
妇人杂病脉证并治第二十二（原文23条）	204	狼牙汤	狼牙三两	上一味，以水四升，煮取半升，以绵缠箸如茧，浸汤沥阴中，日四遍。
	205	小儿疳虫蚀齿方	雄黄　葶苈	上二味，末之，取腊月猪脂熔，以槐枝绵裹头四五枚，点药烙之。

备注：元邓珍本《金匮要略》前22篇共载方205首。有关方剂计算方法，需要特殊说明的如下：

1."升麻鳖甲汤去雄黄、蜀椒"不单独算作一方，而视为加减法。与何任《金匮要略校注》同。

2.《妇人产后病脉证治第二十一》篇有竹叶汤，多数已经认为是桂枝加黄芩汤或桂枝加附子汤即桂枝汤，存疑待考，本书暂未将其单独列为一方。

3.书中方名，主治或药物组成相同，仅药物分量不同者，本书将其视为同一方。具体有以下3组：

(1)《外台》炙甘草汤与《千金翼》炙甘草汤

《外台》炙甘草汤的组成与煎服法为：甘草四两，炙　生姜三两，去皮　人参二两　地黄一斤　阿胶二两，炙　大麻子仁半升　大枣三十枚，去核　麦门冬半升，去心　桂枝三两，去皮　上九味，以酒七升，水八升相和，先煮八味，取三升，去滓，内胶烊消尽，温服一升，日三服。

《血痹虚劳病脉证并治第六》篇附方《千金翼》炙甘草汤的组成与煎服法为：甘草四两，炙　桂枝　生姜各三两　麦门冬半升　麻仁半升　人参　阿胶各二两　大枣三十枚，擘　生地黄一斤　上九味，以酒七升，水八升，先煮八味，取三升，去滓，内胶消尽，温服一升，日三服。

两方相较，药物组成相同，但桂枝、大枣、生姜冬分量稍有出入，其余药物分量相同。

(2)小承气汤与《千金翼》小承气汤

小承气汤：大黄四两，炙　厚朴二两，炙　枳实大者三枚，炙　上三味，以水四升，煮取一升二合，去滓，分温二服。得利则止。

《千金翼》小承气汤（附方）：大黄四两　厚朴二两，炙　枳实四枚　上三味，以水四升，煮取一升二合，分再服。不通尽服之。

(3)防己黄芪汤与《外台》防己黄芪汤

防己黄芪汤：防己一两　甘草半两，炒　白术七钱半　黄芪一两一分，去芦　上锉麻豆大，每抄五钱匕，生姜四片，大枣一枚，水盏半，煎八分，去滓，温服，良久再服。其喘者加麻黄半两；胃中不和者加芍药三分；气上冲者加桂枝三分；下有陈寒者加细辛三分；服后当如虫行皮中，从腰下如冰，后坐被上，又以一被绕腰以下，温令微汗，差。

《外台》防己黄芪汤与《痉湿暍病脉证第二》所载防己黄芪汤同，唯其用量稍异。

4.葶苈丸、杏子汤、胶姜汤、黄连粉、蜀漆甘草汤、附子汤6方（又见方6方仅见方名）而无药物组成，本书均将其单列为一方，标注为"佚"或"方未见"。黄芪五物《外台》卷二十载《深师》木防己汤方，主治"黑帽"，并详列药物组成与使用方法，正方越婢加术汤虽也冠有"黑帽"，但却以"见上，于内加术汤方法，正方越婢加术汤，使用方法与组成，故将其列入附方。

5.崔氏八味丸，于内加附子木四两，又见脚气中冠有"黑帽"，但却以"见上，于内加术四两，又见脚气中"的形式描述，就完备程度言，附方所载更加完善，故将其列入附方。

表 2　《金匮要略》后 3 篇载方 57 首一览表

篇名	方名及数量
杂疗方第二十三 （原文 16 条）	四时加减柴胡饮子； 诃梨勒丸； 三物备急丸； 紫石寒食散； 救卒死方（实载 5 方：薤汁，灌鼻中；雄鸡冠血，吹内鼻中；猪脂苦酒饮，灌喉中；鸡肝及血，涂面上；大豆鸡子白，酒和吞服）； 救卒死而壮热者方； 救卒死而目闭者方； 救卒死而张口反折者方； 救卒死而四肢不收，失便者方； 救小儿卒死而吐利，不知是何病方； 治尸厥方（实载 2 方：菖蒲桂屑，菖蒲屑吹内鼻孔中，桂屑着舌下；又方，左角发酒饮，左角发烧末，酒和，灌入喉）； 救卒死，客忤死，还魂汤主之方（实载 2 方，还魂汤或韭根乌梅吴茱萸汤）； 救自缢死方； 凡中暍死，不可使得冷，得冷便死，疗之方（疗中暍方）； 救溺死方； 治马坠及一切筋骨损方。
禽兽鱼虫禁忌并治 第二十四 （原文 103 条）	治（食）自死六畜肉中毒方； 治食郁肉漏脯中毒方（实载 2 方：用烧犬屎，酒服；饮生韭汁，亦得）； 治黍米中藏干脯，食之中毒方； 治食生肉中毒方； 治（食）六畜鸟兽肝中毒方； 治马肝毒中人未死方（实载 2 方：用雄鼠屎，末之水和服；又方，人垢，取方寸匕服之）； 治食马肉中毒欲死方（实载 2 方：用香豉杏仁，蒸熟杵之服；又方：芦根，煮汁饮）； 治啖蛇牛肉，食之欲死方（实载 3 方：饮人乳汁一升；又方，以泔洗头饮一升；牛肚细切，以水一斗，煮取一升，暖饮之）； 治食牛肉中毒方； 治食犬肉不消成病方； 治食鸟兽中箭肉毒方； 治食鲙不化成癥病方； 食鲙多不消，结为癥病，治之方（实载 2 方 1 法：用马鞭草或姜叶，捣汁饮）； 食鱼后食毒，面肿烦乱，治之方；

续表

篇名	方名及数量
禽兽鱼虫禁忌并治第二十四（原文 103 条）	食鲩鲗鱼中毒方（注：与"治食马肉中毒，欲死……又方：芦根煮汁饮"同，不重复计算）； 食蟹中毒治之方（实载 2 方：紫苏煮汁饮，或紫苏子捣汁饮；又方，冬瓜汁饮，或食冬瓜亦可）。
果实菜谷禁忌并治第二十五（原文 90 条）	食诸果中毒治之方； 食诸菌中毒，闷乱欲死，治之方（实载 2 方：用人粪汁或土浆，饮之）； 所载"大豆浓煮汁"与上篇重复，不计入内； 食枫柱菌而哭不止，治之以前方（注：与本篇"食诸菌中毒，闷乱欲死，治之方"相同，不计入内）； 误食野芋，烦毒欲死，治之方（注：与本篇"食诸菌中毒，闷乱欲死，治之方"相同，不计入内）； 蜀椒闭口者，有毒。误食之，戟人咽喉，气病欲绝，或吐下白沫，身体痹冷，急治之方（实载 3 方，所载"饮地浆"与"食诸菌中毒，闷乱欲死，治之方"中"土浆"同，不重复计入）； 食躁式躁方（注：与治蜀椒闭口有毒方中"浓煮豉汁，饮之"同，不计入内）； 误食钩吻杀人解之方； 治误食水莨菪中毒方； 治食芹菜中龙精毒方； 食苦瓠中毒，治之方； 饮食中毒，烦满，治之方（实载 2 方：苦参、苦酒，煮三沸，服之；犀角汤）； 贪食，食多不消，心腹坚满痛，治之方； 通除诸毒药方。

注：后 3 篇中，将各篇内部的重复方剔除后，杂疗方第 23 篇载方 22 首、禽兽鱼虫禁忌并治第 24 篇载方 22 首、果实菜谷禁忌并治第 25 篇载方 15 首，3 篇合计 59 首。但由于篇章间存在方剂重复，具体如下：

①第 24 篇"治黍米中藏干脯，食之中毒方"中的"大豆浓煮汁"与第 25 篇"食诸菌中毒，闷乱欲死，治之方"中的"大豆浓煮汁"相同，可视为 1 方；

②第 24 篇"治食牛肉中毒，甘草，煮汁饮"与第 25 篇"菜中有水莨菪毒，误食之，治之方，甘草煮汁，服之即解"，所用药物及治法相同，可视为 1 方；

因此，后 3 篇除去重复，实载方剂 57 首。

附3　主要参考书目

1. 赵以德 . 金匮方论衍义[M]. 王小岗,张全中,点校 . 北京:学苑出版社,2014.

2. 徐忠可 . 金匮要略论注[M]. 邓明仲,张家礼,点校 . 北京:人民卫生出版社,1993.

3. 程林 . 金匮要略直解[M]. 谢世平,李志毅,陈晓辉,等,校注 . 北京:中国中医药出版社,2015.

4. 李彣 . 金匮要略广注[M]. 杜晓玲,校注 . 北京:中国中医药出版社,2007.

5. 赵以德 . 金匮玉函经二注[M]. 周扬俊,补注 . 北京:人民卫生出版社,1990.

6. 沈明宗 . 张仲景金匮要略[M]. 宋建平,张晓利,校注 . 北京:中国中医药出版社,2015.

7. 魏荔彤 . 金匮要略方论本义[M]. 北京:人民卫生出版社,1997.

8. 尤怡 . 金匮要略心典[M]. 鲁兆麟,点校 . 沈阳:辽宁科学技术出版社,1997.

9. 吴谦 . 御纂医宗金鉴[M]. 太原:山西科学技术出版社,2011.

10. 黄元御 . 金匮悬解[M]. 太原:山西科学技术出版社,2012.

11. 尤怡 . 金匮翼[M]. 许有玲,校注 . 北京:中国中医药出版社,1996.

12. 陈修园 . 金匮要略浅注[M]. 北京:中国书店,1985.

13. 王孟英 . 随息居饮食谱[M]. 宋咏梅,张传友,点校 . 天津:天津科学技术出版社,2003.

14. 高学山 . 高注金匮要略[M]. 贾成祥,校注 . 北京:中国中医药出版社,2015.

15. 唐宗海 . 金匮要略浅注补正[M]. 上海:千顷堂书局,1965.

16. 黄竹斋 . 金匮要略方论集注[M]. 北京:人民卫生出版社,1957.

17. 曹颖甫 . 金匮发微 . 鲍艳举,陶有强点校[M]. 北京:学苑出版社,2008.

18. 陆渊雷 . 金匮要略今释[M]. 北京:人民卫生出版社,1955.

19. 秦伯未 . 金匮要略简释[M]. 北京:人民卫生出版社,1958.

20. 何任 . 金匮要略通俗讲话[M]. 上海:上海科技卫生出版社,1958.

21. 任应秋 . 金匮要略语译[M]. 上海:上海科学技术出版社,1959.

22. 杨百弗 . 金匮集释[M]. 武汉:湖北科学技术出版社,1984.

23. 刘渡舟 . 金匮要略诠解[M]. 天津:天津科学技术出版社,1984.

24. 李克光 . 金匮要略讲义[M]. 上海:上海科学技术出版社,1985.

25. 程门雪 . 金匮篇解[M]. 北京:人民卫生出版社,1986.

26. 李今庸 . 金匮要略讲解[M]. 北京:光明日报出版社,1987.

27. 李克光 . 金匮要略[M]. 北京:人民卫生出版社,1989.

28. 何任 . 金匮要略校注[M]. 北京:人民卫生出版社,1990.

29. 苏宝刚 . 金匮要略讲义[M]. 北京:学苑出版社,1995.

30. 郭霭春,王玉兴.金匮要略方论校注语译[M].北京:中国中医药出版社,1999.

31. 陈纪藩.中医药学高级丛书·金匮要略[M].北京:人民卫生出版社,2000.

32. 范永升.金匮要略[M].北京:中国中医药出版社,2003.

33. 张家礼主编.金匮要略[M].北京:中国中医药出版社,2004.

34. 梁永宣.元邓珍本《新编金匮方论》校注[M].北京:学苑出版社,2009.

35. 李克光,张家礼.金匮要略译释[M].上海:上海科学技术出版社,2010.

36. 何任.中医古籍整理丛书重刊·金匮要略校注[M].北京:人民卫生出版社,2013.

37. 王新佩,贾春华主编.金匮要略(第2版)[M].北京:中国中医药出版社,2017.

38. 周仲瑛,于文明.中医古籍珍本集成·伤寒金匮卷·金匮要略方论[M].长沙:湖南科学技术出版社,2014.

39. 钱超尘.校勘元本影印明本《金匮要略》集[M].北京:学苑出版社,2015.

40. 李宇航.《伤寒论》方药剂量与配伍比例研究[M].北京:人民卫生出版社,2015.

41. 钱超尘,郑丰杰.《伤寒杂病论》版本通鉴[M].北京:北京科学技术出版社,2017.

42. 钱超尘.《伤寒论》文献新考[M].北京:北京科学技术出版社,2018.

43. 李宇航.宋本《伤寒论》全释[M].北京:人民卫生出版社,2020.

附4　方剂索引

378

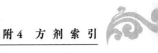

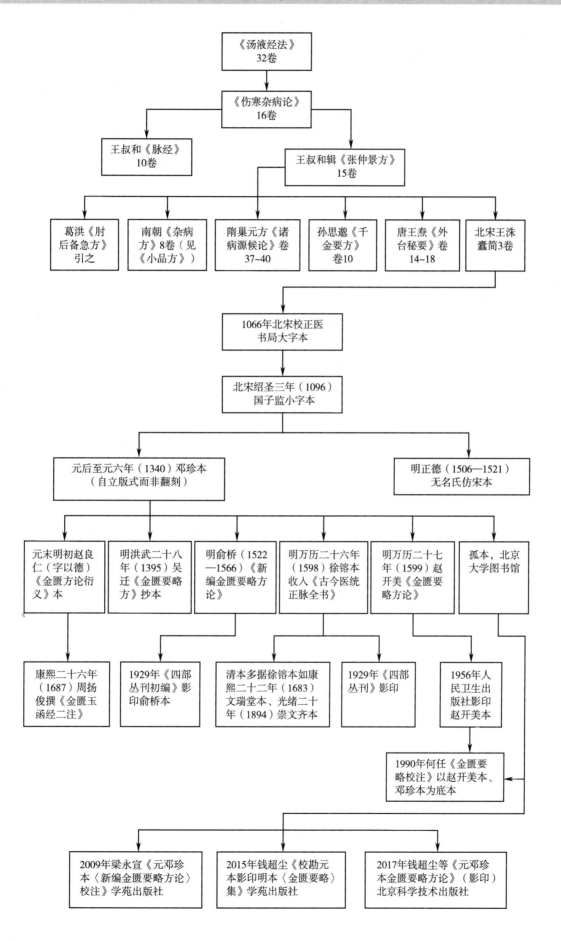